国家级实验教学示范中心
高等医药院校基础医学实验教学系列教材

总主编　徐　晨

人体显微形态学实验

第2版

主　编　王娅兰　汪维伟
副主编　陈俊霞　廖晓岗　李泽桂　郭乔楠　彭惠民
编　委　（按姓氏笔画排列）

马　韵	广西医科大学	王小丽	华中科技大学同济医学院
王娅兰	重庆医科大学	王燕蓉	宁夏医科大学
文　彬	川北医学院	申丽娟	昆明医科大学
刘永刚	重庆医科大学	杨雅莹	重庆医科大学
李　丹	重庆医科大学	李　和	华中科技大学同济医学院
李　静	重庆医科大学	李泽桂	第三军医大学
李娜萍	华中科技大学同济医学院	吴　宏	重庆医科大学
汪维伟	重庆医科大学	沈新生	宁夏医科大学
陈俊霞	重庆医科大学	徐　晨	重庆医科大学
徐　曼	重庆医科大学	郭乔楠	第三军医大学
唐　勇	重庆医科大学	唐学清	泸州医学院
曹友德	重庆医科大学	章　为	四川大学华西医学中心
梁文姝	贵阳医学院	彭　彦	重庆医科大学
彭惠民	重庆医科大学	廖晓岗	重庆医科大学

科学出版社
北　京

内 容 简 介

本书为医学人体显微形态学实验教材,分为四篇。第一篇介绍了显微镜等形态学常用仪器的基本结构、原理、特点和使用,以及常用制片、染色等实验方法。第二篇为经典验证性实验,包括细胞生物学、组织学与胚胎学、病理学和医学遗传学的经典实验。第三篇为综合性形态学研究方法以及病理学和遗传学的病案分析讨论。第四篇为创新性实验,介绍了一些创新研究的思路和实给方法平台,以引导学生开展创新性实验。

本书供医学各专业层次的细胞生物学、医学遗传学、组织学、胚胎学、病理学等实验课程选择使用,也可作为医学研究生、进修生的参考教材。

图书在版编目(CIP)数据

人体显微形态学实验 / 王娅兰,汪维伟主编. —2 版. —北京:科学出版社,2013.6

国家级实验教学示范中心·高等医药院校基础医学实验教学系列教材

ISBN 978-7-03-037760-9

Ⅰ.人… Ⅱ.①王… ②汪… Ⅲ.人体形态学-显微术-实验-医药院校-教材 Ⅳ.R32-33

中国版本图书馆 CIP 数据核字(2013)第 123962 号

责任编辑:邹梦娜 / 责任校对:陈玉凤

责任印制:李 彤 / 封面设计:范璧合

科学出版社 出版

北京东黄城根北街 16 号

邮政编码:100717

http://www.sciencep.com

北京虎彩文化传播有限公司 印刷

科学出版社发行 各地新华书店经销

*

2008 年 6 月第 一 版 开本:787×1092 1/16

2013 年 6 月第 二 版 印张:19

2022 年 1 月第十四次印刷 字数:565 000

定价:95.00 元

(如有印装质量问题,我社负责调换)

总　序

传统医学实验教学的主要任务是让学生验证理论知识、增加感性认识，但缺乏对学生创新能力的培养，因而实验难度不高，实验条件比较简单。现代高等医学教育更加强调培养学生的探索精神、科学思维、实践能力和创新能力。这就要求从根本上改变实验教学依附于理论教学的传统观念，充分认识并落实实验教学在学校人才培养和教学工作中的地位，形成理论教学与实验教学统筹协调的理念和氛围。要从人才培养体系的整体出发，建立以能力培养为主线，分层次、多模块、相互衔接的科学实验教学体系，使实验教学与理论教学既有机结合又相对独立。要把学生从二级学科狭隘的"项目"实验教学提高到基于一级学科平台的"方法"实验教学，最大限度地拓展学生的专业视野。随着现代生命科学及其各种实验技术的飞速发展，必将对现代医学实验教学提出更高的要求，大量先进医学实验进入实验教学课程体系将成为必然的趋势，要全面推进现代医学实验教学的发展，必须加大对实验项目、实验条件、实验教学体系改革力度，改革传统的以教研室为单位的教学实验室模式，整合完善现代医学实验室功能和管理是提高医学实验教学质量的重要环节。这对培养适应21世纪医学卫生事业发展的高素质医学人才有重要意义。

围绕现代医学生的培养目标，转变旧的传统观念，打破现行课程框架，重新构建新型基础医学实验教学体系的改革势在必行。要实现以上目标，除了对实验室进行整合外，其核心内容就是实验教学教材。为了能够编写出一套适合中西部地区高等医学院校医学教育现状的实验教学教材，2008年，在科学出版社的大力支持下，《高等医药院校基础医学实验教学系列教材》编委会以重庆医科大学为主体，协同全国26所高等医学院相关专业的专家教授共同编写了这一套实验教学系列教材。时隔4年，为了进一步完善本套实验教材，我们对本套教材进行修订再版，全套共八本，包括《人体大体形态学实验(系统解剖学分册)》、《人体大体形态学实验(局部解剖学分册)》、《人体显微形态学实验》、《人体机能学实验》、《病原生物学与免疫学实验》、《生物化学与分子生物学实验》、《医用化学实验》、《医用物理学实验》。

本系列实验教材的编写理念是将实验教学按照建设国家级实验教学示范中心要求的实验教学模式，借鉴国外同类实验教材的编写模式，力求做到体系创新、理念创新及编写精美。内容上将基础医学实验教学按照基础医学实验体系进行重组和有机融合，按照基础医学实验教学逻辑和规律，将实验内容分为基本实验操作及常用仪器使用、经典验证性实验、综合性实验和创新性实验等板块进行编写。

本系列教材编写对象以本科、专科临床医学专业为主，兼顾预防、基础、口腔、麻醉、影像、药学、检验、护理、法医、卫生管理、医学信息等专业需求，涵盖全部医学生的基础医学实验教学。各层次学生可按照本专业培养特点和要求，通过对不同板块的必选实验项目和自选实验项目相结合选修实验课程学分。

由于基础医学实验教学模式尚存在地区和校际间的差异，加上我们的认识深度和编写水平有限，本系列教材在编写过程中可能存在偏颇之处，请广大医学教育专家谅解，欢迎同行们提出宝贵意见。

《高等医药院校基础医学实验教学系列教材》编委会

2012年10月

第2版前言

《人体显微形态学实验》是基础医学教学的重要组成部分，课程涉及细胞生物学、遗传学、组织学、胚胎学、病理学等。实验技术涉及光镜和电镜下观察人体正常细胞、组织微细结构和病理改变所用的多种研究方法，如组织切片制作、免疫细胞化学、原位杂交、组织细胞培养、形态学定量分析等技术。适用于医学各专业层次的与细胞生物学、遗传学、组织学、胚胎学、病理学等有关的实验课程教学；也可作为医学研究生、进修生的参考教材。

在传统教学中，人体显微形态学实验所涉及的内容，主要为依附于相应理论课的验证性实验，由各教研室开设，缺乏学科间的交叉融合，不利于学生探索精神、科学思维和创新能力的培养。随着高等医学教育改革的不断深入，实验教学理念也发生了一系列深刻的变化。为加强实验教学在人才培养和教学工作中的地位，逐步形成理论教学与实验教学统筹协调的理念和氛围，尝试建立以能力培养为主线，分层次、多模块、相互衔接的科学实验教学体系。本书将以上课程一起综合编写，循序渐进，以介绍常用仪器及基本实验方法开始，从经典验证性实验、综合性实验到创新性实验，以期更好的组合教学资源，减少课程间的重复，增强创新性实验，有利于学生科学探索精神和创新能力的培养。

本书共分四篇，主要涉及的内容包括：

常用仪器及基本实验方法：主要介绍形态学常用仪器的基本结构、原理、特点和使用方法。培养学生掌握基本仪器的使用和基本实验方法的操作。

经典验证性实验：为传统形态学实验部分，基本按原有经典实验的编写方式。但加入了大量图片，增强形态学的可视性特点。每张切片或者标本观察后，留出空位，让学生自己总结形态特征或者诊断依据，培养学生的观察、分析能力。

综合性实验：包括综合性形态学的研究方法和病案综合讨论等。主要介绍研究方法的基本原理、实验步骤和应用。病案综合讨论主要引导学生综合分析，培养学生科学思维能力。

创新性实验：有两种方式。一是提供一些实验方法平台，让学生能利用它，设计研究自己观察、提出的问题。如某些理化因素对生殖与胚胎发生、肿瘤细胞的影响等。二是教师提出问题，或者学生自己发现问题。由学生查阅文献，提出实验设计。以培养学生创新思维能力和基本的医学科研能力。

本书的编写得到重庆医科大学各级领导以及多所医学院校同行专家的支持和帮助，特别是北京大学的唐军民教授热情提供了很好的胚胎学图片，同济医学院的汪薇曦、官阳、康学军等老师也提供了图片，在此向他们表示衷心的感谢。

《人体显微形态学实验》第1版的编写始于2007年秋，2008年夏正式出版。经过几年的教学实践，得到了广大师生的好评。在此基础上，第2版保持了一版的四篇结构和编排，只对部分章节进行了补充与修改，更换了部分图片和文字的修订，以期提高教材的实用性。

王娅兰　汪维伟

2013年2月20日

第1版前言

《人体显微形态学实验》是基础医学教学的重要组成部分，课程涉及细胞生物学、遗传学、组织学、胚胎学、病理学等。实验技术涉及光镜和电镜下观察人体正常细胞、组织微细结构和病理改变所用的多种研究方法，如组织切片制作、组织细胞化学、免疫细胞化学、原位杂交、组织细胞培养、显微摄像等。

在传统教学中，人体显微形态学实验所涉及的内容，主要为依附于相应课程理论教学的验证性实验，由各教研室开设，缺乏学科之间的交叉融合，不利于培养学生探索精神、科学思维和创新能力。随着高等医学教育改革的不断深入，实验教学的理念也发生了一系列深刻的变化。为加强实验教学在学校人才培养和教学工作中的地位，逐步形成理论教学与实验教学统筹协调的理念和氛围，尝试建立以能力培养为主线，分层次、多模块、相互衔接的科学实验教学体系。本书将以上课程一起综合编写，循序渐进，以介绍常用仪器及基本实验方法开始，从经典验证性实验、综合性实验到创新性实验，以期更好地组合教学资源，减少课程间的重复，加强创新性实验，更有利于学生科学探索精神和创新能力的培养。

本书共分四篇，主要涉及的内容包括：

常用仪器及基本实验方法：主要介绍形态学常用仪器的基本结构、原理、特点和使用，以及常用的实验方法。培养学生掌握基本仪器的使用和基本实验方法的操作能力。

经典验证性实验：为传统形态学实验部分，基本按原有经典实验的编写方式。但加入适当的图片，增强形态学的可视性特点。每张切片或者标本观察后，让学生自己总结形态特征或者诊断依据，培养学生的观察、分析能力。

综合性实验：包括综合性形态学实验的研究方法和病案分析讨论等。主要介绍研究方法的基本原理、实验步骤和应用。病案分析讨论旨在引导学生综合应用所学知识，培养学生科学思维能力。

创新性实验：有两种方式。一是提供一些实验方法平台，让学生能利用它，自己设计研究课题。二是教师提出问题，或者学生自己发现问题。由学生查阅文献，提出实验设计。培养学生创新思维能力和基本的医学科研能力。

本书力图体现更新教育思想，转变教育观念，以满足实验教学课程体系改革的目标。适用于医学各专业层次的与细胞生物学、遗传学、组织学、胚胎学、病理学等有关的实验课程教学，也可作为医学研究生、进修生的参考教材。

本书的编写得到了重庆医科大学各级领导以及多所医学院校同行专家、教授的支持和帮助，特别是北京大学的唐军民教授热情提供了很好的胚胎学图片，还有同济医学院的汪薇曦、官阳、康学军等老师提供了图片，在此向他们表示衷心的感谢。

由于我们的理念及学识有限，编写的时间也较匆促，疏漏与错误在所难免，欢迎同行专家和广大师生指正和提出宝贵意见，以期今后进一步修订和完善。

汪维伟　王娅兰

2008年2月25日

目　录

第一篇　常用仪器及基本实验方法

第二篇　经典验证性实验

第三篇　综合性实验

第四篇　创新性实验

第一篇

常用仪器及基本实验方法

本篇主要介绍人体显微形态学实验的常用仪器和基本实验方法，包括多种显微镜的结构和使用，光镜和电镜的常用制片方法，组织化学、免疫组织化学和原位杂交技术以及组织细胞培养技术等。

第1章　显微镜的结构和使用

显微镜是人体显微形态学实验的常用仪器，包括多种光学显微镜和电子显微镜，本章主要介绍医学常用显微镜的基本结构和使用方法。

第一节　普通光学显微镜的结构和使用

【实验目的】

(1) 掌握普通光学显微镜的低倍镜、高倍镜及油镜的使用方法。

(2) 了解普通光学显微镜的基本构造及保护要点。

【实验原理】

普通光学显微镜是一种精密的光学仪器，是生物医学研究不可缺少的工具。显微镜的镜头由一套透镜组成，相当于一个凸透镜，普通光学显微镜通常能将物体放大 1500～2000 倍。显微镜的放大效能（分辨率）是由所用光波长短和物镜的数值孔径决定的，缩短使用的光波波长或增加数值孔径可以提高分辨率。要增加数值孔径，可以提高介质折射率，当空气为介质时折射率为 1，而香柏油的折射率为 1.51，和载片玻璃的折射率（1.52）相近，这样光线可以不发生折射而直接通过载片、香柏油进入物镜，从而提高分辨率。显微镜总的放大倍数是目镜和物镜放大倍数的乘积，而物镜的放大倍数越高，分辨率越高。

一、普通光学显微镜的结构

显微镜由机械装置和光学系统两大部分组成（图 1.1.1-1）。机械装置一般包括镜筒、物镜转换器、镜台、镜臂和镜座部分等；光学系统包括目镜、物镜、聚光器、光源等。

（一）机械装置

镜座位于显微镜底部，支持全镜。镜臂有固定式和活动式两种，活动式的镜臂可改变角度。镜臂支持镜筒。镜筒上接目镜，下接转换器。转换器为一个转盘，其上装 3～4 物镜，物镜在特定的位置与目镜构成一个放大系统。载物台又称镜台，为方形或圆形，其上有固定标本的金属片，称标本卡；中心有一个通光孔；台上还有标本推动器，可向前后、左右推动标本，有的推动器上还有刻度，能确定标本的位置，便于找到变换的视

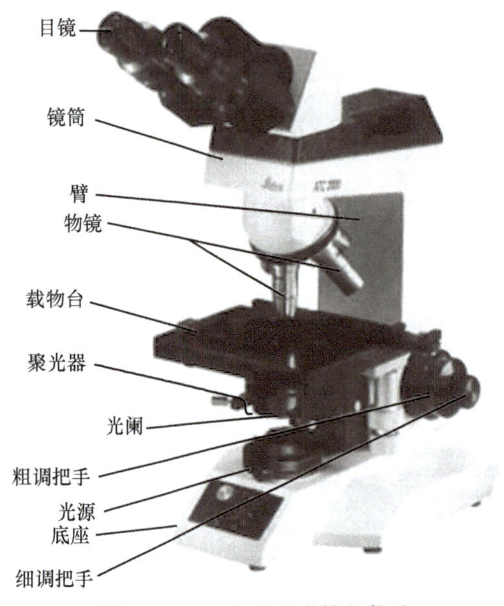

图 1.1.1-1　光学显微镜的构造

野。调焦装置是调节物镜和标本间距离的调焦把手(调焦轮),分粗调焦轮和细调焦轮。转动调焦轮可上下移动载物台,从而调节焦距,得到清晰的图像。

(二)光学系统

目镜:装于镜筒上端,由两块透镜组成。目镜的作用是把物镜放大了的实像再放大一次,不增加分辨力,观察者通过目镜看到物像。目镜内有上端的一块"接目镜"和下端的一块"场镜"。上下透镜之间或在两个透镜的下方,装有由金属制的环状光阑或叫"视场光阑",物镜放大后的中间像就落在视场光阑平面处,其上可安置目镜测微尺。目镜上面一般标有 7×、10×、15×等放大倍数,可根据需要选用。目镜的放大倍数过高,反而影响图像的清晰度。双目的显微镜中左侧的目镜可转动调节该目镜的屈光度,以备在两眼视力不同的情况下调节使用。

物镜:物镜安装在转换器上,对物体的图像作第一次放大,是决定成像质量和分辨能力的重要部件。物镜上常标有的 NA 为数值孔径,×为放大倍数,160/0.17 分别表示镜筒长度(mm)和所需盖玻片厚度(mm)。标本的放大主要由物镜完成,物镜放大倍数越大,它的焦距越短,物镜与玻片间的距离越小。显微镜的物镜通常用低倍物镜(16mm,10×)、高倍物镜(4mm,40~45×)和油镜(1.8mm,95~100×)三种。

聚光器:可将光源汇聚成光锥照射标本,增强照明度和造成适宜的光锥角度,提高物镜的分辨力。聚光器由聚光镜和虹彩光圈组成。聚光镜的数值孔径可大于 1,当使用大于 1 的聚光镜时,需在聚光镜和载玻片之间加香柏油,否则只能达到 1.0。虹彩光圈由薄金属片组成,中心形成圆孔,推动把手可随意调整光圈的大小。调节光圈或者上下移动聚光镜,均可改变光的强弱。有的聚光器上有刻度,根据所使用物镜的 NA 值×80%的数字来调整刻度,可得到更清晰的图像。

光源:新式的显微镜的光源通常是安装在显微镜的镜座内,通过按钮开关来控制。

滤光片:可见光由波长不同的各种颜色的光组成,如只需某一波长的光线时,就要用滤光片。在聚光器下加适当的滤光片可以提高分辨力,增加影像的反差和清晰度。滤光片有紫、青、蓝、绿、黄、橙、红等各种颜色,分别透过不同波长的可见光,可根据需要选用。

二、显微镜的分辨率

显微镜受分辨率的限制,不能无限放大图像,过分放大的图像不清晰。分辨率(resolution power)是可分辨的两个点间的最小距离,用 R 表示。

$$R=\frac{\lambda}{2NA}$$

式中 λ 为所用光源的波长,NA 为物镜的数值孔径。由此可见,减小波长或者加大物镜的数值孔径均可提高显微镜的有效分辨率。紫外光的波长小于可见光,故紫外光显微镜的分辨率高于普通显微镜。此外,物镜的数值孔径受光的折射介质影响,标本与物镜间以空气为介质时,$NA=0.87$;以水为介质时,$NA=1.15$;以香柏油为介质时,$NA=1.32$。所以使用油镜时,标本与物镜间的香柏油能提高 NA,观察到更清晰的图像。

【实验器材】

蛙血涂片、人精子涂片;香柏油、乙醇-乙醚混合液;显微镜、擦镜纸、吸水纸等。

【实验方法】

显微镜下观察标本切片的基本程序依次是显微镜的准备、标本的肉眼观察、低倍镜、高倍镜和油镜观察，这样才能有效、快速的完成实验，油镜很少用到。本节在观察蛙血涂片的同时学习显微镜的使用。

1. 显微镜的准备

(1) 从显微镜柜或镜箱内拿出显微镜时，要用右手紧握镜臂，左手托住镜座，平稳地将显微镜搬运到实验桌上。将显微镜放在自己身体的左前方，离桌子边缘约 5~10cm，右侧可放记录本或绘图纸。

(2) 转动粗调螺旋，使镜筒上升，转动物镜转换器，使低倍镜对准镜台的通光孔(对准时有碰叩声)。可通过调节电流旋钮、光圈的大小、升降聚光镜来调节光照强弱。

2. 标本的肉眼观察　此步主要观察切片上标本的大小、外形、在切片上的位置以及大标本上要观察的部位，以便于镜下观察。例如：胃切片上色深的黏膜在标本的下部，红色的肌层在上部。由于显微镜下为倒置的图像，故在镜下观察时，要在切片的上部去寻找黏膜。

3. 低倍镜观察

(1) 置片：将切片标本有盖玻片的一面朝上，标签在左侧，放在镜台上的标本卡内，将其左边向外拉开，再轻轻弹回，卡住固定好标本。注意，切勿向上拉开弹簧夹片，压在标本上。然后转动标本推动器旋钮，使玻片上要观察的标本对准通光孔中央。镜台上的刻度可以标示玻片的坐标位置。

(2) 调焦：调节粗调焦轮升降载物台，使物镜距玻片标本 0.5mm 左右。注意：必须同时从显微镜侧面观察物镜与玻片的距离，以防镜头碰撞玻片造成损坏。用左眼从目镜上观察，同时缓慢下降镜台，直到视野中出现清晰的物像为止，再根据需要调整物像的位置和视野的亮度。若调节焦距时，镜台下降已超过工作距离(>5.40mm)而未见到物像，则应重新操作。反复练习上述各操作步骤，做到迅速熟练地找到标本以及光亮度的调节。

使用双目显微镜时，先调两个目镜筒间的距离(瞳距)，双眼看到一个明亮的圆形视野即可。调焦时，先闭左眼，转动调焦轮调节到右眼焦距清楚；闭右眼，转动左目镜的镜筒至焦距清楚，双眼的焦距就一致了。

(3) 观察：低倍镜主要观察标本的基本形态，寻找要观察结构的部位及其比邻关系，为高倍镜观察奠定基础。如胃的黏膜层、肌层，其间为黏膜下层，胃黏膜层的上皮和腺体的形态等。低倍镜下找到要观察的标本结构或者细胞后，将其移至视野正中(高倍镜的视野范围)，同时调节到最清晰程度，换高倍镜观察。

4. 高倍镜观察　在低倍物镜观察的基础上直接转换高倍物镜到通光孔，除个别维修配置的物镜外，一般高倍镜不会碰到切片。低倍镜调好焦距后转换到高倍镜，镜下已见物象，只要稍微转动细调焦轮(一定不能用粗调焦轮)，即可见清晰的物像。一般低倍镜选择要观察的标本结构或者细胞在视野内，即可仔细观察。否则，应重复低倍到高倍的切换操作。高倍镜能较清楚地看到切片中的组织结构或者细胞的光镜形态。在高倍镜下的蛙血红细胞呈椭圆形，外被细胞膜，膜内为浅红色细胞质，中央有一圆形呈蓝紫色的细胞核。

5. 油镜的使用

(1) 使用油镜之前，必须先经低、高倍镜观察，然后将需油镜观察的细胞移到视野的中心，并调好焦距。因为油镜需光线强，要将聚光器上升到最高位置，光圈开到最大。

(2) 转动转换器，直接移动高倍镜头离开通光孔，在需观察部位的玻片上滴加一滴香柏油，然后慢慢转动油镜到通光孔，使镜头浸入油中。眼睛观察目镜，并慢慢转动细调焦轮至物像清晰为止。如果不出现物像或者目标不理想要重找，要擦去玻片上的油，重新按低倍→高倍→油镜程序操作。

(3) 油镜使用完毕，下降载物台，将油镜头转出，先用擦镜纸擦去镜头上的油，再用擦镜纸蘸少许乙醚乙醇混合液擦去镜头上残留油迹，最后再用擦镜纸擦拭 2~3 下即可(注意向一个方向擦拭)。观察结束后，用擦镜纸轻拭去标本上的油，再用滴有二甲苯的擦镜纸轻轻擦拭至干净为止。

6. 注意事项及光学仪器保养与清洁要点

(1) 使用结束后，关闭电源。将物镜移离通光孔，将载物台下降至最低，降下聚光器。最后用柔软纱布清洁载物台等机械部分，然后将显微镜放回柜内或镜箱中。

(2) 若发现显微镜有缺损,应立即报告老师。

(3) 不要随意取下目镜,以防止尘土落入物镜,光学和照明部分只能用擦镜纸擦拭,切忌口吹,手抹或用布擦,也不要任意拆卸各种零件,以防损坏。

【作业与思考】

(1) 使用显微镜时,可以通过什么操作来调节光亮度和焦距?

(2) 观察标本时,为什么要用肉眼、低倍镜、高倍镜、油镜观察的步骤?

(3) 油镜与普通物镜在使用方法上有何不同? 应特别注意些什么?

(4) 显微镜观察图像的放大倍数是如何计算和表示的?

(陈俊霞)

第二节　荧光显微镜的结构和使用

【实验原理】

荧光显微镜的原理是利用一个高效发光光源,经过滤色系统发出一定波长的光作为激发光、激发检测样品内的荧光物质发射出各种不同颜色的荧光后,再通过物镜和目镜进行放大观察。荧光显微镜主要用于细胞结构、功能及化学成分等的研究。

荧光显微镜由普通光学显微镜加上一些附件(如荧光光源、荧光镜组件)组成,荧光显微镜的结构如图 1.1.2-1。荧光光源一般采用超高压汞灯,该灯可发出各种波长的光,因每种荧光物质都有一个产生最强荧光的激发光波长,所以需加用激发滤片(一般有紫外、紫色、蓝色和绿色激发滤片),仅使一定波长的激发光经物镜照射到标本上。当观察样本中的荧光物质被激发光照射后,在极短时间内发射出较照射波长更长的荧光(可见光)。荧光具有专一性,一般都比激发光弱,为能观察到专一的荧光,需在物镜后面加阻断滤片。阻断滤片的作用有二:一是吸收和阻挡激发光进入目镜,以免干扰荧光和损伤眼睛;二是选择并让特异的荧光透过,以显示出专一的荧光色彩。激发滤片和阻断滤片必须选择配合使用。

通过反射荧光装置使激发光经物镜向下落射到标本表面,样品所产生的荧光以及由物镜透镜表面、盖玻片表面反射的激发光同时进入物镜,返回到双色束分离器,使激发光和荧光分开,残余激发光再被阻断滤片吸收。换用不同的激发滤片/双色束分离器/阻断滤片的组合插块,就可满足不同荧光反应产物的需要。

【实验方法】

(1) 打开电源开关,等超高压汞灯弧光到稳定状态。

(2) 根据样品的荧光指示剂,在光路的插槽中插入所要求的激发滤片/双色束分离器/阻断滤片的插块。即旋转荧光组件室数码圆盘,分别对应以下标志:

WB——适用于 FITC 荧光抗体染色的样品观察,阳性染色为绿色。

WG——适用于 PE 或 Cy3 荧光抗体和罗丹明染色的样品观察,阳性染色为红色。

WU——适用于紫外光荧光染色的样品观察,阳性染色为蓝色。

(3) 将荧光指示剂标记好的样品放在载物台上。

(4) 将物镜放在光路中聚焦样本,并按需要选择 ND 滤光片。

(5) 用低倍镜观察,根据不同型号荧光显微镜的调节装置,调节视场光阑和孔径光阑,使光源中心位于照明光斑的中央,整个视野亮度均一。

(6) 开始镜下观察标本。

【注意事项】

(1) 荧光几乎都较弱,应在较暗的室内进行观察。

(2) 未装滤光片不要用眼直接观察,以免损伤眼睛。

(3) 用油镜观察标本时,一定要用“无荧光油”。

(4) 高压汞灯关闭后不要立即重新打开,需经 5 分钟后才能再启动,否则会影响汞灯寿命。

(5) 如果长时间使用高倍镜观察,会发生荧光衰减,导致荧光图像反差减弱。使用 ND 滤光片或孔径光阑稍稍减少激发光强度,就能缓解样品荧光的衰减。

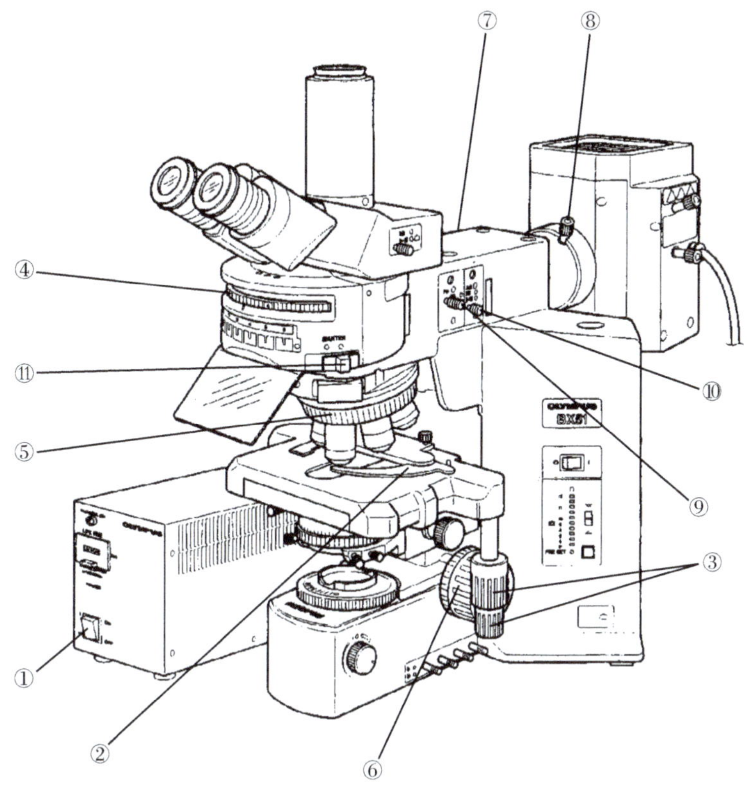

图 1. 1. 2-1　荧光显微镜的结构

①主开关;②样品夹;③X 轴、Y 轴旋钮;④荧光组件室;⑤物镜转换器;⑥粗调/微调螺钮;⑦ND 滤光片;⑧集光透镜聚焦钮;⑨视场光阑旋钮;⑩孔径光阑旋钮;⑪挡板旋钮

(6) 根据所用的荧光染料选择与之匹配的荧光组件:以 OLYMPUS 反射荧光装置为例,通常采用宽波长(W)。当荧光亮度极弱时,使用超宽带(SW)激发。如果样品自发荧光很强,则使用窄带激发(N)(表 1. 1. 2-1)。

表 1. 1. 2-1　所用不同荧光材料的激发光和发射光波长及滤光镜选择

荧光染料	激发波长(nm)	发射波长(nm)	适用激发光
FITC	490	520	B,IB
Rhodamine	511	572	G,IG
Texas Red	596	620	IY
Cy3	515	570	B,BV
DAPI	345	455	U
PI	530	615	IB,G,IG

(徐　曼)

第三节　倒置相差显微镜的结构和使用

【实验目的】

(1) 了解并掌握倒置相差显微镜的构造及原理。

(2) 熟练掌握其操作方法和应用领域。

【实验原理】

普通光镜一般不能分辨未染色细胞的细微结构,这是由于各细微结构的折光性很近似或对比度不够之故。相差显微镜的结构特点是:①装有大小不同环状光阑的聚光器。②物镜内装有位相板。③中心望远镜装置。环状光阑的作用是造成空心的光线锥,使直射光和衍射光分离。相板的作用是使直射光和衍射光发生干涉,导致相位差变成振幅差,使明暗反差加强,提高了标本内各种结构之间的对比度,使标本中的结构清晰可辨，故而可用于观察生活细胞或未经染色细胞的形态结构。

倒置相差显微镜用于观察生长在培养瓶中的生活细胞，它与相差显微镜基本相同，但物镜安装在载物台的下方，使物镜能聚焦到培养瓶底的生活细胞，还可以对体外培养细胞进行长时间观察、拍照、拍摄电影及录像等，以记录生活细胞的行为。由于工作距离的限制，倒置显微镜物镜的最大放大率为60×。一般研究用倒置显微镜都配有4×、10×、20×及40×相差物镜。

【实验器材】

培养瓶、皿或者培养板中的细胞。

【实验方法】

(1) 熟悉倒置显微镜物镜的基本部件。环状光阑与相板已调节好。

(2) 将培养瓶、皿或者培养板放置到载物台上，遵循先低倍、后高倍的原则进行观察。注意景深较长，调节焦距可看到不同焦距水平的细胞。

(3) 由于相位差增强了细胞核、细胞质等各部分的明暗反差，从而观察到明暗的图像（图1.1.3-1）。

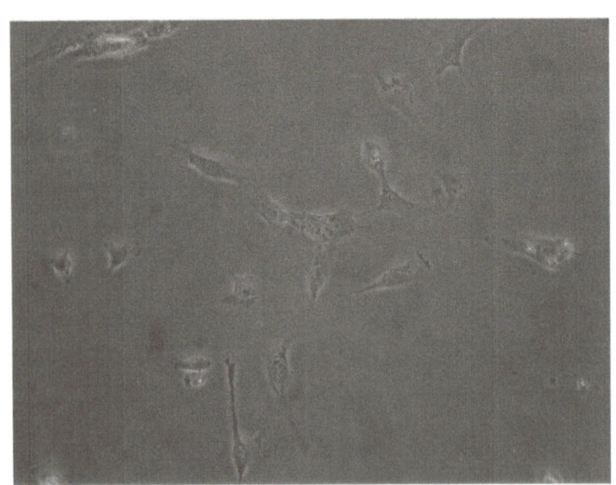

图 1.1.3-1 倒置显微镜下的间充质干细胞（高倍）

（陈俊霞）

第四节 激光扫描共聚焦显微镜的基本原理和应用

激光扫描共聚焦显微镜（confocal laser scanning microscope，CLSM）是20世纪80年代发展起来的高科技产品，是当今世界上最先进的分子细胞生物学分析仪器之一。它是在荧光显微镜成像基础上加装了激光扫描装置，利用计算机进行图像处理，使用紫外或可见光激发荧光探针，从而得到细胞或组织内部微细结构的荧光图像，在亚细胞水平上观察诸如Ca^{2+}、pH、膜电位等生理信号及细胞形态的变化，成为形态学、分子细胞生物学、神经科学、药理学、遗传学等领域中新一代强有力的研究工具。由于它的高灵敏度和能观察空间结构的独特优点，对被检标本能够进行立体、断层扫描、动态的观察，因此在生命科学研究中得到迅速应用和发展。本节介绍CLSM的基本原理及构造，在生物研究中的主要应用和基本使用方法。

一、基本原理及构造

普通光学显微镜使用视场光源，标本上每一点的图像都会受到邻近点的衍射光或散射光的干扰，从而减低图像的清晰度，尤其是观察较厚的标本时，这种清晰度会严重降低。CLSM由激光器发出激光，经过光的扩束和整形后变成一束平行光束，经过物镜聚焦到标本上，标本中的荧光物质在激光的激发下发出各个方向的荧光，一部分荧光经过物镜、长通分色镜、聚焦透镜会聚在聚焦透镜的焦点处，经过焦点处的针孔，由检测器接收并转变成电信号。只有在物镜的焦点处发出的荧光才能够到达检测器，其他非焦点处的荧光均被针孔阻挡掉。由于物镜和聚焦透镜的焦点在同一光轴上，因而称以这种方式成像的显微镜为共聚焦显微镜。针孔是共聚焦显微镜与普通光学显微镜最主要的区别，由于它的存在可以阻挡被测标本其他位置发出的荧光，它对图像的清晰度和分辨率有重要的影响。所以共焦光学系统由于使用照明点和探测点共轭这一独特结构，从而有效抑制同一焦平面上非测量点的杂散光以及不同光束中不同表面杂散光，大大减少测量的杂散光，有限度地改善横向分辨率，配合以高质量的物镜镜头和高灵敏度的电荷耦合器件（CCD）以达到极高的像素分辨率。同时由于使用共轭光路，使得来自标本的非焦平面光线不能进入探测器，从而也大大降低了非焦平面光线对图像的干扰，正是由于这一点使共聚焦光路具有了纵向分辨力。另外在显微镜的载物台上加一个微量步进马达，可使载物台上下步进移动，则细胞或组织各个横断面的"光学切片"都能清楚地显示，获得"断层"图像，并可通过计算机软件重建立体结构。实行共轭光路激光扫描克服了普通共轭光路不能够对快速运动和变化的标本进行观察的缺陷，因而具备了时间分辨力。

CLSM 的仪器主要由六部分组成：①计算机系统，涉及过程控制，数据采集和加工等；②激光照射系统，包括氩离子激光器和声光调节器；③显微镜系统，主要由倒置显微镜和共聚焦系统组成；④检测系统，由检测器、检测放大器等元件组成；⑤X-Y 平台系统；⑥Z-轴步进马达。

二、主要应用

（一）图像处理

1. 组织光学切片　通过 CLSM 能获得普通光镜无法达到的分辨率，同时具有深度识别能力（最大深度一般为 200~400μm）及纵向分辨率，因而能看到较厚生物标本中的细节。它以一个微量步进马达（最小步距可达 0.1μm）控制载物台的升降，可以逐层获得高反差、高分辨率、高灵敏度的二维光学横断面图像，从而对活的或固定的细胞及组织进行无损伤的系列"光学切片"，得到其各层面的信息。这种功能也被称为"显微 CT"。

2. 三维图像重建　CLSM 通过薄层光学切片功能，可获得标本的三维数据，经计算机图像处理及三维重建软件，沿 X、Y 和 Z 轴或其他任意角度来观察标本的外形及剖面，得到其三维立体结构，从而能十分灵活、直观地进行形态学观察，并揭示亚细胞结构的空间关系。

3. 细胞物理和生物化学测定　CLSM 可进行低光探测、活细胞定量分析和重复性极佳的荧光定量分析，从而能对单细胞或细胞群的溶酶体、线粒体、内质网、细胞骨架、结构性蛋白质、DNA、RNA、酶和受体分子等细胞特异结构的含量、组份及分布进行定性、定量、定时及定位测定；同时还可测定分子扩散、膜电位、氧化-还原状态和配体结合等生化反应变化程度。另外，CLSM 还可以对细胞的面积、平均荧光强度、积分荧光强度、细胞周长、形状因子及细胞内颗粒数等参数进行自动测定。

4. 荧光的定量、定位分析　CLSM 可对单标记或双标记细胞及组织标本的共聚焦荧光进行定量分析，并显示荧光沿 Z 轴的强度变化；同时还可自动将荧光图像与象差图像重叠以显示荧光在形态结构上的精确定位。另外，借助于光学切片功能可在毫不损失分辨率的条件下测量标本深层的荧光分布。CLSM 也非常适用于高灵敏度的快速免疫荧光测定，可以准确监测抗原表达、荧光原位杂交斑点及细胞结合和杀伤的形态学特性并作定量分析。

5. Ca^{2+}、pH 及其他细胞内离子的实时定量测定　利用 Fluo-3、Indo-1 等多种荧光探针，CLSM 可对细胞内各种离子（Ca^{2+}、K^{+}、Na^{+}、Mg^{2+}）和 pH 的比例及动态变化作微秒级（10^{-6}）和毫秒级（10^{-3}）实时定量分析，因此能完成活细胞生理信号的动态监测。

（二）细胞生物学

1. 黏附细胞的分选　细胞分选是细胞培养中经常遇到的难题。CLSM 分选黏附细胞时可不改变细胞周围培养环境、细胞铺展程度和生长状态。常有两种方式：①激光消除法：在特制的培养皿上有两类细胞，一类是未做荧光染色的细胞群，另一类是做荧光染色的细胞群，利用高能激光把染色的细胞群杀死，而把未染色的细胞群保留并且继续培养。这种方式适用于数量较多细胞的分选。②Cookie Cutter 法：利用高能量激光于底部带膜的特制培养皿上，将欲选细胞周围切割成八角形，而非选细胞则因在该几何形状之外而被除去，它适用于选择数量较少的突变细胞、转移细胞和杂交瘤细胞。基于这两种方法，CLSM 能够做到：①总体扫描细胞群；②根据细胞物理和生化特性进行分选；③对以百万分之一几率发生的突变细胞进行筛选；④不改变细胞形态、类型和活性而克隆细胞；⑤分离细胞亚群以进行定量荧光分析；⑥自动储存细胞位置，以对特定细胞进行重复测定。

2. 激光细胞显微外科及光陷阱技术　CLSM 可将激光作"光子刀"，完成细胞膜瞬间穿孔，线粒体、溶酶体等细胞器烧灼，染色体切割，神经元突起切除等一系列细胞外科手术。

光陷阱技术是利用激光的力学效应，将一个微米级大小的细胞器或其他结构钳制于激光束的焦平面，也可称为光钳。利用光钳技术来移动细胞的微小颗粒和结构（如染色体、细胞器），可进行细胞融合、机械刺激及细胞骨架弹性测量等。

3. 荧光光漂白恢复(FRAP)技术　此技术借助于高强度脉冲式激光照射细胞的某一区域，从而造成该区域荧光分子的光淬灭，该区域周围的非淬灭荧光分子将以一定速率向受照区域扩散，用CLSM可直接对此扩散速率进行监测。由此揭示细胞结构和各种细胞内变化的机制，可用以研究细胞骨架构成、核膜结构和大分子组装等。

4. 细胞间通讯的研究　动物细胞中缝隙连接介导的胞间通讯被认为在细胞增殖和分化中起着非常重要的作用。CLSM通过测量细胞缝隙连接介导的分子转移，观察相邻细胞之间的胞间通讯。可用于研究肿瘤启动因子、生长因子以及细胞内Ca^{2+}、pH和cAMP对缝隙连接和胞间通讯的影响。

5. 细胞膜流动性测定　细胞膜荧光探针受到极化光线激发后，其发射光极性依赖于荧光分子的旋转，而这种有序的运动自由度依赖于荧光分子周围的膜流动性，故极性测量可间接反映细胞膜的流动性。因此，通过专用计算机软件，CLSM可对细胞膜的流动性进行定量和定性分析。这种膜流动性测定在膜的磷脂酸组成分析、药物效应和作用位点、温度反应测定及物种比较等方面有重要作用。

6. 光活化技术　许多重要的生物活性物质和化合物(如神经递质、细胞内第二信使、核苷酸、Ca^{2+}及某些荧光素等)均可形成笼锁化合物，当处于笼锁状态时，其功能被封闭；一旦被特定波长的光瞬间照射，则因光活化而解笼锁，其原有活性和功能得以恢复，从而在细胞增殖、分化等生物代谢过程中发挥作用。CLSM即具有光活化测定功能，可以控制这种瞬间光的波长和照射时间，从而人为地控制多种生物活性产物及其他化合物发挥作用的时间和空间。

三、基本使用方法

【实验目的】

初步掌握CLSM的基本使用方法。

【实验材料】

新鲜的组织器官可经过常规恒冷箱切片进行样品制备，培养的细胞要求细胞很好地贴附在玻片上。实验标本要经过荧光染色后，才能进行CLSM的观察和分析。必须根据实验目的、实验标本和现有仪器的配置选择合适的荧光标记物。

【实验方法】

(1) 首先打开CLSM电源开关，然后打开扫描头开关。

(2) 根据实验目的选择合适的计算机分析软件，打开软件后等待系统初始化完成，打开激光管。

(3) 根据荧光标记物的发射波长选择相应的滤片。

(4) 按软件要求，设置有关参数，采集图像进行分析。

【注意事项】

(1) 汞灯开关的间隔时间不能太短。

(2) 激光管使用前要预热，不能反复开关。

(3) 根据荧光标记物的激发波长选择激光器的类型。

(吴　宏)

第五节　电子显微镜的基本原理及应用

电子与物质相互作用会产生透射电子、弹性散射电子、能量损失电子、二次电子、背反射电子、吸收电子、X射线、俄歇电子、阴极发光和电动力等。电子显微镜就是利用这些特点来观察样本的形貌、成分分析和结构测定的。利用电子束对样品放大成像的显微镜，简称电镜。电子显微镜主要有透射电子显微镜(简称透射电镜，TEM)和扫描电子显微镜(简称扫描电镜，SEM)两大类。TEM主要观察样本的平面形态，SEM主要观察样本的立体形态。

电镜的放大倍率为百万倍，最小分辨率可达几个埃，远大于光学显微镜的放大倍率，所以能观察细胞的超微结构。样本与其背景在亮度(黑白对比度)上形成反差，所以电镜下呈现的是黑白的图像。

医用电镜技术是研究生物及人体超微结构的主要工具，它是在光镜基础上发展起来的。运用电镜技术观察研究生物细胞超微结构已有近半个世纪历史，现已形成一门新的学科——超微结构学。超微结构观察是电子显微形态学的核心内容。目前的超微结构观察可分为三类。一是涉及医学前沿的生物大分子高分辨成像、蛋白质分子三维重构及 DNA 复制过程的观察等;二是普通超微结构观察,图像分辨率最佳在 2~2.5nm,现今大多数超微结构观察均属于这一类;三是把已形成共识的亚细胞特异形态直接用于临床诊断,即所谓"诊断电镜"或称超微结构病理学。

随着电镜制样技术与其他技术(能谱仪、图像分析仪、组织化学)的结合,目前不仅可进行超微结构形态观察、电镜组织化学研究,而且能进行形态定量及元素成分的定性、定量研究,并可运用扫描电镜对组织和器官的立体表面结构进行研究。在医学院校电镜已成为教学、科研、医学临床诊断和病因探讨等必不可少的高新技术和研究手段。

【实验目的】

(1) 了解电镜的基础知识:如分辨率、放大倍数、反差等;电子束与样品作用所产生的反映样品特征的信号(入射电子、透射电子、弹性散射电子、二次电子、特征 X 线、反射电子、吸收电子及俄歇电子);电子束与样品作用的模式(泛光式、扫描式)。

(2) 掌握电镜的基本结构、成像原理,并与光镜结构的比较,认识超微结构与显微结构的不同。

(3) 熟悉透射电镜、扫描电镜的应用。

(4) 见习电镜的基本构造和操作步骤。

【实验原理】

1. 透射电子显微镜(transmission electron microscope,TEM)　TEM 主要由电子光学系统(亦称镜筒)、真空系统和电气系统三部分组成。镜筒的顶部是电子枪,电子由钨丝热阴极发射出,通过第一、第二两个聚光镜使电子束聚焦。电子束通过样品后由物镜成像于中间镜上,再通过中间镜和投影镜逐级放大,成像于荧光屏或照相底片上。

透射电镜结构和成像的原理与普通光学显微镜相比,有以下几点主要区别:

(1) 用电子束代替光镜用的可见光作光源。

(2) 聚焦和放大标本的一组电磁透镜代替了光镜的一组玻璃透镜。

(3) 为避免电子束与空气分子碰撞而引起散射,电镜中要求高度真空。

(4) 必须在荧光屏上才能观察标本的电子放大图像。

(5) 标本是特殊玻璃刀或钻石刀在超薄切片机上切成的 50~70nm 厚的超薄切片,捞在铜网上,用重金属盐进行电子染色。观察到的为黑白的超微结构图像。

(6) 分辨率可达 0.2nm 左右,比普通光镜分辨率大一千倍以上。光镜能放大一千倍,而 TEM 能放大几十万倍。

2. 扫描电子显微镜(scanning electron microacope,SEM)　SEM 主要由镜筒(包括电子枪、聚光镜、物镜及扫描系统)、电子信号的收集与处理系统、真空及电源系统等组成。电子枪阴极发出的电子束,受到阴阳极之间加速电压的作用,射向镜筒,经过聚光镜及物镜的会聚,缩小成直径约几纳米的电子探针。在物镜上部的扫描线圈作用下,电子探针在样品表面作光栅状扫描并且激发出多种电子信号。这些电子信号被相应的检测器检测,经过放大、转换,变成电压信号,最后被送到显像管的栅极上并且调制显像管的亮度。显像管中的电子束在荧光屏上也作光栅状扫描,并且这种扫描运动与样品表面的电子束的扫描运动严格同步,这样即获得衬度与所接收信号强度相对应的、反映样品表面形貌特征的扫描电子图像。

与光镜及透射电镜相比,扫描电镜具有以下特点:

(1) 能够直接观察样品表面的结构,样品的尺寸可大至 120mm×80mm×50mm。

(2) 样品制备过程简单,不用切成薄片。

(3) 样品可以在样品室中作三度空间的平移和旋转,从各种角度对样品进行观察。

(4) 景深大,图像富有立体感。扫描电镜的景深较光镜大几百倍,比透射电镜大几十倍。

(5) 图像的放大范围广,分辨率也比较高。可放大十几倍到几十万倍。分辨率介于光镜与透射电镜之间,可达 3nm。

(6) 观察形貌的同时,还可利用从样品发出的其他信号作微区成分分析。

【实验方法】

电镜是大型精密仪器,由专职的技术人员负责操作和维护。不同型号的电镜其操作程序不尽相同，要严格按操作程序进行操作。

1. H-7500 透射电镜基本操作步骤

(1) 启动：启动稳压电源，接通冷却循环水。启动真空泵抽真空。

(2) 加速电压的应用：真空度达到要求后打开高压获得照明。

(3) 图像观察前的调整：由专业技术人员进行照明系统、电压中心及物镜像散的校正调整操作。

(4) 样品更换：抽出侧插式样品杆，将覆有超薄切片的铜网安放在样品杆上并送入样品室。

(5) 图像观察：利用样品移动装置选择观察视场，调节中间镜电流，控制放大倍数，调节第二聚光镜，选择合适的亮度。先在低倍下调节亮度，聚焦需要观察的标本，再选择适宜的观察区域放大观察。

(6) 照相：将需要的结构图像照相记录。

(7) 更换底片和底片预抽。

(8) 关机：电镜使用完毕后，先用钥匙关掉机器，再关闭冷却水和总电源。

2. 透射电镜观察工作参量的选择

(1) 加速电压的选择：普通医学 TEM 操作，常用 80kV。

(2) 聚光镜光阑和物镜光阑的选择：一般超薄切片选用 200μm 孔径的聚光镜光阑和 50μm 孔径的物镜光阑。

(3) 放大倍数的选择：尽量采用低倍观察和拍照。普通医学超微结构观察采用的放大倍数范围多为 3000～30 000 倍。

（廖晓岗）

第六节　数码显微互动教学系统的使用与数码显微摄像

数码显微互动教学系统是现代形态学教学的重要辅助工具，可以大大提高形态学实验教学的效率和质量，其基本功能特点是：

(1) 学生显微镜下的图像同时显示在学生机和教师机的电脑显示屏上。

(2) 学生可以通过提问系统主动请求教师帮助，与老师直接对话，讨论镜下观察的问题。

(3) 学生可以通过学生系统对镜下观察的图像进行处理，比如摄像并保存数码图片；标示图片中的结构、细胞，文字说明，提交实验报告等。

(4) 学生还可以对所观察的微细结构或者细胞进行显微测量，完成定量分析。

(5) 学生也可通过学生系统调出计算机内储存的图片进行复习或者自我检测。

(6) 老师可以实时观察到教室里每个学生电脑显示屏上的显微画面，及时发现学生的问题和提示、指导学生改正，可控制学生机的使用。

(7) 教师可以实时与学生讨论镜下图像，回答问题；也可将某位学生的显微图像或者教师显微镜下的图像向所有学生展示。

(8) 教师完成学生实验报告的批阅，期末的实验考试内容也可制成考试课件，通过该系统完成对学生的考核。

【实验目的】

掌握数码显微互动教学系统的组成，基本功能和使用。

【实验原理】

1. 数码显微互动教学系统的组成

由教师设备、学生设备、路由器组成。

学生机设备包括：一台数码显微镜、一台计算机、一个数码摄像头和一个耳麦。

教师机设备包括：一台数码显微镜、一台计算机、一个数码摄像头、一个耳麦和一个路由器。

2. 数码显微互动教学系统的主要功能

(1) 教师机功能：包括广播教学、语音教学、语音对讲、学生演示、监控转播、屏幕录制、屏幕回放、分组教学、分组讨论、查看作业，视频直播、电子点名、黑屏肃静、网络影院、文件分发、电子教鞭、班级模型、系统管理、远程命令、远程设置、远程消息、清除举手、清除未登录学生机、查看学生属性、系统锁定、可选窗口显示模式。

(2) 学生机功能：包括电子签到、电子举手、镜下显微结构的荧屏显示、拍照、屏幕回放、作业提交、远程消息、窗口接收广播、可选窗口显示模式等。

【实验方法】

学生机的使用(易创软件)

(1) 打开学生机电脑，屏幕右下角会出现一电脑图标，如该图标为黑色，表示教师机未启动或该学生机未登录上教师机；如为蓝色，表示教师机已启动，该学生已登录上教师机。当学生鼠标停留在学生机任务栏上的学生机图标时，会弹出学生机标识，显示学生机是否已登录上教师机。

（2）双击桌面"MiE"图标进入 MiE 软件主界面"视频预览"模块。

（3）单击"预览"按钮，预览窗口显示学生显微镜下实时的图像。

（4）电子举手：学生在听课过程中可以使用电子举手请求教师回应。学生登录后在右键菜单中选择"举手"或按"Scroll Lock"键即可发出举手信息。教师机屏幕上会显示，老师会通过互动系统回答你的问题。

（5）作业提交：作业提交允许学生将学生机的目录或作业指定发送至所选教师机的某目录。具体操作如下。

1）单击学生机的右键，在弹出的学生机界面中，选择"作业提交"，弹出"作业提交"窗口。

2）单击"添加作业"按钮，弹出"打开"对话框，选择您要提交的作业，最后单击"打开"。选择要提交的作业后，任务栏中将会出现您要提交的作业。

3）也可单击"添加目录"按钮，弹出"浏览文件夹"对话框，选择您将要继续提交的文件夹。

4）最后，单击"确定"。单击"提交作业"按钮，则您选择的作业或文件夹将会被提交到教师机设定的目录下。学生"作业提交"后，在教师机上可以显示"已经提交了文件"。

提示：当学生单击"提交作业"按钮时，系统会弹出对话框，让学生输入学生名称，并选择是否将作业提交到同一目录。如果不选择"提交到同一目录"前的复选框，系统将在教师机端设定的作业提交的目录下以新建一个文件夹存放学生提交的作业，该文件夹名称为在该对话框中输入的学生名。

（6）白平衡调节：移动切片至空白区域，单击"高级"按钮打开高级属性框，将"自动白平衡"一项后打上"对钩"，等两秒后再将"对钩"去掉，单击"隐藏"将高级属性框隐藏，最后将切片移回原来位置即可。

（7）图像处理：在"图像处理"模块可以双击左下方图像列表区中显示的"视频预览"模块，进入界面后，选择镜下拍照目标，调焦后点击"拍照"，然后保存图片，默认保存路径为 D 盘根目录。可对所拍摄的图片进行处理，也可以单击"打开"从电脑磁盘中调入图片进行处理。"录像"所录制的视频默认保存路径为 C 盘根目录。

（8）视频回放：单击"打开"按钮从磁盘中选择在"视频预览"模块下所录制的视频，然后单击"播放"进行视频的回放。

（9）选择显示模式：在全屏接收屏幕广播时，如果教师未锁定学生机键盘鼠标，学生就可以自行选择显示模式。单击鼠标右键，弹出"右键菜单"。学生可在菜单中选择以下 3 种方式：

1）智能滚动：此模式下，屏幕广播的内容为 1∶1显示，窗口显示的内容能跟随教师的鼠标移动而变化，这样就不会出现在自由滚动模式下有时会看不到教师的操作以及在缩放显示模式下看不清楚屏幕广播具体内容的情况。因此在默认情况下，学生机以"智能滚动"的方式接受广播。

2）自由滚动：此模式下，屏幕广播的内容为 1∶1显示，接收者可按住鼠标左键拖动画面，这样窗口显示内容会根据鼠标移动而改变。

3）缩放显示：此模式下，接收者可看到屏幕广播的全部内容，但通常不为 1∶1 显示。

（10）屏幕回放和停止：学生机端屏幕回放功能可以播放自己和教师端屏幕录制的文件。

1）屏幕回放：鼠标右键单击任务栏学生机图标，弹出学生机界面，单击"屏幕回放"，弹出"打开"对话框，用户选择要播放的屏幕录制文件，最后，单击"打开"。

2）停止回放：鼠标右键单击任务栏学生机图标，在弹出学生机界面上选择"停止回放"，可停止当前学生机屏幕回放的内容。可在屏幕回放过程中可以任意的暂停和继续屏幕回放。

（11）使用完毕，请退出 MiE 软件，返回电脑窗口界面，关闭电脑。

【注意事项】

（1）使用该系统时出现故障，一定要请老师指导调整，不得擅自打开电脑。

（2）不要用自己的移动硬盘或者 U 盘等插到电脑上，以免带来病毒破坏软件系统。

（3）显微镜照片的放大倍数是用物镜的放大倍数×拍照的中间镜的放大倍数，如 40×2.5。但数码拍照时，可以随意放大或者缩小图像，所获得的图像的放大倍数不是很准确。最好的方法是用在显微镜下标定已知长度的标线（bar）同时保存在图片上，就能显示出图片的准确放大倍数。

（彭　彦　汪维伟）

第2章 基本实验方法

人体显微形态学实验技术涉及光镜和电镜下观察人体正常细胞、组织微细结构和病理改变所用的多种研究方法，如组织切片制作、组织细胞化学、免疫细胞化学、原位杂交、组织细胞培养、显微摄像等，不仅临床医学专业和其他医学相关专业学生应该了解，更是基础医学专业学生的学习课程之一。

第一节 病理大体标本的取材

疾病的诊断是治疗的基础，虽然随着医学科学的不断发展，应用于临床疾病诊断的手段日益增多，但迄今为止，病理诊断仍然是很多疾病的最后诊断，尤其是在对肿瘤性疾病的诊断中，活体组织检查仍然是目前临床获得正确诊断的重要的、不可替代的手段。要得出正确的病理诊断，首先必须对标本进行肉眼检查和正确取材，再经显微镜观察，并结合临床资料进行综合分析。因此标本的肉眼检查和正确取材是病理诊断工作的最基本和最重要的环节之一。

（一）标本肉眼观察的基本步骤

首先观察标本是何种器官或组织，然后按由表及里、从上到下的顺序，观察器官或组织的体积、形状、颜色、质地和病变分布情况，并与正常器官或组织对比，仔细观察病变的特点。观察要点包括：

1. 体积 有无增大或缩小，器官体积增大常出现包膜紧张、边缘变钝。反之则出现包膜皱缩、边缘变锐。

2. 形状 可用球形、三角形、结节状、分叶状、不规则形等描述。

3. 颜色 充血出血常呈暗红色（出血经福尔马林固定后呈黑色），脂肪成分常呈黄色，含黑色素的组织可呈黑色，坏死组织呈灰黄色。

4. 质地 如含脂肪多者或肿瘤实质多者质地柔软，含钙化、骨或软骨或肿瘤纤维间质多者质硬。

5. 分布 病变是单发还是多发，是弥漫分布还是集中于某个区域。

（二）病理标本取材的基本要求

（1）标本切面应以暴露病变或肿块最大面，同时保留其与邻近组织的解剖关系为原则，应多做平行切面，切面要求平整。

（2）选切具有代表性的组织块。肉眼观察到的不同特点的病变应分别取材。除选切病变组织外，还应选切病变与正常组织交界区的组织，少取或不取坏死组织。

（3）切取的组织块大小约 1.5cm×1.5cm×0.3cm，不能太厚，否则影响组织制片。

（4）对于肿瘤根治术标本，还要包括切缘、浸润范围和深度、区域淋巴结等的取材，便于肿瘤的临床分期。寻找淋巴结时，应在肿瘤附近脏器各部位及其他附属组织中仔细寻找，记录其部位、大小和数目。每个淋巴结都应最大切面取材。

（三）实验

请以图 1.2.1-1 乳腺癌根治术标本为例，对该标本进行肉眼检查和取材。

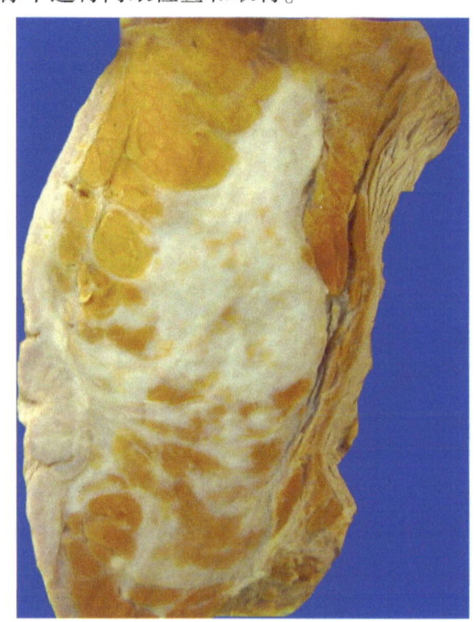

图 1.2.1-1 乳腺癌

要求：

(1) 请描述肿块的大小、形状、颜色、质地、浸润范围等。

(2) 请在图中标出你认为正确的取材部位。

（曹友德）

第二节　组织切片制作与HE染色

组织制片技术是组织学、胚胎学、病理学、法医学、生物学等学科观察和研究组织、细胞的正常形态和病理变化的常用方法。其基本原理是用固定剂固定组织、细胞，保持其微细结构；制成薄片，染色增加各部分的色差。在显微镜下观察组织、细胞的形态结构或者利用化学或物理方法显示组织、细胞内的某些化学成分，进行形态和化学成分的定量分析。随着细胞和分子生物学技术的发展，组织制片技术也能实现原位显示细胞内的基因和基因表达。

组织制片技术方法有多种，如石蜡包埋切片法、树脂包埋切片法、火棉胶包埋切片、冷冻切片法等。这里介绍常用的石蜡包埋切片和恒冷箱切片。

一、石蜡包埋、HE染色切片制作

【实验目的】

(1) 掌握石蜡包埋切片的基本原理和制作步骤。

(2) 掌握HE染色的过程和结果。

【实验原理】

石蜡包埋、HE染色切片制作的基本步骤包括：取材、固定、脱水、包埋、切片、贴片、染色、封片。①固定是用化学药品配制成的固定液，使细胞、组织中的蛋白质沉淀、变性、凝固，以保存细胞、组织原有的形态结构和抗原性等。②脱水、包埋：石蜡不溶于水而溶于二甲苯等有机溶剂，固定后的组织块必须先用乙醇、丙酮、正丁醇等脱水剂脱去组织中的水，后用二甲苯、甲苯、香柏油等透明剂置换出乙醇，此过程即脱水、透明。再用石蜡渗入组织块，冷凝后变硬（即浸蜡、包埋），包埋成石蜡组织块。③切片、贴片：石蜡组织块在切片机上切成薄片，然后贴到载玻片上。④染色、封片：将细胞、组织染上不同颜色，用树胶封固切片，就能长期保存切片和观察了。

【实验器材】

(1) 石蜡切片机、溶蜡箱、染色缸、染色架、载玻片和盖玻片等。

(2) 固定液，硬、软石蜡，70%～100%上行和下行梯度乙醇，二甲苯，香柏油，中性树胶，苏木精和伊红染液等。

【实验方法】

1. 取材与固定

(1) 取材：标本可取自动物，外科手术或者活检组织。所取组织材料越新鲜，细胞、组织的结构变化越少。

(2) 固定：固定液一般分为由单一化学物质组成的单一固定液以及由多种化学物质组成的混合固定液。不同的固定剂各有其优缺点。例如：①甲醛的渗透快，经乙醇脱水后，组织块收缩明显，并使组织硬化。甲醛固定后细胞核的染色好，亦能保存某些酶的活性；②乙醇有固定兼脱水的作用，渗透慢，收缩强，溶解脂肪。对糖原固定好；③苦味酸渗透慢，固定的组织收缩较大。其乙醇溶液能固定碳水化合物；④冰醋酸则对组织有膨胀作用，对核蛋白固定好；⑤丙酮的渗透性强，但使组织收缩严重。对磷酸酶、氧化酶的固定好；⑥升汞渗透慢，使组织收缩较大，但可使蛋白质沉淀、凝固，迅速硬化。对核的固定好，并可增强细胞与酸性染料的亲和力；⑦锇酸对脂肪和类脂的固定好，并将其染成黑色。所以，应根据实验目的不同，选用不同的固定液。固定时间应根据组织种类、组织块大小和固定液的不同而定。

固定方法有两种：①浸入法：将组织块浸泡在固定液内。固定液的量以组织块体积的15～20倍为宜。②灌注法：用于动物实验，大动物可经门静脉、肾动脉、腹主动脉、肺动脉等插管注入，小动物可用注射器直接穿入心室或主动脉。先用生理盐水或缓冲液冲洗血液，再灌入固定液，要注意控制压力和灌入量。一般灌注30分钟后，即可取材。

(3) 固定后处理：固定后的组织块一般需洗涤，去除固定剂及其沉淀物、结晶，以免影响染色效果和观察。①用水配制的固定液固定后的组织块，可经流水冲洗。用乙醇配制的固定液，一般用同浓度的乙醇洗涤组织块。②含铬酸、重铬酸钾的固定液固定后的组织块,须流水冲洗12~24h,以洗去铬酸或者重铬酸钾,也可用1%氨水洗涤去除重铬酸钾。③苦味酸固定后的组织块呈黄色,可用70%乙醇洗涤,去除黄色。

2. 石蜡包埋切片制作程序

(1) 脱水与透明:固定后的组织块经清洗,放入由低浓度到高浓度的乙醇脱水。一般为70%、80%、90%、95%和100%梯度乙醇。90%以下乙醇中可过夜;90%、95%乙醇中约4~5小时;100%乙醇中约2~3小时。脱水时间视组织的种类和组织块大小不同而定,较致密的组织可适当延长脱水时间。80%乙醇还可作为组织块保存液,一般不影响免疫细胞化学的效果。

然后将组织块放入二甲苯Ⅰ、Ⅱ中共约15~30分钟,至组织块透明为止,一般不超过1小时。组织块的透明以光线基本能透过组织块为宜。组织块有白色浑浊核心,表明脱水不够,应继续脱水。透明过度,组织变脆,切片时易破碎。

(2) 浸蜡与包埋:石蜡分软蜡(熔点为42~45℃,45~50℃)和硬蜡(熔点为52~54℃,56~60℃)。石蜡使用前要熔化、过滤去除杂质,增加石蜡密度。浸蜡前准备好四个熔蜡杯:软蜡Ⅰ(二甲苯:软蜡为1∶1)、软蜡Ⅱ、硬蜡Ⅰ(含软蜡Ⅱ)和硬蜡Ⅱ,硬蜡Ⅱ也做包埋剂。

将已透明的组织块放入软蜡Ⅰ和软蜡Ⅱ中各30~40min,硬蜡Ⅰ和硬蜡Ⅱ中各20~30分钟。组织块在软蜡Ⅱ中的时间可稍延长,但在硬蜡中最好不超过1小时。浸蜡时的温度过高,可致组织变脆,破坏酶活性。一般以石蜡的表层溶化,能淹盖组织块即可。

(3) 包埋:先准备好包埋器(或用硬纸折成小纸盒),将熔化的硬蜡Ⅱ倒入小纸盒,用小镊子取出已浸好蜡的组织块,放入小纸盒内,注意将组织块的切面朝下。包埋时,要不时将小镊子在酒精灯上烤热,以免冷的镊子使局部石蜡冷凝或带起组织块。包埋后,待石蜡表面凝固后,立即轻放于冷水中冷凝变硬。

3. 切片与贴片

(1) 修切、固定蜡块:用刀片修去蜡块上多余的蜡,在组织块切面周围只保留2mm左右的石蜡,上、下边平行。加热金属持蜡器,将蜡块底面贴上,冷凝即固定好了。

(2) 切片:将切片刀固定于刀台上,刀刃面与组织块间的间隙角调到约5°为宜。将持蜡器固定于切片机上,调整蜡块与刀的距离,摇动切片轮盘手柄,修切出组织块的切面。调整刻度到所需切片的厚度,一般为5μm左右。然后正式切片,切片速度以(40~50次)/分钟为宜。用毛笔托起蜡带,挑断后依次放入切片盘内,蜡带的光滑面朝下放。

(3) 贴片:将蜡片光滑面朝下漂于温水上(40~50℃)展平,捞于载玻片上,37℃恒温箱内烘干待用。切片贴于载玻片的右1/3处,尽量平整。

新的载玻片和盖玻片必须经清洁液浸泡12~24小时,流水充分冲洗后,蒸馏水清洗5次,弃水入95%乙醇2小时以上,用精白布擦干或者用红外线烤箱烘干。一般组织切片用的载玻片,要涂上蛋白甘油;组织化学和免疫细胞化学的等方法用的载玻片要涂铬矾明胶液或多聚赖氨酸液等黏附剂,以防贴上的切片脱落。

4. 染色与封片　染料主要通过化学反应或者物理作用等使细胞、组织染上颜色。染料有很多种,最常用的染料为苏木精(hematoxylin)和伊红(eosin),缩写为HE。细胞核能被碱性染料苏木精染成蓝色,细胞质能被酸性染料伊红染成红色。以下为石蜡切片HE染色的步骤。

(1) 切片脱蜡:贴好风干的切片要先入二甲苯20~30分钟,脱去组织中的蜡。然后依次经100%、95%、80%、70%乙醇中各1~2分钟,入水。

(2) 苏木精染色:切片过蒸馏水后入苏木精液染色10~15分钟,自来水冲洗,使组织发蓝。然后入1%的盐酸乙醇分色数秒钟,以洗去多余的染料。分色后又入自来水洗,切片逐渐变蓝,以显微镜下见细胞核蓝色,细胞质无色为宜。

(3) 伊红染色:水洗后的切片过蒸馏水,入50%、70%、80%、95%乙醇脱水各1~3分钟,入95%的伊红乙醇溶液染色1~3分钟,入95%乙醇分色。

(4) 脱水、透明:分色后的切片经100%乙醇Ⅰ、Ⅱ脱水各1~2分钟,入二甲苯Ⅰ、Ⅱ透明各15~30分钟。在二甲苯中,若组织片上出现白色云雾,表明脱水不够,应重入新的100%乙醇脱水。

(5) 封片:从二甲苯内取出切片,用白布擦去组织切片周围的二甲苯,速滴一滴中性树胶于组织上,取清洁的盖玻片,轻轻盖在树胶上,应尽量避免产生气泡。树胶干后，切片就能观察和保存了。

【实验结果】

组织切片上的细胞核能被碱性染料苏木精染成蓝色，故细胞核具有嗜碱性，细胞质和细胞外间质一般被酸性染料伊红染成红色，故细胞质具有嗜酸性。

二、恒冷箱切片制作

【实验目的】

(1) 掌握恒冷箱切片的基本原理和制作步骤。

(2) 掌握恒冷箱切片标本的准备要求。

【实验原理】

恒冷箱切片机(cryostat)的原理是将切片机置于低温冰箱内，用电子温控器维持恒定低温。由于制片过程中，组织块在低温下冷冻变硬，不须包埋，无高温处理标本，有利于保存组织形态结构和酶活性，故常用于组织化学、免疫细胞化学和原位杂交等方法的研究。恒冷箱切片后的组织块不能像石蜡组织块一样保存和重复使用。故取材时可多取几个组织块，经液氮速冻后，-80℃保存备用。

【实验器材】

恒冷切片机、单面刀片、载玻片等。

【实验方法】

(1) 恒冷箱切片机平时维持在0~5℃，用前先调整好所需温度，常用的冷冻室温度在-8~-18℃为宜，较致密的组织(如肌肉组织)，温度可低至-22℃。清洁切片刀和抗卷板，在切片机内快速冷冻台上放置好样品夹，上好切片刀。

(2) 在金属的样品夹上滴1~2滴蒸馏水，尽快将组织块放于水滴上，1~2分钟内，组织块就会发白变硬，冻凝在样品夹上。若组织块较大，可快速在组织块周围滴上蒸馏水，以使组织块附着更牢固。冷冻组织块的温度越低、速度越快，形成冰晶越少，保存组织细胞的结构越好。可用液氮冷冻保存组织块，液氮汽化沸腾约10秒，组织块即冻凝成块，用锡箔纸包好并做上标记，放入-80℃冰箱保存备用。

(3) 取下样品夹，用刀片修去多余的冰，将样品夹固定于标本台上。调整好切片刀与组织块的距离。

(4) 先不用抗卷板，切片修好组织块的切面。调好切片厚度的刻度，将抗卷板轻置于切片刀上，调整其上缘与刀口几乎平齐。匀速摇动切片机手柄切片，组织片平行滑入刀与抗卷板间，轻轻移开抗卷板，用干净的载玻片轻轻平行接触切片，切片就会吸附到载玻片上。用毛笔从刀背向刀刃方向刷去片屑，放下抗卷板，重复切片。

(5) 切片风干后，立即固定，冷藏待用。为防止脱片，载玻片要先涂上黏附剂。

【实验结果】

切片应厚薄均匀，贴得平整无皱褶。

(王　璐　汪维伟)

第三节　组织化学与细胞化学技术

组织化学与细胞化学是利用化学或者物理反应，形成有色的反应产物，在组织切片上原位显示组织、细胞内的化学成分的研究方法。其基本步骤是：首先制作好组织切片，配制适宜于相应化学或物理反应条件的孵育液，让组织切片在孵育液中孵育，形成具有不溶性和特异性、带有色素或标记物的反应产物，沉着于被检测物质在组织、细胞中存在的部位。组织化学的结果不仅可进行定性、定位的分析，还可进行定量分析，反映出组织、细胞代谢的生理变化。在某些病理因素或者毒性物质研究中，毒性作用尚未使组织、细胞出现形态改变时，也可通过其化学成分的改变反映出来了。这里主要介绍显示DNA、RNA、多糖和几种常用酶的组化方法。

一、细胞内DNA和RNA及过氧化物酶的原位显示

细胞经甲基绿-哌咯宁混合液染色后，甲基绿染高聚分子的DNA呈蓝绿色，哌咯宁染低聚分子的RNA呈桔红色。由此可以对细胞中的DNA和RNA进行定位、定性、和定量分析。过氧化物酶能将联苯胺氧化为蓝色或棕色产物，由此显示细

胞内过氧化物酶的存在和分布。

（一）甲基绿-哌咯宁染色原位显示 DNA 和 RNA

1. 甲基绿-哌咯宁染液配制　2%甲基绿水溶液 5ml、5%哌洛宁水溶液 1ml、蒸馏水 12ml、0.2mol/L 醋酸盐缓冲液（pH4.8）18ml 混合即可。

2. 制备血涂片　取蟾蜍血 1 滴，滴于载玻片的右端；取另一载玻片，将其侧缘放在血滴的左侧，让血液沿侧缘扩散开，再以 40 度角向左推进，形成血膜，充分晾干。

3. 固定　70%乙醇溶液固定 5 分钟。

4. 染色　玻片晾干后入甲基绿-哌咯宁混合染液染色 15 分钟，用细自来水冲洗，晾干。

5. 镜下观察　细胞核中的 DNA 被染成蓝绿色，细胞质中的 RNA 被染成桔红色（图 1.2.3-1）。

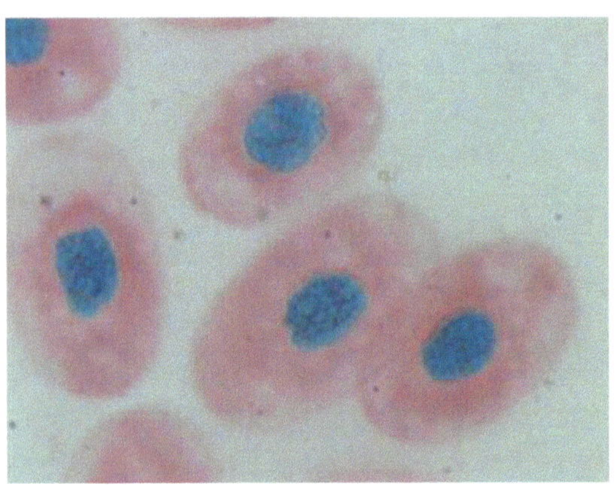

图 1.2.3-1 细胞内 DNA 和 RNA 甲基绿-哌咯宁染色，油镜

（二）联苯胺染色原位显示过氧化物酶

1. 涂片　兔股骨骨髓涂片，要求涂薄。

2. 固定　0.5%硫酸铜溶液固定 0.5 分钟。

3. 染色　玻片晾干后，联苯胺混合染液染色 3 分钟，自来水细水冲洗，晾干。

4. 复染　1%番红染液复染 1 分钟，冲洗，晾干。

5. 镜检　过氧化物酶产物为细胞内蓝色的颗粒（图 1.2.3-2）。

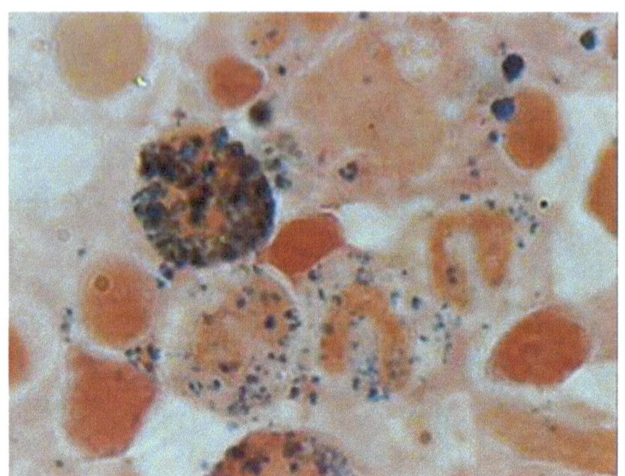

图 1.2.3-2　骨髓细胞内过氧化物酶联苯胺染色，油镜

（三）作业与思考

绘图显示细胞内 DNA、RNA、过氧化物酶存在部位。

（陈俊霞）

二、细胞内酸性蛋白和碱性蛋白的原位显示

由于不同的蛋白质分子所带的碱性和酸性基团的数目不同，在 pH 不同的溶液中，蛋白质分子所带的净电荷多少不同。在生理条件下，某蛋白质所带负电荷多，则为酸性蛋白质；带正电荷多，则为碱性蛋白质。据此，可将标本经三氯醋酸处理提出核酸后，用不同 pH 的固绿染液分别染色，细胞内的酸性蛋白和碱性蛋白质就能显示出来。

（一）实验目的

掌握碱性蛋白、酸性蛋白的细胞化学染色方法。

（二）实验步骤

1. 主要试剂配制

（1）0.1%碱性固绿染液（pH8.0～8.5）：A 液：固绿（fast green）0.1g 溶于 100ml 蒸馏水；B 液：Na_2CO_3 50mg 溶于 100ml 蒸馏水；用时按 1∶1 体积混合。

（2）0.1%酸性固绿染液（pH2.2）：A 液：固绿（fast green）0.1g 溶于 100ml 蒸馏水；B 液：盐

酸(比重 1.19)0.109ml 加蒸馏水至 100ml;用时按 1∶1 混合。

2. 制备　2 张薄的蟾蜍血涂片,室温晾干。70%乙醇溶液固定 5 分钟,室温晾干。

3. 抽提核酸　放入 5%三氯醋酸中 60℃ 30 分钟,抽提出核酸,清水冲洗多次(3 分钟以上),以冲去痕迹的三氯醋酸。

4. 染色　玻片晾干后,一张片放入 0.1%碱性固绿(pH8.0~8.5)中染色 10~15 分钟;另一张片放入 0.1%酸性固绿(pH2.0~2.5)染色 5~10 分钟。自来水细水冲洗,晾干。

5. 镜下观察　经碱性固绿染色片中,细胞质、核仁不着色,含碱性蛋白质的细胞核大部分被染成绿色。经酸性固绿染色片中,含酸性蛋白的细胞质和核仁被染成绿色。

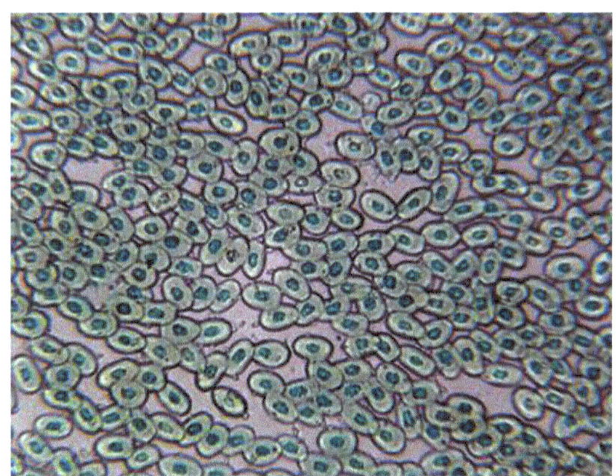

图 1.2.3-3　蟾蜍红细胞内碱性蛋白碱性固绿染色,低倍镜

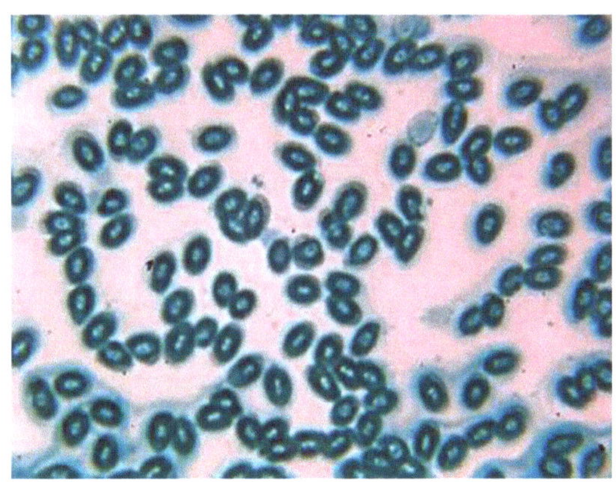

图 1.2.3-4　蟾蜍红细胞内酸性蛋白酸性固绿染色,低倍镜

(陈俊霞)

三、多糖类的原位显示

【实验目的】

掌握原位显示多糖类的实验原理和方法。

【实验原理】

多糖是单糖组成的大分子化合物,根据其分子结构的不同,分为糖原、黏多糖、糖蛋白、黏蛋白和糖脂。黏多糖又分为中性黏多糖(如胃黏膜上皮、结肠杯状细胞等,PAS 阳性)和酸性黏多糖,后者又分为硫酸化型(如皮肤、动脉、肺、软骨等,PAS 阴性,Alcian blue pH 5.0 为阳性)和非硫酸化型(如唾液腺的黏液细胞,气管的杯状细胞等,PAS 阳性,Alcian blue pH 2.5 为阳性;而脐带、眼球玻璃体 PAS 阴性,Alcian blue pH 2.5 为阳性)。糖蛋白和黏蛋白均为多糖与蛋白质的复合物,前者含氨基己糖少于 4%(如胶原和网状纤维),后者多于 4%(如基膜),两者均为 PAS 阳性。多糖与脂类结合成糖脂,如脑苷脂和神经苷脂,PAS 为阳性。

PAS 染色是利用过碘酸氧化某些多糖的 C—C 键,暴露出醛基(—CHO),醛基与无色的碱性品红结合,生成紫红色复合物,沉淀于多糖分布的部位。PAS 染色常用于组织、细胞中的多糖、糖脂、淀粉样物、软骨、霉菌和脑垂体等的染色,在病理学诊断中起着重要作用。

【实验器材】

1. 材料　大白鼠肝切片、人精子涂片。

2. 试剂配制

(1) Schiff 溶液的配制

1) 烧杯中加入 20ml 蒸馏水煮沸,将 0.1g 碱性品红缓慢倒入沸水中,边放边搅拌,至完全溶解。

2) 待温度降至 60~70℃时过滤至锥形瓶中,加 2ml 1mol/L HCl 于瓶内,摇匀。

3) 冷却到 25℃加入 $NaHSO_3$ 0.2g 于瓶中,塞紧瓶口,摇荡(此时颜色明显变淡)至 $NaHSO_3$ 完全溶解,用黑纸将瓶包严,阴暗处过夜。

4) 次日,加 100mg 活性炭于瓶中(使用前称取),摇匀后迅速用双层滤纸过滤至棕色小口砂瓶内,倘滤液呈黄色,可再加些活性炭吸附至滤液无色。封口,保存于 4℃冰箱备用(最好不要超过 1 周)。

(2) Alcian blue 液(pH 2.5)的配制:将 1g

Alcian blue 溶解于 100ml 3%的冰醋酸。

(3) 亚硫酸盐溶液的配制

1) 10%偏重亚硫酸钠:取偏重亚硫酸钠 1.25g 溶解于 237.5ml 蒸馏水中,加入 62.5ml 盐酸。

2) 取 10%偏重亚硫酸钠 10ml,加入 1mol/L 盐酸 10ml 和 180ml 蒸馏水。

(一) 过碘酸雪夫反应染色(periodic acid Schiff reaction,PAS)

【实验方法】

(1) 取 Carnoy 液固定的大白鼠肝。常规制成石蜡包埋切片(见第 2 章第二节)。切片脱蜡,梯度乙醇入水。

(2) 切片入 0.5%过碘酸水溶液 5 分钟,蒸馏水涮洗。

(3) 入 Schiff 溶液,暗处,室温下 15 分钟。注意:配制 Schiff 溶液时,若碱性品红含杂质太多或者亚硫酸氢钠潮解,均不能使品红脱色;若 Schiff 试剂变成粉红色就不能用了。

(4) 入亚硫酸盐溶液 3 次,共 6 分钟。再入自来水洗 5 分钟后蒸馏水洗 1 分钟。

(5) 滴加 Mayor 苏木精复染胞核 2~3 分钟。自来水洗 5 分钟。

(6) 脱水、透明、封片。

(7) 阴性对照:①用磷酸盐缓冲液(pH 4.2 ~ 5.3)配成 1%淀粉酶消化脱蜡的组织切片 30~60 分钟。②用过滤的唾液消化脱蜡的组织切片 30 分钟,2 次。以分解糖原,自来水洗和蒸馏水洗后,再入 PAS 染色过程。③脱蜡的切片不经过碘酸氧化,直接进入 Schiff 液。以上方法只选一种。

【实验结果】

切片中糖原为紫红色,对照片为阴性。

【注意事项】

(1) Schiff 溶液作用后的亚硫酸氢盐分色可省略。

(2) 苏木精复染勿过深,最好用稀染液复染。

(3) 过碘酸和 Schiff 溶液的浓度、pH 和作用时间、温度等对 PAS 反应结果的强度都有影响,温度增高、作用时间延长可使糖醛酸的二醇基也遭到氧化,过碘酸氧化时间超过 15 分钟,可出现非特异性反应。

(4) 组织切片可因多种原因而有自由醛基存在,最好作阴性对照,即用一张相邻的切片不经高碘酸氧化便进入 Schiff 溶液中,若出现红色,即为假阳性。必要时可用硼氢化钠于高碘酸氧化前封闭自由醛基。

(二) 阿尔辛蓝-PAS 法(Alcian blue-PAS method)

该法显示酸性和中性黏多糖物质。

【实验方法】

(1) 甲醛固定的石蜡切片常规脱蜡,梯度乙醇至水,蒸馏水浸洗 1 分钟。

(2) 入 3%醋酸液 3 分钟,蒸馏水洗。滴加 Alcian blue 液 100μl,湿盒内染 20~30 分钟。入 3%醋酸液 3 分钟。

(3) 自来水冲洗 3~5 分钟后,蒸馏水洗。入 0.5%过碘酸氧化作用 10 分钟,流水冲洗后蒸馏水浸洗 2 次。

(4) 滴加 Schiff 溶液作用 10~20 分钟,流水洗 2 分钟,蒸馏水浸洗 2 次。

(5) 可用苏木精淡染细胞核。常规脱水,透明,树胶封片。

【实验结果】

酸性黏液物质呈蓝色,中性黏液物质呈红色,混合性呈紫红色。

【注意事项】

所用载玻片不能涂明胶等黏附剂,否则背景着色深。

(王燕蓉)

四、酶组织化学

【实验目的】

(1) 掌握显示过氧化物酶的实验原理和方法。

(2) 掌握显示葡萄糖-6-磷酸酶的实验原理和方法。

(3) 掌握显示非特异性酯酶的实验原理和方法。

(一) 过氧化物酶

【实验原理】

过氧化物酶(peroxidase)是一种氧化还原酶,见于乳腺、甲状腺、唾液腺和肥大细胞等。显示过氧化物酶的方法以联苯胺法为最好。但二氨基联苯胺有毒性且不够敏感，所以目前多采用四甲联苯胺（TMB）法，过氧化物酶能与过氧化氢反应形成初级复合物，本身被还原，同时产生游离氧原子，后者使无色的联苯胺最后形成有色的多聚体沉淀。联苯胺法（色素形成法）则是通过细胞内的过氧化物酶氧化孵育液中的底物联苯胺，转移两个电子给过氧化氢产生水和氧化物。被氧化的联苯胺呈蓝色或棕色，因而可根据颜色反应以判定酶的有无与多少。

联苯胺 H_2（底物）$+H_2O_2 \xrightarrow{\text{细胞内酶作用}} H_2O+$ 氧化联苯胺（蓝色，沉淀在酶存在的部位）

【实验器材】

1. 材料 大白鼠脾冷冻切片。

2. 试剂

（1）0.2mol/L 醋酸缓冲液（pH 3.3）。

（2）固定液：5% 硫酸铜水溶液。

（3）TMB 法孵育液的配制

A 液：亚硝基铁氰化钠（硝普钠）100mg 溶于 92.5ml 蒸馏水，加入 0.2mol/L 醋酸缓冲液（pH 3.3）5.0ml。

B 液：四甲基联苯胺（TMB）5mg 溶于 2.5ml 无水酒精。加热至 37～40℃，以加速 TMB 的溶解。

临用前现配，即取 B 液 2.5ml，加入 97.5ml A 液中混匀，配好后 2 小时内使用。

（4）色素形成法孵育液的配制：①0.1% 联苯胺水溶液，先用 1～5 滴甲醇将联苯胺研磨呈细糊后按比例加水。②3% H_2O_2 必须新鲜配制。③1% 盐基品红水溶液。

● 四甲基联苯胺（TMB）法

【实验方法】

（1）蒸馏水洗冷冻切片。

（2）孵育液预孵育：21℃左右，20 分钟；避强光，不时晃动切片。孵育液颜色应无明显变化，否则说明容器不干净。

（3）取出切片，暂置于 0.2mol/L 醋酸缓冲液（pH 3.3）内，防止干涸。再与孵育液内酶 100ml 中加入 0.38% H_2O_2 1～5ml，充分搅匀。H_2O_2 具体含量视切片而定，以求得到最多的反应产物及较少的非特异性反应。

（4）重新将切片浸入，不时晃动，避强光，21℃ 左右，20 分钟。

（5）0.2mol/L 醋酸缓冲液（pH 3.3）浸洗，0～4℃，6×5 分钟。可在此液中保存 4 小时而无明显褪色发生，但温度不宜超过 4℃。

（6）铬明矾明胶载片黏片，空气中干燥。

（7）必要时中性红复染显示细胞核。

（8）常规脱水，透明，树胶封片（在酒精中的时间应尽可能短）。

【实验结果】

反应物呈蓝或暗蓝色。

【注意事项】

封片时，切片在乙醇中的时间应尽可能短。切片应在低温下避光保存。

● 色素形成法

【实验方法】

（1）标本（血液或骨髓涂片）自然风干，5% 硫酸铜液中固定 1～2 分钟。

（2）倒去硫酸铜液，立即滴加联苯胺水溶液染色 2 分钟。

（3）涂片水洗后入 1% 碱性品红水溶液 2 分钟。

（4）水洗后，常规脱水、透明、树胶封固。

【实验结果】

过氧化物酶阳性物质呈蓝色的颗粒，核染呈红色相配对。血液或骨髓涂片中的单核细胞和粒细胞系呈阳性反应，淋巴细胞呈阴性反应。

（二）葡萄糖-6-磷酸酶

【实验原理】

葡萄糖-6-磷酸酶存在于哺乳动物的肝、肾和肠黏膜的内质网，特别是粗面内质网内，为内质网标志酶。此酶也有少量存在于高尔基复合体内。光镜下，肝细胞的胞质染色反应比较均匀，酶活性在肝小叶周围带的肝细胞更强于中央带的肝细胞。

金属盐法的原理是细胞内的 G-6-P 脱氢酶能使底物（葡萄糖-6-磷酸盐）产生葡萄糖和磷酸基，后者被捕获剂 $Pb(NO_3)_2$ 的 Pb^{2+} 所捕获形成硝酸铅，后者再与 $(NH_4)_2S$ 起反应产生棕黑色的硫化铅沉淀于酶分布的部位。

$$R\text{-}PO_4Na_2+H_2O \xrightarrow[\text{酶反应}]{Pb^{2+}} R\cdot OH+\underset{\text{沉着}}{PbHPO_4} \xrightarrow{(NH_4)_2S} \underset{\text{显色}}{PbS}$$

【实验器材】

1. 材料　大白鼠肝冷冻切片。

2. 试剂

(1) 0.5%硫化铵溶液。

(2) 孵育液的配制

葡萄糖-6-磷酸钠盐	26mg
0.1mol/L 醋酸缓冲液(pH 6.5)	40ml
0.1mol/L 硝酸铅	1ml

对照孵育液用 25mg β-甘油硫酸钠取代葡萄糖-6-磷酸钠盐。

【实验方法】

(1) 用新鲜未固定肝组织冷冻切片,在新鲜配制的孵育液中,保温 37℃,孵育最多 20 分钟。自来水冲洗后蒸馏水冲洗。

(2) 入新鲜配制的 0.5% 硫化铵溶液中 1 分钟。

(3) 甘油明胶封固。

【实验结果】

酶活性区显示棕色硫化铅沉淀。

(三) α-萘酚醋酸酯酶(非特异性酯酶)

【实验原理】

非特异性酯酶(nonspecific esterase, NSE)主要位于内质网内,线粒体、溶酶体和核膜等单位膜内也有存在,因此在光镜下实际上整个细胞的胞质都呈现酶活性染色反应。NSE 主要参与酯类物质代谢,与蛋白质代谢也有一定关系。当内质网内酶活性增强时,提示内质网膜所需的磷脂合成活动增强;当神经纤维溃变时,若活性增强,则提示细胞内脂类和蛋白质的分解活动增强;当神经细胞的酶活性增强时,提示脂类和蛋白质的代谢处在活跃状态。

偶氮色素法显示酯酶的原理是以 α-醋酸萘酯为底物,在 pH 7.4 的条件下,经组织中酯酶作用分解出萘酯来,然后再与重氮盐结合,形成不溶性的产物,沉淀于酯酶所在的部位。

$$\underset{(\text{底物})}{\alpha\text{-醋酸萘酯}} \xrightarrow{\text{酶}} \begin{matrix}\text{萘酯}\\+\\\text{醋酸}\end{matrix} \xrightarrow[R-N\equiv N]{\text{重氮盐(副品红)}} \begin{matrix}\text{萘酚}-N=N-\text{重氮盐}\\(\text{不溶性偶氮}\\\text{色素沉淀})\end{matrix}$$

【实验器材】

1. 材料　大白鼠脾冷冻切片。

2. 试剂

孵育液的配制(混匀后立即过滤使用):

α-醋酸萘酯	5mg
丙酮	0.5ml
0.1mol/L 磷酸盐缓冲液(pH 7.4)	10ml
坚固蓝 B 盐	10mg

【实验方法】

(1) 用新鲜未固定脾组织冷冻切片入新鲜配制的孵育液中,室温下孵育 3～5 分钟,蒸馏水冲洗。

(2) 可复染核(Mayer 苏木精)1 分钟。

(3) 蒸馏水快洗,甘油明胶封固。

【实验结果】

酶活性部位染成黑色。

(沈新生)

第四节　免疫组织化学技术

免疫组织化学(immunohistochemistry),也称免疫细胞化学(immunocytochemistry),是利用抗原与抗体间的特异性结合原理,对组织或细胞中的特定抗原或抗体进行定位、定性或定量研究的一门技术,由免疫学和传统的组织化学互相结合发展而来。抗原是能刺激机体产生抗体并能与抗体发生特异性结合的物质,抗体是机体在抗原刺激下产生的一类能与抗原特异性结合的免疫球蛋白(immunoglobulin, Ig)。免疫组织化学技术用标记的抗体(或抗原)与组织或细胞中的特定抗原(或抗体)结合,形成带有标记物的抗原抗体复合物,用普通显微镜、荧光显微镜或电子显微镜对反应产物进行观察。凡能作为抗原、半抗原的物质,如蛋白质、多肽、核酸、酶、激素、磷脂、多糖、受体、病原体等均可应用免疫组织化学技术进行定位、定性或定量检测。

免疫组织化学除了具有特异性强和敏感性高等优点外,最大的优点是能将形态学改变与功能和代谢结合起来,既保持了传统形态学对组织和细胞的客观、细致观察的优点,又克服了生物化学、免疫学反应只能定性和定量不能定位的缺点,已成为生物医学各学科领域的重要研究手段，在生物学、医学等领域的研究和诊断中日以显出巨大的实用价值，尤其在肿瘤病理学中已成为常规的诊断方法。

根据标记物的不同，免疫组织化学染色可分为免疫荧光组织化学技术、免疫酶组织化学技术、亲和免疫组织化学技术、免疫金银及铁蛋白标记技术等。

一、免疫荧光组织化学技术

【实验目的】

掌握免疫荧光组织化学技术的基本原理、实验步骤和结果观察。

【实验原理】

免疫荧光组织化学技术简称免疫荧光技术，由 Coons 和他的同事于 1941 年建立的。免疫荧光的基本原理是将荧光素通过共价键与抗体结合成为荧光标记抗体，用荧光标记抗体与组织活细胞内的相应抗原特异性结合，形成带有荧光素的抗原抗体复合物。在荧光显微镜下，组织或细胞内的相应抗原处的荧光素发出明亮的荧光，根据荧光所在部位，即可对抗原进行定位、定性或定量检测。

荧光素是一类能在紫外线或蓝紫光的照射下被激发而发出荧光的染料，常用的荧光素见表 1.2.4-1。

表 1.2.4-1　常用的荧光素

荧光素	最大吸收光谱	最大发射光谱	荧光
异硫氰酸荧光素（FITC）	490~495nm	520~530nm	黄绿色
四甲基异氰酸罗达明（TRITC）	550nm	620nm	橘红色
四乙基罗达明（RB200）	570nm	595~600nm	橘红色

TRITC 或 RB200 与 FITC 发射的黄绿色荧光对比鲜明，常用于双标记染色。

免疫荧光技术可分为直接法、间接法和补体法三种，其中以间接法最常用。直接法是将荧光素标记在特异性抗体上；间接法是把荧光素标记在第二抗体上（图 1.2.4-1）。直接法用标记的已知抗体直接与组织或细胞内的相应抗原反应，其特异性强，操作简便，但敏感性低，每种抗体均需荧光标记，故目前较少用。间接法先用非标记的特异性抗体与组织或细胞内的抗原反应，再用标记的荧光抗体与特异性抗体结合（即特异性抗体为荧光抗体的抗原），形成的抗原-特异性抗体，间接荧光抗体复合物带有的荧光抗体比直接法更多，所以较直接法更灵敏。注意：间接荧光抗体必须能与特异性抗体发生特异性结合（种族特异性），在图 1.2.4-1 例子中，若间接荧光抗体是羊抗鼠的 IgG，就不能发生特异性结合，从而产生假阴性。

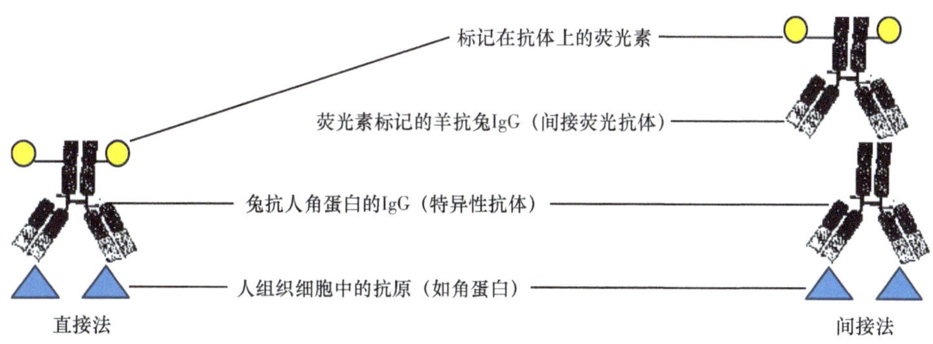

图 1.2.4-1　免疫荧光组织化学方法示意图

双重免疫荧光染色是在同一组织或细胞标本上需要检测 A、B 两种抗原时，可进行双重免疫荧光染色。双重染色既可用直接法，也可用间接法，以间接法更常用。在用间接法进行免疫荧光双重染色时，最好选择来自不同种属的两种特异性抗体，如兔抗 A 抗原的抗体和小鼠抗 B 抗原的抗体，并用两种不同的荧光素分别标记与两种特异性抗体相匹配的间接荧光抗体，如以 FITC 标记羊抗兔 IgG，以 TRITC 标记羊抗小鼠 IgG。先用两种特异性抗体按适当比例混合后孵育标本，漂洗去除多余的特异性抗体后，再用两种带有不同荧光素的间接荧光抗体混合物孵育切片。荧光显微镜下选择相应的滤色片观察，发出黄绿色荧光的部位即 A 抗原所在，发出橘红色荧光的部位即 B 抗原所在。

【实验材料】

(1) 常规切片制作的仪器设备和低耗品，恒温水浴箱等。

(2) 组织切片，抗体、牛血清白蛋白。0.3% Triton X-100，pH7.4 的 PBS 等。

【实验方法】

免疫荧光间接法染色方法

1. 标本制作　骨髓细胞、血细胞、临床脱落细胞、胸腹水渗出细胞等游离细胞及培养细胞制成涂片，用丙酮、乙醇、甲醇或甲醛固定；贴壁生长的培养细胞在盖玻片上或培养板孔内固定。固定液的浓度：丙酮为 100%，乙醇为 100% 或 95%，甲醇为 100%，甲醛或多聚甲醛为 4%。固定的温度和时间变化很大，温度从 -70℃ 至 37℃ 都有应用，时间一般在 10~30 分钟。

2. 染色

(1) 石蜡切片先脱蜡到水，pH7.4 左右的 0.01mol/L 磷酸盐缓冲液（PBS）漂洗 2~3 次，每次 5 分钟；冷冻切片、培养细胞等直接用 PBS 漂洗。

(2) 0.3% Triton X-100 室温孵育 20 分钟，增加细胞膜的通透性（细胞膜抗原可省略此步骤）。PBS 漂洗 3 次，每次 5~10 分钟。

(3) 含 3% 牛血清白蛋白（BSA）和 10% 与第二抗体同源的正常血清（如羊血清）的 PBS 室温孵育 20~30 分钟，封闭组织或细胞与抗体非特异性吸附的位点。

(4) 不洗，尽量吸去血清，滴加用含 3% BSA 和 10% 正常血清的 PBS 稀释的特异性抗体（如兔抗待测抗原的抗体），置湿盒内 37℃ 孵育 30 分钟或 4℃ 过夜。

(5) PBS 漂洗 3 次，每次 5~10 分钟。

(6) 吸水后，滴加与特异性抗体种属匹配（如羊抗兔）的荧光素标记抗体（用含 3% BSA 和 10% 正常血清的 PBS 稀释），置湿盒内 37℃ 孵育 30 分钟或室温 2 小时（避光）。

(7) PBS 漂洗 3 次，每次 5~10 分钟。

(8) 10% 甘油 PBS 封片，荧光显微镜下选择相应滤色片观察结果。

3. 对照试验　为了保证免疫荧光染色的特异性，排除非特异性染色，在染色过程中，特别是初次试验时，应进行以下对照试验：

(1) 阳性对照：用已知阳性标本与待检标本同时进行染色，阳性标本应出现特异性的荧光染色。

(2) 阴性对照：将已知不含待检抗原的标本与待检标本同时染色，结果应为阴性。

(3) 替换试验：以 PBS 或与特异性抗体同源的动物正常血清取代特异性抗体，结果应为阴性。必要时也可对第二抗体做相应的替换试验。

(4) 吸收试验：将过量的纯化抗原与特异性抗体（按 100μl 最高稀释度的特异性抗体中加入 1nmol 的纯化抗原的比例）混合后 4℃ 孵育 24 小时，3000r/min，离心 15 分钟，取上清液孵育标本，结果应为阴性。

【实验结果】

荧光显微镜下，细胞上的荧光清楚，背景干净。

【注意事项】

(1) 切片必须贴在涂有黏附剂的载玻片上，否则易掉片。

(2) 在滴加抗体前，用吸水纸尽量吸去多的血清或者水，以免稀释加入的抗体。但又要保持组织切片的湿度，否则易形成非特异性着色。

(3) 要设对照实验，排除试剂和方法的干扰，染色过程中要尽量避光。

(4) 注意有的物质有自发荧光，避免混淆。

二、免疫酶组织化学技术

【实验目的】

掌握免疫酶组织化学技术的基本原理、实验步骤和结果观察。

【实验原理】

免疫酶组织化学技术是的在免疫荧光法的基础上发展起来。免疫荧光法具有操作简便、灵敏、特异性高、省时的优势，但有荧光标本不能长期保存以及需要价格昂贵的荧光显微镜才能观察等缺点。为此，Nakane 等人（1966）尝试了用酶代替荧光素来标记抗体的方法，从而成功地开创了酶标记抗体的新技术。Sternbenger 等人又将非标记抗体过氧化物酶法成功地引入，使免疫酶法有了很大的进步，成为当今使用最为广泛的免疫组织化学技术。与免疫荧光法相比较，免疫酶法具有以下优点:酶反应产物呈现的颜色不仅能在一般的普通生物显微镜下观察,而且其产物因具有一定的电子密度也可在电镜下观察(免疫电镜技术),光镜与电镜的结合,使灵敏度进一步提高,标本能长期保存,并能用HE等染色方法进行复染,显示组织结构背景。

免疫酶组织化学技术的基本原理是将酶连接在抗体上,制成酶标抗体,再借助酶对底物的特异催化作用,生成有色的不溶性产物或具有一定电子密度的颗粒,于光镜或电镜下显示细胞表面或细胞内部各种抗原成分的定位。常用的标记酶有辣根过氧化物酶(horseradish peroxidase,HRP)、碱性磷酸酶(alkaline phosphatase,AKP)、葡萄糖氧化酶(glucose oxidase,GOD)等,其中以HRP最常用。标记在抗体上的HRP分解底物 H_2O_2 产生原子氧,后者使同时加入的无色还原性染料(供氢体)转化为有色的氧化性染料沉积于抗原所在的局部,被检抗原得以标识。常用的供氢体有:①3,3′-二氨基联苯胺(3,3′-diaminobenzidin,DAB),反应产物呈棕色,不溶于水,不易褪色,电子密度高,最为常用;②4-氯-1-萘酚(4-chloro-1-naphthol),反应产物呈蓝色;③3氨基-9-乙基-卡巴唑(3-amino-9-ethylcarbazol,AEC),反应产物呈红色。

免疫酶组织化学可分为直接法、间接法和非标记抗体酶法。

1. 直接法和间接法 与免疫荧光的直接法和间接法相似,是把酶分别标记在特异性抗体或者间接抗体上,与标本中的相应抗原反应结合,形成抗原-抗体-酶的复合物后,再加入酶的底物,酶催化底物产生有色的产物(称为显色),沉积在抗原抗体复合物的部位,即可对抗原进行定性、定位以至定量研究。间接法的敏感性较直接法高3~4倍,但特异性低于直接法。间接法的最大优点在于不必标记每一种特异性抗体,只要有抗一种动物的间接酶标抗体,就可用于此种动物的多种特异性抗体。

2. 非标记抗体酶法 由于酶和抗体以化学方式结合后,或多或少地降低了抗体和抗原结合的能力,且对标记物的活性也有影响,所以不用化学方法使酶与抗体结合的非标记抗体酶法得到了发展。其基本原理是:①用酶免疫动物,制备高效价、特异性强的抗酶抗体;②用桥抗体的两个抗原结合部位分别与抗酶抗体和特异性抗体(即连结在组织抗原上的抗体)结合,从而将两者连接起来,经过酶催化底物的显色反应后,显示出抗原所在的部位及含量。③作为桥抗体必须对特异性抗体和抗酶抗体都具有特异性,因此,特异性抗体和抗酶抗体应由同一种属动物产生。例如特异性抗体和抗酶抗体都是兔产生的,再用羊抗兔IgG作为桥抗体就能将两者连接起来(图1.2.4-2)。非标记抗体酶法包括酶桥法、PAP法、APAAP法等。其中,PAP法应用最广泛。

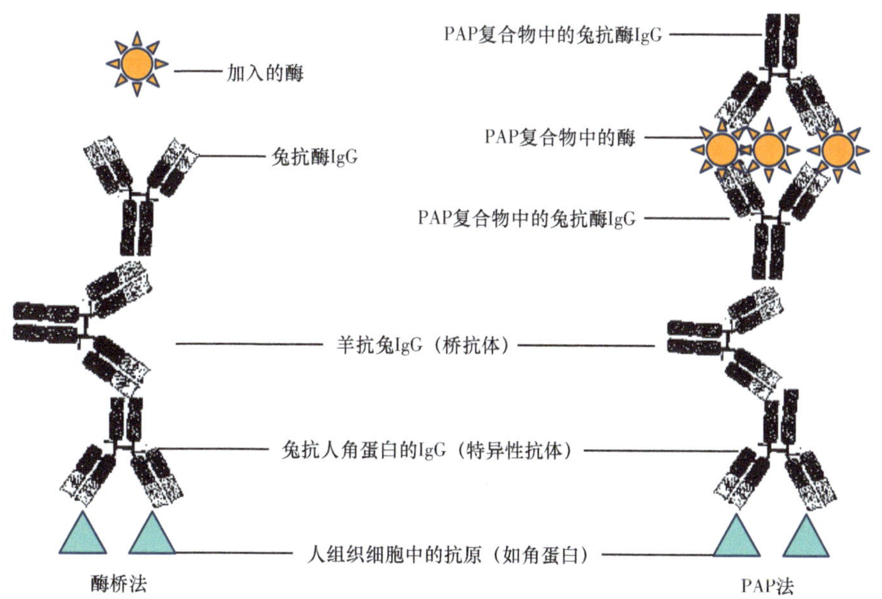

图1.2.4-2 非标记抗体酶法示意图

（1）酶桥法：基本原理为：组织切片上的抗原（人）与特异性抗体（兔抗人 IgG）结合；桥抗体（羊抗兔 IgG）的 1 个抗原结合部位与特异性抗体结合，另一个抗原结合部位与抗酶抗体（兔抗酶 IgG）结合；加入的酶与抗酶抗体结合，形成抗原-抗体-酶复合物；加入底物，显色。在此过程中，由于酶是通过免疫学原理与抗酶抗体结合的，任何抗体均未被酶标记，避免了共价连接对酶活性的影响，提高了方法的敏感性，同时也节省了特异性抗体的用量。

（2）过氧化物酶-抗过氧化物酶法（PAP 法）：70 年代初，Sternberger 在各种标记抗体法和酶桥法的基础上加以改良，建立了 PAP 法，成为应用最为广泛的免疫组织化学技术之一。其基本原理与酶桥法相似，都是利用桥抗体将酶连接在特异性抗体结合的部位，所不同的是将酶和抗酶抗体制成复合物（peroxidase antiperoxidase，PAP）以代替酶桥法中的抗酶抗体和随后结合的酶，将两个步骤合并为一个步骤，即人细胞抗原（人）+特异性抗体（兔抗人 IgG）+桥抗体（羊抗兔 IgG）+PAP 复合物（兔抗酶 IgG）→形成复合物→加入底物→显色。这一重要的改进，不仅简化了步骤，并具有更大的优势。因为 PAP 是由 3 个过氧化物酶分子和 2 个抗酶抗体分子结合形成的一个环形分子，其结构异常稳定，冲洗时酶分子不会脱落，而且结合在抗原抗体复合物上的酶分子增多，酶底物反应后的呈色效果增强，能使微量的或抗原性弱的抗原也显示出来，提高了灵敏度。

（3）碱性磷酸酶-抗碱性磷酸酶法（APAAP 法）：APAAP 法是 Mason 和 Moir（1983）等在 PAP 法的基础上，用碱性磷酸酶（AKP）替代了 HRP，其基本原理相同。在内源性的过氧化物酶较高的组织中进行免疫组织化学染色时，APAAP 法较 PAP 法具有更多的优势，仅需稍加处理就能消除内源性酶的干扰，在血、骨髓、脱落细胞涂片的免疫细胞化学染色上具有 PAP 法不能替代的优势。

PAP 法和 APAAP 法的关键在于：①PAP 或者 APAAP 复合物中的抗酶抗体必须与特异性抗体为同种动物所产生；②特异性抗体最好使用有效的低浓度；③桥抗体必须过量，以保证桥抗体分子的两个抗原结合部位能分别与特异性抗体和抗酶抗体结合。

【实验材料】

（1）常规切片制作的仪器设备和低耗品，恒温水浴箱等。

（2）组织切片，抗体、牛血清白蛋白。0.3% Triton X-100，pH 7.4 的 PBS 等。

【实验方法】

过氧化物酶-抗过氧化物酶法（PAP 法）染色：

1. 标本制作　与免疫荧光染色标本制备方法基本相似。

2. 染色

（1）标本用 PBS 漂洗 2～3 次，每次 5 分钟。石蜡切片先脱蜡到水。

（2）0.3% Triton X-100 室温孵育 20 分钟。PBS 漂洗 3 次，每次 5～10 分钟。

（3）含 0.3% H_2O_2 的 PBS 或甲醇溶液室温 30 分钟，封闭内源性过氧化物酶。PBS 漂洗 3 次，每次 5～10 分钟。

（4）吸水后，滴加含 3% BSA 和 10% 与第二抗体同源的正常血清的 PBS，室温孵育 20～30 分钟，封闭组织或细胞与抗体非特异性吸附的位点。

（5）不洗，尽量吸去血清，滴加用含 3% BSA 和 10% 正常血清的 PBS 稀释的特异性抗体（如兔抗待测抗原的抗体），置湿盒内 37℃ 孵育 30 分钟或 4℃ 过夜。

（6）PBS 漂洗 3 次，每次 5～10 分钟。

（7）吸水后，滴加与特异性抗体种属匹配（如羊抗兔）的第二抗体（用含 3% BSA 和 10% 正常血清的 PBS 稀释），置湿盒内 37℃ 孵育 30 分钟或室温 2 小时。

（8）PBS 漂洗 3 次，每次 5～10 分钟。

（9）吸水后，滴加 PAP 复合物（其中的抗 HRP 抗体由与产生特异性抗体的动物同种的动物产生，如兔抗 HRP；用含 3% BSA 和 10% 正常血清的 PBS 稀释），置湿盒内 37℃ 孵育 30 分钟或室温 2 小时。

（10）PBS 漂洗 3 次，每次 5～10 分钟。

（11）吸水后，滴加含 0.01%～0.05% DAB 和 0.01% H_2O_2 的 0.05mol/L Tris-HCl（pH7.6）的显色液，室温显色 5～10 分钟，显微镜下控制反应强度，适时用 PBS 洗去显色液，终止反应。

（12）苏木精淡染细胞核（必要时），系列上行酒精脱水、二甲苯透明、中性树脂封片。

3. 对照试验　同免疫荧光技术。

【实验结果】

阳性反应产物呈棕褐色。

【注意事项】

除了与免疫荧光相同的几点外，还要注意根据需要选择对比染色。若反应产物在细胞质内，可复染细胞核；若反应产物在细胞核内，可复染细胞质，但要淡染，以免掩盖反应产物。染料的颜色选择与反应产物颜色对比度大的为宜。

三、亲和免疫组织化学技术

【实验目的】

掌握亲和免疫组织化学技术的基本原理、实验步骤和结果观察。

【实验原理】

利用两种物质之间的高度亲和能力及其可标记性而显示其中一种物质的方式称亲和组织化学，将免疫酶组织化学和亲和组织化学结合即亲和免疫组织化学。亲和免疫组织化学一方面区别于古老的组织化学的分解、置换、氧化和还原反应，另一方面本质上不是抗原-抗体反应。该技术结合了免疫酶组织化学在待检抗原部位形成有色沉淀和亲合组织化学能产生有效抗原信号放大系统的特点，使其敏感性大大增加，操作过程省时，背景清晰，因而，成为目前应用最广的免疫组织化学方法。

相互之间具有高度亲和力的两种物质互称亲和物质对，如生物素（biotin）与亲和素（avidin）、植物凝集素（1ectin）与糖类、葡萄球菌A蛋白（staphylococcal protein A，SPA）与抗体的Fc片段等。亲和免疫组织化学就是利用这些物质对之间的高度亲和特性，将酶、荧光素等标记物与亲和物质连接，从而对抗原进行定位和定量的方法。目前，生物素与亲和素是在亲和免疫组织化学中应用最为广泛的亲和物质对。

生物素是一种分子量为244kDa的小分子维生素（维生素H），能与抗体分子结合（抗体生物素化）而不影响抗体与抗原结合的能力。一分子抗体可结合多达150个生物素分子。亲和素是一种分子量为68kD的糖蛋白。每个亲和素有4个与生物素结合的位点，因其能使生物素失活，故又称抗生物素。亲和素和生物素之间有极强的亲和力，比抗体对抗原的亲和力要高出100万倍，两者之间呈非共价键结合，作用非常快，一旦结合很难解离，并且不影响彼此的生物学活性。亲和素除与生物素具有亲和力外，还具有与其他示踪物质（如荧光素、酶、胶体金等）相结合的能力。

由于生物素和亲和素既可结合抗体等大分子物质，又可被多种标记物所标记，现已发展成一个独特的生物素-亲和素系统，并以此建立了多种亲和免疫组织化学技术。目前常用的亲和免疫组织化学方法有：亲和素-生物素-过氧化物酶复合物法（avidin biotin-peroxidase complex method，ABC法）、链霉亲和素-生物素链霉亲和素过氧化物酶法（streptavidin peroxidase method，SP法）和链霉亲和素-生物素-过氧化物酶复合物法（streptavidin-biotin-peroxidase complex method，SABC法）。

1. 亲和素-生物素-过氧化物酶复合物法（ABC法）　将亲和素和生物素偶联的过氧化物酶按一定的比例混合形成亲和素-生物素-过氧化物酶复合物（ABC），使每个亲和素分子的3个结合位点与生物素偶联的过氧化物酶结合，另一个结合位点保留，用于与生物素化的第二抗体结合。染色时，特异性抗体先与标本中的抗原结合，再与生物素化的第二抗体结合；加入ABC复合物后，复合物中的亲和素上游离的结合位点便与第二抗体上的生物素结合，最后通过过氧化物酶的组织化学显色反应显示组织或活细胞中的抗原（图1.2.4-3）。

在ABC反应中，亲和素作为桥连接于生物素偶联的过氧化物酶和生物素化的第二抗体之间，而生物素偶联的过氧化物酶又可作为桥连接于亲和素之间，于是形成了一个含有3个以上过氧化物酶分子（大于PAP复合物）的网格状复合物，故ABC法敏感性比PAP法高20～30倍。由于其敏感性高，特异性抗体和生物素化抗体都可高度稀释，可明显减少非特异性染色，故ABC法背景淡，特异性强。

2. 链霉亲和素-生物素链霉亲和素过氧化物酶法（SP法）　链霉亲和素（streptavidin）是一种从链霉菌培养物中提取的蛋白质，分子量为60kDa，不含糖链。与亲和素一样，链霉亲和素也具有4个生物素结合位点，与生物素的亲和力高达10^{15}mol/L，是一种更完美的生物素结合蛋白。SP法用链霉亲和素直接与过氧化物酶结合，形成链霉亲和素-过氧化物酶复合物（SP）；当生物素化抗体与结合在组织或细胞中抗原上的特异性抗体结合后，该复合物通过链霉亲和素游离的生物素结合位点与生物素化抗体结合，然后经过氧化物酶的组织化学显色反应检测组织或活细胞中的抗原。由于链霉亲和素很少有低聚糖残余成分，可保持中性等电点，不与内源性生物素结合，因此可避免非特异性染色。

3. 链霉亲和素-生物素-过氧化物酶复合物法（SABC 法） SABC 法是 ABC 法的改良，用链霉亲和素代替 ABC 法中的亲和素，其他成分与 ABC 法的完全相同。

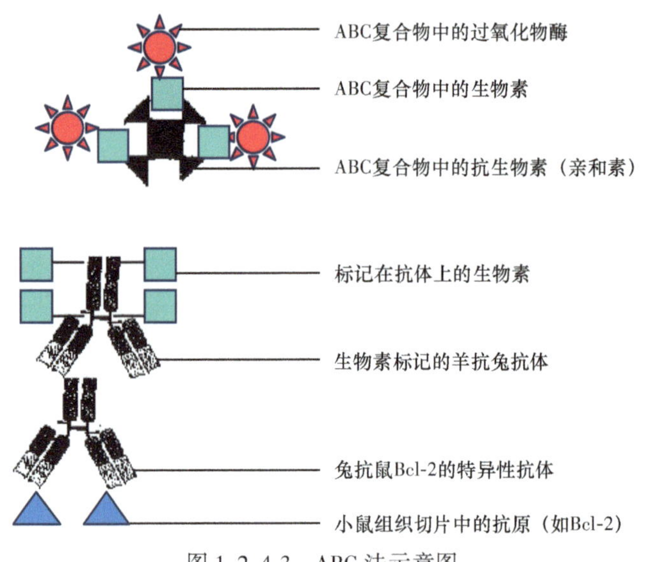

图 1.2.4-3 ABC 法示意图

【实验材料】

（1）常规切片制作的仪器设备和低耗品，恒温水浴箱等。

（2）组织切片，抗体、牛血清白蛋白。0.3% Triton X-100，pH7.4 的 PBS 等。

【实验方法】

链霉亲和素-生物素-过氧化物酶复合物法（SABC 法）染色

1. 标本制作 同免疫荧光染色。

2. 染色

（1）标本用 PBS 漂洗 2～3 次，每次 5 分钟。石蜡切片先脱蜡到水。

（2）0.3% Triton X-100 室温孵育 20 分钟。PBS 漂洗 3 次，每次 5～10 分钟。

（3）含 0.3% H_2O_2 的 PBS 或甲醇溶液室温 30 分钟，封闭内源性过氧化物酶。PBS 漂洗 3 次，每次 5～10 分钟。

（4）吸水后滴加含 3% BSA 和 10% 与第二抗体同源的正常血清的 PBS，室温孵育 20～30 分钟。封闭组织或细胞与抗体非特异性吸附的位点。

（5）不洗，尽量吸去血清，滴加用含 3% BSA 和 10% 正常血清的 PBS 稀释的特异性第一抗体（如兔抗待测抗原的抗体），置湿盒内 37℃ 孵育 30 分钟或 4℃ 过夜。

（6）PBS 漂洗 3 次，每次 5～10 分钟。

（7）吸水后，滴加与特异性抗体种属匹配（如羊抗兔）的第二抗体（用含 3% BSA 和 10% 正常血清的 PBS 稀释），置湿盒内 37℃ 孵育 30 分钟或室温 2 小时。

（8）PBS 漂洗 3 次，每次 5～10 分钟。

（9）吸水后，滴加 SABC 复合物（用含 3% BSA 和 10% 正常血清的 PBS 稀释），置湿盒内 37℃ 孵育 30 分钟或室温 2 小时。

（10）PBS 漂洗 3 次，每次 5～10 分钟。

（11）吸水后滴加含 0.01%～0.05% DAB 和 0.01% H_2O_2 的 0.05mol/L Tris-HCl（pH7.6）的显色液，室温呈色 5～10 分钟，显微镜下控制反应强度，适时用 PBS 洗去显色液，终止反应。

（12）苏木精淡染（必要时），系列上行乙醇脱水、二甲苯透明、中性树脂封片。

3. 对照试验　同免疫荧光技术。

【实验结果】

切片上的阳性反应产物为棕褐色。

【注意事项】

除了与免疫荧光相同的几点外,还要注意对于含内源性生物素较高的组织,如肝、肾、白细胞等组织,在ABC法染色前,应先用0.04%的亲和素和0.01%的生物素溶液分别作用20分钟左右,以消除内源性生物素活性。

四、免疫胶体金技术

【实验目的】

掌握免疫胶体金技术的基本原理、实验步骤和结果观察。

【实验原理】

以胶体金(colloid gold)作为示踪标志物应用于免疫组织化学研究的技术称免疫胶体金染色(immunogold staining,IGS)。1971年,Faulk和Taytor将胶体金引入免疫化学,此后免疫胶体金技术作为一种新的免疫学方法,在生物医学各领域得到了日益广泛的应用。

氯金酸($HAuCl_4$)在还原剂如柠檬酸钠、鞣酸等作用下,聚合成为特定大小的金颗粒,并由于静电作用成为一种稳定的胶体状态,称为胶体金。胶体金在弱碱环境下带负电荷,可与抗体等蛋白质分子的正电荷基团形成牢固的静电结合,也不影响抗体的生物特性。胶体金颗粒大小不同,颜色亦不同,5~20nm之间呈淡红色,20~40nm之间呈深红色,大于60nm的胶体金呈蓝色。若用20nm左右的胶体金标记特异性抗体(直接法)或第二抗体(间接法)后进行免疫组织化学反应,由于胶体金呈红色,因此在光镜下可对组织或细胞内的抗原进行定位、定量检测。

在免疫金染色的基础上,在对苯二酚存在的情况下,通过含银离子的显影液中的还原反应,使在抗原抗体反应部位的金粒子周围形成很多沉淀层,光镜下就可看到阳性反应部位呈清晰的棕黑色,从而显示不易被光镜定位的较小金颗粒,这种方法称免疫金银法(immunogold-silver staining,IGSS)。IGSS不仅提高灵敏度,同时金标记抗体可以稀释10倍以上后应用。

由于金颗粒具有很高的电子密度,故可用于免疫电镜研究。如用两种或多种大小不同的金颗粒分别标记不同的抗体,还可在电镜下对两种或多种抗原进行双重或多重标记。

【实验材料】

(1)常规切片制作的仪器设备和低耗品,恒温水浴箱等。

(2)组织切片,抗体。0.3% Triton X-100,pH7.4的TBS和PBS,双蒸水等。

【实验方法】

免疫胶体金间接法染色:

1. 标本制作　同免疫荧光染色。

2. 染色

(1)标本用PBS漂洗2~3次,每次5分钟。石蜡切片先脱蜡到水。

(2)0.3% Triton X-100室温孵育20分钟。用PBS漂洗3次,每次5分钟。

(3)1%卵蛋白室温孵育20分钟。

(4)滴加适当稀释的特异性抗体,置湿盒内37℃孵育30分钟或4℃过夜。

(5)0.05mol/L Tris-HCl盐缓冲液(TBS;pH7.4)漂洗3次,每次5~10分钟。

(6)1%卵蛋白室温孵育20分钟。

(7)滴加适当稀释的胶体金标记的第二抗体(与特异性抗体种属匹配),置湿盒内室温2小时。

(8)TBS漂洗3次,每次5~10分钟。双蒸水洗5分钟。

(9)1%戊二醛固定10分钟。

(10)苏木精淡染(必要时),系列上行乙醇脱水、二甲苯透明、中性树脂封片。

3. 对照试验　同免疫荧光技术。

【实验结果】

光学显微镜观察,阳性部位呈红色。

(李　和)

第五节　原位杂交技术及其应用

【实验目的】

(1)了解原位杂交的基本原理。

(2)掌握原位杂交的实验方法。

【实验原理】

原位杂交(in situ hybridization, ISH)是将分子杂交和组织化学相结合的一项技术。其基本原理是将含已知互补序列的标记DNA或RNA片段,即核酸分子探针,在适宜的条件下与细胞或组织切片中核酸进行杂交和检测的方法。原位杂交能对单一细胞进行DNA或RNA研究。目前该技术已经广泛应用于基因组结构、基因组进化研究、基因表达定位、细胞遗传学、感染性疾病诊断、产前诊断和肿瘤遗传学研究等领域。

原位杂交所用的探针既可用DNA制备,也可用RNA制备,一般使用的序列长度为50~300bp。目前较普遍使用的寡核苷酸探针一般长20bp。较短的探针有利于掺入组织细胞。但染色体标本的原位杂交应选用较长的探针,否则易出现非特异性杂交结果。探针的标记物可用放射性同位素如^{3}H、^{35}S、^{32}P等,或非放射性标记物如生物素、地高辛、荧光素或光生物素等。

根据所用探针和靶核酸的不同,原位杂交可分为DNA-DNA杂交、DNA-RNA杂交和RNA-RNA杂交。DNA原位杂交在病毒的检测中得到广泛应用,如HPV病毒感染的检测。运用cRNA或寡核苷酸探针检测细胞和组织内RNA表达的RNA原位杂交技术较DNA原位杂交运用范围更加广泛。

冷冻组织切片、石蜡组织切片或细胞爬片均可进行原位杂交。冷冻切片原位杂交所检测的DNA或RNA的阳性率高于石蜡切片,但组织细胞形态保存较差。石蜡切片能完好保存组织细胞形态,但由于制片过程中使用了有机溶剂和高温处理,会影响DNA或RNA的检测阳性率,往往需要蛋白酶的消化才能取得阳性染色结果。

一、地高辛标记的寡核苷酸探针检测石蜡切片的RNA原位杂交

【实验方法】

包括组织前处理、杂交预处理、预杂交、杂交、杂交后处理和免疫检测及染色等步骤。

(1) 组织于4%多聚甲醛内固定≤24小时。

(2) 常规石蜡包埋,切片4~5μm厚度。

(3) 二甲苯脱蜡5分钟/次×2,梯度乙醇处理(100%、95%、80%)1分钟/次,DEPC液洗5分钟。

(4) 2×SSC于60℃漂洗10分钟,DEPC液洗5分钟。

(5) 切片滴加蛋白酶K 5~10μg/ml(用蛋白酶K缓冲液配制:0.1mol/L Tris-HCL, pH8.0, 50mmol/L EDTA,经高压灭菌后备用)37℃湿盒内孵育1小时。

(6) PBS洗5分钟,入0.4%多聚甲醛/PBS,于4℃固定20分钟。

(7) DEPC液漂洗5分钟/次×2。

(8) 于每张切片上加40μL预杂交液{3×SSC, 1×Denhard液〔0.02%(W/V)Ficoll, 0.02%(W/V)小牛血清, 0.02%(W/V)聚乙烯吡咯烷酮, 10%(W/V)硫酸葡聚糖, 125μg/ml酵母tRNA, 100μg/ml变性和剪切的鲑鱼精子DNA, 10μg/ml Polyadenylcytidyic acid, 50%甲酰胺, 20mmol/L焦磷酸钠pH7.2〕},置37℃湿盒内孵育1小时。

(9) 弃切片上杂交液(不洗涤),每张切片上加30μl含探针的杂交液(约20ng地高辛标记的探针),在4℃湿盒内孵育过夜。

(10) 将切片于37℃ 2×SSC/30%甲酰胺洗涤15分钟/次×2。

(11) 将切片于37℃ 1×SSC/30%甲酰胺洗涤15分钟/次×2。

(12) 将切片于37℃ 0.25×SSC/30%甲酰胺洗涤15分钟/次×2。

(13) Buffer A(pH7.5, 0.1mol/L Tris, 1mol/L NaCl, 2mmol/L $MgCl_2$, 500μl Tween 20)漂洗5分钟/次×3。

(14) 每张切片滴加Streptavidin-AP抗体30μl(1μg/ml),置37℃湿盒内孵育1小时。

(15) Buffer B(pH9.5, 0.1mol/L Tris, 1mol/L NaCl, 5mmol/L $MgCl_2$)漂洗5分钟/次×3。

(16) Buffer C(pH9.5, 0.1mol/L Tris, 0.1mol/L NaCl, 5mmol/L $MgCl_2$)漂洗5分钟/次×3。

(17) 每张切片滴加50~100μl显色液(1ml buffer C pH9.5内含0.33mg NBT+0.16mg BCIP, 1mmol/L左旋咪唑),在黑暗条件下显色20~40分钟,显微镜下控制效果,ddH_2O终止反应。

(18) 用核固红复染1~3分钟,水洗,37℃恒温箱内干燥切片15分钟后,切片快速经二甲苯,中性树胶封片。

【注意事项】

1. 固定 固定的目的是保持组织细胞形态结构,最大限度地保存细胞内的DNA或RNA,使探针易于进入细胞或组织。常用4%多聚甲醛,或Bouins液固定组织。

2. 玻片的处理 切片用去污剂浸泡,蒸馏水洗。再用纯乙醇浸泡,干燥。盖玻片最好硅化处理。

为了保证组织切片不脱落,载玻片需用黏附剂处理。常用的黏附剂有洛矾-明胶液、多聚赖氨酸或APES。

3. 增强组织的通透性和核酸探针的穿透性 常采用去垢剂TritonX-100或蛋白酶K。

4. 减低背景染色 将组织切片用预杂交液孵育可达到封闭非特异性杂交点的目的,从而减低背景染色。

5. 防止RNA酶污染 由于手指皮肤及实验用玻璃器皿上均可能有RNA酶,为防止污染,在整个杂交前处理过程中需戴消毒手套,所有玻璃器皿及镊子都应于实验前置高温(240℃)烘烤以消除RNA酶。

6. 杂交 将杂交液滴于组织切片上后,需加盖硅化的盖玻片,并用指甲油封固,或采用无菌的蜡膜代替盖玻片,以防止孵育过程中杂交液蒸发。

7. 杂交后处理 RNA探针杂交时产生的背景染色特别高,经过由高浓度到低浓度的盐溶液洗涤后,能有效的减低背景染色。注意在漂洗过程中勿使切片干燥,以防因干燥造成的非特异结合而增强背景染色。

8. 阳性信号的评定 在普通光学显微镜下观察,经NBT/BCIP显色,阳性信号为蓝色、细颗粒状。信号越强,颜色越深。

9. 原位杂交的对照 用已知含丰富靶mRNA的组织和细胞作阳性对照;用已知缺靶mRNA的组织和细胞作阴性对照,同时以杂交过程中省略标记探针或略去抗地高辛抗体者为空白对照。

二、荧光原位杂交

【实验原理】

荧光原位杂交(Fluorescence in situ hybridization,FISH)的基本原理是利用特异的DNA探针(经生物素、地高辛或荧光素标记),对外周血、离散培养细胞的染色体铺片或组织切片进行DNA-DNA原位杂交,其杂交定位信号用荧光显示。目前该技术已经广泛应用于基因结构及基因组进化研究、染色体结构变异分析、病毒感染诊断、细胞遗传学和肿瘤遗传学研究等领域。与传统的放射性标记原位杂交相比,荧光原位杂交具有快速、检测信号强、杂交特异性高和可以多重染色等特点,不仅可以检测分裂相的染色体,也可在培养的间期细胞、石蜡切片和冰冻切片进行检测。

探针的荧光素标记可以采用直接和间接标记的方法。间接标记是采用生物素标记DNA探针,杂交之后用偶联的荧光素亲和素或荧光素抗生物素进行检测,可利用生物素-亲和素(抗生物素)-荧光素复合物,将荧光信号进行放大。而直接标记法是将荧光素直接与探针核苷酸或磷酸戊糖骨架共价结合,或在缺口平移法标记探针时将荧光素核苷三磷酸掺入。直接标记法在检测时步骤简单,但由于不能进行信号放大,因此灵敏度不如间接标记法。

【实验方法】

包括制备染色体标本、杂交与洗脱、杂交信号的显示与放大和荧光显微镜检测。

(1) 常规方法制备染色体标本,显微镜下选取质量较好的染色体作为杂交区域并用玻璃笔做好标记。

(2) RNase(100μg/μl)溶液于37℃孵育1小时后,2×SSC室温下洗2分钟/次×4。

(3) 梯度冷乙醇-20℃脱水,每级2分钟,室温下干燥。

(4) 切片滴加变性液(4ml 20×SSC,8ml ddH_2O,28ml甲酰胺)于标记好的区域,70℃变性处理2~5分钟。

(5) 迅速将玻片转移到70%冷乙醇中2分钟,在-20℃乙醇梯度脱水至纯乙醇,每级2分钟,室温下空气干燥。

(6) 将玻片置于湿盒内,37℃温育0.5小时;生物素标记的DNA探针加入到30μl杂交液(5×SSC,50%甲酰胺,5×Denhardt's,100ug鱼精DNA,10%硫酸葡聚糖)中,混匀后放入70℃水浴变性5分钟;迅速入冰浴,待冷却后滴加到切片上

(30μl/张),加硅化盖玻片,指甲油封边,放入湿盒,37℃孵育 8~16 小时。

(7) 除去盖玻片,放入清洗液(4 ml 20×SSC,16ml ddH_2O,20ml 甲酰胺)中,43℃洗 20 分钟,再用 2×SSC 37℃洗 4 分钟/次×2。

(8) PBD 溶液于室温下漂洗 3~5 分钟。

(9) 加入 60μl 封闭液 1(生物素标记检测试剂盒中配备),并用石蜡膜盖好,室温下孵育 5 分钟。

(10) 去掉石蜡膜,加 60μl 荧光标记 avidin 溶液,37℃孵育 20 分钟。

(11) 1×PBD 室温下洗 2 分钟/次×3,加 60μl 封闭液 2(生物素标记检测试剂盒中配备),室温下孵育 5 分钟。

(12) 加抗 avidin 抗体,37℃孵育 20 分钟,1×PBD 缓冲液室温下洗 2 分钟/次×3。

(13) 加终止液 1. 60μl,室温下孵育 5 分钟,加荧光标记 avidin 溶液,37℃孵育 20 分钟,再用缓冲液洗 3 次。

(14) 在玻片上加 18μl Propidium Iodine 及 anti-fade 剂(如盐酸亚苯基二胺),室温下反应 5 分钟,加盖玻片在荧光显微镜下观察。

【实验结果】

荧光显微镜下杂交信号呈黄绿色,染色体和间期核呈红色。切片可避光于4℃冰箱短期保存,供以后再次观察。

(徐　曼)

第六节　组织细胞培养技术

组织细胞培养是将活体组织或活体细胞从体内取出,放在类似于体内生存环境的体外环境中,让其生长和发育的方法。按照培养的结构成分,可以将其分为组织培养和细胞培养。其中,组织培养是指从生物体内取出活的组织(多指组织块)在体外进行培养的方法。细胞培养是指将活细胞(尤其是分散的细胞)在体外进行培养的方法。组织培养和细胞培养方法是没有截然界限的,组织培养中所培养的组织一般情况下都包含不同的细胞,而细胞培养在一定的情况下才可能实现纯粹的某种单一细胞成分的培养。细胞生命活动的主要方面都可以在体外培养中再现。因此,组织细胞培养技术几乎可以应用到生物、医学研究的各个领域。

对于不同的组织细胞,体外培养条件各有其不同的要求。但各种组织细胞间具有共性和共同的条件需求:

1. 无污染及无毒　组织细胞培养成功的首要条件是防止污染,故在一切操作中要努力做到最大限度的无菌。同时无毒也是培养细胞的必需条件。

2. 取材的要求　理论上各种动物和人体内的所有组织细胞都可进行培养,实际上幼体组织细胞,尤其是胚胎组织细胞比成年尤其是老年个体的组织细胞容易培养,分化程度低的组织细胞比分化程度高的容易培养,肿瘤组织细胞比正常组织细胞容易培养。在无特定要求时,可取易培养的组织细胞进行培养,成功率高。取材之后,最好立即培养。

3. 培养条件的要求　体外培养的组织细胞,首先需要提供其生存的营养物质,包括氨基酸、维生素、碳水化合物及一些无机离子。还需要促细胞生长的生长因子才能正常生长和繁殖。除此以外,培养环境还必须具备细胞生存并繁殖的生理学能接受限度内的物理化学特性,包括温度,气相及 pH 等。选择哪一种培养条件,这不仅与实验用的器皿性质有关,更与培养对象的基本特征密切相关。因此,组织细胞培养工作中不能简单的套用现成的培养方法,而是要根据研究对象和实验目的而加以改良。

一、细胞的原代培养

原代培养(Primary culture):也称初代培养,是指从生物供体分离取得组织或细胞后在体外进行的首次培养,一般持续 1~4 周。此期细胞呈活跃的移动,可见细胞分裂,但不旺盛。从组织中分离获得游离细胞,经典的方法是用蛋白水解酶(如胰蛋白酶和胶原酶)消化细胞间的结合物,或用金属离子螯合剂(如 EDTA)除去细胞互相黏着所依赖的 Ca^{2+},再经机械轻度振荡,使之成为单细胞。

【实验目的】

(1) 掌握无菌操作技术。

(2) 初步掌握细胞原代培养的基本方法和技术。

【实验材料】

1. 器材 培养瓶、冻存管、离心管、吸管、平皿、烧杯、纱布、手术器械、试管架、酒精灯、记号笔、废液缸、火柴、血球计数板、离心机、水浴箱(37℃)、超净工作台、CO_2 培养箱、倒置显微镜。与培养标本直接接触的器材均需高温或者高压消毒备用。

2. 材料 新生乳鼠。

3. 试剂 含有 10% 小牛血清的 RPMI 1640 培养液、Hank 液、0.25% 胰蛋白酶/0.02% EDTA 混合消化液、75% 乙醇、酒精棉球。

【实验方法】

(1) 在超净台内采取颈椎脱臼法处死新生小鼠,将其放入 75% 乙醇中浸泡片刻消毒。解剖取肝脏,置平皿中。用 PBS 液洗涤三次,并剔除脂肪,结缔组织,血凝块等杂物。

(2) 用手术剪将肝脏剪成小块(0.5 ~ $1mm^3$),再用 PBS 洗三次,转移至小青霉素瓶中。视组织块量加入 5~6 倍(2~3ml)的 0.25% 胰酶液,37℃中消化 20~30 分钟,每隔 5 分钟振荡一次,视组织块变白、疏松为止。

(3) 用吸管反复吹打,使细胞分离。加入 3ml 培养液以终止胰酶消化作用。

(4) 静置 5~10 分钟,使未分散的组织块下沉,取悬液加入到离心管中。离心 1000r/min 10 分钟,弃上清液。

(5) 加入 2ml 培养液,冲散细胞,移入 25ml 培养瓶中,再添加 3ml 培养液,加盖后摇匀,标记,置 37℃培养箱中培养。

(6) 倒置显微镜下观察,细胞呈圆形,悬浮在培养液中。以后每天观察。培养 3~4 天,可见细胞形成小团,透明、颗粒少、轮廓清晰。当培养液变黄,可进行半量换液,吸出培养液 1/3~2/3,补加入新培养液。约 10 天左右细胞长成致密单层,可传代。

【注意事项】

(1) 操作前要洗手,手进入超净台后要用 75% 乙醇或 0.2% 苯扎溴铵(新洁尔灭)擦拭。

(2) 自取材开始,保持所有组织细胞处于无菌状态。

(3) 在超净台中,组织细胞、培养液等不能暴露过久,以免溶液蒸发。

(4) 凡在超净台外操作的步骤,各器皿需用盖子或橡皮塞封口,以防止细菌落入。

(5) 点燃酒精灯,操作在火焰附近进行,耐热物品要经常在火焰上烧灼。金属器械烧灼时间不能太长,以免退火,其冷却后才能夹取组织。吸取过营养液的用具不能再烧灼,以免烧焦形成碳膜。

(6) 操作动作要准确敏捷,但又不能太快,以防空气流动,增加污染机会。

(7) 不能用手触摸已消毒器皿的工作部分,工作台面上用品布局应合理。

(8) 瓶子开口后要尽量保持 45°斜位。

(9) 吸溶液的吸管等不能混用。

(陈俊霞 吴 宏)

二、细胞的传代培养、冻存与复苏

体外培养的原代细胞或细胞株要在体外持续地培养,就必须传代,以便获得稳定的细胞株或得到大量的同种细胞,并维持细胞种的延续。收集原代培养的细胞,继续培养,称为传代培养,即继代培养。细胞低温冷冻储存是细胞培养室常规工作和通用技术,细胞冻存与细胞传代保存相比可以减少人力、经费,减少污染,减少细胞生物学特性变化。细胞冻存和复苏的基本原则是慢冻快融。一般是把细胞冻存在-196℃的液氮中,储存时间几乎是无限的。直接冻存细胞时,细胞内和外环境中的水都会形成冰晶,导致细胞损伤。但在培养液中加入保护剂二甲基亚砜或甘油,可使细胞免受冰晶形成及渗透压改变导致的损伤。而复苏细胞时要快,使之迅速通过细胞最易受损的-5℃~0℃阶段,细胞仍能生长,活力不受损害。

【实验目的】

(1) 初步掌握细胞传代培养的基本方法和技术。

(2) 初步掌握细胞冻存和复苏的原理和基本操作过程。

【实验材料】

原代培养细胞(鼠或兔)、肿瘤细胞系,二甲基亚砜(或甘油),液氮生物容器等,余同上。

【实验】

1. 细胞传代培养

(1) 将长成单层的细胞从 CO_2 培养箱中取

出，在超净工作台中倒掉瓶中的培养液后加入消化液（以液面盖住瓶底为宜），静止 5～10 分钟，在倒置显微镜下观察细胞消化变化，当观察到大部分细胞出现胞质回缩、细胞变成圆球形、细胞间隙增大现象时需终止消化，这时应立即在超净工作台中将消化液倒掉，加入 3～5ml 新鲜培养液，吹打后制成细胞悬液。

（2）将细胞悬液吸出 2ml 左右，加到另一个培养瓶中，每个瓶中分别再加 3ml 左右培养液，盖好瓶塞，送回 CO_2 培养箱中，继续进行培养。

（3）一般传代后的细胞在 2 小时左右就能附着在培养瓶底壁上，2～4 天就可在瓶内形成单层，这时就需要再次传代。

2. 细胞冻存

（1）选培养中处于对数增生期的细胞，在冻存 24 小时前换液一次。

（2）按常规方法把培养细胞制备成悬液，计数，令细胞达 5×10^6/ml 左右密度，离心 1000r/min 5 分钟，弃上清液。

（3）以与弃上清液相同的量，逐滴加入含 10% 二甲基亚砜或甘油的培养液，然后用吸管吸打细胞团，令细胞重悬成为细胞悬液。

（4）将细胞悬液分装入若干个无菌冻存管中，每管加 1.5ml 细胞悬液，旋紧冻存管的盖并用封口胶封口，在冻存管外标明细胞名称，冻存日期。

（5）将冻存管在 4℃ 冰箱中平衡 30 分钟，依次转入 -20℃ 冰箱 30 分钟，液氮冻存罐中的气相空间过夜，最后投入液氮（-196℃）中保存。

3. 冻存细胞复苏

（1）从液氮中取出冻存管，用镊子夹住迅速放入 37℃ 水浴箱中，并不断摇动，令其尽快融化（1～2 分钟内）。

（2）在超净工作台中，用 75% 乙醇消毒冻存管，用吸管吸出悬液，注入离心管中，再补加培养液到 10ml。

（3）以 500～1000r/min 的速度离心 5 分钟，弃上清后，用培养液悬浮细胞，吸入培养瓶中，置 CO_2 培养箱中培养。

（4）次日更换一次培养液后，继续培养，以后按常规进行培养。

（陈俊霞　吴　宏）

三、细胞的半固体培养

细胞的半固体培养方法是用琼脂、甲基纤维素或胶原凝胶作支托，用以培养细胞的方法。当细胞悬液被接种于培养皿或培养板的半固体培养基上时，这些细胞可反复分裂而形成多个独立的细胞簇（clusters）。来源于一个共同祖细胞的细胞簇称为克隆（clones）；含一个以上祖细胞的细胞簇称为集落（colonies）。形成克隆的祖细胞称为克隆形成细胞（colony-forming cell，CFC）。当克隆中含有几种不知来源的细胞类型时，祖细胞应称为克隆形成单位（colony-forming unit，CFU）。克隆化的细胞的遗传性状差异减少，生物性质相似，可供细胞纯化，突变细胞株的选择、识别和分离，也为细胞融合提供原始材料，因此，半固体培养法主要用于克隆悬浮培养细胞，其在造血干/祖细胞的培养中应用非常广泛。下面介绍一种最常用的粒单系造血祖细胞（CFU-GM）琼脂半固体培养方法。

【实验目的】

初步掌握造血祖细胞半固体培养的基本方法和技术。

【实验材料】

小白鼠，30mm 玻璃培养皿或 24 孔培养板，RPMI 1640 培养液，小牛血清，粒单系集落刺激因子（GM-CSF）或小鼠肌浸液，2.5% 琼脂，余同上。

【实验方法】

（1）采取颈椎脱臼法处死小鼠，将小鼠放入 75% 乙醇中浸泡片刻消毒。

（2）取出小鼠股骨，将股骨四周肌肉清除干净。用消毒针头在股骨膝关节侧穿一小孔，并剪掉大转子。

（3）用 RPMI 1640 培养液（1ml/根股骨，7 号针头）将股骨骨髓冲出到离心管中，过 4 号针头制成单细胞悬液。

（4）细胞计数并调整培养体系的接种细胞浓度：取 0.1ml 单细胞悬液 + 0.9ml 细胞稀释液（冰醋酸 2.0ml，1% 甲紫数滴，蒸馏水加至 100ml）进行有核细胞计数，冲出的有核细胞总数 = 四大格细胞数 ÷ 4 × 制备的单细胞悬液量（ml）× 10^5，用 RPMI 1640 培养液调整培养体系的接种细胞浓度为 1×10^6/ml，培养体系中终浓度达（1～2）×

10^5/ml。

(5) 配制培养体系如下:10%~20%的小牛血清;50ng/ml GM-CSF或10%~20%小鼠肌浸液;(1~2)×10^5/ml的细胞悬液;10%的2.5%琼脂;RPMI 1640补齐至4ml。

(6) 将上述体系混匀,加至直径为30mm的玻璃培养皿(1ml/皿)或24孔培养板(0.5ml/皿)中。于37℃、5% CO_2饱和湿度条件培养,6天观察结果并计数集落。可直接将培养皿或培养板置于倒置相差显微镜下观察,计数方法:细胞数量>50的细胞团为1个CFU-GM集落。也可在培养器皿内原位或在显微镜下将集落取出进行HE染色或其他特殊染色,从而鉴定集落的性质和来源。

【注意事项】

(1) 清洗器皿不用洗衣粉和洗净剂,可用超声波处理,再按常规泡酸过夜,充分清洗。

(2) 加琼脂时不要将煮沸琼脂立即加入体系中,以免细胞受损。琼脂煮沸液化后应置40℃水浴中保温备用。琼脂加入体系后应立即充分混匀。

(3) 细胞因子GM-CSF或小鼠肌浸液应根据每次用量分装,避免反复冻融而活性下降。

(4) 接种的细胞密度:细胞半固体培养中克隆或集落形成率与接种细胞的密度有一定的相关性,一般以低密度接种效果更好。同时,单个细胞悬液十分重要,因此在接种前需轻轻反复吹打细胞悬液,使细胞团分散成单个细胞。

(5) 培养湿度:培养中要避免培养液的蒸发。如果水分蒸发过多,可出现琼脂表面不均匀,从而影响集落的形成。因此应注意湿化培养器皿。

(吴　宏)

四、组织培养技术

组织培养技术是应用比较早的方法,是从动物取得的小块活组织在体外培养。这种培养方法简便,节约组织材料、节省时间。但也有其缺点,组织块内部与边缘的细胞所处的位置不同,获得营养和环境条件难以一致。

组织培养与细胞培养的基本原则相同。但由于组织块较细胞大,不太容易获得营养,所以组织块不能太大,可不直接贴在培养皿或者培养板上。培养液则可根据适宜组织块生长的需要来选择。组织培养的方法有多种,研究者们常根据自己的研究对象和实验目的改良、更新方法。本节着重介绍最常用的组织块培养瓶培养法。

【实验目的】

初步掌握组织块培养瓶培养法的基本方法和技术。

【实验材料】

小白鼠,培养瓶,培养皿,余同上。

【实验方法】

(1) 无菌操作下,取组织块,用Hanks液清洗2~3次后,移入大培养皿中,用眼科剪反复剪成1mm³大小。

(2) 自然沉淀后,吸去周围液体,加Hanks液洗1~2次。

(3) 用吸管将组织块移入培养瓶中,使分布均匀,每平方厘米约6~10块组织块。略倾斜培养瓶,吸去Hanks液。

(4) 轻轻翻转培养瓶,使瓶底在上,加入含20%小牛血清培养液适量(以翻转培养瓶后,刚能覆盖组织块为度)。

(5) 盖好瓶塞,放置于37℃、CO_2培养箱内2~4小时,使组织块能牢牢贴附于瓶底。

(6) 取出培养瓶,缓慢翻转培养瓶,使培养液缓缓覆盖于组织块,再置于CO_2培养箱中培养。

(7) 一般于2~3天后,肉眼可见细胞从组织块边缘长出,逐日增大,4~5天后,可以换液一次,吸出培养液1/3~2/3,补加入新培养液。

(8) 当组织边缘生长出的单层细胞相互间基本接触,可以传代。

【实验结果】

1. 原代培养　对于大多数动物组织来讲,一般在培养12小时内就可见细胞从组织块四周向外迁移或生长。2~3天后,这些细胞在组织块的周围形成了一圈肉眼下可见的细胞层,称为生长晕。随着培养时间的延长,生长晕的大小增加,但增大到一定程度会停止增大。此时,组织块边缘界限不清,组织块周围的细胞生长繁殖减慢,培养液颜色变黄,便需要对原代培养物进行再培养。当然，并非所有的组织块经原代培养后都有大量细胞迁移出来，对于有些组织如神经组织组织块，常常只是神经突起从组织块周围向外生长，迁移出来的细胞较少，而神经突起在组织块周围也会形成肉眼下可见的“纤维晕”。有时候，原代培养物并不一定需再培养，仅需更换培养液。换液的过程类似于再培养的主要过程。

2. 再培养 这种再培养一般不称为传代。再培养分两种情况，一是将原代培养物的四周组织切去，留下组织块中央部分加上培养液继续密封培养；另一种情况是将原代培养的组织块分割成几部分，重新种植，再行培养。

【注意事项】

（1）组织块培养是否成功的一个关键问题是使组织块黏附于瓶壁，否则不能产生细胞生长。可以在组织块移入培养瓶前，在培养瓶壁薄薄地预先涂上一层小牛血清或胶原，有利于组织块贴附于瓶壁。另外也需注意，使组织块贴附于瓶壁的处理时间不宜过长，以防组织坏死。

（2）在组织块培养的最初 48~72 小时内，培养瓶必须处于绝对静置状态，以防过多地移动培养瓶使过多的组织块漂离瓶壁。

（吴 宏）

第七节 显微测量与显微切割

【实验目的】

（1）掌握显微测量的实验原理和方法。

（2）掌握显微切割的实验原理和方法。

一、显微测量

【实验原理】

显微测量是借助于测微尺和测微网格，对组织细胞进行简单定量分析的方法。测微网格是刻有规则标尺的玻璃片，可放置在显微镜的目镜内。测微尺则是刻有标准长度单位的载玻片，一般以微米为基本长度单位。用测微尺可以核定不同物镜下测微网格上标线的长度，就可以在显微镜下对套叠在测微网格上的显微图像进行计数（图 1.2.7-1）。再将数据套入一定的计算公式，就可获得简单的定量分析数据，如细胞的大小，核质比例等。

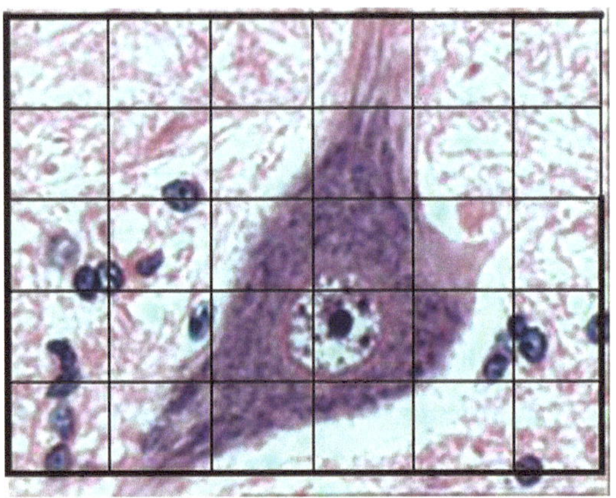

图 1.2.7-1 显微图像与测微网格

【实验方法】

（1）打开显微镜目镜盖子，依次取出目镜镜片，将测微网格平稳放置到目镜镜筒内，放置平稳后，再依次放回目镜镜片，盖好目镜盖子。

（2）将测微尺放置在显微镜载物台上，调节焦距，使测微网格和测微尺重叠，就可核定不同物镜下测微网格上标线的长度。

（3）将待测标本放置在显微镜载物台上，调节焦距，使测微网格和测微尺重叠（图 1.2.7-1），计数落在显微图像上的十字交叉点，共有 8 个。

（4）如图 1.2.7-1 所示，若高倍镜下测微网格上标线的长度为 3μm，则每个网格的面积为 $9\mu m^2$，该细胞的面积为 $9\mu m^2 \times 8 = 72\mu m^2$。

二、显微切割技术

【实验原理】

在各种分子生物学研究中，常需要获取单一类型的细胞或组织以用于后续的核酸或蛋白质研究。显微切割技术（Microdissection technique）是在显微镜直视下，通过显微操作系统对预选的材料（组织、细胞、细胞内组分或染色体等）进行切割分离，并收集用于后续研究的技术。目前最先进的全自动激光捕获显微切割系统（图 1.2.7-2），是通过高精度的紫外激光切割需要分离的组织，然后用黏性的 Eppendorf 管盖进行收集，从而将特定类型的细胞从组织切片上分离下来的一种全新显微分离方式。整个流程包括样品成像、目标选择、显微切割、切割前后结构照片的拍摄和样本收集都实现了高度自动化，其激光聚焦、更换视野及载物台移动、更换物镜后的CCD参数设置转换等完全由软件控制，点击鼠标（或操纵手柄）即可完成。显微切割技术利用激光切割的高精度和膜黏附分离的安全性，不但可进行组织切片中单个细胞的显微切割，还可进行染色体的显微切割。

显微切割的材料可以是以各种方式贴附于固相支持物上的各种组织细胞成分，如石蜡组织切片、冷冻组织切片、细胞铺片、细胞爬片、细胞甩片、培养细胞、常规制备的染色体等。根据不同的研究目的选择不同的材料，如显微切割后需要进行RNA分析，则通常采用冷冻组织切片或新制备的细胞片，而回顾性研究则采用甲醛固定石蜡组织切片。目前以冷冻组织切片进行显微切割应用最广泛。

显微切割技术适用于核酸及蛋白质研究，如基因组研究，差异基因分布图，杂合性丢失，微卫星序列不稳定性，定量PCR，生物芯片，蛋白质研究，双向凝胶电泳，Western杂交、肿瘤学研究和病理学研究等众多领域。

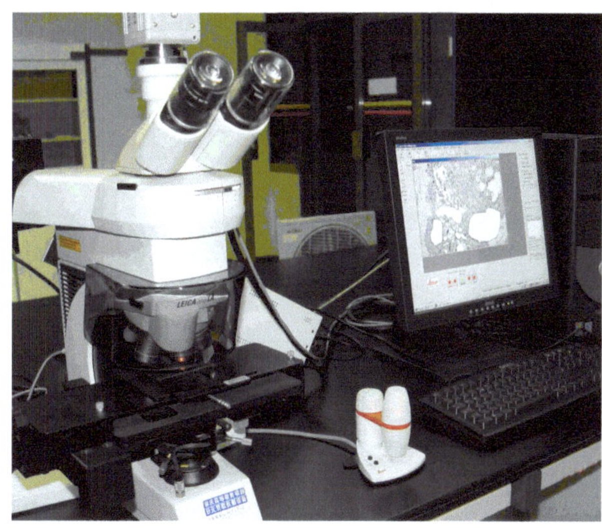

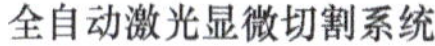

全自动激光显微切割系统

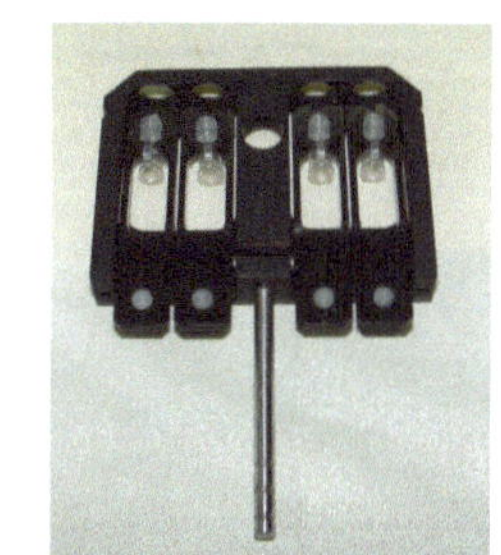

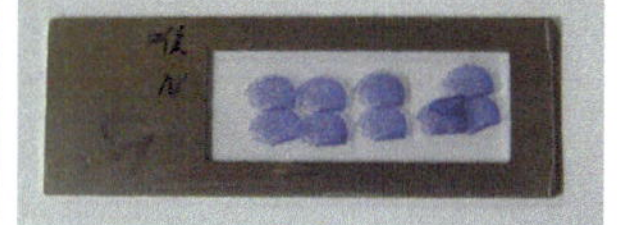

样品收集管架和托片架

图1.2.7-2　全自动激光显微切割系统

【实验器材】

显微镜及高精度XY载物台，切割、分离用激光器，自动Cap lift，3 chip CCD摄像机，电脑及软件系统。

【实验方法】

1. 待切割冰冻组织片的制备

（1）冰冻组织行7μm连续切片，贴于托片支架的膜上；4%甲醛固定2分钟、去离子水洗2分钟。

（2）苏木精染液染1分钟后于去离子水洗，返蓝液（0.2% Na_2CO_3；0.04% Li_2CO_3）5分钟后去离子水洗；伊红染色1分钟后去离子水洗。

（3）甘油缓冲液（2.5% Glycerol；0.05mol/L Tris/HCL，pH8.9；2mmol/L EDTA；1mmol/L NaCl）2分钟后冷风机吹干。

2. 铺片　将待分离的样本按常规方法制备。

3. 放置收集管　将一个0.2ml的Eppendorf管盖放置在显微切割仪的专用管架上。

4. 选择切割目标　通过CCD摄像头，在计算机屏幕上实时监控待分离的样本，使用鼠标勾画选择目标细胞或组织，也可将不同类型的细胞分几组同时勾画出来。软件可以自动计算出每个区域的面积，所有的区域均可以文件的形式储存在电脑中。

5. 全自动激光显微切割　完成样本选择后，点击切割键，软件即自动控制载物台完成显微切割。若使用分组切割功能，需在每组分离之间更换Eppendorf管。

6. 收集切割样品　切割完成后，取出Eppendorf管，由于管盖具有黏性，切割下来的膜和样本即被黏附在管盖上。

7. 样品后续实验　将 Eppendorf 管离心，使黏在管盖的切割样品被甩入管底，然后进行 DNA、RNA 或蛋白质的提取。

【注意事项】

如果是准备后续进行 RNA 操作的组织切片，要注意所有使用的试剂、溶液、工具和操作环境要保持无 RNase。切割时也需避免外界环境的污染，防止 RNA 降解。

（徐　曼）

第八节　常用电镜技术及标本的制备

生物样品的电镜标本制备方法很多，除常规技术外，还有冷冻复型、电镜酶细胞化学及免疫电镜等技术，应根据样品的种类、形状、性质及不同的研究目的等决定制备方法的选择。目前生物样品制备使用最广泛、最基本的技术仍是超薄切片法。

一、透射电镜标本取材和超薄切片技术

透射电镜标本的特点：

（1）透射电镜采用的光源是电子束，其穿透力较弱，不能观察厚样品，在加速电压为 100kV 时，要求样品厚度不超过 100nm（0.1μm）。常用切片厚度为 50～70nm。

（2）要求样品在电子束照射、加热和真空条件下保持稳定。潮湿、易流动、升华或分解的物质不能直接观察。

（3）电镜分辨率很高，因而在样品制备过程中要求严格，应尽可能保持其本来的微细结构，避免人工假象。

（4）切片需用重金属盐染色，以提高某些结构的电子散射能力，从而提高反差。

【实验目的】

（1）掌握透射电镜生物样品的取材、固定、脱水、包埋等技术。

（2）了解制作超薄切片的全过程。

【实验步骤】

1. 取材　标本取材应遵循“快、小、净、利、冷”五字原则，既取材要迅速，一般在动物处死后一分钟内将组织块取下浸入固定液。组织块大小一般不超过 $1mm^3$。取材器械要锋利、干净，切割时避免牵拉、挤压对组织造成损伤。取材操作器械和操作台面应预冷。

2. 固定　分预固定和后固定两步，均在 4℃ 下进行。预固定常用 0.1M 磷酸缓冲液配制的 pH 7.4 的 2%～4% 戊二醛固定液固定 2～4 小时。固定液用量约为组织体积的 40 倍。血细胞、培养细胞及其他游离细胞需经离心后固定，特殊部位组织需用固定液灌流后取材。后固定常用磷酸缓冲液配制的 pH 7.4 的 1% 四氧化锇（OsO_4）固定液固定 1 小时。

3. 脱水　常用梯级浓度的乙醇和丙酮逐步除去或取代组织中的水分。

4. 浸透　脱水后，分别用以丙酮溶解的包埋剂（环氧树脂）和纯包埋剂浸泡组织，逐渐取代脱水剂，使其渗入全部组织。

5. 包埋　用环氧树脂包埋组织块，高温聚合使其变得坚硬，便于制备超薄切片。

6. 半薄切片　在超薄切片机上先将包埋组织制作半薄切片（一般 0.5～2μm），甲苯胺蓝染色后做光镜定位选择，再进一步修块和制备超薄切片。

7. 超薄切片　用玻璃刀或钻石刀，在超薄切片机上将组织切成 50～70nm 的超薄切片，捞在覆有支持膜的铜网上。

8. 电子染色　用醋酸铀和枸橼酸铅双重电子染色。细胞和组织结构染色后，因对电子散射的程度（又称电子密度）不同而显示出不同的结构图像。

9. 观察　染色后的铜网放入透射电镜中观察、拍照。电子密度高的结构，图像呈现为深暗色；而电子密度低的结构，图像呈现为明亮色。

二、负染色技术

负染色又称阴性反差染色，其原理是借助高密度的重金属盐染色剂作衬托（背景），增加背景对电子散射的作用，生物样品结构则相对有较多的电子透过，这样呈低密度的样品被周围较暗的

背景包围起来，出现清晰可辨的样品图像，就像相片的负片图像。

负染色样品不需要经过固定、脱水、包埋和超薄切片等复杂操作，而是直接对沉降的样品匀浆悬浮液进行染色，具有操作简便、用药量极少、省时快速及分辨率高等优点。现广泛用于细菌、病毒、大分子结构、亚细胞碎片及分离的细胞器等研究工作。特别是在病毒学、纳米材料科学等领域，负染色更能发挥其独到作用，是一项很重要的实验技术。

【实验目的】

了解负染色技术的原理及方法。

【实验方法】

负染色样品的提取通常可采用浓缩吸样法（如红细胞吸附法、低渗释放法、抗体-病毒凝集沉淀法）、直接取样法和离心提纯法。最常用的染液有磷钨酸（PTA）、磷钨酸钾（KPT）、磷钨酸钠（NaPT）、醋酸钾和醋酸铀等。染液在用前新鲜配制，使用磷钨酸或磷钨酸盐时，可用蒸馏水或磷酸缓冲液配制成 1%～3% 的染液，染色前用 1mol/L 的氢氧化钾将 pH 调到 6.4～7.0，醋酸铀则用 0.5%～1% 的水溶液，pH 为 5.5 左右。

染色时常用悬滴法，用细针管吸取制备好的悬浮液样品，滴于带有支持膜的铜网上。根据悬浮液样品的浓度，静置数分钟后，用滤纸从液珠边缘吸去多余液体，然后滴上染液，染色时间 1～2 分钟。而后用滤纸吸去染液，待干燥后即可电镜观察。

三、扫描电镜生物样品制备和观察

扫描电子显微镜样品制备的原则：

（1）每一处理步骤及操作过程中应注意防止对样品的污染和损伤，使被观察的样品尽可能地保持原有的外貌及微细结构，注意确认和保护样品的观察面。

（2）在脱水和干燥处理时，要尽量减少和避免样品体积变小，表面收缩变形等人工损伤。

（3）降低样品表面的电阻率，增加样品的导电性能，以提高二次电子发射率，建立适当的反差和减少样品的充放电效应。

【实验目的】

熟悉扫描电镜生物样品制备的基本知识和技术。

【实验方法】

1. 取材　扫描电子显微镜生物样品取材的基本原则同与透射电镜的超薄切片法。取材部位要准确，大小要适当，观察组织细胞表面结构为主的样品可大一些。观察组织细胞内部结构为主的样品，其直径应小于 2mm，高度可在 3mm 左右。取材时要做好样品观察面的标记。

2. 样品的清洗

（1）选用适当的清洗液：贴附于一般组织表面的血液，黏液和其他分泌物，可选用等渗的生理盐水或固定液相应的缓冲液进行冲洗；游离的组织细胞（例如精子、血细胞等）及处于悬浮液中的微生物等，可选用缓冲液清洗；表面覆盖大量黏液的样品（例如胃、肠黏膜等），可在样品预固定后，选用低浓度蛋白水解酶（胰蛋白酶、糜蛋白等）对样品进行处理；培养细胞的清洗一般选用相应的组织培养液为宜。

（2）清洗的方法：较干净的生物组织可在固定以后置入盛有清洗液的干净小瓶内摇动清洗，并通过反复换清洗液达到清洗目的；表面覆盖大量黏液和杂质的样品，则在固定前利用振荡器进行清洗或用注射器加压冲洗；游离细胞及其他微小生物样品一般采用缓冲液离心清洗法（4000 转/分，3～5 分钟，重复 3～4 次）；表面形态结构复杂、不易清洗的样品宜用超声清洗法，但要严格控制其频率和功率的强弱，谨防因强度过大或时间过长而引起样品破碎、变形。此外，观察组织细胞内部结构为主的样本常采用的先灌流清洗再固定取材的方法。

3. 固定　固定使生物样品的微细结构和外部形貌真实地保留下来，同时还可使组织硬化，增强在干燥过程中耐受表面张力变化的能力，提高样品对镜筒内高真空和电子束轰击的耐受力。所用固定剂及其配制和固定方法，基本与透射电镜样品制备相同，主要包括醛类（戊二醛、多聚甲醛）和四氧化锇。扫描电子显微镜生物样品固定仍以在 4℃ 条件下完成固定过程较为适宜。对生物软组织采用“戊二醛-锇酸”双重固定法，即首先用戊二醛固定 1～3 小时，经缓冲液充分清洗后，再用四氧化锇固定 30～60 分钟。

4. 脱水　由于扫描电子显微镜生物样品比透射电镜样品要大得多。因此样品的脱水好坏，对于保证金属镀膜装置和扫描电子显微镜镜筒的真空度，防止样品在高真空状态下的损坏变形等有着重要意义。所用的脱水剂和脱水操作程序与透射电镜样品制备基本相同。脱水过程中防止样品较长时间暴露于空气中，发生空气干燥。

5. 样品的干燥　常用的样品干燥法有空气干燥法、真空干燥及冷冻干燥法、临界点干燥法和叔丁醇干燥法等。后者是在冷冻干燥法的基础上建立起来的一种新方法。经 3 次 100% 丙酮脱水处理的标本，分辨置于 30%、50%、70% 和 100% 叔丁醇 15 分钟。然后将标本容器置于液氮或其他骤冷剂中，使样品冷冻。而后将样品移入真空镀膜仪内，让样品中已结为冰的叔丁醇及其溶剂，在低真空状态下升华为气体，样品亦随之得到干燥。由于在升华过程中，固态直接转为气态，不经过中间的液体状态，因此不存在气相与液相之间的表面张力问题，对样品损伤较小。叔丁醇可减少单纯冷冻干燥形成的冰晶对样品的损坏，现应用较广。

6. 样品的导电处理　主要包括金属镀膜和组织导电技术两类。金属镀膜包括真空喷镀法和离子镀膜法，后者又称为离子溅射，是增强生物样品导电性能的比较理想的技术方法。其原理是在真空罩的顶部和底部分别装有阴极和阳极，阴极的表面覆盖一层镀膜所用的金属（金、铂、金-钯或铂-钯合金），又称作金属靶；样品放在阳极上，真空罩内事先通入氩、氖、氮等惰性气体，亦可用新鲜空气代替。当罩内真空度达到$1\times10^{-1}\sim1\times10^{-2}$托时，在两极间加以 1000～3000 伏的直流电压。由于电场的作用，使真空空罩内残留的气体分子被电离为阳离子和电子，它们分别飞向阴极和阳极，并不断地与其他气体分子相碰撞，表现为紫色的辉光放电现象。此外，阳离子又可轰击阴极上的金属靶，使部分金属原子被溅射出来，这些金属原子在电场的加速作用和气体分子的碰击下可从不同的方向和角度飞向阳极，并呈漫散射的方式覆盖在样品的表面，形成一层连续而均匀的金属膜。离子镀膜法与真空镀膜法的比较：①离子镀膜的颗粒细而均匀，有利于显示样品的微细结构。②离子溅射镀膜时，其金属粒子对凹凸不平、形貌复杂的样品，可以绕射进入，取得满意的镀膜效果，同时，其二次电子的发射量，也比真空镀膜法大。③离子镀膜时真空度低，不需要复杂的真空系统，并能减少镀膜时贵重金属的消耗。

7. 观察　扫描电镜观察、拍照。

（廖晓岗）

第二篇

经典验证性实验

细胞生物学、组织学与胚胎学、病理学、医学遗传学均为医学基础或桥梁课程，也是医学生必须学习的基本知识。主要学习内容包括观察正常细胞、组织、器官的显微结构及其病理改变以及胚胎发生和遗传规律。

第1章 细胞生物学

细胞生物学是研究细胞结构和功能的分子基础的科学，也是医学基础课程之一。本章主要学习人类及动物细胞的光镜和电镜形态结构以及观察细胞功能的实验。

第一节 细胞形态结构与几种细胞器的光镜观察

细胞的结构一般由细胞膜、细胞质和细胞核组成，其形态多种多样。各种细胞的功能不同依赖于细胞的细胞核、细胞膜以及细胞质内的各种细胞器。细胞的形态结构总是与其功能相适应的，观察细胞的形态结构有助于认识细胞的功能及其功能状态。

【实验目的】

（1）光学显微镜下观察细胞的基本形态结构，理解细胞形态和功能之间的关系。

（2）观察几种细胞器的光镜形态结构。

【实验原理】

细胞有圆球形、多边形、柱形和纺锤形等多种形态，细胞的形态与其功能是紧密相关的，如红细胞和淋巴细胞是圆的，有利于在血管内循环；肌细胞按照收缩方向呈细长的纤维结构，适合细胞的收缩运动；精细胞较小，具有一条能运动的鞭毛；神经细胞有很多突起，适于传递冲动。不论细胞的形状如何，细胞的结构一般分为三大部分：细胞膜、细胞质和细胞核。但哺乳类红细胞成熟时细胞核消失。不同的细胞器常常含有一些特别染色特性的物质，因而可以通过细胞特异染色，把各种细胞分隔区别开来。同时每种细胞器在不同细胞、不同发育时期和不同生理状态下的形态、大小也会有所差异，所以细胞器的观察可以用来判断细胞的生理状态和发育情况。

一、细胞形态结构的光镜观察

【实验材料】

1. 动物和切片 蟾蜍、人精子涂片、骨骼肌纵横切片、脊髓横切片或猫小脑皮质横切片、银法染色脊神经节切片（示高尔基复合体）、小肠横切片（示线粒体）、马蛔虫子宫切片（示中心体）。

2. 试剂 1%甲苯胺蓝、1%甲基蓝、Ringer液（两栖类用）。

3. 其他 显微镜、载玻片、盖玻片、吸水纸、手术器材、解剖盘。

【实验方法】

1. 脊髓前角运动神经细胞

(1) 蟾蜍脊髓运动神经细胞

〖制片方法〗 取蟾蜍处死,剪去头部,剪开椎管,取出脊髓放在平皿内,用 Ringer 液洗去血液后放在载片上,剪碎。将另一载片盖在脊髓碎块上,用力挤压,移去上面的载片,在压片上滴一滴甲苯胺蓝染液,染 10 分钟,盖上盖玻片,吸去多余染液。

〖显微镜下观察〗 染色较深的小细胞是神经胶质细胞。染成蓝紫色的、大的、有多个突起的细胞是脊髓前角运动神经细胞,胞体呈三角形或星形,中央有一个圆形细胞核,内有一个核仁。神经细胞的细长突起与其功能有什么关系?

(2) 脊髓运动神经细胞

〖制片方法〗 猫脊髓横切,苏木精-伊红(HE)染色。

〖肉眼观察〗 脊髓横断面呈扁圆形,周边色浅处为白质;中央色红、形如蝴蝶的部分为灰质。灰质有四个突出的部分:两个较粗钝的突起为前角,两个较细的突起为后角。

〖低倍镜观察〗 先分辨白质和灰质中的前角和后角。找到前角,内有很多大的神经细胞,其周边的小细胞多为神经胶质。前角运动神经元属于多极神经元,有的神经元可见有数个突起,有的则只见到一、二个突起。选择一个切面完整的神经元仔细观察。

〖高倍镜观察〗 神经元胞体大,呈多角形,可见与胞体相连的 1 到数个突起,其远端被切断(图 2.1.1-1)。细胞膜看不见,这是为什么?胞质被伊红染成红色,内有染成紫蓝色的斑块状物质,这是因为细胞质中核糖体被苏木精染成蓝色(称为嗜碱性),其余胞质成分被伊红染成红色(称为嗜酸性)。核大而圆,位于胞体中央,核膜清楚,被苏木精染成蓝色,核染色质也被苏木精染成蓝色(嗜碱性)。神经细胞核因含常染色质多而着色较浅(若含异染色质多,则着色较深),呈空泡状,核仁明显。为什么细胞膜看不见,而核膜清楚可见?

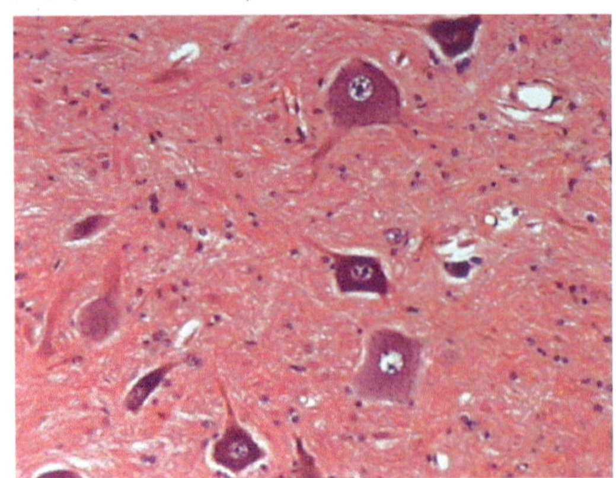

图 2.1.1-1　脊髓前角神经细胞
(HE 染色,低倍)

2. 骨骼肌细胞

〖制片方法〗 取蟾蜍腿部一小块肌肉,放在载片上,用镊子和解剖针剥离肌肉块成为肌束,继续剥离,可得到很细的肌纤维(肌细胞)。

〖低倍镜观察〗 尽可能拉直肌纤维,在显微镜下观察,肌细胞为细长形,可见折光不同的横纹,每个肌细胞有多个核,分布于细胞的周边。为什么肌细胞要呈细长纤维状?

3. 人精子

〖制片方法〗 人精液涂片,HE 染色。

〖显微镜下观察〗 在高倍镜或油镜下,可见精子有椭圆形的头部和细丝状的尾部(图 2.1.1-2)。

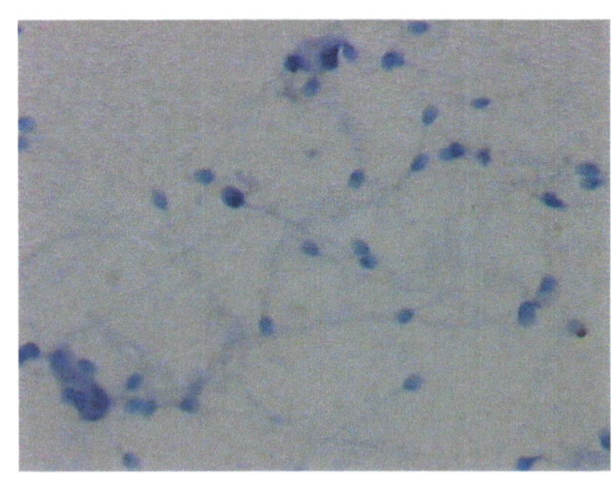

图 2.1.1-2　人精子
(HE 染色,高倍)

二、三种细胞器的光镜观察

【实验方法】

1. 高尔基复合体(Golgi complex)

〖制片方法〗 豚鼠脊神经节切片,镀银染色。

〖镜下观察〗 低倍镜下,脊神经节的假单极细胞体被神经纤维束分隔成群。神经细胞的胞体呈圆形或椭圆形。转换高倍镜观察,细胞中央不着色的圆形区为细胞核。在核的周围有黑褐色颗粒状或呈不规则的条索状结构即为高尔基复合体(图 2. 1. 1-3)。

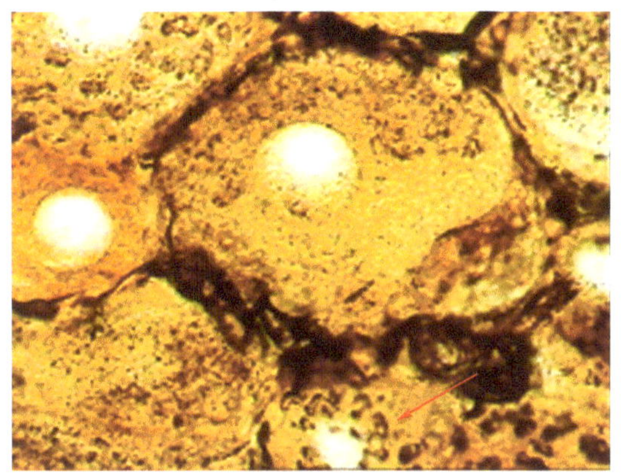

图 2. 1. 1-3　高尔基复合体(脊神经节)
→示高尔基复合体(银镀染色,高倍)

2. 线粒体(mitochondrion)

〖制片方法〗　小肠切片,腥红染色。

〖镜下观察〗　在低倍镜下找到小肠柱状上皮细胞,再转到高倍镜和油镜下观察,可见位于细胞中央的浅红色椭圆形的细胞核,在细胞质中,尤其靠近肠腔面可见大量染成红色的小颗粒,即线粒体(图 2. 1. 1-4)。

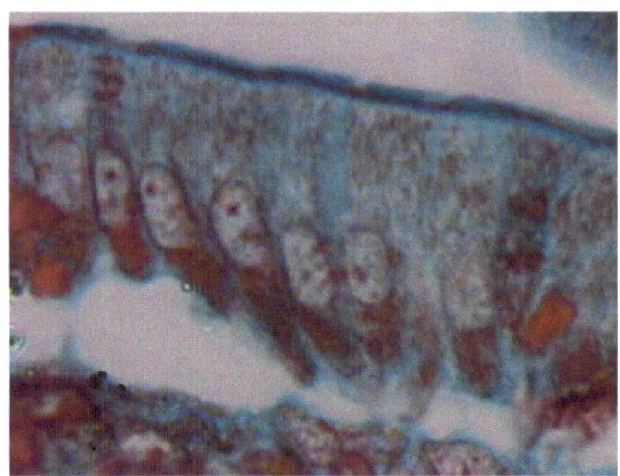

图 2. 1. 1-4　线粒体(小肠上皮细胞)
(腥红染色,高倍)

3. 中心体(Centrosome)

〖制片方法〗　马蛔虫子宫切片,铁苏木精染色。

〖镜下观察〗　低倍镜下可见许多受精卵细胞,细胞的外面有卵壳,细胞与卵壳之间的腔叫卵壳腔。在某些卵细胞内,于核附近有圆形的小粒——中心粒,它与周围致密的细胞质——中心球,组成中心体。转换高倍镜观察,可见中心体的外围还有星状的放射细丝即星体(图 2. 1. 1-5)。

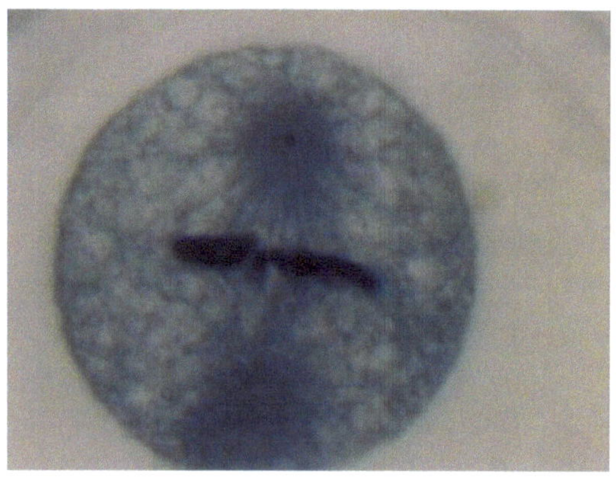

图 2. 1. 1-5　中心体(马蛔虫受精卵)
(苏木精染色,高倍)

【作业与思考】

(1) 绘图并标出蟾蜍神经细胞主要结构。

(2) 绘神经细胞示高尔基复合体,绘小肠柱状上皮细胞示线粒体。

【生物绘图方法】

(1) 在仔细观察的基础上,选择典型结构进行描绘,要求真实、准确(注意各部结构的比例关系)。

(2) 用铅笔绘图,线条要明确清晰,图的深浅明暗一律以点的疏密来表示,点要圆而一致,不得涂暗影或进行其他美术加工。

(3) 各部结构名称要在一侧引直线注明。各引线要平行不得交叉。

(4) 每幅图的大小、位置在纸面上必须安排得当并注意纸面的整洁。

(陈俊霞)

第二节　细胞骨架的光学显微镜观察

【实验目的】

掌握细胞骨架的显示方法,了解光镜下细胞骨架的形态及分布。

【实验原理】

细胞骨架是指细胞质中纵横交错的纤维网络结构,按组成成分和形态结构的不同可分为微管、微丝和中间纤维。它们对细胞形态的维持、细胞的生长、运动、分裂、分化和物质运输等起重要作用。当用适当浓度的 Triton X-100 处理细胞后，可破坏细胞膜和细胞内的蛋白质，但细胞骨架系统的蛋白质却保护完好，经戊二醛固定，蛋白质的特异性染料考马斯亮蓝 R250 染色后，用光学显微镜观察，可以见到细胞内一种以微丝为主的网状结构，即是细胞骨架。

【实验器材】

1. 材料　新鲜洋葱鳞茎、人口腔上皮细胞、人成纤维细胞及其他培养的肿瘤细胞。

2. 试剂　磷酸缓冲液（PBS，pH 7.2）、M-缓冲液、1% Trion X-100 溶液、0.2% 考马斯亮蓝 R250 染液、3% 戊二醛固定液。

3. 其他　光学显微镜、CO_2 培养箱、镊子、剪刀、试管、表面皿、滴管、载玻片、盖玻片、灭菌牙签、1.5ml 离心管（EP 管）、1ml 取液器、酒精灯、染色缸。

【实验方法】

1. 人及动物细胞的微丝观察

(1) 将细胞培养在盖玻片上，未致密时即可使用。取出盖玻片，用 PBS 洗 3 次；或用灭菌牙签刮取人口腔上皮细胞，置于含有 1ml 生理盐水的 EP 管中，混匀，3000r/min 离心 10 分钟，弃 0.5ml 上清，用吸管或加样枪将余下的上清和细胞沉淀打匀、涂片、晾干，用 PBS 洗 3 次。

(2) 用 1% Triton X-100 于 37℃ 处理 20～30 分钟。

(3) 用 M-缓冲液轻轻洗细胞 3 次，每次约 2 分钟，以提高细胞骨架的稳定性。

(4) 略晾干后，用 3.0% 戊二醛固定细胞 10 分钟。

(5) 弃固定液，用 PBS 洗 3 次，每次约 1 分钟，滤纸吸干。

(6) 用 0.2% 考马斯亮蓝 R250 染片子 10～15 分钟。蒸馏水冲洗，在空气中晾干。

(7) 在光学显微镜下观察，可见细胞中存在被染成蓝色的纤维网状结构，即是构成细胞骨架的微丝束等。

2. 植物细胞的微丝观察

(1) 用镊子撕取洋葱鳞叶内表皮若干片约 1cm^2 大小，放入小烧杯或小培养皿中，用磷酸盐缓冲液（PBS，pH 6.8）洗 3 次，每次约 0.5 分钟。

(2) 吸去 PBS，用 1% Triton X-100，37℃ 处理洋葱表皮 20～30 分钟。

(3) 除去 Triton X-100，用 M-缓冲液充分洗 3 次，每次约 2 分钟，以使细胞骨架的稳定。

(4) 加 3.0% 戊二醛固定 10 分钟。

(5) 弃固定液，用 PBS 洗 3 次，每次约 1 分钟，滤纸吸去残留液体。

(6) 0.2% 考马斯亮蓝 R250 染色 10～15 分钟。

(7) 用蒸馏水洗数遍，降低背景。

(8) 将样品置于载玻片上，加盖玻片（也可不加），制成临时制片。

【实验结果】

在光学显微镜下观察，可见细胞中存在被染成蓝色的纤维网状结构，即是构成细胞骨架的微丝束等（图 2.1.2-1）。

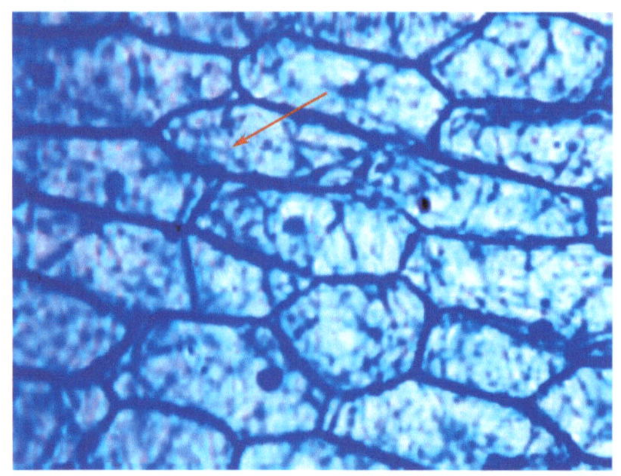

图 2.1.2-1　洋葱鳞叶内表皮细胞的微丝
（考马斯亮蓝染色，低倍）

【作业与思考】

(1) 绘出一洋葱鳞叶内表皮细胞内细胞质骨架的分布图。

(2) 1% Triton X-100 处理细胞的作用是什么？

(3) M-缓冲液有何作用？

(4) 实验中的关键步骤是什么？

（陈俊霞）

第三节　线粒体和液泡系的活体染色

【实验目的】

(1) 掌握液泡系和线粒体的种活体染色

方法。

（2）了解光学显微镜下液泡系和线粒体的基本形态结构。

【实验原理】

活体染色是能使生活的细胞或组织特异性着色，但对活的细胞或组织又没有毒性作用的一种活体染色方法，从而能显示生活细胞、组织的某些结构或者功能状态。活体染料种类很多，詹纳斯绿 B(Janus green B)和中性红(neutral red)两种碱性染料是活体染色剂中最重要的染料，对于线粒体和液泡系(在动物细胞内，凡是由膜所包围的小泡和液泡除线粒体外都属于液泡系，包括高尔基复合体、溶酶体、微体、消化泡、自噬小体、残体、吞饮液泡和吞噬泡)的染色分别具有专一性。前者把活细胞内的线粒体染成蓝绿色，后者把活细胞内的液泡系染成红色。通常把活体染色分为体内活体染色与体外活体染色两类，本节介绍体外活体染色方法。

【实验器材】

1. 材料　蟾蜍，人口腔上皮细胞。

2. 试剂　1/3000 中性红染液、Ringer 液(两栖类用)、1/300 詹纳斯绿 B 染液、Ringer 液(哺乳类用)。

3. 其他　显微镜、手术器材一套、解剖盘、载片、盖片、吸水纸、小平皿、10ml 注射器、吸管、消毒牙签等。

【实验方法】

1. 主要试剂配制

（1）Ringer 溶液：氯化钠 0. 85g(变温动物用 0. 65g)、氯化钾 0. 25g、氯化钙 0. 03g 溶于 100ml 蒸馏水。

（2）1%、1/3000 中性红溶液：称取 0. 5g 中性红溶于 50ml Ringer 液，稍加热(30～40℃)使之溶解，滤纸过滤，装入棕色瓶于暗处保存，否则易氧化沉淀，失去染色能力。临用前，取 1% 中性红溶液 1ml，加入 29ml Ringer 溶液混匀，装入棕色瓶备用。

（3）1%、1/5000 詹纳斯绿 B 溶液：称取 50mg 詹纳斯绿 B 溶于 5ml Ringer 溶液中，稍加微热(30～40℃)，使之溶解，滤纸过滤后，即为 1% 原液。临用前，取 1% 原液 1ml 加入 49ml Ringer 溶液，装入瓶中备用。

2. 软骨细胞内液泡系的活体染色及观察

（1）取一只蟾蜍，处死并剪开胸腔，取胸骨剑突软骨最薄部分的一小片，放在载片上，滴两滴 1/3000 中性红染液，染色 8～10 分钟，用吸水纸吸去染液，加一滴 Ringer 液，盖上盖片，吸去多余 Ringer 液。

（2）显微镜下观察，可见软骨细胞为椭圆形，细胞核周围有许多染成玫瑰红色，大小不一的小泡，即软骨细胞的液泡系。

3. 上皮细胞内线粒体的活体染色及观察

（1）把清洁的载玻片平放在桌上，滴上数滴詹姆斯绿染液于载玻片中央。

（2）用消毒牙签的钝端在自己口腔颊黏膜处稍用力刮取口腔上皮细胞，均匀地涂到载玻片的染液中。盖上盖玻片，用吸水纸吸干多余的染液。

（3）染色 5 分钟后用高倍镜或油镜观察，可以看到在接近无色的口腔上皮细胞的细胞质中，特别是在细胞核周围，散布着许多被染成蓝绿色的短棒状或颗粒状结构，即为线粒体。

【作业与思考】

（1）绘制光镜下软骨细胞内液泡系图。

（2）绘制口腔上皮细胞活体染色所见的线粒体图。

（陈俊霞）

第四节　正常细胞超微结构及主要超微结构病变

真核细胞由细胞膜(质膜)、细胞质和细胞核三部分结构组成。在细胞质内存在许多具有一定形态结构、完成一定功能的多种膜性细胞器，同时还有一些非膜性细胞器和细胞骨架系统。

【实验目的】

（1）掌握细胞核、质膜及各种细胞器的正常超微结构。

（2）了解常见细胞超微结构病变图像。

【实验方法】

1. 细胞膜及表面特殊结构的电镜图像观察

细胞表面被覆厚约 8～10nm 的细胞膜(质膜)，电镜下呈典型的两“暗”夹一“明”的“单位膜”形态，其向外伸出的寡糖链为细胞衣。质膜向外突起可形成大量的微绒毛、纤毛，向内凹陷可形成各种形式的内褶(图 2. 1. 4-1)，相邻细胞的质膜之间还可形成多种细胞连接(参见本篇第 2 章第一节)。细胞膜及细胞衣除作为细胞的机械和化学性屏障外,更具有如细胞内、外物质交换、细胞运动、细胞识别以及细胞的生长调控、免疫决定和各种表面受体形成等重要功能。常见的超微结构改变有由膜通透性增加引起的细胞水肿、胞质膨出、微绒毛肿胀、变短甚至消失乃至质膜破裂等。严重损伤可出现膜的螺旋或同心圆状卷曲,形成髓样结构。

2. 细胞核的电镜图像观察　细胞核外被的核膜由内、外二层单位膜构成,中间为 20～50nm 宽的核周间隙,核膜上有核孔,其数目因细胞类型和功能而异。核内见核仁、高电子密度的团块状染色质(异染色质)和细颗粒状弥散分布的染色质(常染色质)(图 2. 1. 4-2)。间期核的染色质型式和核仁形态能反映细胞的功能状态。一般而言,核仁发达、常染色质多提示细胞活性(如蛋白质和酶的合成)较高;反之则提示细胞活性降低。严重的染色质边集、核浓缩、核碎裂、核溶解等核的结构改变为核和细胞不可逆损伤的标志,提示细胞死亡(图 2. 1. 4-3)。

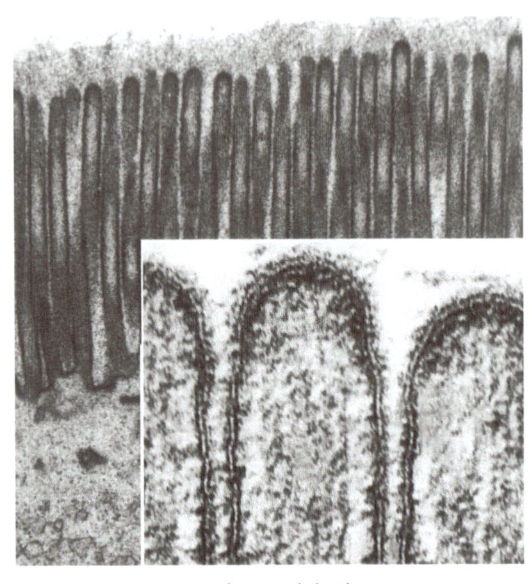

图 2. 1. 4-1　小肠上皮细胞　×26000
细胞表面整齐排列的微绒毛和细胞衣
(放大图显示单位膜结构)

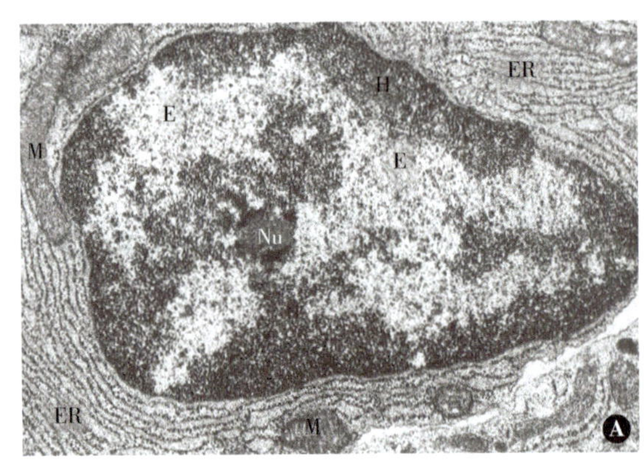

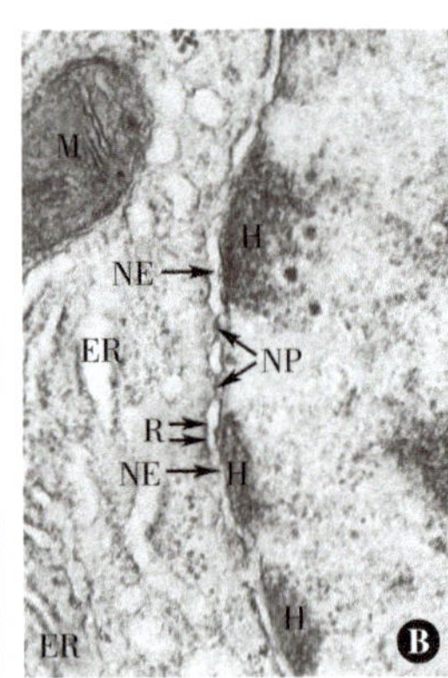

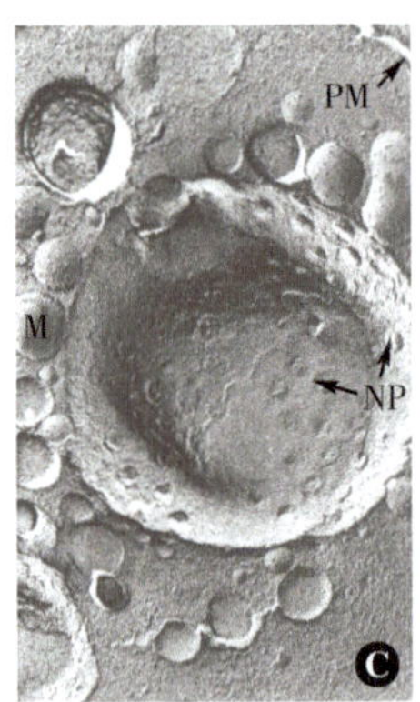

图 2. 1. 4-2　正常细胞核形态
A. 合成分泌旺盛细胞,×7000;B. 细胞局部高倍观,×34000;C. 细胞冷冻蚀刻像,×10000
PM 示质膜;H 示异染色质;E 示常染色质;Nu 示核仁;M 示线粒体;ER 示内质网;NP 示核孔;
NE 示核被膜;R 示外核被膜上核糖体

3. 细胞质内主要细胞器的电镜图像观察　细胞质内的膜性细胞器有内质网、高尔基复合体、线粒体、溶酶体和微体等(图 2. 1. 4-4,图 2. 1. 4-5,图 2. 1. 4-6),非膜性细胞器有核糖体、中心粒、微丝、微管和中间丝等(图 2. 1. 4-7)。由各种原因引起的细胞变性和坏死过程中,内质网的池一般出现扩张。较轻和局限性的扩张只能在电镜下查见;较强扩张时,粗面内质网膜上的核糖体颗粒呈不同程度的脱失,进而内质网本身可断裂成大小不等的片段和小泡。这些改变大多见于细胞水肿时,故改变不仅见于内质网,也可累及同属膜性结构的高尔基复合体、线粒体,有时甚至还累及溶酶体(图 2. 1. 4-8,图 2. 1. 4-9)。

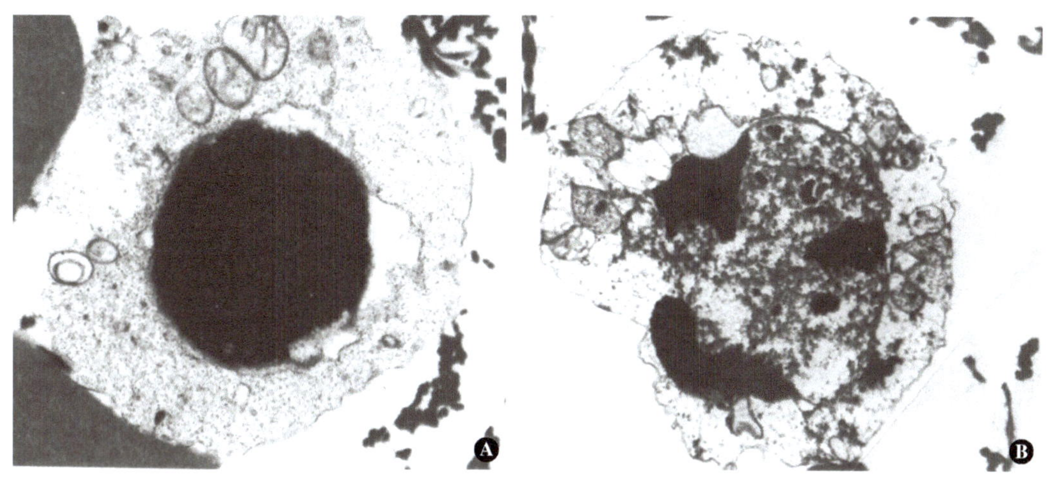

图 2. 1. 4-3　核固缩与核碎裂

A. 核固缩，核周间隙扩大，×12000；B. 核碎裂，核膜不完整，×12000

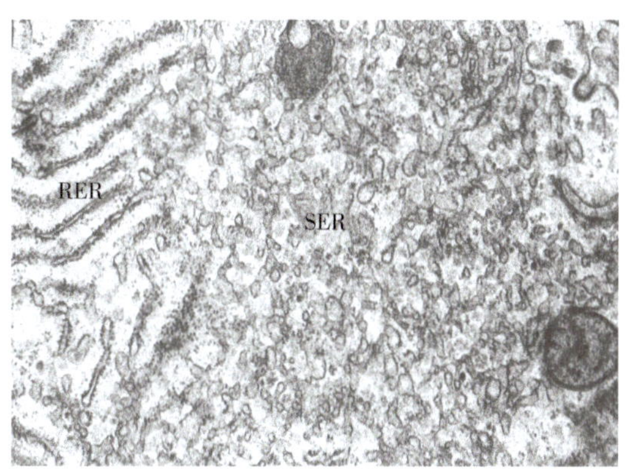

图 2. 1. 4-4　细胞局部高倍观

SER 示滑面内质网；RER 示粗面内质网及核糖体　×24000

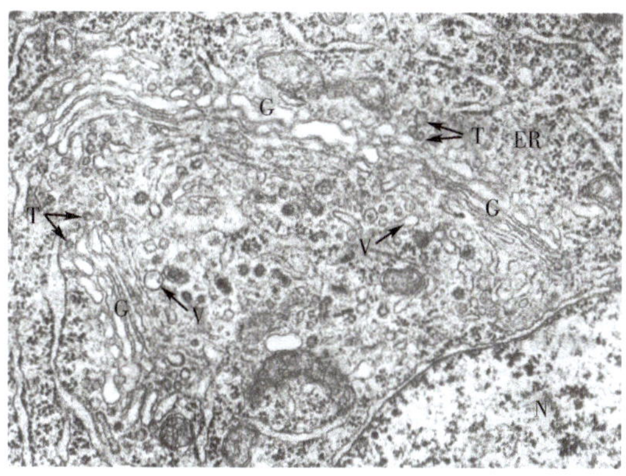

图 2. 1. 4-5　细胞局部高倍观

N 示核；G 示高尔基体扁平膜囊；V 示分泌泡；T 示运输小泡；ER 示内质网及周围的游离核蛋白体　×28000

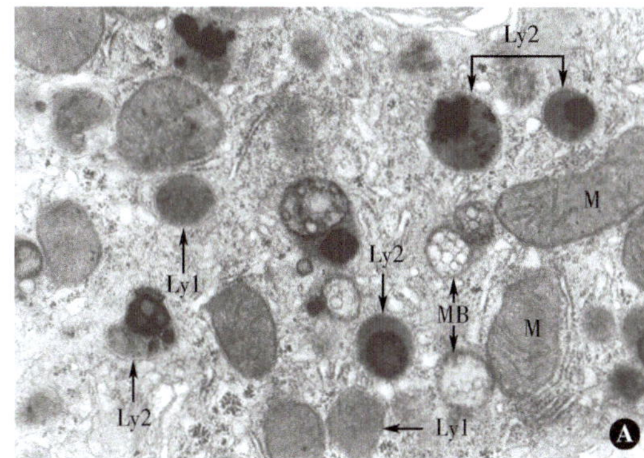

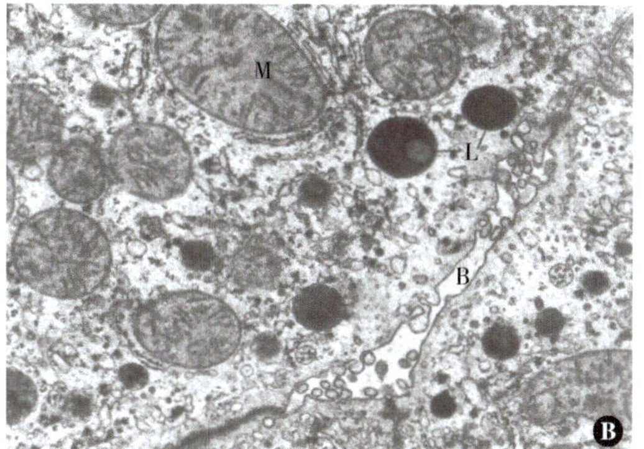

图 2. 1. 4-6　肝细胞胞质局部观

A. Ly1 示初级溶酶体，Ly2 示次级溶酶体，MB 示多泡小体，M 示线粒体　×10000；
B. L 示溶酶体，M 示线粒体，B 示胆小管　×12000

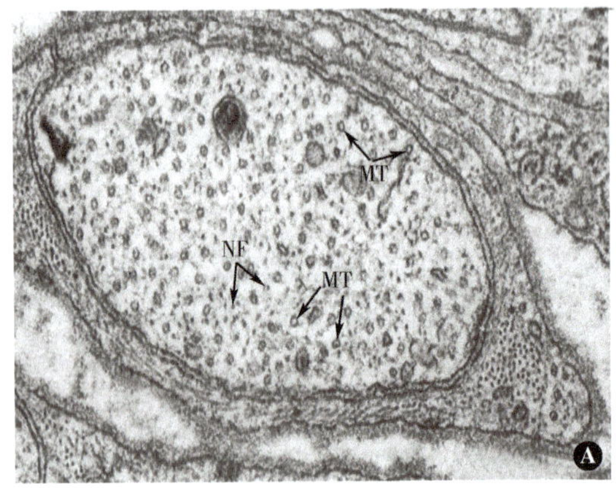

图 2.1.4-7　神经细胞突起

A. 横切面　×34000；B. 纵切面　×32000；MT 示微管；NF 示神经微丝

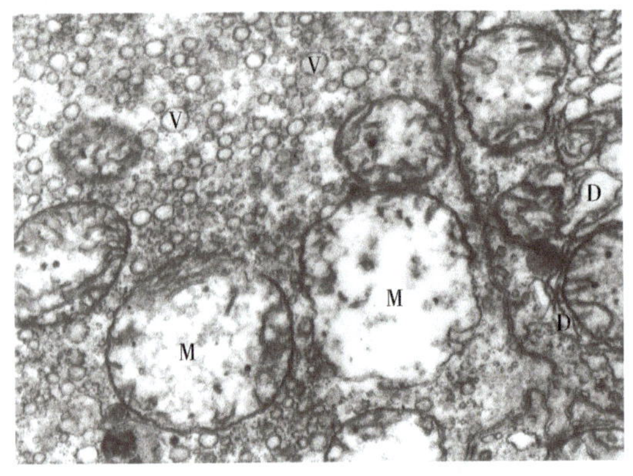

图 2.1.4-8　细胞浊肿的超微病变

M 示线粒体肿胀、空泡化；V 示断裂、空泡化的内质网；D 示扩张的内质网　×32000

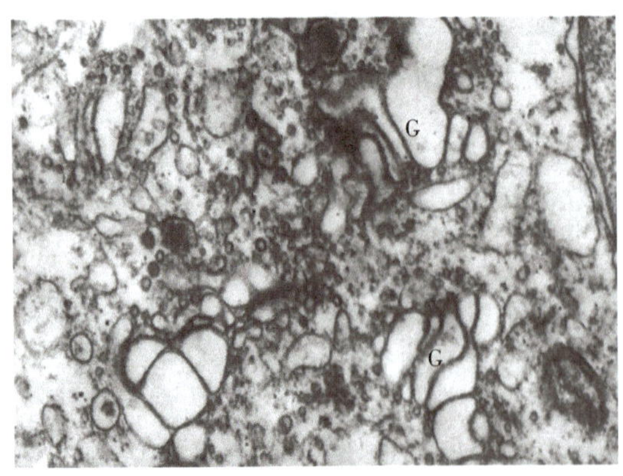

图 2.1.4-9　高尔基体病变

G 示高尔基体扁平膜囊扩大，排列错乱　×32000

（廖晓岗）

第五节　细胞分裂

【实验目的】

（1）观察掌握动、植物细胞的有丝分裂过程，识别有丝分裂的不同时期。

（2）识别减数分裂几个主要时期的形态特征。

【实验原理】

细胞分裂是细胞生命活动之一，可分为两种。有丝分裂（mitosis）是人的体细胞繁殖的形式，其特点是 DNA 复制一次，细胞分裂一次，将遗传物质平均分配到两个子细胞。减数分裂（meiosis）是人的生殖细胞繁殖的形式，其特点是 DNA 复制一次，细胞连续分裂两次，染色体减半，形成单倍体的精子或者卵。减数分裂的另一特点是前期特别长，变化复杂，包括同源染色体的联会、交换与分离。

【实验器材】

1. 材料　洋葱表皮纵切永久装片、小鼠睾丸生殖细胞减数分裂制片。

2. 试剂　15% 的 HCl 溶液和 95% 的乙醇溶液的混合液（1∶1）、1% 醋酸洋红溶液、蒸馏水、香柏油、甲醇和乙醚混合液。

3. 其他　显微镜、载玻片、盖玻片、培养皿、烧杯、滴管、吸水纸、酒精灯、擦镜纸。

【实验方法】

1. 马蛔虫受精卵细胞有丝分裂

〖**制片方法**〗　马蛔虫子宫切片，苏木精染色。

〖低倍镜观察〗　马蛔虫子切片，苏木精染色，宫腔马蛔虫子宫腔内可见许多椭圆形的受精卵，细胞均处于不同的分裂时相，每个卵细胞都包在卵壳中，卵壳与卵细胞之间的腔，叫卵壳腔，细胞膜的外面或卵壳的内面可见有极体附着。

〖高倍镜观察〗　寻找和观察处于分裂期和有丝分裂不同时期的细胞形态变化，仔细观察。

（1）间期：细胞质内有两个圆形细胞核，一为雌原核，另一为雄原核，两个原核形态相似不易分辨，核内染色质分布比较均匀，核膜完整，核仁清楚。

（2）分裂期：又可分为4期（图2.1.5-1）：

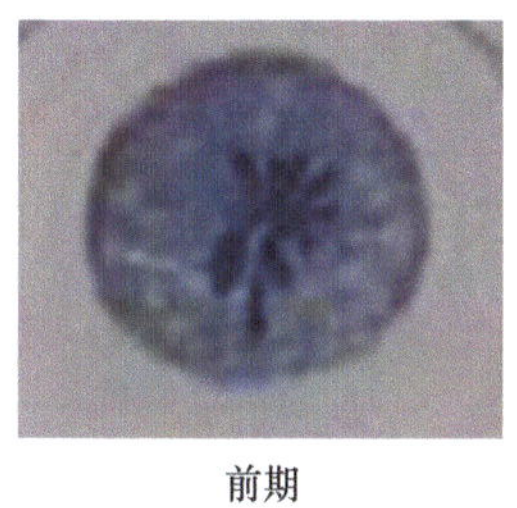

前期

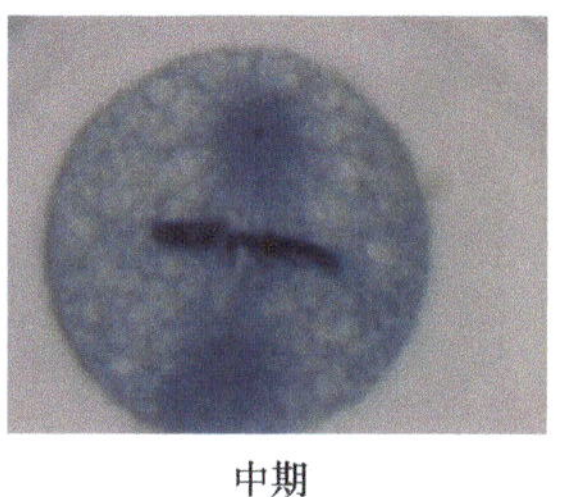

中期

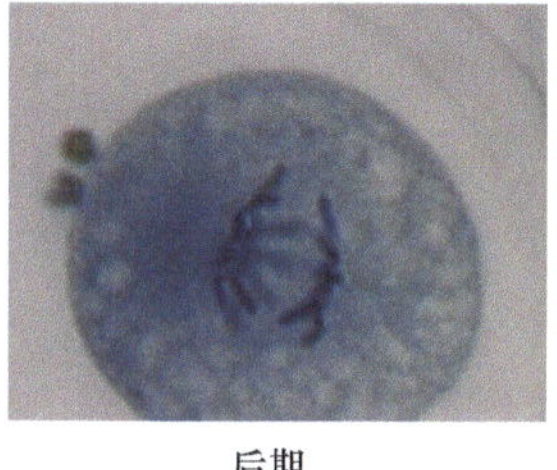

后期

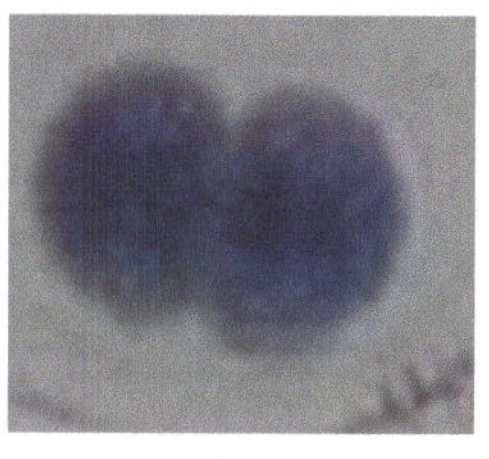

末期

图2.1.5-1　细胞有丝分裂（马蛔虫的子宫切片）
（苏木精染色，油镜）

1）前期：雌、雄核相互趋近，染色质逐渐凝聚变粗，核仁消失，最后核膜解体，两组中心体分别向细胞两极移动，出现星射线，纺锤体开始形成。

2）中期：染色体聚集排列在细胞的中央形成赤道板，由于细胞切面不同。此期有侧面观和极面观两种不同现象，侧面观染色体排列在细胞中央，两极各有一个中心体，周围有星射线，中心体之间的纺锤体与染色体着丝点相连，形成有丝分裂器；极面观由于染色体平排于赤道上，六条染色体清晰可辨，此时的染色体已纵裂为二，但尚未分离。

3）后期：纺锤丝变短，纵裂后的染色体被分离为两组，分别移向细胞两极，中部细胞开始凹陷形成缢缩环。

4）末期：染色体到达两极，逐渐恢复染色质状态，核膜，核仁重新出现，纺锤体，星射线消失，最后细胞膜横缢，形成两个子细胞。

2. 有丝分裂（mitosis）

〖制片方法〗　洋葱根尖切片，醋酸洋红染色。

〖低倍镜观察〗　找到根尖末端染色特别深的部位，即生长点，要求找到分生区细胞，它的特点是：细胞呈正方形，排列紧密，该处可见许多处于不同分裂期的细胞及间期细胞。选择分裂细胞最多的部位，转换高倍镜观察。

〖高倍镜观察〗　仔细观察分裂各期细胞核的形态变化（图2.1.5-2，图2.1.5-3）

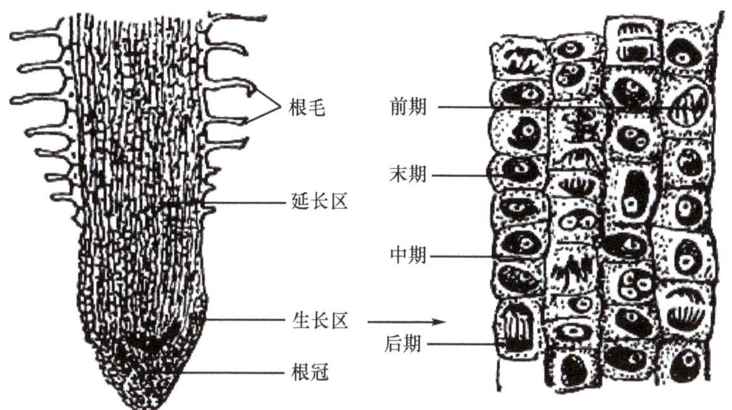

图2.1.5-2　洋葱根尖的有丝分裂模式图

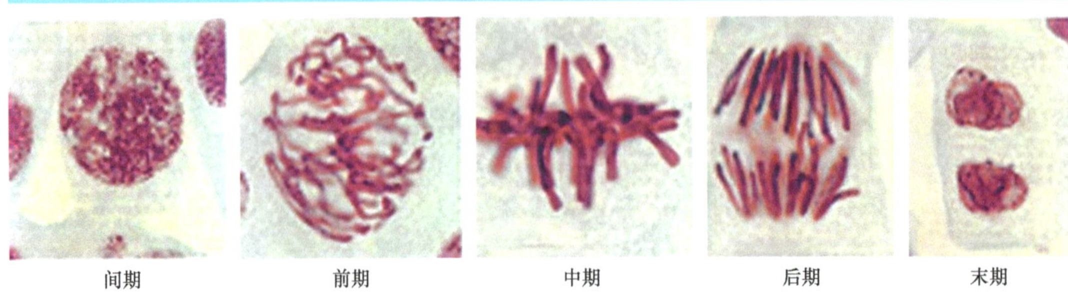

图 2. 1. 5-3　洋葱根尖有丝分裂各期图像(醋酸洋红染色,高倍)

(1) 间期:间期细胞是前一次分裂后正在生长发育的细胞,细胞核圆球形,着色较深。核仁一个或几个。

(2) 前期:细胞核内分散的染色质凝集成丝条状,并盘绕成网状,然后缩短变粗构成条状染色体,同时核仁、核膜消失。到前期末核的独立形态已经不再存在。

(3) 中期:细胞内部全部染色体(洋葱为 16 条)移向细胞中央,有序地排列在细胞赤道面上,形成赤道板。赤道板两侧有许多结构排列成纺锤状称为纺锤体。

(4) 后期:排列在赤道面上的每条姊妹染色体分离,各自移向细胞两极,形成两组子染色体,每组子染色体的数目与细胞原来的染色体数目相同,使染色体数目保持恒定。

(5) 末期:两组子染色体解体,逐渐染色质,

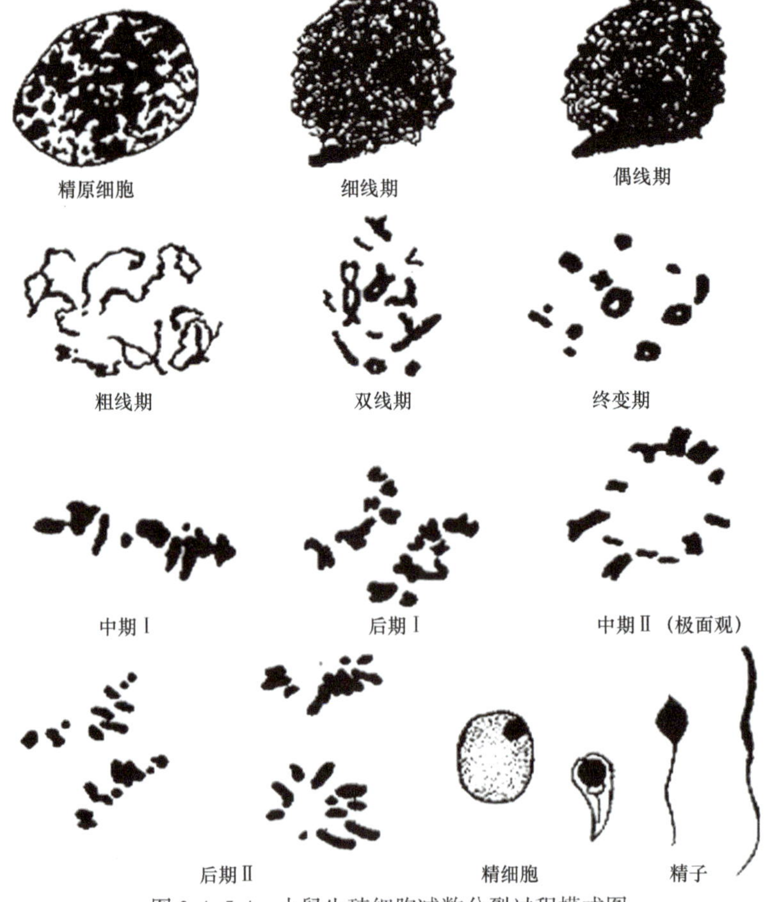

图 2. 1. 5-4　小鼠生殖细胞减数分裂过程模式图

核仁、核膜重新出现，形成 2 个新细胞核。纺锤丝逐渐消失，原赤道板位置处出现细胞板将细胞质分为 2 个新细胞。

3. 减数分裂(meiosis)

〖**制片方法**〗　小鼠睾丸制片，Giemsa 染色。

〖**低倍镜观察**〗　可见大量分散良好、染色体结构紧凑、背景清晰的小鼠睾丸生殖细胞。

〖**高倍镜观察**〗　仔细观察第一次减数分裂前期Ⅰ的 5 个时期(细线期、偶线期、粗线期、双线期、终变期)染色体分裂象(图 2.1.5-4)。

(1) 细线期：第一次减数分裂开始时，染色质浓缩为几条细而长的细线。每一条细线代表一个染色体，但相互间往往难以区分，染色丝绕成一团。在这种细丝的局部，可见到念珠状的染色粒，核仁明显。

(2) 偶线期：细胞核更大，同源染色体配对(联会)。起初每对同源染色体在核的同一侧开始配对，另一侧仍散开未配对，这种图像，配对的结果，染色体由 n 对变成 n 个二价体，这种染色体细长，看不清其数目，X 染色体着色更深。

(3) 粗线期：染色体缩短变粗，X 染色体为紫色。每个二价体含有 4 条染色单体，叫四分体。每条同源染色体的染色单体间互称为姐妹染色单体。姐妹染色单体间的交换是在这时期完成的，但在形态上难以见到。

(4) 双线期：染色体缩得更短更粗，同源染色体开始分离，但不是完全分开。由于姐妹染色单体发生局部交换，可看到交叉现象，且交叉逐渐端化(向端部移动)，因此，可看到染色体形态色体形态上呈 X 形、O 形和∝形。X 染色体呈棒状，无交叉，但不易分辨。

(5) 终变期：染色体极粗短，并向核的四周移动，交叉端化明显，形成 O、V、X 等构象，灯刷现象明显，即每个四分体的周围产生许多环状的丝，外貌似灯刷。此时染色体最清楚，便于计数。核膜，核仁消失。

【作业与思考】

(1) 绘制洋葱根尖细胞有丝分裂的各个时期图。

(2) 洋葱根尖细胞有丝分裂过程中各时期的染色体变化有什么特点?

(3) 绘制核细线期、粗线期、终变期细胞核图。

(4) 马蛔虫受精卵细胞的有丝分裂与植物细胞相比有何差别?

（陈俊霞）

第六节　细胞膜通透性的观察

【实验目的】

理解细胞膜的渗透性及各类物质进入细胞的速度。

【实验原理】

细胞膜可以选择性地通透物质。红细胞胞质的渗透压与血浆或者生理盐水相同，当红细胞置于低渗溶液中时，溶液中的水通透进入红细胞内，使红细胞水增加。当红细胞肿胀到一定程度时，细胞膜破裂，血红素溢出，称红细胞溶血。溶液由不透明的红色变为红色透明，使光线容易通过。由于溶质透入速度不同，溶血时间也不同。

【实验器材】

1. 材料　10%兔红细胞悬液，试管架、试管、滴管、移液管、吸耳球、记号笔。

2. 试剂配制

(1) 0.17mol/L 氯化钠：氯化钠 4.967g 溶于 500ml 蒸馏水中。

(2) 0.17mol/L 氯化铵：氯化铵 4.547g 溶于 500ml 蒸馏水中。

(3) 0.17mol/L 硝酸钠：硝酸钠 7.224g 溶于 500ml 蒸馏水中。

(4) 0.17mol/L 硫酸钠：硫酸钠($Na_2SO_4 \cdot 10H_2O$)27.37g 溶于 500ml 蒸馏水中。

(5) 0.12mol/L 草酸铵：草酸铵 8.527g 溶于 500ml 蒸馏水中。

(6) 0.17mol/L 醋酸铵：醋酸铵 6.552g 溶于 500ml 蒸馏水中。

(7) 0.32mol/L 葡萄糖：葡萄糖 28.83g 溶于 500ml 蒸馏水中。

(8) 0.32mol/L 甘油：甘油 11.7ml 加 500ml 蒸馏水混匀。

(9) 0.32mol/L 乙醇：无水乙醇 9.33ml 加 500ml 蒸馏水混匀。

(10) 0.32mol/L 丙醇：正丙醇 11.976ml 加蒸馏水 500ml 混匀。

(11) 10%兔红细胞悬液：兔血加适量肝素

(500μ/ml)10ml 加生理盐水 100ml 混匀。

【实验方法】

1. 低渗液的溶血实验　取试管 1 支,加入 5ml 蒸馏水,然后再加入 0.5ml 稀释的兔血,注意观察溶液的颜色变化。显微镜下观察溶血前后红细胞的形态。

2. 红细胞对各类物质的渗透性　取试管 10 支,分别加入 10 种液体各 5ml:0.17mol/L 氯化钠、氯化铵、硝酸钠、硫酸钠、草酸钠、醋酸铵;0.32mol/L 葡萄糖、乙醇、丙醇。

在上述 10 支试管中再加入 0.5ml 稀释的兔血,记下时间,轻轻摇动使混匀,观察记录是否发生溶血以及溶血过程所需的时间。

【实验结果】

将实验结果填入表 2.1.6-1 中,并分析结果。

表 2.1.6-1　细胞膜通透性实验

试管编号	溶液种类	是否溶血	溶血所需时间	结果分析
1				
2				
3				
4				
5				
6				
7				
8				
9				
10				

(陈俊霞)

第七节　小鼠巨噬细胞吞噬实验

【实验目的】

(1) 观察小白鼠腹腔巨噬细胞吞噬鸡红细胞的过程及意义。

(2) 掌握小鼠腹腔注射给药和颈椎脱臼处死的方法。

【实验原理】

细胞摄取细胞外物质的方式之一是伸出伪足包围住细胞外要摄取的物质,细胞膜包裹该物质,并运送进入细胞内,这种方式称为胞吞作用。若吞入的是液态物质,形成膜包被的吞饮小泡,称吞饮作用;若为固态物质,形成膜包被的吞噬体,称吞噬作用。巨噬细胞和血液中的中性粒细胞专司吞噬作用,是非特异性免疫的重要组成部分。

【实验器材】

1. 材料　小白鼠、1%鸡血悬液、6%淀粉肉汤。

2. 试剂　0.3%台盼蓝。

3. 其他　显微镜、2ml 注射器、载玻片、盖玻片、解剖器材、滴管、移液管、试管。

【实验方法】

(1) 实验前 2 天,每天向小鼠腹腔注射 6%淀粉肉汤 0.5~1ml(含 0.3%台盼蓝,起标记作用),以刺激腹腔产生较多的巨噬细胞(已由教师在实验前完成)。

(2) 实验时,每组取一只经上述处理的小鼠,腹腔注射 1%鸡血悬液 0.5~1ml,注射后轻揉小鼠腹部以使红细胞悬液分散均匀。

(3) 30 分钟后,用颈椎脱位法处死小鼠,迅速剖开小鼠腹壁,向腹腔注入 0.5~1ml 生理盐水,用牙签轻轻搅拌使生理盐水与腹腔液混匀。

(4) 用注射器抽取腹腔液,滴到载玻片上,然后盖上盖玻片。

【实验结果】

在高倍镜下,鸡红细胞为椭圆形、淡黄色的有核细胞。数量较多,较大的圆形或不规则的细胞,其表面具有许多似刺毛状的小突起(伪足),胞质中含有数量不等的蓝色颗粒(为吞入的含台盼蓝的淀粉肉汤形成的吞噬泡),即为巨噬细胞。将自己所观察到的处在不同吞噬阶段的巨噬细胞形态,动态地连贯起来,想一想吞噬作用的全过程。

【作业与思考】

(1) 在高倍镜下绘出在不同吞噬阶段的巨噬细胞图各一个(如鸡红细胞附于巨噬细胞表面、部分吞入红细胞、吞入形成吞噬泡和吞噬泡已开始消化分解等),示吞噬作用的过程。

(2) 实验前 2 天对小白鼠腹腔注射含台盼蓝淀粉肉汤的目的是什么?巨噬细胞内有哪几种结构对执行复杂的吞噬功能最为重要?

(陈俊霞)

第八节　鸡血细胞的体外融合

【实验目的】

(1) 掌握细胞融合的原理和 PEG 融合细胞的方法。

(2) 掌握细胞融合率的计算方法。

【实验原理】

细胞融合(cell fusion)是在自然条件下或用人工方法(生物的,物理的,化学的)使两个或两个以上细胞合并形成一个细胞的过程。人工诱导的细胞融合,在 20 世纪 60 年代作为一门新兴技术而发展起来。由于它不仅能产生同种细胞融合,也能产生异种间细胞融合,因此细胞融合技术目前被广泛应用于生物学和医学研究的各个领域。细胞融合的诱导物种类很多,常用的主要有灭活的仙台病毒、聚乙二醇(polyethyleneglyeol, PEG)和电脉冲。尽管 PEG 的促融机制尚不完全清楚,但该法简便,融合效果稳定,是目前应用最广泛的细胞融合方法。

【实验器材】

1. 材料　新鲜鸡血。

2. 试剂　50% PEG(分子量 1500Da)、Hank 液(pH 7.4)、0.85%生理盐水。

3. 其他　显微镜、离心机、水浴锅、刻度离心管、试管、载玻片、盖玻片。

【实验方法】

(1) 取新鲜鸡血以 0.85% 生理盐水制成 10% 的悬液。

(2) 称取 0.5g PEG(分子量 1500)放入试管内,在酒精灯上融化,迅速加入预热的 Hank 液混匀制成 50% 的 PEG 溶液。放入 37℃ 水浴锅中待用。

(3) 取上述 10% 的鸡红细胞悬液 1ml,再加入 5ml Hank 液混匀,然后以 1000r/min 离心 5 分钟,小心去上清,用指弹法将红细胞弹散。

(4) 取上述 50% 的 PEG 溶液 0.5ml,在 1 分钟内滴加到红细胞内,边加边轻轻摇动混匀。待将 PEG 全部加入后静置 2 分钟左右。此全部过程都要求在 37℃ 水浴内进行。

(5) 缓慢加入 9ml Hank 液以终止 PEG 的作用,在 37℃ 水浴之内静置 5 分钟。

(6) 取一滴融合后的悬液滴片镜检。

【实验结果】

在高倍镜下可以看到有两个或两个以上的鸡红细胞膜融合在一起,形成一个异核体细胞。要注意融合细胞与重叠的鸡红细胞间的区别。

【作业与思考】

计算融合率:在高倍镜下随机计数 200 个细胞(包括融合的与未融合的细胞),以融合细胞(含两个或两个以上的细胞核的细胞)的细胞数除以总细胞数(包括融合的与未融合的细胞),即得出融合率。公式如下:

$$融合率 = 融合细胞数 \div 总细胞核数 \times 100$$

(陈俊霞)

第2章 组织学与胚胎学

组织学与胚胎学是两门学科，又有密切的内在联系。组织学研究人体的微细结构及其相关功能；胚胎学则研究人体发生、发育过程、变化规律以及先天性畸形的发生。这两门课程均为形态学科，实验以观察人体显微形态和胚胎发生中的动态变化为主，是临床医学专业学生学习生理、生化、病理解剖等后继课程和临床实践所必备的基础。

第一节 上皮组织

上皮组织由密集的细胞和很少的细胞间质组成，分为覆盖于体表和衬贴在有腔器官腔面的被覆上皮和以分泌功能为主的腺上皮。被覆上皮在体内广泛分布，具有保护、吸收、分泌和排泄等功能。这些功能与其形态结构相适应，同学们在学习中可进行归纳和总结。

一、目的要求

(1) 掌握上皮组织的结构特点，常见被覆上皮的形态特点及分布。

(2) 掌握上皮组织特殊结构的超微结构特征。

二、光镜观察切片

(一) 单层扁平上皮(simple squamous epithelium)

〖制片方法〗 蛙肠系膜铺片，镀银法。

〖肉眼观察〗 铺片，厚薄不一，染成棕褐色。

〖低倍镜观察〗 示单层扁平上皮的表面观。可见切片中有许多黑褐色细线条纹，此即细胞界线。

〖高倍镜观察〗 细胞呈不规则的多边形，互相毗连。细胞核不清楚。

〖思考〗 切片上细胞核显示何种形态？

(二) 单层立方上皮(simple cuboidal epithelium)

〖制片方法〗 犬甲状腺，HE染色。

〖肉眼观察〗 部分甲状腺的切片，染成红紫色。

〖低倍镜观察〗 可见许多大小不等的囊泡即甲状腺滤泡。滤泡中充满着红色的胶状物，均匀一片。滤泡的壁是单层立方上皮。

〖高倍镜观察〗 滤泡壁的上皮细胞紧密排列成单层，胞体呈立方形。胞质粉红色，胞核圆形，紫蓝色，位中央。

〖思考〗 为什么会在一个细胞内可见位于不同聚焦平面上的两个细胞核？

(三) 单层柱状上皮(simple columnar epithelium)

〖制片方法〗 犬小肠，HE染色。

〖肉眼观察〗 为小肠横断面，腔面染成紫蓝色，为小肠黏膜，余红色部分为肌层。

〖低倍镜观察〗 小肠腔面有许多指状突起为小肠绒毛，绒毛表面即是小肠的单层柱状上皮。绒毛断面不一，有的是与肠壁脱离的横切面、斜切面，请选择完整的纵切面观察。

〖高倍镜观察〗

柱状细胞：绒毛表面为柱状上皮，细胞界线不清。胞核椭圆形，偏于基部，核长轴与胞体长轴平行。胞质粉红色，游离面一条深染的窄带，即纹状缘。思考：电镜下是什么结构？

杯状细胞：散在于柱状细胞之间。其顶部的胞质充满黏原颗粒而呈圆形，由于制片时黏原颗粒被溶解，因而染成空泡状。底部较细窄，可见呈三角形或不规则形细胞核(图2.2.1-1)。

此外，常在上皮细胞之间见到少量小而圆的细胞，胞质甚少，核圆形而色深，这是侵入上皮的淋巴细胞。此处基膜薄，不明显。

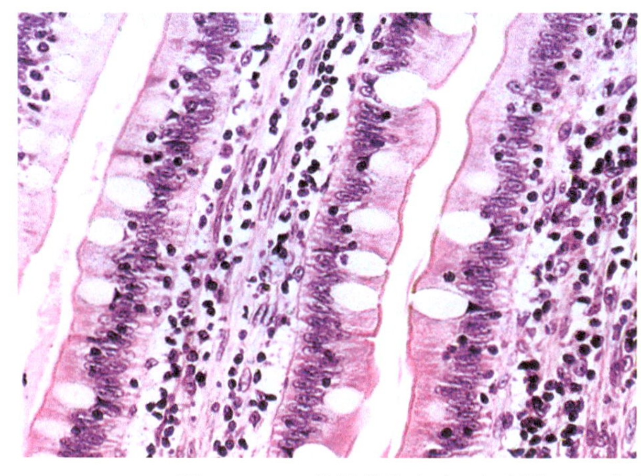
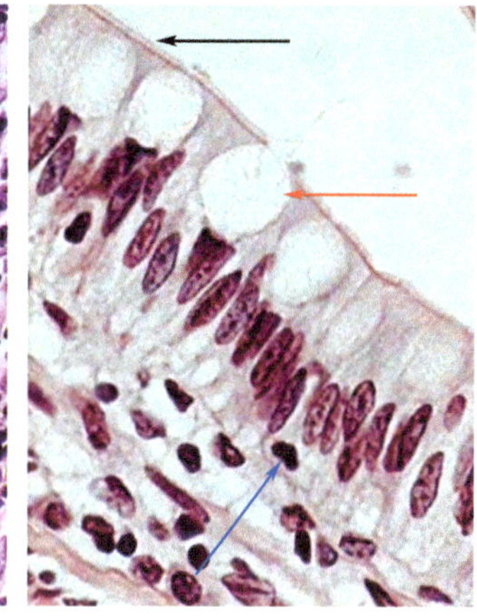

图 2. 2. 1-1　单层柱状上皮(人小肠,HE,左为低倍,右为高倍)
→示纹状缘;→示杯状细胞;→示浸润的淋巴细胞

请总结单层柱状上皮的镜下形态特征:

(四) 假复层柱状纤毛上皮 (pseudostratified columnar ciliated epithelium)

〖制片方法〗 气管,HE 染色。

〖肉眼观察〗 一半环形标本,内表面紫蓝色为黏膜。

〖低倍镜观察〗 管腔内表面为上皮,是一层紧密排列的细胞。核为多层,有的近游离面,有的近基底面,排列不整齐。

〖高倍镜观察〗 上皮细胞高矮不一,包括柱状、梭形、锥形、杯状细胞,核位置参差不齐,似复层,但每个细胞都与基膜相连。只有柱状细胞和杯状细胞达到游离面;梭形细胞夹在柱状细胞间,核梭形;锥形细胞贴近基膜,核圆;也可见侵入上皮的淋巴细胞。上皮的游离面可见一排纤细而整齐的纤毛。上皮与结缔组织间可见均质、红色的基膜(图 2. 2. 1-2)。

请总结该上皮的镜下形态特征:

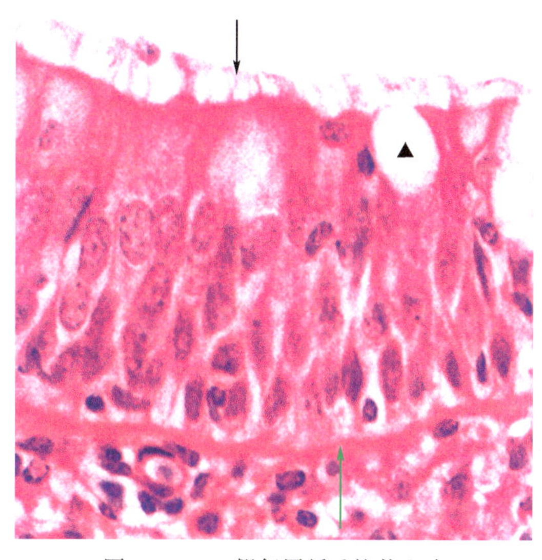

图 2. 2. 1-2　假复层纤毛柱状上皮
(气管,HE,高倍)
→示纤毛;▲示杯状细胞;→示基膜

(五) 未角化的复层扁平上皮(non-keratinized stratified squamous epithelium)

〖制片方法〗 食管,HE 染色。

〖肉眼观察〗 食管横切片,腔面不平整,深紫蓝色为上皮组织。

〖低倍镜观察〗 上皮细胞多层,排列紧密。上皮与结缔组织交界处凹凸不平,具有何种生理学意义?

〖高倍镜观察〗　浅层为数层扁平细胞，核扁而色深；中层为数层多角形细胞，核圆形，位中央；基底层是一层紧贴基膜的矮柱状或立方形细胞，核椭圆，胞染色较深。此处基膜不明显（图2.2.1-3）。

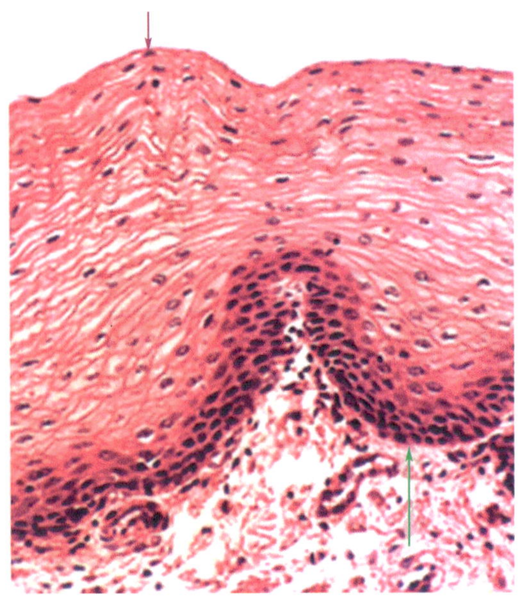

图 2.2.1-3　未角化复层扁平上皮
（食管，HE，低倍）
→示表层细胞；→示基底层细胞

（六）变移上皮（transitional epithelium）

〖制片方法〗　犬膀胱，HE 染色。

〖肉眼观察〗　一部分膀胱壁的切片，左侧厚的部分为收缩状态的膀胱；右侧薄的部分为扩张状态的膀胱（由于制片时牵拉所致），凹面紫蓝色为变移上皮。

〖低倍镜观察〗　可见收缩状态的变移上皮细胞层次多。扩张状态的变移上皮细胞的层次少。

〖高倍镜观察〗　收缩状态的变移上皮细胞层次多。浅层细胞甚大，立方形或倒梨状，游离面凸圆，此处胞质特别浓缩，染成暗红色一壳层，核圆，有时可见两个核。中层细胞约 2～3 层，为多边形，核圆形或卵圆形。基层细胞矮柱状或立方形，较小，排列甚密，核圆或椭圆形。扩张状态的变移上皮细胞层次明显减少，浅层细胞扁平，上皮基底面紧接结缔组织，基膜不明显（图 2.2.1-4）。

请总结出该上皮与复层扁平上皮之间的镜下结构区别。

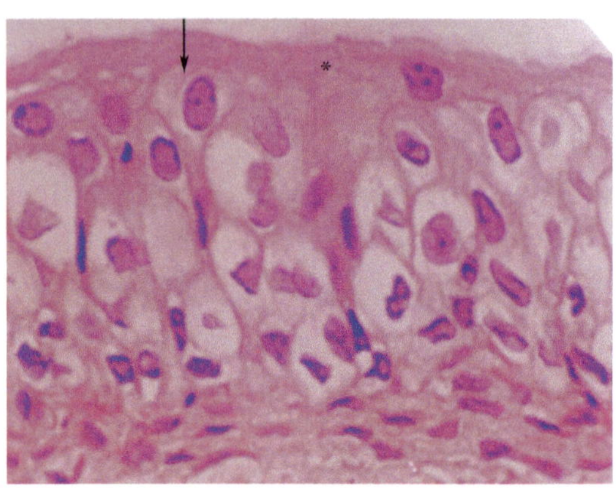

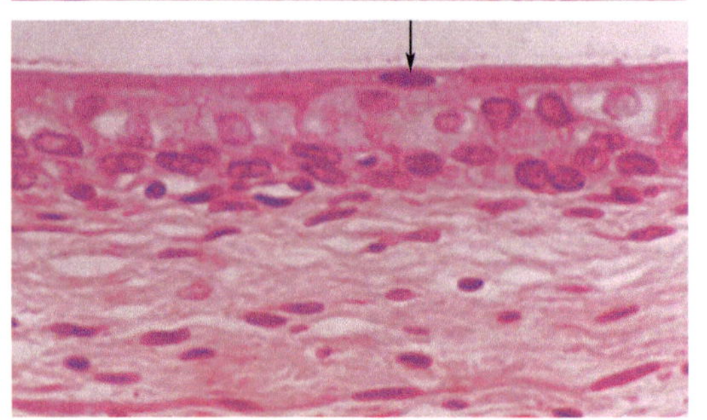

图 2.2.1-4　变移上皮（犬膀胱，HE，高倍）
上为排空状态，下为充盈状态
→示盖细胞；* 示浓缩的顶部胞质

三、电镜图片

1. 细胞连接（cell junction）（图 2.2.1-5）

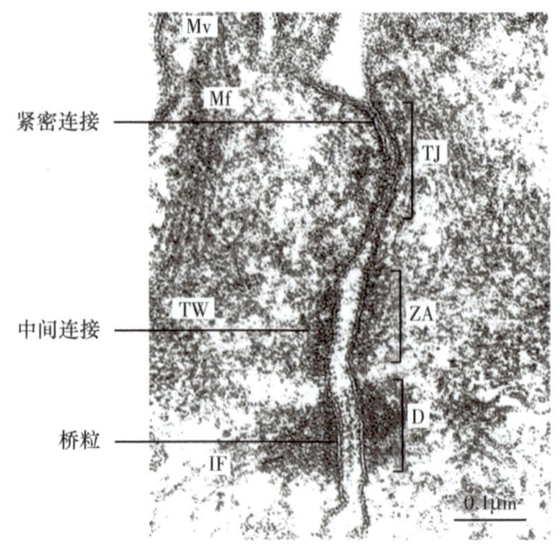

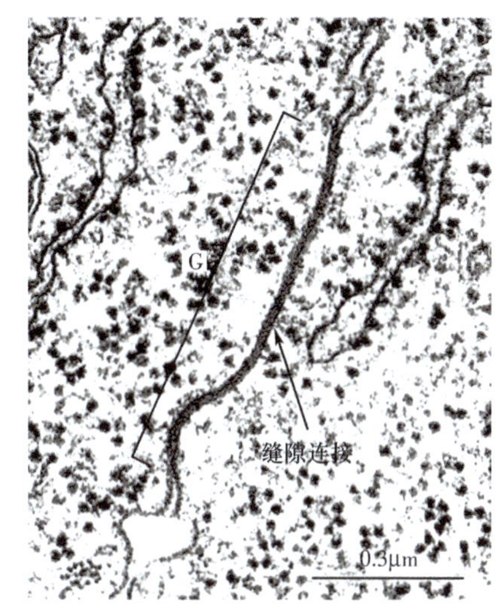

图 2.2.1-5　上皮细胞连接

2. 微绒毛和纤毛(microvilli and cilia)(图 2.2.1-6,图 2.2.2-7)

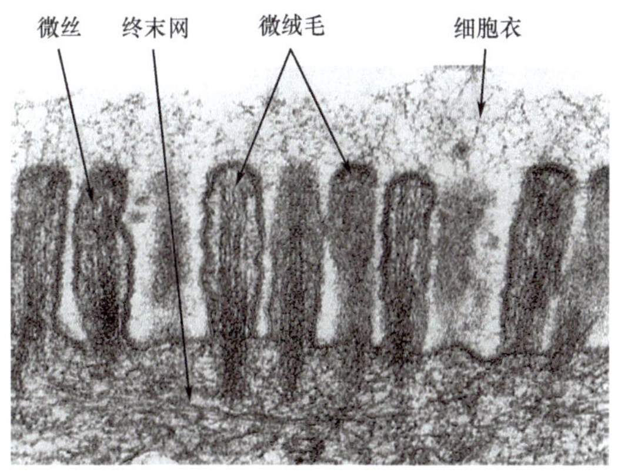

图 2.2.1-6　小肠上皮微绒毛　×45000

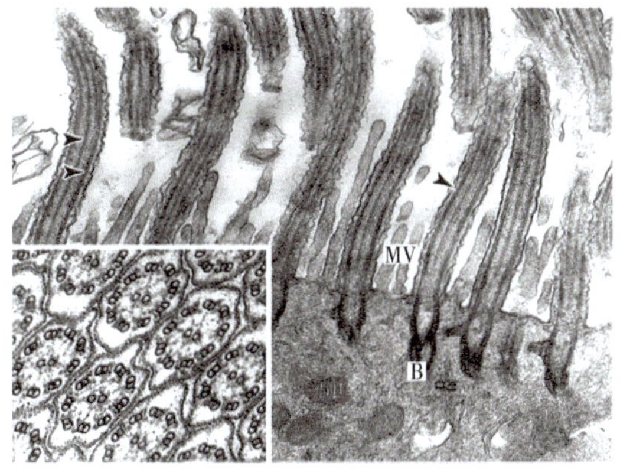

图 2.2.1-7　纤毛
▲示微管,MV:微绒毛　×57000

〖思考〗　请同学们总结在组织切片的哪些部位可观察到上皮组织,被覆上皮组织的什么特点使大家可在低倍镜下加以辨认。

(王燕蓉)

第二节　固有结缔组织

固有结缔组织包括疏松结缔组织、致密结缔组织、网状组织和脂肪组织。这些组织均由较多的细胞间质(基质和纤维)及较少的细胞组成。与上皮组织相比,细胞数量少,但种类较多,希望同学们在实验过程中理解固有结缔组织细胞的形态与功能的关系。

一、目的要求

(1) 掌握疏松结缔组织的几种细胞和纤维的光、电镜形态特点。

(2) 比较疏松结缔组织、致密结缔组织、脂肪组织和网状组织的结构和形态异同。

(3) 了解间充质的形态特点。

二、光镜观察切片

(一) 疏松结缔组织(loose connective tissue)

〖制片方法〗　人小肠,石蜡切片,HE 染色。

〖肉眼观〗　切片的一面呈紫红色弯曲的一带为黏膜,另一面染色较红的一带为肌层,其间呈淡红色的区域即为黏膜下层的疏松结缔组织。

【低倍镜观察】

黏膜层细胞密集。黏膜下层的疏松结核组织着色浅,细胞稀疏。其中可见大小不一的环状结构,为血管。选择结构疏松处观察,可见胶原纤维束被切成大小不一、形状各异的断面,染成深浅不一的红色。弹性纤维亦染成红色,分散在胶原纤维间,两者不易区分。纤维间的基质,为均质状,染成淡红色(图 2.2.2-1)。

【高倍镜观察】

两种纤维和基质同低倍镜观。胶原纤维呈粉红色不规则形,数量较多,弹性纤维细,较少,

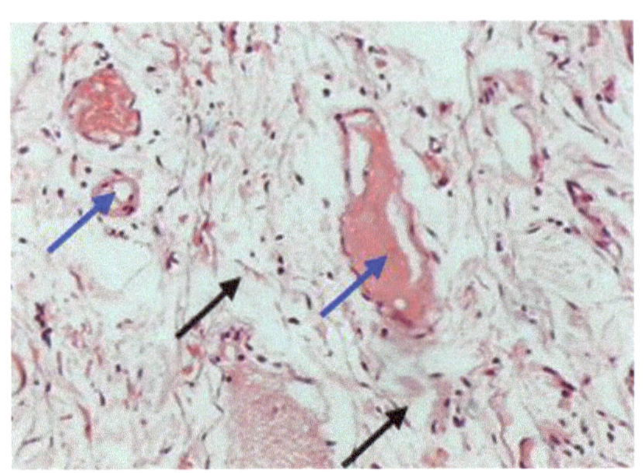

图 2. 2. 2-1　疏松结缔组织
（小肠黏膜下层，HE，低倍）
↓示纤维断面，↓示血管

也染成红色。由于弹性纤维折光性强，将视野光线调暗，前后转动微调时，可见弹性纤维发亮红色，呈短细丝状。

细胞数量较少，主要为成纤维细胞和成纤维细胞，大多贴近胶原纤维束。细胞质与基质染色相似，故细胞无明显界限，只能观其核的特点。成纤维细胞的核较大，椭圆形，染色较浅，核仁大而明显。纤维细胞的核较小，椭圆形，染色较深，核仁不甚明显。

请总结疏松结缔组织切片的形态特点：

（二）浆细胞（plasma cell）

〔制片方法〕　人乳腺或者鼻息肉，石蜡切片，HE 染色。

〔肉眼观〕　人乳腺切片呈红色，有分散的蓝色小点。鼻息肉染色较深。

【低倍镜观察】

疏松结缔组织染成红色，其中分散有数群由很多蓝色的上皮细胞围成的腺泡。息肉切片中则见大量的细胞。

【高倍镜观察】

在乳腺腺泡间的疏松结缔组织中寻找浆细胞（图 2. 2. 2-2）。浆细胞呈卵圆形，边界清楚，核圆，常偏于细胞的一侧，染色质成粗大块状，靠近核膜，呈车轮状分布，核仁位于中央。细胞质嗜碱性（紫蓝色），核周有一小带嗜碱性不强，即浅染区。浆细胞胞质嗜碱性与细胞功能有什么关系？为什么有的浆细胞胞质不是嗜碱性？）

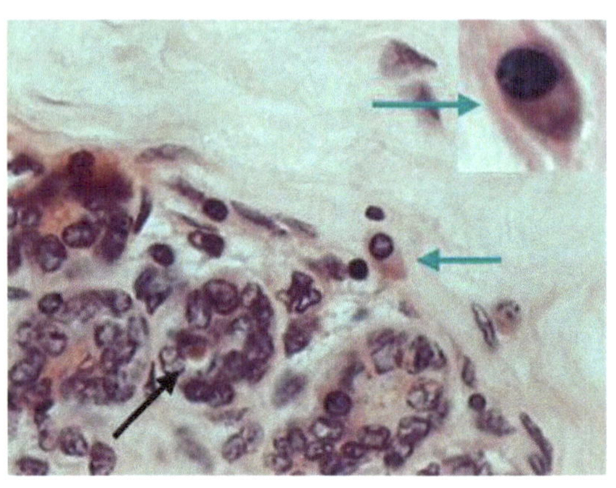

图 2. 2. 2-2　浆细胞
（乳腺切片，HE，高倍）
↓乳腺腺泡，↓示浆细胞

鼻息肉切片中有较多浆细胞，形态同上。

请总结浆细胞的形态特点：

（三）巨噬细胞（macrophage）

〔制片方法〕　兔肠系膜铺片，活体注射卡红或墨汁，H 复染。

〔肉眼观〕　铺片呈紫红色或者黑色，厚薄不一。

【低倍镜观察】

选择标本最薄处，在有红色或黑色处观察。注意避开成堆红色或黑色细胞处，在其周围寻找到分散的红色或黑色细胞，转换到高倍观察。

【高倍镜观察】

巨噬细胞圆形或不规则形，核较小，呈圆形、卵圆形。细胞内有很多大小不一的红色（卡红）或黑色（墨汁）颗粒，故细胞边界较清楚。有的细胞吞噬颗粒太多，颗粒可掩盖蓝色的细胞核（图 2. 2. 2-3）。

请总结疏松结缔组织铺片中巨噬细胞的形态特点：

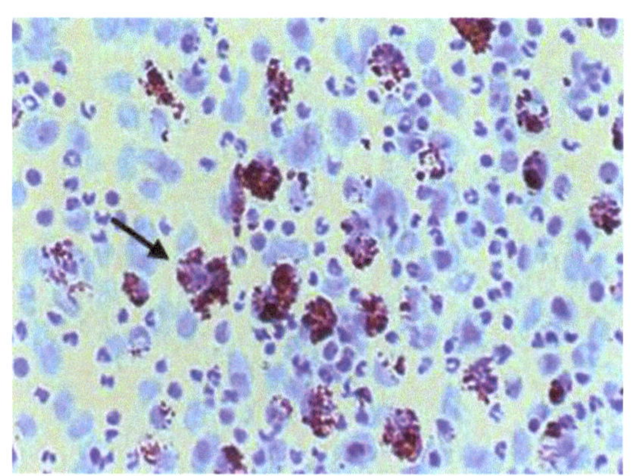

图 2.2.2-3　巨噬细胞
（兔肠系膜铺片，活体注射卡红，H 染色，高倍）
↓示巨噬细胞

（四）肥大细胞（mast cell）

〖制片方法〗　兔肠系膜铺片，甲苯胺蓝染色，E 复染。

〖肉眼观〗　铺片呈红色，厚薄不一。

【低倍镜观察】

铺片底色为红色，先调节焦距看到染成红色的纤维，再寻找肥大细胞。肥大细胞染成蓝色，散在的成群分布。

【高倍镜观察】

肥大细胞呈卵圆形，胞质中充满了深蓝色的颗粒。核位于细胞中央，因未用苏木精染细胞核而呈色淡区，有时亦可见该区有少量蓝色颗粒（图 2.2.2-4）。

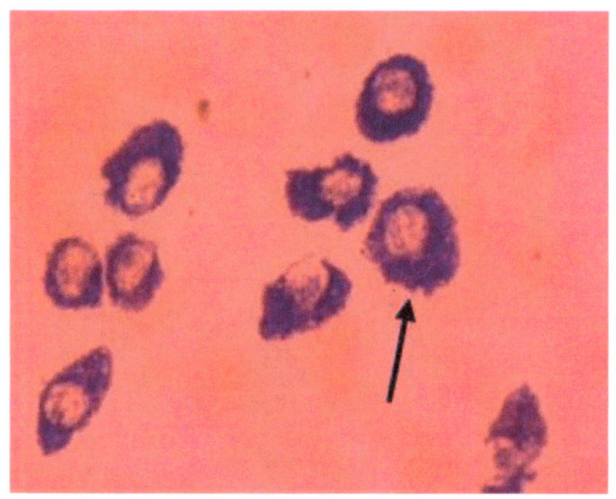

图 2.2.2-4　肥大细胞
（兔肠系膜铺片，甲苯胺蓝染色，E 复染，高倍）
↓示肥大细胞

请总结浆细胞的形态特点：

（五）致密结缔组织和脂肪组织（dense connective tissue and adipose tissue）

〖制片方法〗　人足底皮，HE 染色

〖肉眼观〗　切片中色红、结构致密处为皮肤的结构，紧连的色浅、结构疏松处为皮下组织。

【低倍镜观察】

先找到复层扁平上皮（表皮），上皮深层着红色的即为致密结缔组织（真皮）（图 2.2.2-5）。可见红色的胶原纤维束被切成大小不一的块或不规则形，排列较紧密。细胞较少，分散在纤维束之间，主要是成纤维细胞和纤维细胞。注意比较致密结缔组织和疏松结缔组织各自的特点。

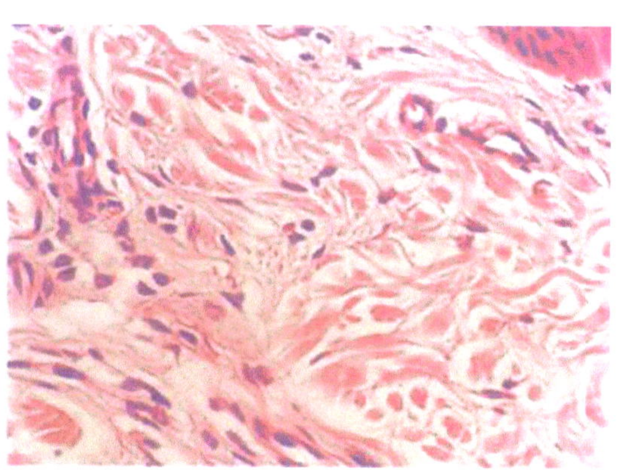

图 2.2.2-5　致密结缔组织
（真皮，HE，低倍）
↓示粗大的胶原纤维断面

真皮深层的皮下组织中可见成群的脂肪细胞。脂肪细胞胞体大而圆或被挤成多角形，胞质内脂滴在制片中被溶解而呈大空泡状，细胞核及少量胞质被挤于细胞的一侧，故呈戒指形，未切到核者则仅留一大空泡（图 2.2.2-6）。脂肪组织中有少量结缔组织将其分隔成小叶。

请总结致密结缔组织和脂肪组织的形态特点：

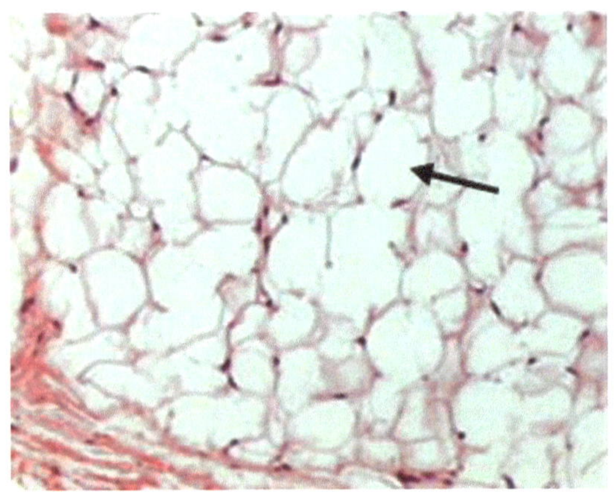

图 2.2.2-6　脂肪组织
（皮下组织，HE，低倍）
↓示脂肪细胞

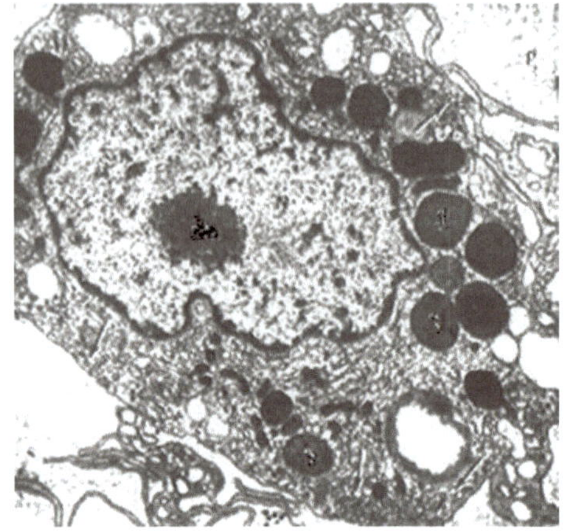

图 2.2.2-7　巨噬细胞电镜图

（六）网状纤维（reticular fibers）

〖制片方法〗　肝脏切片，镀银染色。

【镜下观察】

黑色细网即网状纤维。网状纤维粗细不等，弯曲有分枝，互相交织成网，其间有褐色圆形的细胞核。

三、电镜图片

1. 巨噬细胞　细胞核不规则，细胞形态表现各异，表面有少量微绒毛，可见有伪足伸出。胞浆内含大量的初级溶酶体，次级溶酶体，吞噬体和残余体（图 2.2.2-7）。

2. 浆细胞　胞浆中有大量板层状排列的粗面内质网。核的一侧可见中心体和发达的高尔基复合体。细胞核内异染色质沿核膜呈车轮状排列，核仁位于中央（图 2.2.2-8）。

3. 肥大细胞　胞浆中有大量圆形或卵圆形膜被颗粒。颗粒的内含物呈网格状晶体或细颗粒状（图 2.2.2-9）。

4. 胶原原纤维　粗细不一的胶原原纤维上可见明暗相间的周期性横纹，横纹周期约 64nm（图 2.2.2-10）。

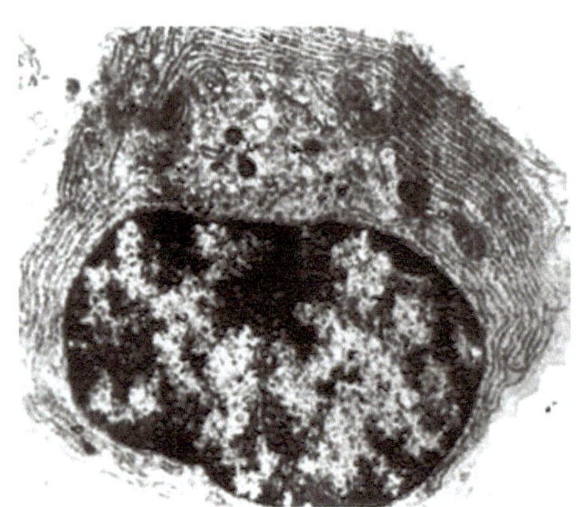

图 2.2.2-8　浆细胞透射电镜图

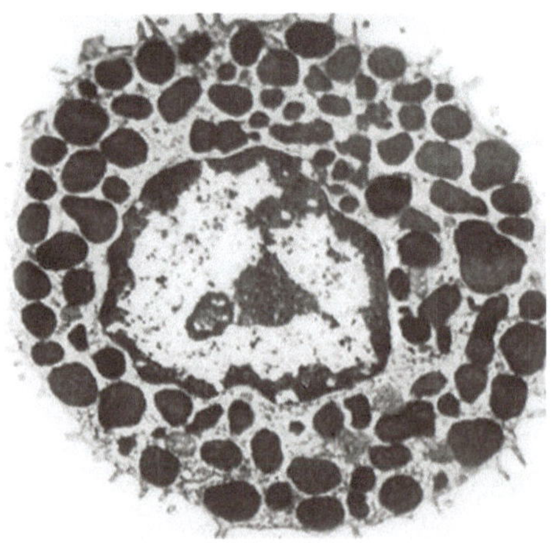

图 2.2.2-9　肥大细胞电镜图

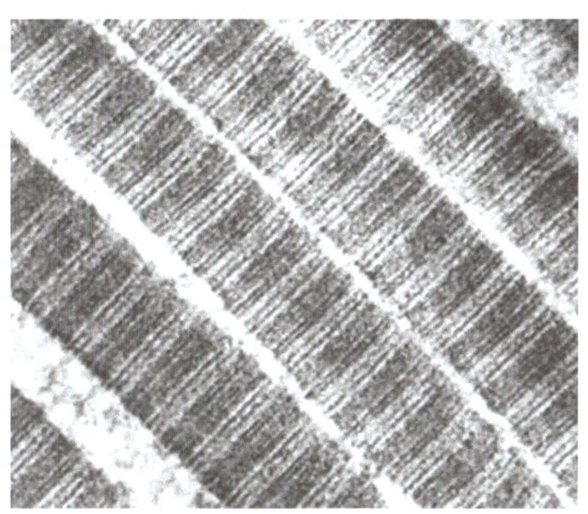

图 2.2.2-10　胶原原纤维透射电镜图

（汪维伟）

第三节　软骨、骨组织与骨发生

软骨组织由软骨细胞和软骨基质构成，根据软骨基质内所含纤维的不同，可将软骨分为透明软骨、弹性软骨和纤维软骨三种，软骨组织与其周围的软骨膜构成软骨。骨组织由细胞和骨基质构成，因骨基质含有钙盐而坚硬。骨组织、骨膜和骨髓等构成骨。

一、目 的 要 求

（1）掌握透明软骨的光镜结构。

（2）了解弹性软骨和纤维软骨的光镜结构特点。

（3）掌握骨组织及长骨的光镜结构。

（4）了解骨组织发生的基本过程及发生方式。

二、光镜观察切片

（一）透明软骨（hyaline cartilage）

〖**制片方法**〗　人气管切片，HE 染色。

〖**肉眼观察**〗　半环形气管横切面上，灰蓝色的带状结构为透明软骨。

〖**低倍镜观察**〗　透明软骨由中央染浅蓝色的透明软骨组织和周围染红色的软骨膜两部分组成。软骨组织中可见很多小腔，为软骨陷窝，有的软骨陷窝内可见软骨细胞。陷窝周围的蓝色环状软骨基质即为软骨囊。透明软骨边缘的基质染粉红色，愈向中央嗜碱性愈强（为什么?）。软骨两侧为薄层致密结缔组织的软骨膜，染色较红，与周围结缔组织无明显分界。近软骨膜的软骨细胞体积较小，呈扁圆形，单个分布；深部的软骨细胞逐渐变大，呈圆形或椭圆形，常三、五成群分布，即同源细胞群（这与软骨细胞的生长有什么关系?）。

〖**高倍镜观察**〗　生活状态时，软骨细胞充满软骨陷窝内。在 HE 染色切片中，软骨细胞胞质皱缩，因而细胞与软骨囊之间出现腔隙。细胞不规则，核较小位于细胞中央，胞质弱嗜碱性。细胞外基质中含胶原原纤维，其折光率与基质相同，故不易分辨（图 2.2.3-1）。

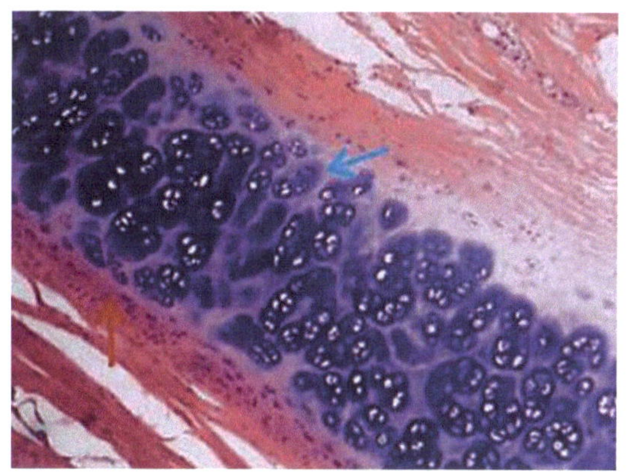

图 2.2.3-1　透明软骨

（HE 染色，低倍）

↑示透明软骨；↑示软骨膜

请总结形态特征：

（二）弹性软骨（elastic cartilage）

〖**制片方法**〗　人耳廓切片，凡霍夫染色，HE 复染。

〖**肉眼观察**〗　切片中部染深色弯曲带状结构即为弹性软骨，其两侧浅染部分为皮肤。

〖**镜下观察**〗　弹性软骨中有染为深蓝色的弹性纤维互相交织成网，软骨中央弹性纤维更为密集，软骨陷窝、软骨细胞等结构基本同透明软骨，软骨周边也有软骨膜(图 2.2.3-2)。

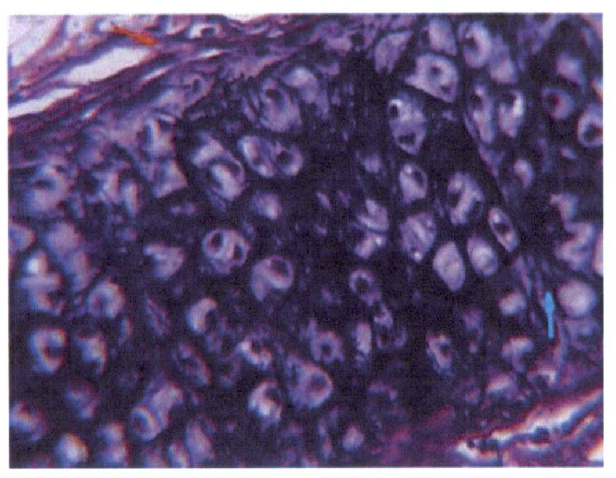

图 2.2.3-2　弹性软骨
(凡霍夫染色，H.E 复染高倍)
↑示透明软骨；↑示软骨膜

请总结形态特征：

(三) 纤维软骨(fibrous catilage)

〖制片方法〗　人椎间盘切片，HE 染色。

〖镜下观察〗　纤维软骨中有大量染红色的平行或交错排列的胶原纤维束，软骨细胞小而少，成行排列于胶原纤维束之间，软骨基质不明显(图 2.2.3-3)。

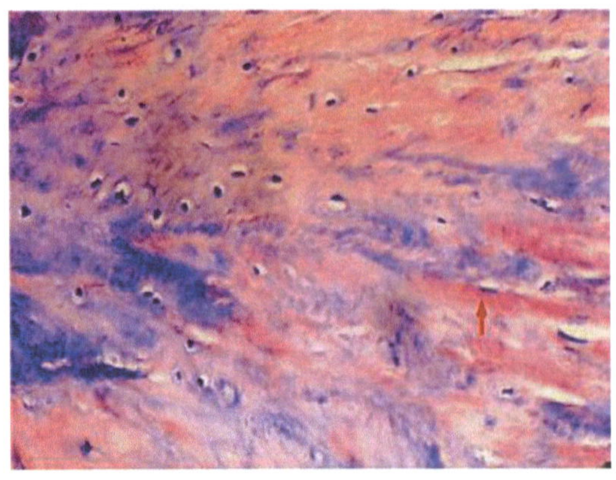

图 2.2.3-3　纤维软骨
(HE 染色，低倍)
↑胶原纤维

请总结形态特征：

(四) 骨组织(ossous tissue)

〖制片方法〗　人长骨横切片，苦味酸-硫堇染色。

〖肉眼观察〗　切片不规则，凸的一面为骨干外表面，骨外膜已去除。相对应的凹面为骨髓腔面。

〖低倍镜观察〗　从外向内观察，外层为数层整齐平行排列的外环骨板；骨髓腔面的骨板，称内环骨板，其层数较少，且不平整；介于内、外环骨板之间呈同心圆排列的结构为哈弗斯系统，即骨单位，其间有形状不规则的间骨板。有时可见通连两个骨单位的纵切面管道，即穿通管。选择一结构较清晰的骨单位高倍镜观察(图 2.2.3-4)。

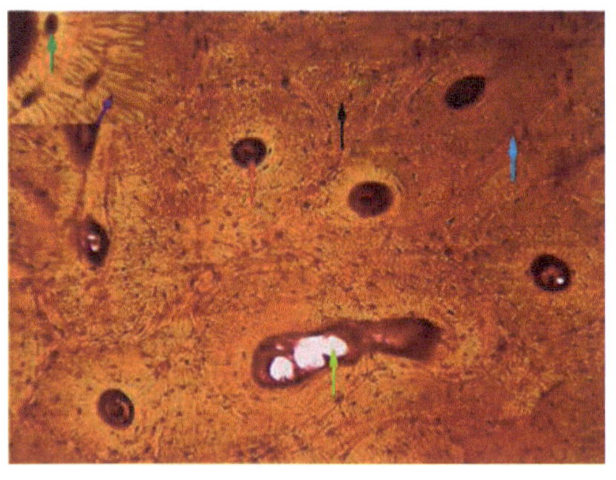

图 2.2.3-4　长骨切片
(苦味酸-硫堇染色，低倍)
↑示中央管；↑示穿通管；↑示间骨板；↑示黏合线；
↑示骨小管；↑示骨陷窝

〖高倍镜观察〗　骨单位由中央管和周围同心圆排列的哈佛斯骨板组成。骨板内或骨板间可见许多棱形裂隙，即骨陷窝，为容纳骨细胞胞体的部位。由骨陷窝向周围伸出放射状的细线样结构即骨小管，容纳骨细胞的突起。骨单位周边可见折光性较强的分界线，即黏合线。

请总结形态特征：

（五）膜内成骨（intramembranous ossification）

〖制片方法〗　人胎儿顶骨切片，H. E 染色。

〖肉眼观察〗　标本为红色片状结构。

〖低倍镜观察〗　切片中部可见大小不等，着色较红的不规则结构，其内有空泡状的骨陷窝，即新生骨组织。骨组织周围着色较浅的窄带为类骨质，类骨质外面的致密结缔组织为骨膜。

〖高倍镜观察〗　成骨细胞单行排列于骨组织表面，细胞呈短柱状或椭圆形，胞质强嗜碱性，核呈卵圆形。骨陷窝内可见骨细胞。破骨细胞位于骨组织边缘，细胞较大，不规则，含多个细胞核，胞质强嗜酸性。

（六）软骨内成骨（endochondral ossification）

〖制片方法〗　人胎儿指骨纵切片，H. E 染色。

〖肉眼观察〗　胎儿指骨的两端为紫蓝色的透明软骨，与相连的指骨形成关节，指骨中间的骨干较红。长骨和关节外有红色的结缔组织包裹。

〖低倍镜观察〗　指骨的两端为透明软骨，中间为骨干。对照图 2. 2. 3-6，先找到骨领，骨领为骨组织，在 HE 染色切片中骨质为红色，骨陷窝分散其间。骨领外侧的结缔组织为骨外膜。骨领内侧为骨髓腔，内有红骨髓，含发育各阶段的造血细胞及血窦。骨髓腔内不规则的片状骨组织为骨小梁。再找到透明软骨端向骨干方向移动视野，可见成骨的过程，依次可分几个区：（图 2. 2. 3-5）

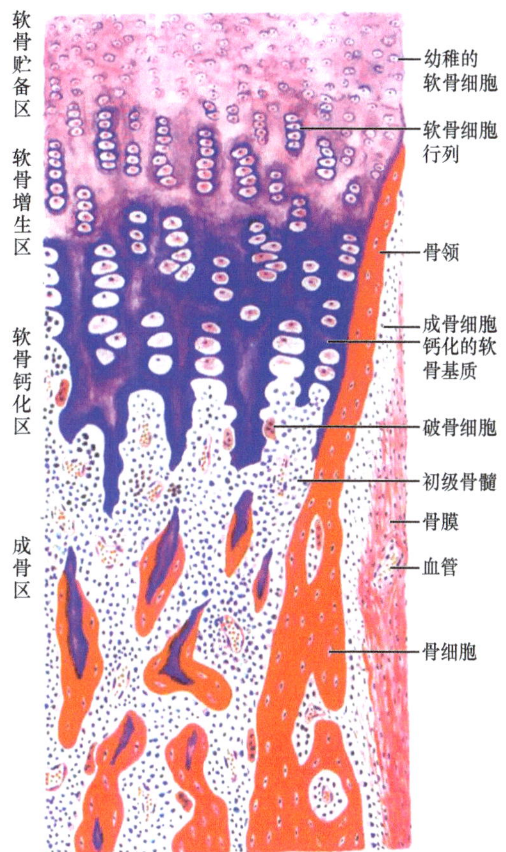

图 2. 2. 3-5　软骨内成骨

（1）软骨储备区：软骨细胞体积小，散在均匀分布，软骨基质染浅蓝色。

（2）软骨增生区：软骨细胞较大，并增生排列成纵行，即同源细胞群。

（3）软骨钙化区：软骨细胞肥大，陷窝扩大如蜂窝状，软骨基质变薄，嗜碱性增强，再后则为染成深紫色或深蓝色，为钙化软骨基质，其间的软骨细胞体积进一步增大，呈空泡状，有的细胞已退化消失，形成与骨干平行的管状隧道。

（4）成骨区：钙化的软骨基质被破骨细胞溶解吸收，形成隧道或不规则的小腔隙，可有红骨髓长入其中。在未完全吸收的嗜碱性钙化软骨基质表面，有成骨细胞新成生的不规则嗜酸性骨组织覆盖，形成骨小梁。骨组织表面可见排列成一层的成骨细胞及散在的。

骨骺与骨干之间的形态变化，反映了软骨细胞增生、退化、吸收和骨组织形成的连续过程，即软骨内成骨的方式。请思考：骨领的形成是什么成骨方式？

〖高倍镜观察〗　主要观察三种细胞，注意其分布部位和形态区别（图 2. 2. 3-6）。骨细胞：分散在骨领和骨小梁等骨组织中的骨陷窝内，常因固定收缩而细胞很小，也看不清细胞突起。成骨细胞：在骨外膜与骨领相贴处及骨小梁周围，可见成排的成骨细胞。细胞呈立方形或低柱状，细胞核偏于细胞一端，胞质嗜碱性，染成紫红色。成骨细胞与骨组织之间，可见薄层浅染的类骨质。破骨细胞：在钙化软骨基质和骨小梁周围，可见散在的破骨细胞。破骨细胞胞体大，形态不规则,胞质染成红色,有多个细胞核。试在低倍镜下寻找破骨细胞。

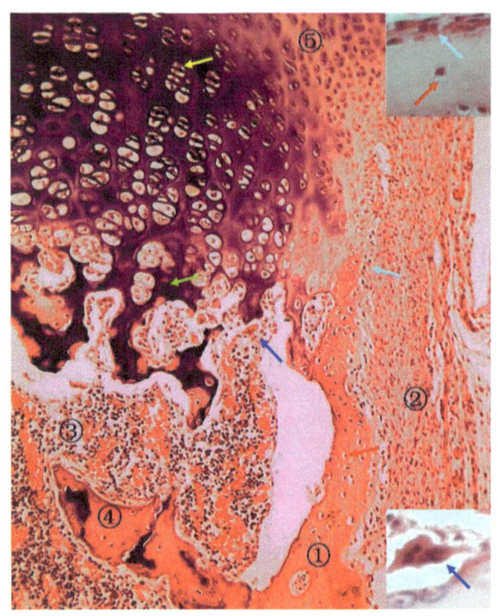

图 2. 2. 3-6　胎儿指骨(HE 染色,低倍)
①骨领;②骨外膜;③红骨髓;④骨小梁;⑤静止的软骨细胞;↑增生的软骨细胞;↑钙化的软骨基质;↑骨细胞;↑成骨细胞;↑破骨细胞

三、电镜照片

1. 软骨细胞　粗面内质网和高尔基复合体发达。

2. 成骨细胞　胞质中有丰富的粗面内质网和高尔基复合体。细胞外可见其释放的基质小泡。

3. 破骨细胞　破骨细胞与骨质接触处,其表面有皱折缘,胞质中见大量吞饮小泡、线粒体、溶酶体和钙盐结晶。

(刘永刚)

第四节　血液与血细胞发生

血液是流动于心血管内的液态结缔组织,由血浆、红细胞、白细胞和血小板组成,血浆相当于细胞外基质。血细胞由红骨髓产生。

一、目的要求

(1) 联系功能掌握周围血中各种有型成分的形态特点、功能及正常值,并能在光镜下识别他们。

(2) 了解血涂片的制作方法和血细胞分类计数方法。

(3) 了解骨髓中各系统不同发育阶段的血细胞形态特点及其形态变化规律。

(4) 学会使用油镜。

二、光镜观察切片

(一) 血涂片(blood smear)

〖**制片方法**〗　人周围血涂片,Wright 染色

〖**肉眼观察**〗　血涂片呈紫红色均匀的薄膜状。没有封盖玻片,注意区分标本的正反面,有血膜处不反光。血膜可分为头、体、尾三部分,一般选体、尾交界处观察。

〖**低、高倍镜观察**〗　大量红色、无核的红细胞,其间夹有少数染蓝色细胞核的白细胞。高倍镜下,先找到有核的白细胞,由于没有封盖玻片,细胞核不是很清楚,转换到油镜观察。

〖**油镜观察**〗　根据白细胞核的形态、胞质及胞质中的颗粒可区分各种白细胞。凡胞核圆、卵圆或马蹄形而胞质中无特殊颗粒者,为无粒白细胞;凡胞核分叶或腊肠状而胞质中有特殊颗粒者为有粒白细胞。

(1) 红细胞:成熟红细胞小而圆,无核,直径约 7. 5 微米。胞质因含血红蛋白而呈嗜酸性,染成淡红色,细胞边缘染色深,中央染色浅,称苍白区。

(2) 粒细胞:细胞质中含有特殊颗粒。

1) 中性粒细胞:呈球形,直径约 10 ~ 12 微米。细胞核紫蓝色、染色质呈块状,核多分为 2~5 叶,叶间有染色质丝相连,称分叶核;有的核呈腊肠状或杆状,称杆状核。细胞质微嗜酸性。细胞质内有大量分布均匀的细小颗粒,较大、淡紫色的嗜天青颗粒,细小、淡红色的为特殊颗粒(图 2. 2. 4-1)。

2) 嗜酸性粒细胞:呈球形,直径约 10 ~ 15 微米。细胞核紫蓝色,核多分两叶。细胞质中充满大、小相近,分布均匀的嗜酸性圆形颗粒,呈桔红色。

3) 嗜碱性粒细胞:数量最少,涂片上比较难寻找。直径约 10 ~ 15 微米,细胞核常呈"S"形或不规则形,染色浅。胞质中含有大小不等、分布

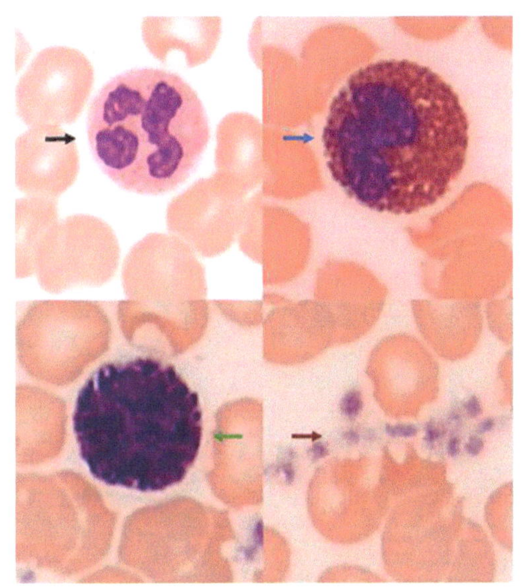

图 2.2.4-1　人血涂片(Wright 染色,油镜)
↑示中性粒细胞;↑示嗜酸性粒细胞;↑示血小板;
↑示嗜碱性粒细胞

不均、染紫蓝色的嗜碱性颗粒,常覆盖细胞核上。

(3) 无粒白细胞:细胞质嗜碱性,其中无特殊颗粒,但可有嗜天青颗粒。

1) 淋巴细胞:球形或卵圆形,直径约 6~15 微米。分大、中、小淋巴细胞。

小淋巴细胞数量多,大小与红细胞相近。细胞核球形,一侧常有凹痕,染色质呈致密块状、染色深。细胞质少,呈天蓝色窄带环绕胞核,胞质内有时可见少量紫色细小的嗜天青颗粒。

大、中淋巴细胞数量少,体积较大。细胞核圆或卵圆形,染色质疏松,染色较浅。细胞质丰富,着天蓝色,内含少数大的嗜天青颗粒(图 2.2.4-2)。

2) 单核细胞:是白细胞中体积最大细胞,直径约为 14~20 微米。细胞核呈卵圆形、肾形、马蹄形或不规则形,染色质呈丝网状,着色浅。细胞质丰富,染灰蓝色,可见少数细小染紫红色的嗜天青颗粒。

(4) 血小板:很小,直径约为 2~4 微米,常成群分布。单个呈星形或多角形,胞质被染成浅蓝色或粉红色,并含有少量细小染紫色的血小板颗粒。

请总结各种血细胞的形态特征:

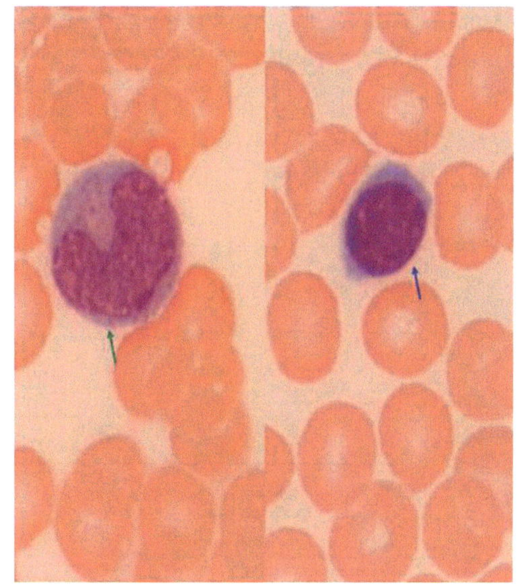

图 2.2.4-2　人血涂片(Wright 染色,油镜)
↑示单核细胞;↑示淋巴细胞

(二) 网织红细胞(reticulocyte)

〖制片方法〗　人周围血涂片,煌焦油蓝染色。

网织红细胞体积与成熟红细胞相似或稍大,细胞质中有蓝色丝网状结构,是胞质中残留的核蛋白体被着色所致。

(三) 骨髓不同发育阶段的血细胞

〖制片方法〗　人骨髓涂片,Wright 染色。

〖肉眼观察〗　骨髓涂片呈薄膜状。注意区分标本的正反面,选择骨髓涂片正面进行观察。

〖低、高倍镜观察〗　选择有核细胞较多,细胞散在,染色均匀的区域转油镜观察。

〖油镜观察〗　骨髓涂片中既有各发育阶段的造血细胞,也有成熟的血细胞,重点观察形态可识别的造血细胞(图 2.2.4-3)。

(1) 红细胞系统:①原红细胞:细胞大而圆,直径 15~22 微米,胞质较多,嗜碱性。核大,圆形或卵圆形,染色质呈细网状,染色浅,核内有 1~3 个核仁,核仁染成淡蓝色。②早幼红细胞:较原红细胞小,细胞质强嗜碱性,呈深蓝色,核卵圆,染色质颗粒呈粗网状,染色亦较深。③中幼红细胞:细胞较小;随着其成熟程度增加细胞质嗜碱性逐渐减弱,嗜酸性的血红蛋白逐渐增加,故染色由蓝→灰蓝→黄红色。核变小而染色深,核仁消失。④晚幼红细胞:细胞体积更小,与成熟红细胞相仿。核小而圆,染色质致密、浓缩、染色很深。细胞质嗜酸性,呈淡红色或黄红色。

(2) 白细胞系统:①原粒细胞:细胞圆或卵圆形,直径 10~18 微米。细胞质染成深蓝色。核大,圆形或卵圆形,染色质细粒状,核仁浅淡,核仁多,2~5 个。②早幼粒细胞:细胞体积增大,胞质呈浅蓝色,可见嗜天青颗粒和少量特殊颗粒,核圆形,偏位,占细胞体积 2/3 左右,染色质呈粗网状,偶见核仁。③中幼粒细胞:细胞核约占细胞直径一半,染色质呈网块状,染色加深。细胞质特殊颗粒逐渐增多,可分为中性、嗜酸性或嗜碱性中幼粒细胞。④晚幼粒细胞:细胞体积变小。细胞核为肾形或马蹄形。胞质嗜酸性,其中满布特殊颗粒。

(3) 成熟巨核细胞:体积大,嗜酸性的胞质中充满嗜天青颗粒。核形状很不规则,分叶多,染色质呈粗网状。有的成熟巨核细胞周围已见成堆的血小板。

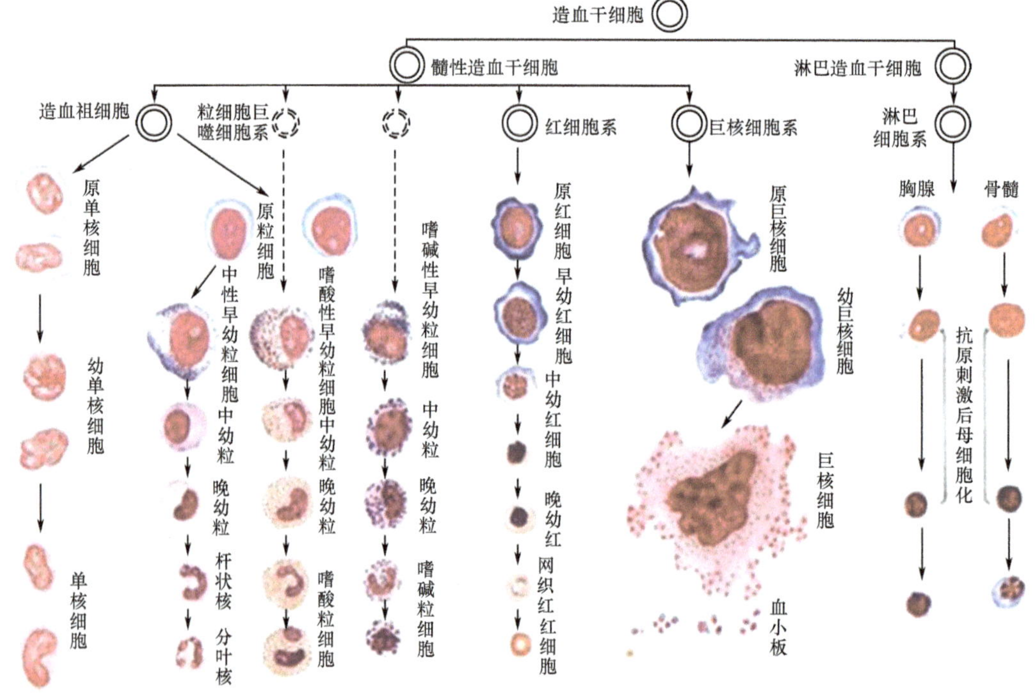

图 2.2.4-3　血细胞发生示意图

三、电镜照片

1. 中性粒细胞　胞质内可见高电子密度、体大、圆或椭圆形的膜包颗粒,为嗜天青颗粒,中等电子密度、体小、呈哑铃或椭圆形的为特殊颗粒(图 2.2.4-4)。

2. 嗜酸性粒细胞　胞质中可见圆形或卵圆形膜被颗粒,颗粒内可见方形或长方形高电子密度结晶体(图 2.2.4-5)。

3. 嗜碱性粒细胞　胞质内可见大小不等的膜被颗粒,颗粒中充满细小微粒,部分颗粒可见板层状或细丝状结构。

(刘永刚)

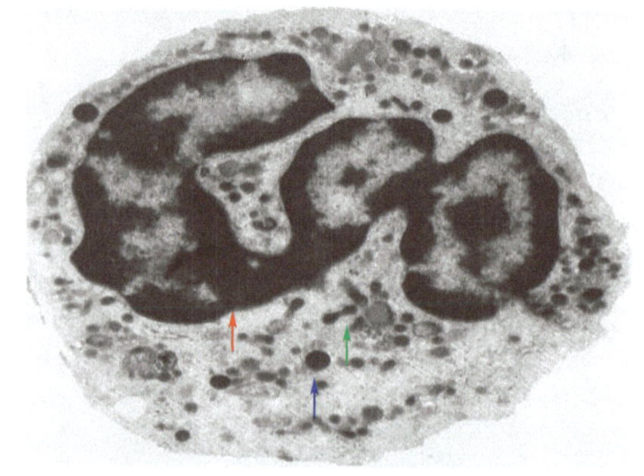

图 2.2.4-4　中性粒细胞　电镜图

↑示细胞核;↑特殊颗粒;↑示嗜天青颗粒

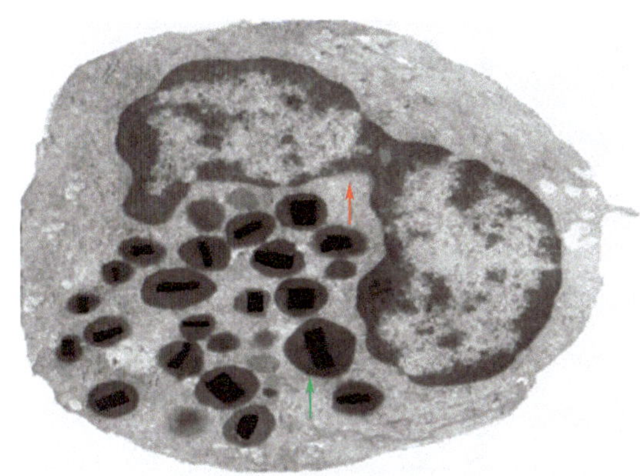

图 2.2.4-5　嗜酸性粒细胞　电镜图

↑示细胞核；↑特殊颗粒

第五节　肌　组　织

肌组织主要由肌细胞和其间的少量结缔组织组成。肌细胞因呈细长纤维形，又称肌纤维。根据肌组织的结构和功能特点，分为骨骼肌、心肌和平滑肌三种。前两种属横纹肌，平滑肌无横纹，又称内脏肌。

一、目的要求

(1) 掌握三种肌纤维光镜下纵横断面的形态结构特点。

(2) 掌握骨骼肌、心肌的电镜结构特点。

(3) 了解平滑肌的电镜结构特点。

二、光镜观察切片

(一) 骨骼肌(skeletal muscle)

〖**制片方法**〗　人舌切片，HE 染色。

〖**肉眼观察**〗　切片中肌组织位于黏膜深面，为大片染红色的结构。

〖**低倍镜观察**〗　肌纤维纵横交错不规则，呈长条状排列的是肌纤维束的纵断面，不规则块状是肌纤维横断面或斜断面，其间的疏松结缔组织内有丰富的血管和神经分布。分隔肌束的结缔组织内有脂肪细胞、血管、神经断面，即肌束膜，在肌纤维束的横断面上更明显。

〖**高倍镜观察**〗　纵切的骨骼肌细胞呈长圆柱形，多个染紫蓝色的椭圆形核，位于细胞的边缘(肌膜下方)与肌纤维的长轴平行，据此可大致判断一个肌纤维的范围。仔细观察可见于长轴平行的纵纹(肌原纤维)和与之垂直的明暗相间横纹(明带、暗带)(图 2.2.5-1)。

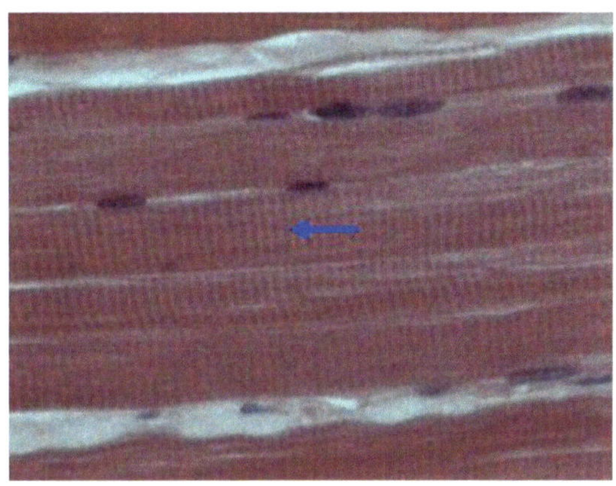

图 2.2.5-1　骨骼肌纵切面(HE 染色，高倍)

↑示横纹

横切的骨骼肌细胞呈大小不等的红色块状断面，细胞核圆形，染紫蓝色，位于细胞周边，肌浆中的红色细点状结构为肌原纤维的横切面，有的细胞因肌原纤维太密集而看不清楚。肌细胞表面少量的疏松结缔组织即肌内膜(图 2.2.5-2)。

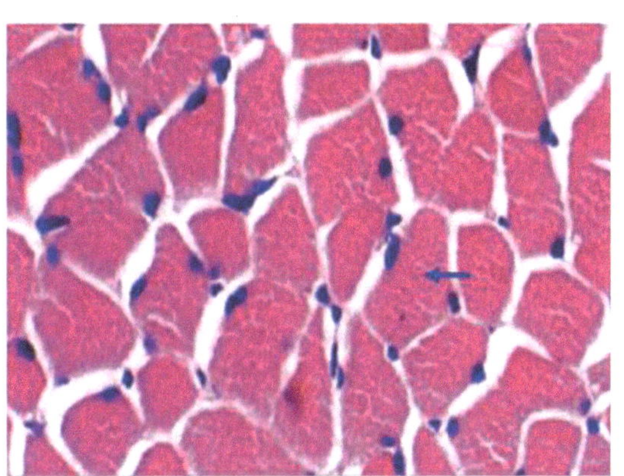

图 2.2.5-2　骨骼肌横切面(HE 染色，高倍)

↑示肌原纤维

请总结形态特征：

（二）心肌（cardiac muscle）

〖**制片方法**〗　人心脏切片，HE 染色。

〖**肉眼观察**〗　心肌标本染为红色，常为纵切和横切两个组织块。

〖**低倍镜观察**〗　心肌纤维纵断面呈短柱状，分支吻合成网，细胞核卵圆形，1～2 个，位于细胞中央。肌纤维间可见疏松结缔组织和丰富血管。横断面心肌纤维呈大、小不等块状，有的可见位于细胞中央的细胞核。

〖**高倍镜观察**〗　纵断面心肌纤维同样可见肌原纤维和明暗相间的横纹，但不如骨骼肌明显。卵圆形细胞核的两端肌浆丰富，淡红色，可见棕褐色脂褐素颗粒。相邻心肌细胞连接处，有与心肌细胞长轴相垂直的紫红色线状或阶梯状结构，即心肌闰盘，是心肌特有的结构（图 2. 2. 5-3）。

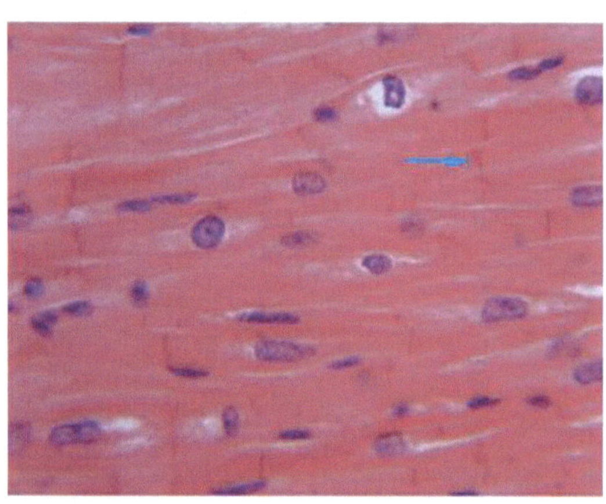

图 2. 2. 5-3　心肌纵切面（HE 染色，高倍）
↑示闰盘

横切面上心肌细胞呈大小不等的红色块状，较骨骼肌细小，部分细胞可见细胞核圆，位于细胞中央。肌浆中可见肌原纤维横断面呈红色点状结构。近核处的切面上，细胞质中央着色浅淡（图 2. 2. 5-4）。相邻心肌细胞之间有疏松结缔组织和丰富的毛细血管。

请总结形态特征：

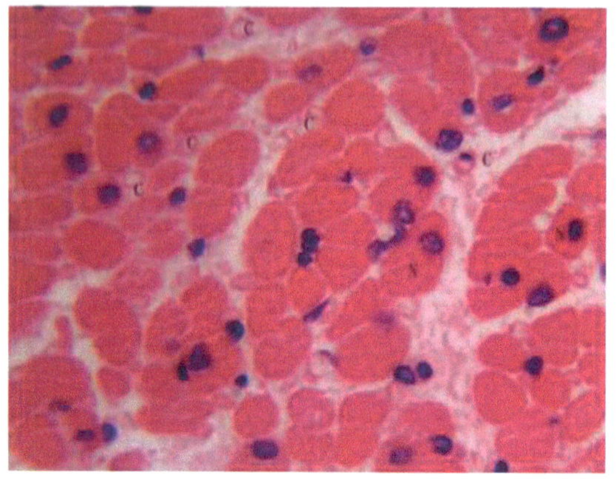

图 2. 2. 5-4　心肌横切面（HE 染色，高倍）
C：示毛细血管

（三）平滑肌（smooth muscle）

〖**制片方法**〗　人小肠横切片，HE 染色。

〖**肉眼观察**〗　标本上凸凹不平着色深处为小肠的腔面，外层红色部分即肌层。

〖**低倍镜观察**〗　可见小肠平滑肌分为两层，内层较厚，为平滑肌的纵切面，平滑肌细胞呈长梭形；外层较薄，为平滑肌的横切面，平滑肌细胞被切成大小不等的细小红色断面。两层之间可见少量的结缔组织。

〖**高倍镜观察**〗　在三种肌细胞中平滑肌最细小。纵切面的平滑肌细胞呈梭形，常成层排列，彼此借少量结缔组织相连。一个呈长椭圆形或杆状的细胞核位于细胞中央，染为浅蓝色，常呈扭曲态。细胞质染红色，没有周期性横纹（图 2. 2. 5-5）。横切的平滑肌细胞呈大小不等圆点状，大的断面可见胞核（图 2. 2. 5-6）。

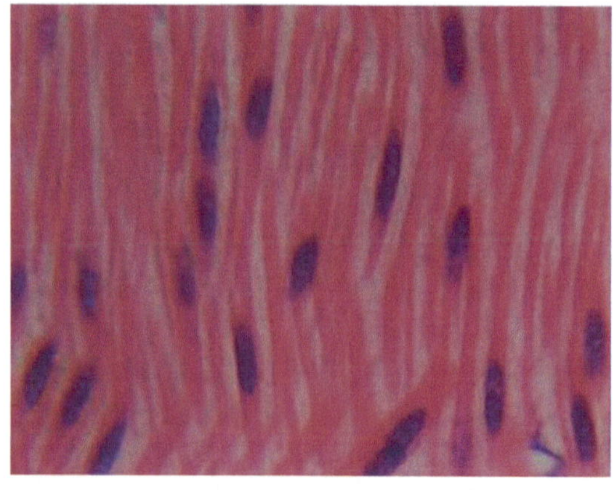

图 2. 2. 5-5　平滑肌纵切面（HE 染色，高倍）

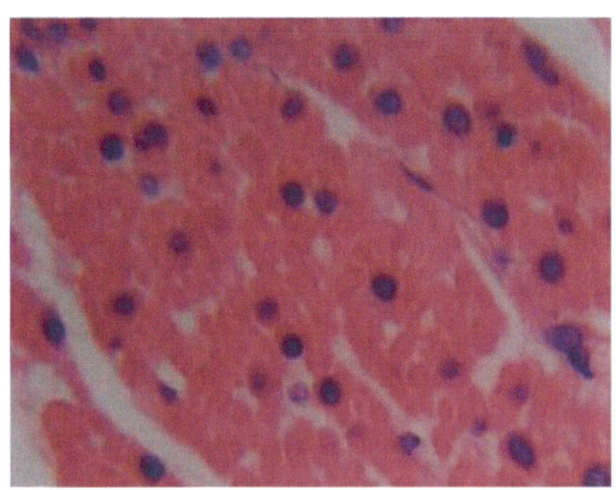

图 2. 2. 5-6　平滑肌横切面(HE 染色,高倍)

请总结形态特征:

三、电 镜 照 片

1. 骨骼肌纤维　骨骼肌纤维纵切面上可见明带和暗带,明带电子密度低,中间有电子密度高的 Z 线;暗带电子密度较明带高,中间有窄小电子密度稍低的 H 带,H 带中间可见 M 线。两个相邻 Z 线之间为一个肌节,很多肌节连接形成肌原纤维。并列的肌原纤维间可见线粒体及肌浆网。明暗带交界处可见横小管和终池构成的三联体(图 2. 2. 5-7)。

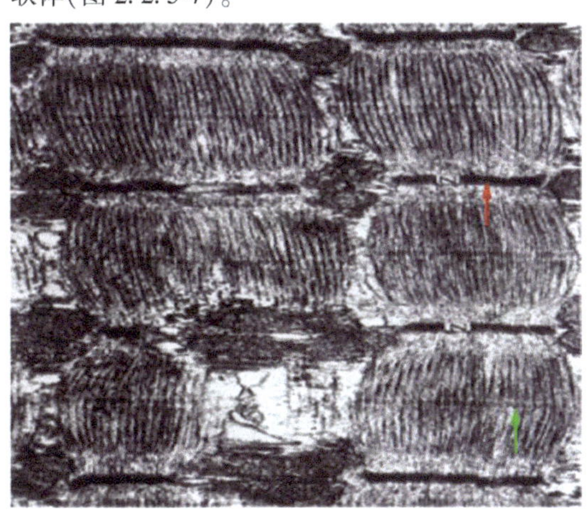

图 2. 2. 5-7　骨骼肌肌节电镜图

↑示 Z 线;　↑示 M 线

2. 心肌纤维　心肌纤维纵切面上可见线粒体和肌浆网不完全包绕肌丝群;纵断面示横小管较大,位于 Z 线平面,线粒体丰富。肌浆网不发达,有二联体。

3. 闰盘　相邻细胞膜犬齿交错,纵位部分可见缝隙连接;横位部分可见桥粒等细胞连接(图 2. 2. 5-8)。

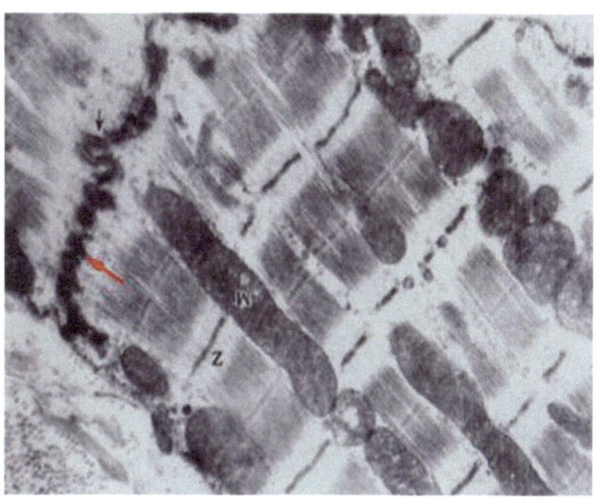

图 2. 2. 5-8　心肌电镜图

↑示闰盘

(刘永刚)

第六节　神 经 组 织

神经组织由神经细胞和神经胶质细胞组成。神经细胞又称神经元,具有接受刺激、整合信息和传导冲动的能力。神经胶质细胞对神经元起支持、保护、营养和绝缘等作用。中枢神经系统的神经胶质细胞有星形胶质细胞、少突胶质细胞、小胶质细胞、室管膜细胞。周围神经系统的胶质细胞有施万细胞(神经膜细胞)、卫星细胞。

神经元的长轴突及包绕它的神经胶质细胞构成神经纤维,分为有髓神经纤维和无髓神经纤维两类。周围神经纤维的终末部分终止于全身的组织和器官,形成神经末梢,按其功能可分感觉神经末梢和运动神经末梢两类。

神经元与神经元之间、神经元与效应细胞之间的细胞连接称突触。突触分为以神经递质作为传递信息媒介的化学性突触,以及生物电作为信息载体的电性突触两类。

一、目的要求

(1) 掌握神经元的光镜和超微结构,有髓神经纤维的光镜和超微结构。

(2) 熟悉神经胶质细胞的光镜结构。

(3) 掌握化学突触的光镜和超微结构。

(4) 掌握神经肌连接(运动终板)的光镜及超微结构。

(5) 熟悉环层小体和触觉小体的光镜结构。

二、光镜观察切片

(一) 锥体细胞(pyramidal cell)

〖制片方法〗 猫大脑切片,Cox 法染色。

〖肉眼观察〗 标本凹凸不平的部分是大脑皮质。

〖低倍镜观察〗 大脑皮质内可见各种有突起的细胞。锥体细胞胞体呈锥形,大小不等。在胞体的尖端有个较粗的树突,并伸向皮质表面,沿途发出细的分支;胞体的基部有一些水平向的树突及其细小的分支。在胞体底部,有一根纤细的突起,即轴突,其近胞体附近无分支,这是它与树突最基本的区别。

〖高倍镜观察〗 在树突分支上有许多的棘状小突起,为树突棘。从胞体底部发出的轴突,因其很长部分未被切到或切断,故多数轴突仅见其起始部(图 2.2.6-1)。

请总结形态特征:

(二) 浦肯野细胞(purkinje cell)

〖制片方法〗 兔小脑切片,Cox 法染色。

〖肉眼观察〗 标本中凹凸不平的一侧是小脑皮质。

〖低倍镜观察〗 浦肯野细胞属多极神经元,是皮质中体积最大的神经元。胞体特别大,呈梨形,胞体底部钝圆,有一条或长或短的轴突(由于切片的原因);胞体顶端有 2~3 条粗的主树突,伸向皮质浅层,树突分支繁多,形似松柏树叶片,呈扇形展开(图 2.2.6-2)。

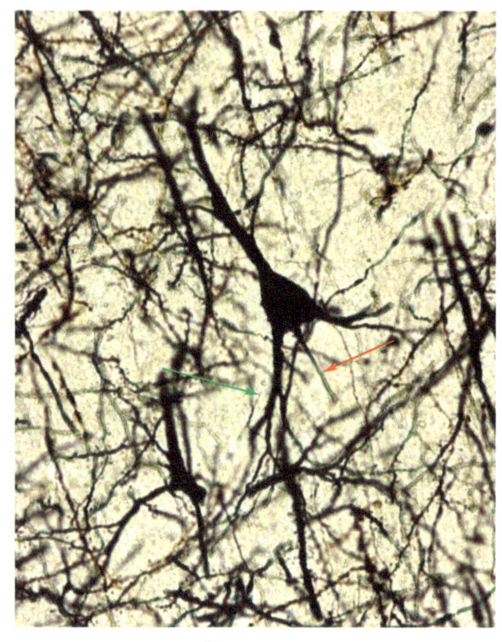

图 2.2.6-1　大脑锥体细胞(猫)(Cox 法染色,高倍)
→轴突;→树突

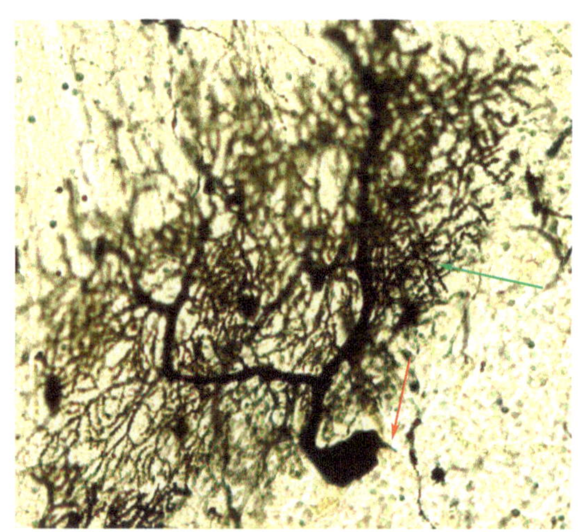

图 2.2.6-2　小脑浦肯野细胞(兔)(Cox 法染色,低倍)
→轴突;→树突

〖高倍镜观察〗 进一步观察树突及其分支表面的树突棘。自胞体底部发出的轴突,较纤细,多数仅见其起始段。

请总结形态特征:

（三）神经元(neuron)

〖制片方法〗　猫脊髓切片,天竺牡丹染色。

〖肉眼观察〗　标本是脊髓的横切面,整体为椭圆形,内部呈蝶形的淡蓝色结构,即脊髓灰质,其周围部分是白质。

〖低倍镜观察〗　在灰质内可见一些体积大而又大小不等、着色深、有多个突起的细胞,它们大多是神经元。选择体积大的多极神经元,换高倍镜观察。

〖高倍镜观察〗　神经元的胞体大,可见被切断的突起。细胞核大、圆形、色浅、核仁清楚。着深蓝色、大小不等的斑块或颗粒状结构,即尼氏体,分布于核周质及树突内。轴突于胞体的起始处,常呈锥形,其内无尼氏体,着色浅,即轴丘(图2.2.6-3)。神经元周边的小细胞多为神经胶质细胞。

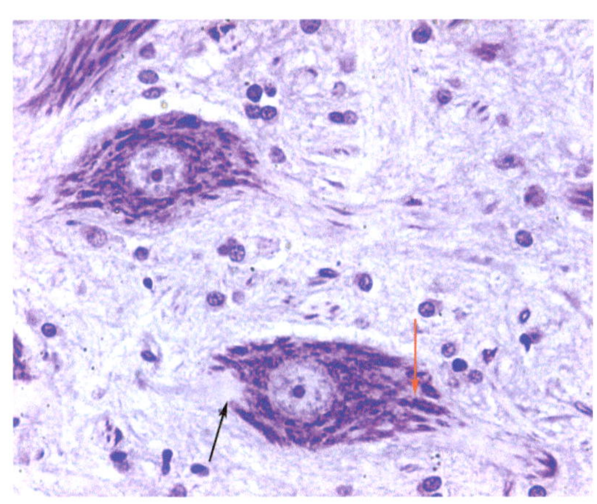

图2.2.6-3　尼氏体与轴丘
(天竺牡丹染色,高倍)
→尼氏体;→轴丘

请总结形态特征:

（四）神经原纤维(neurofibril)及突触小体(synaptic knob)

〖制片方法〗　猫脊髓切片,Cajal法染色。

〖肉眼观察〗　该标本是脊髓的横切面。其内呈棕黄色蝴蝶形的结构,即脊髓灰质。

〖低倍镜观察〗　在脊髓灰质内,寻找细胞体积大的多极神经元,转换高倍镜观察。

〖高倍镜观察〗　神经元的胞核呈圆形,着色浅;核周质内可见深棕色的细丝,交织成网,并向突起内延伸,平行排列,此即神经原纤维。在神经元胞体及突起的表面可见带柄的小球状结构,即突触小体。突触小体在多数神经元表面显示不理想(图2.2.6-4)。

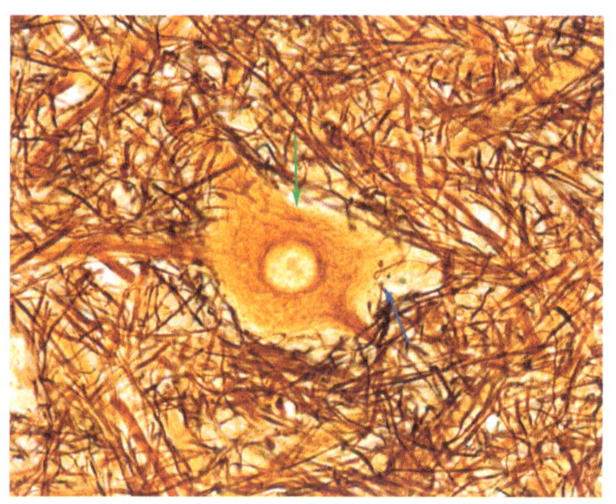

图2.2.6-4　神经原纤维(Cajal法染色,高倍)
→神经原纤维;→突触小体

请总结形态特征:

（五）有髓神经纤维(myelinated nerve fiber)

〖制片方法〗　犬坐骨神经干纵、横切片,HE染色。

〖肉眼观察〗　载玻片上有两块神经组织标本,长条状的是神经干的纵切面,另一圆形的结构是神经干的横切面。

1. 纵切面

〖低倍镜观察〗　粗细不一、平行密集排列的红色线条状结构,即神经纤维束。神经纤维束内含有髓神经纤维和无髓神经纤维,选择平行排列的有髓神经纤维,置高倍镜观察。

〖高倍镜观察〗　许多神经纤维平行排列时,其间的界限往往不清。仔细观察,一条有髓神经纤维呈三条平行的红线，中间的红线较粗糙，为轴突；两侧的红线较细，为神经膜；轴突与神经膜之间空白或红色细网结构，为髓鞘。在制片过程中，髓鞘中类脂被溶解，蛋白质部分残留，故呈网状，着红色。沿着有髓神经纤维纵向观察，每隔一定的距离处，可见一个缩窄区，呈"⫘"结构（图2.2.6-5），即郎飞结。该结处髓鞘中断，轴突明显。相邻两郎飞结之间的一段神经纤维，为一个结间体。神经纤维间有少量结缔组织及纵行的毛细血管等。

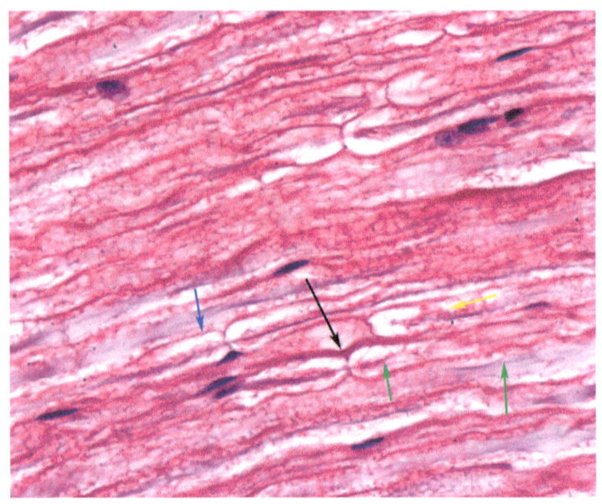

图 2.2.6-5　有髓神经纤维（纵切面）（HE，高倍）
→轴索；→郎飞结；→神经膜；→髓鞘

2. 横切面

〖低倍镜观察〗　一条神经干由几条粗细不等的神经纤维束组成。神经纤维束大小不一，内含许多条神经纤维，包在神经纤维束外的薄层结缔组织称神经束膜。整个神经干外包的结缔组织，即神经外膜。

〖高倍镜观察〗　神经纤维束内有许多大小不等的圆形结构，大多数是有髓神经纤维（图2.2.6-6）。圆形结构的周缘，即神经膜，有的神经膜内侧可见神经膜细胞核。神经膜中间着淡红色的圆形结构为轴突。轴突与神经膜之间的放射状细线区为髓鞘。有的神经纤维不见髓鞘，是通过郎飞结的断面。

请总结形态特征：

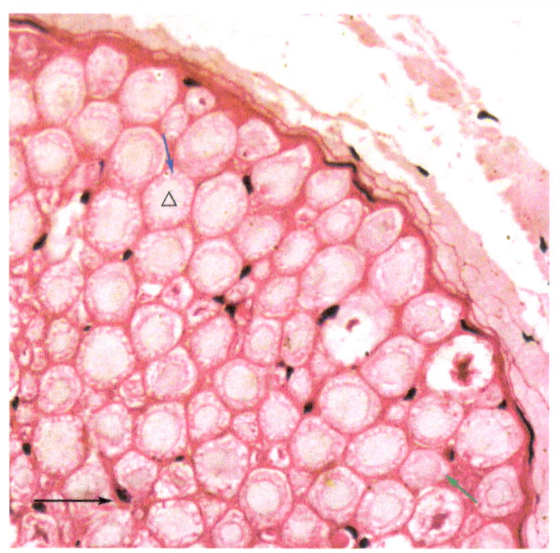

图 2.2.6-6　有髓神经纤维（横切面）（HE，高倍）
→有髓神经纤维；→神经膜细胞核；△轴索；→髓鞘

（六）神经肌连接（neuromuscular junction）或称运动终板（motor end plate）

〖制片方法〗　猫肋间肌压片，氯化金-甲酸法染色。

〖低倍镜观察〗　骨骼肌纤维呈带状，着浅紫红色。少数骨骼肌纤维的横纹可见。神经纤维着黑色，分支末端呈葡萄状膨大（图2.2.6-7），将其置于视野中央，换高倍镜观察。

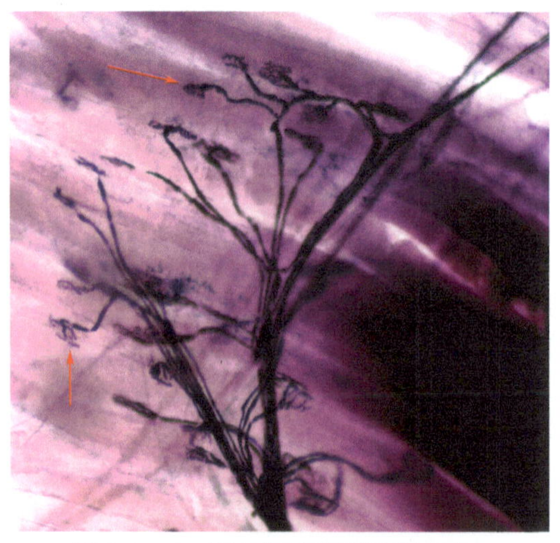

图 2.2.6-7　运动终板（猫肋间肌压片）
（氯化金-甲酸法染色，低倍）
→运动终板

〖高倍镜观察〗　神经纤维分支成鸡爪状，其末端葡萄状膨大贴附在骨骼肌纤维肌膜上，两者共同构成运动终板。

请总结形态特征：

（七）触觉小体（tactile corpuscle）和环层小体（lamellar corpuscle）

〖制片方法〗　人手指掌侧皮肤切片，HE染色。

〖肉眼观察〗　着色深的部分为角化的复层扁平上皮，是手指皮的表皮；着浅红色部分为真皮，真皮深面为皮下组织。

〖低倍镜观察〗　皮肤的表皮为复层扁平上皮，表皮下面是致密结缔组织组成的真皮，真皮向表皮突出形成真皮乳头。触觉小体位于真皮乳头内，呈红色长椭圆形，有明显的边界，触觉小体的长轴与皮肤表面垂直（图 2.2.6-8）。环层小体位于真皮深面的皮下组织内，体积大，呈圆形或椭圆形，形状似洋葱切面（图 2.2.6-9），或者不规则切面。

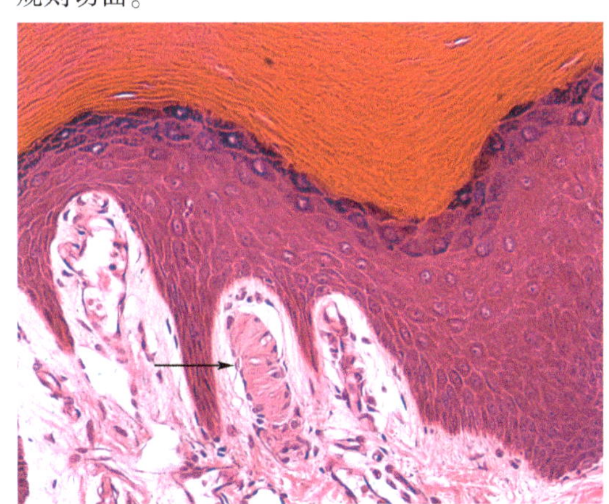

图 2.2.6-8　触觉小体（人手指皮）（HE，低倍）
→触觉小体

〖高倍镜观察〗　触觉小体外表面包有极薄层的结缔组织，即触觉小体的被囊。囊内有许多平行排列的扁平细胞，胞核多靠近触觉小体被囊，轴突在触觉小体内的细支不能显示出。环层小体中央有一红色均质状的圆柱体，其内神经纤维末梢不能分辨。多层扁平细胞呈同心圆状围绕圆柱体。小体周围可见神经纤维束。

请总结形态特征：

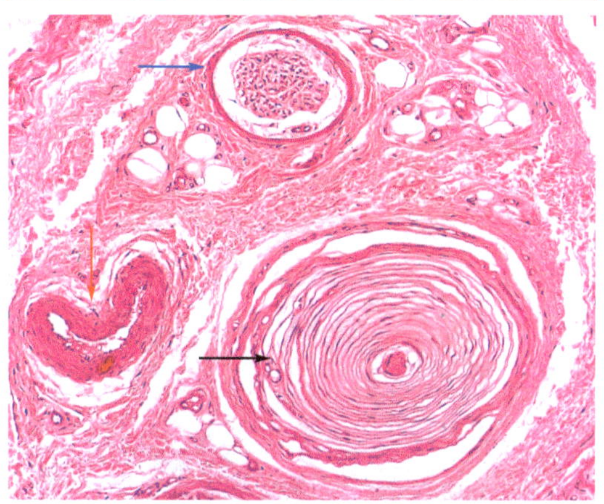

图 2.2.6-9　环层小体（人手指皮）（HE，低倍）
→环层小体；→小动脉；→神经纤维束

三、电镜图片

1. 周围神经系统神经纤维　①有髓神经纤维由内向外依次是轴突、髓鞘、神经膜（图 2.2.6-10）。轴突外明暗相间、同心圆环绕的板层状结构，即髓鞘（图 2.2.6-11）。②无髓神经纤维没有髓鞘，神经膜细胞表面有许多质膜内陷形成的凹陷，轴突位于凹陷内（图 2.2.6-10，图 2.2.6-12）。

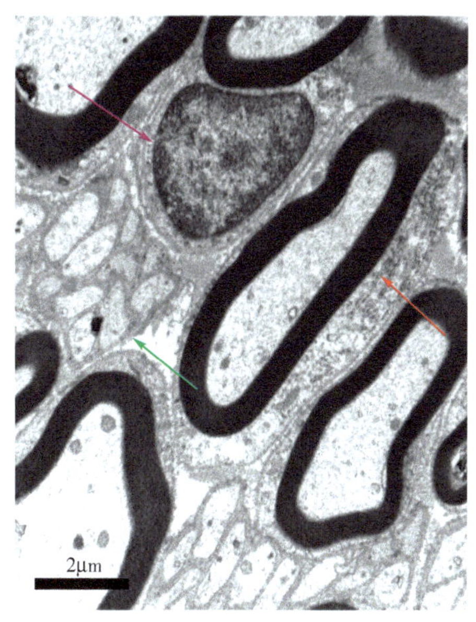

图 2.2.6-10　周围神经系统神经纤维
→有髓神经纤维；→无髓神经纤维；
→施万细胞

2. 化学突触　详细辨认突触前膜、突触间隙、突触后膜和突触小泡（图 2. 2. 6-13）。

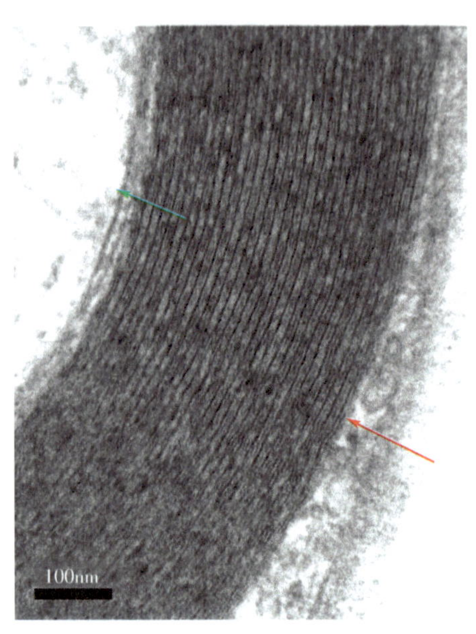

图 2. 2. 6-11　有髓神经纤维
→髓鞘；→轴突

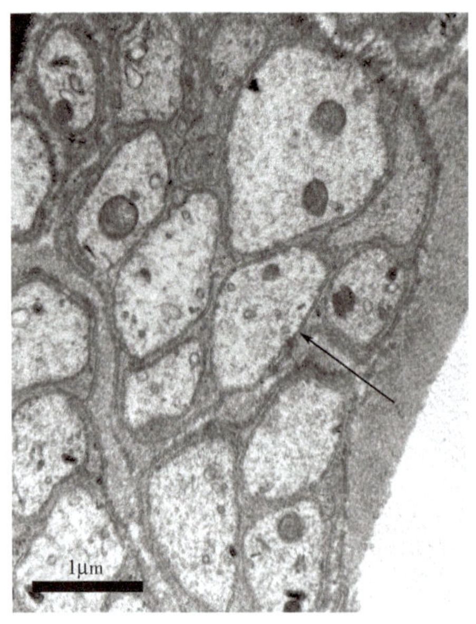

图 2. 2. 6-12　无髓神经纤维
→轴突

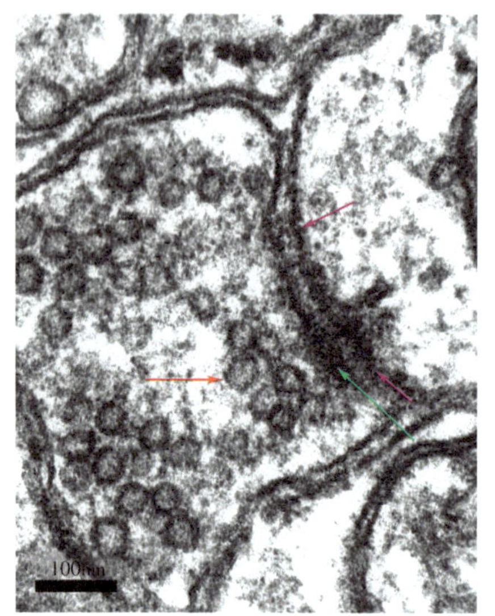

图 2. 2. 6-13　化学突触
→突触小泡；→突触前膜；→突触后膜

（王小丽）

第七节　神经系统的组织结构

神经系统主要由神经组织构成，分为中枢和周围神经系统两部分。脑与脊髓构成中枢神经系统，脑脊神经节、脑脊神经、自主神经节、自主神经构成周围神经系统。

脑和脊髓都分为白质和灰质，神经元胞体主要分布在灰质，白质主要是神经纤维所在的部位。大脑和小脑的灰质位于表层，又称皮质，其深面是白质。大脑、小脑白质中的灰质团块，称神经核。神经节或神经丛是周围神经系统中神经元胞体所在的部位。

一、目 的 要 求

（1）了解脊髓灰质、大脑皮质、小脑皮质的基本结构。

（2）了解脊神经节的结构。

（3）熟悉血脑屏障的结构。

二、光镜观察切片

（一）脊神经节（spinal ganglion）

〖**制片方法**〗　犬脊神经节切片，HE 染色。

〖**低倍镜观察**〗　脊神经节表面有致密结缔

组织被膜，内含大量的节细胞，属假单极神经元，细胞体积大，大小不等。节细胞被神经节内的神经纤维束分隔成群（图 2.2.7-1）。

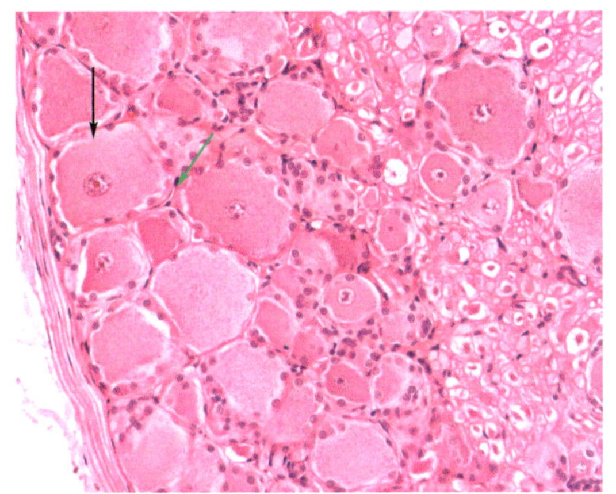

图 2.2.7-1　脊神经节（犬）（HE，低倍）
→节细胞；→卫星细胞

〖**高倍镜观察**〗　节细胞胞体呈圆形或卵圆形，大小不等。被切到的节细胞胞核大、圆形、位居细胞中央，着色浅，核仁明显。细胞质嗜酸性，但含有均匀分布、嗜碱性、细颗粒状的尼氏体。

节细胞胞体周围有一层小细胞，胞核呈椭圆形或圆形，染色较深，胞质少，此即卫星细胞。在节细胞胞体和卫星细胞间常有空白间隙，是由于固定后细胞收缩而形成的。分隔节细胞群的神经纤维多为有髓神经纤维。

请总结形态特征：

（二）脊髓（spinal cord）

〖**制片方法**〗　猫脊髓切片，HE 染色。

〖**肉眼观察**〗　该标本是脊髓的横切面。其内呈红色蝴蝶形的结构，即脊髓灰质。灰质周围是白质。

〖**低倍镜观察**〗　脊髓各节段内部结构的特点虽不尽相同，但一般特征是一致的，即在脊髓横断面上，灰质居中央，呈蝴蝶形；白质在灰质的外周。

灰质的前角为蝴蝶形的扩大部分，突向腹侧；灰质的后角为蝴蝶形的细长部分，伸向背侧；在胸 1 至腰 2 节段，前、后角之间灰质向外侧突出部分，称侧角。两侧灰质在正中相连的部分为灰质连合，其中央有中央管。

〖**高倍镜观察**〗　脊髓灰质内有许多大小不等的神经元。大多数神经元的胞体聚集成群。前角内神经元胞体大小不一，可见较大的神经元；后角和侧角神经元较小。

白质主要由纵行的神经纤维组成，其中以有髓神经纤维为主。神经纤维之间有胶质细胞。

请总结形态特征：

（三）小脑（cerebellum）

〖**制片方法**〗　猫小脑，HE 染色。

〖**肉眼观察**〗　标本中凹凸不平的一侧是小脑皮质。

〖**镜下观察**〗　小脑皮质（灰质）的浅层着浅粉红色，深层着紫色。小脑的髓质（白质）着粉红色。小脑皮质从外向内，明显可分三层。

1. 分子层　位于皮质浅层，较厚，细胞成分稀少。

2. 浦肯野细胞层　位于分子层的深层。由一层浦肯野细胞组成。胞体大，呈梨状。由胞体顶部发出 2~3 条粗的主树突伸入分子层内，切片内仅见其近胞体部分。

3. 颗粒层　位于浦肯野细胞层和小脑髓质之间，主要由密集的颗粒细胞组成（图 2.2.7-2）；小脑髓质主要由神经纤维和神经胶质细胞构成。

请总结形态特征：

（四）大脑（cerebrum）

〖**制片方法**〗　猴大脑切片，HE 染色。

〖**肉眼观察**〗　标本一侧起伏不平且着色略浅，是大脑的皮质；着色略深处是髓质，两者分界不清。

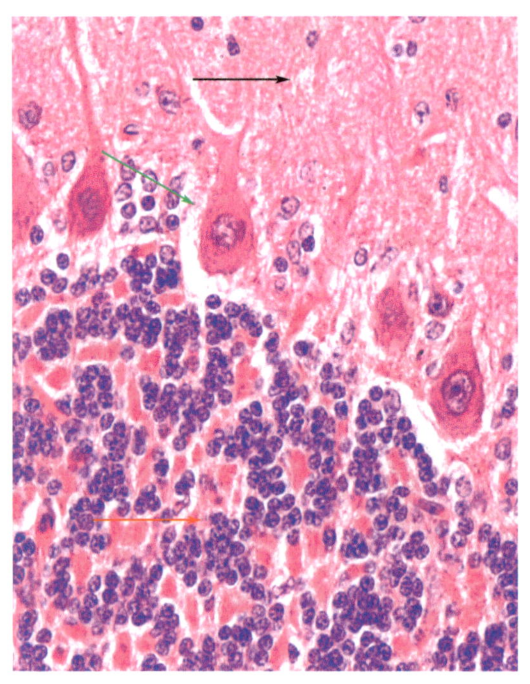

图 2. 2. 7-2　小脑皮质(猫)(HE,高倍)
→分子层;→浦肯野细胞层;→颗粒层

〖低倍镜观察〗

(1) 软脑膜:被覆在大脑皮质表面的薄层结缔组织,有丰富的小血管。

(2) 大脑皮质:由无数的神经元、神经纤维(多为无髓)和神经胶质细胞等所构成。皮质从表层至深层,一般依次可分为以下六层,但层与层间界限不十分清楚(图 2. 2. 7-3)。

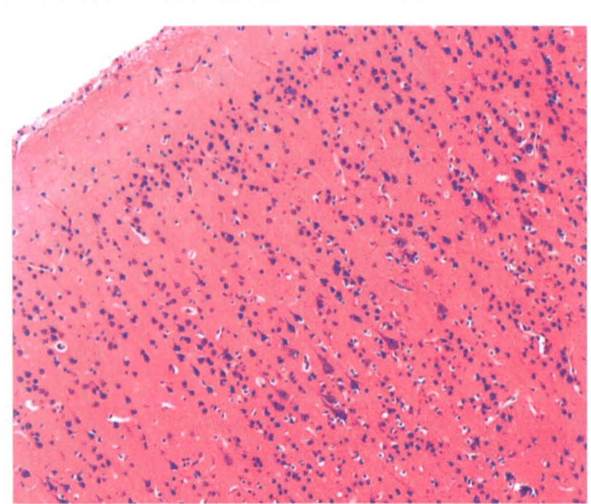

图 2. 2. 7-3　大脑皮质(猴)(HE,低倍)

1) 分子层:神经细胞小而少,神经元难以与神经胶质细胞区分。神经纤维多与皮质表面平行。

2) 外颗粒层:细胞较密集,主要由星形细胞和少量小锥体细胞组成。

3) 外锥体细胞层:最厚,主要由中、小型锥体细胞和星形细胞组成。

4) 内颗粒层:相对薄些,细胞密集,主要由星形细胞组成。

5) 内锥体细胞层:细胞分布疏散,主要由大、中型锥体细胞所组成。

6) 多形细胞层:以梭形细胞为主,尚有少量锥体细胞和颗粒细胞。

(3) 髓质:位于皮层深层,与皮质分界不很明显,由神经纤维和神经胶质细胞组成。

皮质和髓质内均可见小血管的断面。

〖**高倍镜观察**〗　在内锥体细胞层观察。锥体细胞胞体呈锥形,胞核大,位于胞体中央,其突起多数未显示出(图 2. 2. 7-4)。

请总结形态特征:

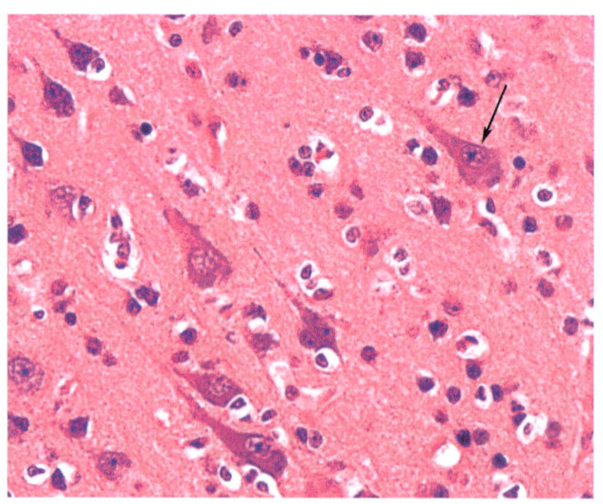

图 2. 2. 7-4　大脑皮质(猴)(HE,高倍)
→锥体细胞

三、电镜图片

血-脑屏障:毛细血管内皮细胞之间有紧密连接,内皮外可见连续的基膜和星形胶质细胞脚板(图 2. 2. 7-5)。

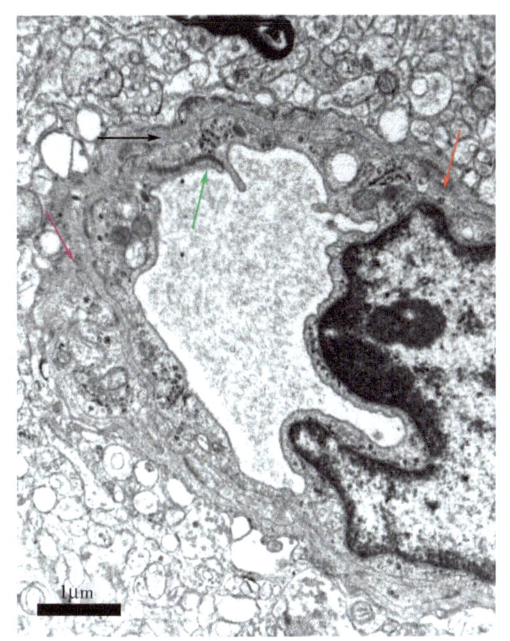

图 2.2.7-5　血-脑屏障
→内皮细胞；→紧密连接；→基膜；
→星形胶质细胞脚板

（王小丽）

第八节　皮肤的组织结构

皮肤是人体表面积最大的器官，由表皮和真皮构成，借皮下组织与深层组织相连。皮肤内有由表皮衍生的皮肤附属器：毛、皮脂腺、汗腺和指（趾）甲。

一、目的要求

（1）掌握皮肤的基本结构。

（2）熟悉毛、皮脂腺、外泌汗腺的光镜结构和功能。

二、光镜观察切片

（一）掌皮（skin of palm）

〖**制片方法**〗　人手指皮或掌皮切片，HE染色。

〖**肉眼观察**〗　弓形红色部分为表皮，浅红色部分为真皮，皮下组织着色非常浅淡。

〖**低倍镜观察**〗　手指皮或掌皮的表皮为角化复层扁平上皮，较厚，由深层向浅层分为基底层、棘层、颗粒层、透明层和角质层等五层。表皮内可见螺旋行走的腔隙，即汗腺导管行走于表皮的部分（图 2.2.8-1），没有毛的结构。

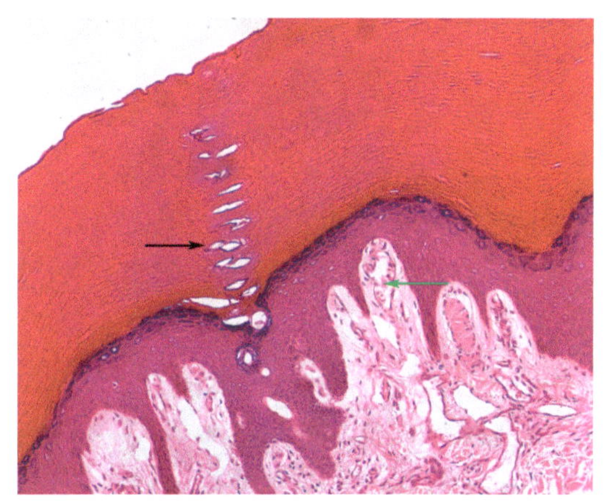

图 2.2.8-1　手指皮（人）（HE，低倍）
→汗腺导管；→真皮乳头（含血管）

表皮基膜以下是由结缔组织构成的真皮，分为乳头层和网织层，二者间无明显界限。乳头层为薄层的疏松结缔组织构成，凸向表皮形成许多真皮乳头。有的乳头内有丰富的毛细血管，有的乳头内可见触觉小体。网织层位于乳头层之下方，由较厚的致密结缔组织构成，此层结缔组织胶原纤维粗大，着色较红，排列不规则。其深面为富于血管、神经、淋巴管、汗腺及其导管的疏松结缔组织和脂肪组织的皮下组织，其内还可见环层小体。

〖**高倍镜观察**〗　表皮由深层至浅层分为五层。

基底层：位于基膜上，由一层矮柱状的基底细胞组成，胞核呈圆形或卵圆形，胞质呈强嗜碱性。

棘层：位于基底层上方，厚薄不一，一般由4～10层多边形的棘细胞组成。棘细胞体积较大，胞核呈圆或卵圆形，胞质丰富，弱嗜碱性。越近颗粒层，棘细胞由多边形渐变为棱形（图 2.2.8-2）。

颗粒层：位于棘层上方，由3～5层较扁平的梭形细胞构成。胞质内有许多形状不规则、强嗜碱性的透明角质颗粒，这是该层细胞的最显著的结构特点。胞核已退化，在细胞中呈圆形或椭圆形空白区。

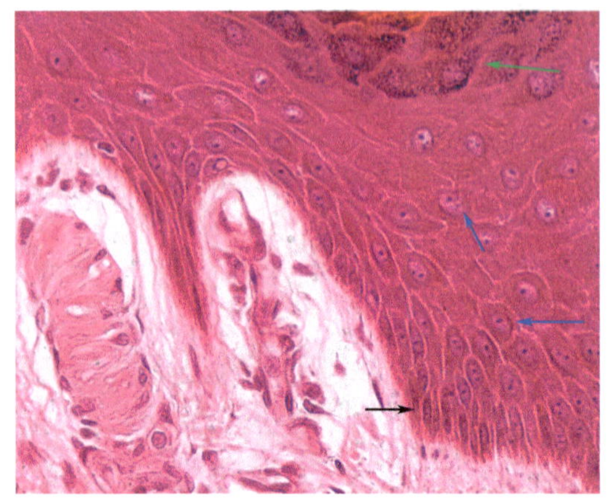

图 2. 2. 8-2　手指皮(人)(HE,高倍)
→基底层;→棘层;→颗粒层

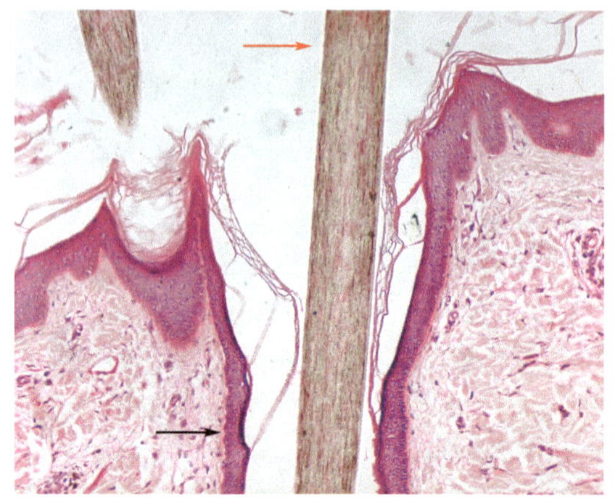

图 2. 2. 8-3　头皮(人)(HE,低倍)
→毛干;→毛囊

透明层:位于颗粒层上方,由 2~3 层扁平的梭形细胞组成,呈强嗜酸性,折光度高,细胞界限不清,胞核消失。

角质层:由多层扁平的角质细胞组成。细胞界限不清,胞质呈嗜酸性,均质状,胞核消失。表层常见即将脱落的细胞。

请总结形态特征:

(二) 头皮(scalp)

〖制片方法〗　人头皮切片,HE 染色。

〖肉眼观察〗　初步区分头皮的表皮、真皮和附属结构。

〖低倍镜观察〗　与手指皮的表皮相比较,头皮的表皮较薄,无透明层,颗粒层和角质层都很薄。有较多毛发、汗腺、皮脂腺分布在表皮及真皮内。

毛:露出皮肤表面的为毛干,埋在皮肤内的为毛根和毛球。毛干和毛根着棕黄色或棕黑色(图 2. 2. 8-3)。包在毛根外面的上皮和结缔组织构成的鞘状结构,为上皮性毛囊和结缔组织性毛囊(图 2. 2. 8-5)。毛根和毛囊下端形成合为一体的球形膨大,即毛球(图 2. 2. 8-4)。毛球底面内陷、结缔组织突入其中形成着色浅的毛乳头,内含有毛细血管和神经末梢。毛乳头外周的毛球上皮细胞为毛母质细胞,其间散在有黑素细胞。

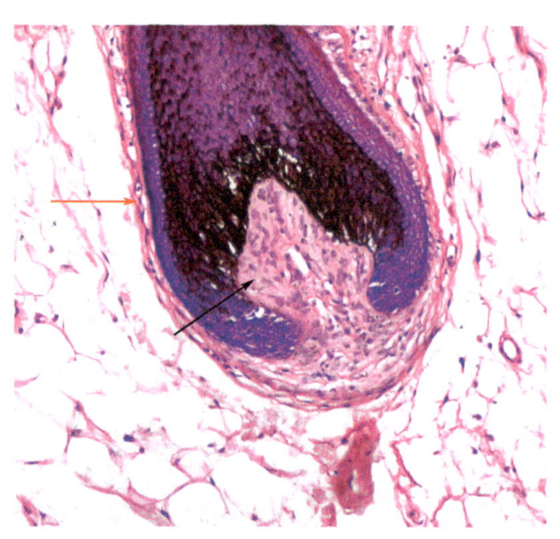

图 2. 2. 8-4　头皮(人)(HE,低倍)
→毛球;→毛乳头

立毛肌:位于皮脂腺一侧,为一束斜行的平滑肌,其下端附着于的结缔组织性毛囊上,其上端终止于真皮的乳头层(图 2. 2. 8-5)。

皮脂腺:为泡状腺,多位于毛囊与立毛肌之间。皮脂腺导管短,由复层扁平上皮构成,开口于毛囊上段。皮脂腺腺泡边缘的细胞较小,染色较深,越近分泌部中央,细胞越大,含脂滴越多,核也逐渐退化消失,故细胞成空泡状(图 2. 2. 8-5)。

汗腺:为单曲管状腺。其导管从表皮下行至真皮深层和皮下组织中盘绕成团,故在此常可见成群的汗腺断面。

〖高倍镜观察〗　汗腺分泌部由单层锥体形

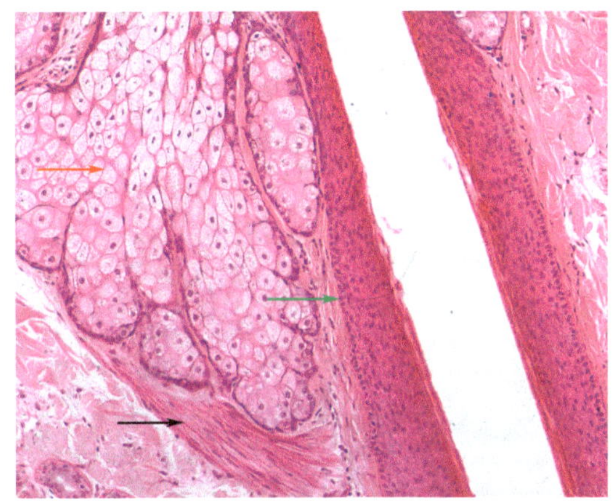

图2.2.8-5　皮脂腺(人头皮)(HE,低倍)
→皮脂腺;→毛囊;→立毛肌

或柱状上皮细胞围成,壁厚,胞核呈圆形,位于细胞中央或近基底部,胞质着色浅。在腺上皮细胞的外方,可见肌上皮细胞的突起或者细胞核。导管由两层立方上皮细胞构成,着色较深(图2.2.8-6)。

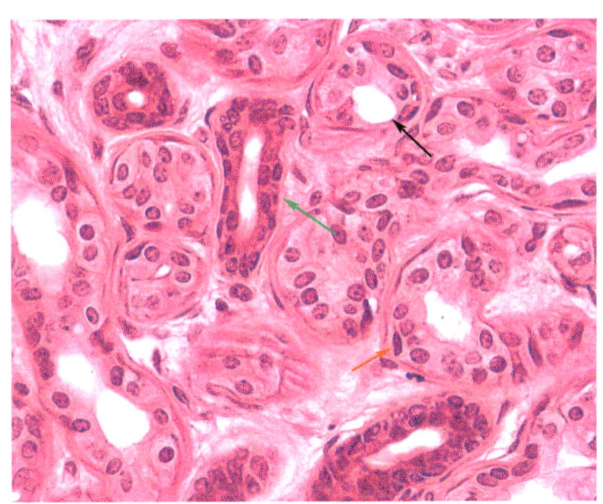

图2.2.8-6　汗腺(人头皮)(HE,高倍)
→分泌部;→导管;→肌上皮细胞核

请总结形态特征:

(王小丽)

第九节　循环系统的组织结构

人体循环系统是由心血管系统和淋巴管系统组成的是一个封闭而连续的管道系统。心血管系统由心脏、动脉、静脉、毛细血管组成,根据动脉和静脉依其管经大小分为大、中、小三型。在各级血管中,除了毛细血管外,管壁一般分为内膜、中膜和外膜等三层,但各级血管为了适应各自的主要功能,又有各自的结构特点。淋巴管系统包括毛细淋巴管及大小不等的淋巴管和淋巴导管。学习时要结合功能理解其形态结构。

一、目的要求

(1)掌握大、中、小动脉的光镜结构特点。

(2)掌握心壁的组织结构,观察心肌膜中毛细血管的结构。

(3)掌握毛细血管的光、电镜结构。

(4)通过与动脉比较,了解静脉和淋巴管的结构特点。

二、光镜观察切片

(一)中动脉与中静脉(medium-sized artery and medium-sized vein)

〖制片方法〗　股动脉和股静脉横切,HE染色

〖肉眼观察〗　可见标本上的两个血管横切面。染色深、壁厚、腔小而规则者为中动脉;壁薄、腔大而不规则者为中静脉。

〖低倍镜观察〗　中动脉的三层膜结构分界明显,先找到内、外弹力膜,则可分清内、中、外三层膜的界限(图2.2.9-1)。内弹力膜为一层亮红色,波浪状的薄膜,内弹力膜及其以内的组织成分为内膜。中膜最厚,主要由数十层环行平滑肌构成。外膜由疏松结缔组织构成,与周围结缔组织无明显界限,外膜与中膜交界处有不连续的外弹力膜。

〖高倍镜观察〗

1. 中动脉　①内膜:内膜极薄,靠近管腔,在腔面可见内皮细胞核,紧贴染成红色的内弹性膜

上。内弹性膜为一层红色、均质、折光性强的薄膜,因血管收缩而呈波纹状,是内、中膜的分界标志。较大的中动脉的内皮与内弹性膜之间可见少量结缔组织构成的内皮下层。②中膜:厚,由10~40层环形的平滑肌组成,其间有胶原纤维、弹性纤维。③外膜:厚度与中膜大致相等,结缔组织中主要是胶原纤维,外膜的结缔组织内常见小血管和神经纤维束的断面。外膜与中膜交界处有不连续的外弹力膜。

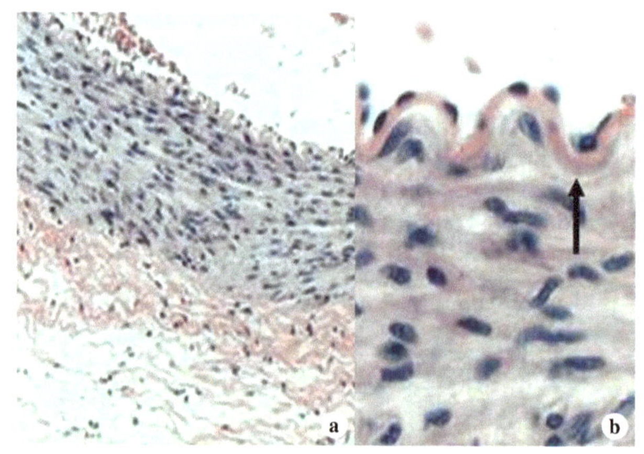

图 2.2.9-1　中动脉横切　(HE)
a 为中动脉,低倍; b 为中动脉内膜,高倍;
↑示内弹性膜

2. 中静脉　与中动脉相比,内、外弹力膜均不发达或缺失,故管壁分层不明显(图 2.2.9-2)。中膜平滑肌较动脉薄,且排列松散,肌束间结缔组织纤维较多,外膜相对较厚。静脉腔面有时切到静脉瓣,它表面被有内皮,中间为结缔组织。

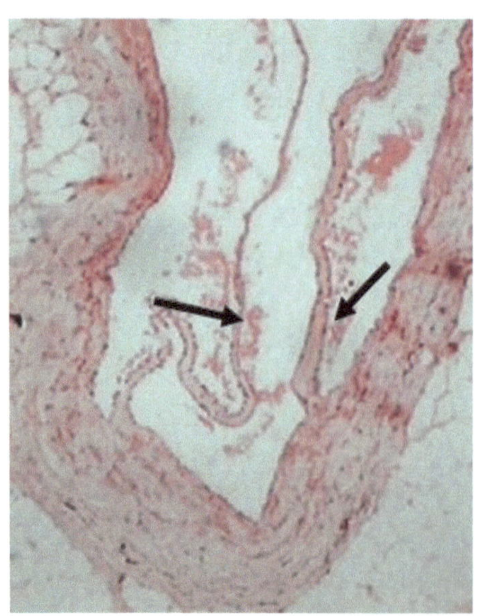

图 2.2.9-2　中静脉横切
↑示静脉瓣(HE,低倍)

请总结形态特征:

(二) 小动脉与小静脉 (small artery and small vein)

〖**制片方法**〗　小肠, HE 染色。

〖**肉眼观察**〗　切片呈紫蓝色的部分,为黏膜,另一面染色较红的条带为肌层,其间呈淡红色的区域即为黏膜下层的疏松结缔组织。

〖**低倍镜观察**〗　选择黏膜下层处观察,其中有成对伴行的大小不一的小动脉和小静脉。选一对较大的依次观察管壁结构(图 2.2.9-3)。

〖**高倍镜观察**〗

1. 小动脉　管壁较厚,管腔小而规则。三层膜分界较清楚。①内膜:管腔内表面贴有内皮细胞的核,内皮细胞核凸向管腔,口径较大的小动脉可见内弹性膜紧贴于内皮,口径较小的小动脉没有明显的内弹性膜。内皮下层不明显。②中膜:主要由3~9层环形的平滑肌构成。中膜由数层环行平滑肌纤维构成,染色较深。③外膜:由

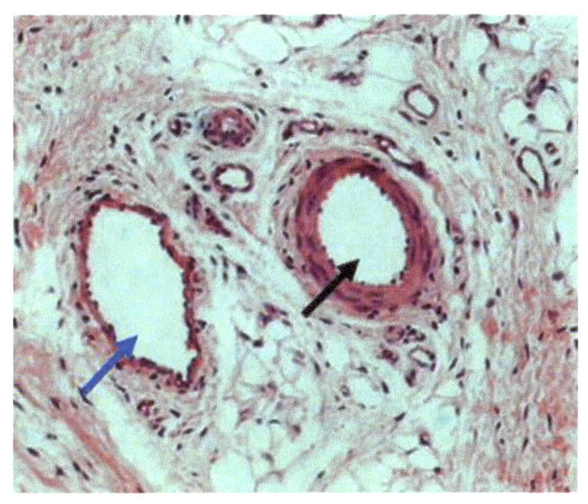

图 2. 2. 9-3　小动脉与小静脉(HE,低倍)
↓示小动脉　↑示小静脉

结缔组织组成,但与周围的结缔组织分界不清。

2. 小静脉　管腔大而不规则,腔内常见血细胞,管壁较薄,三层结构不易区分。无内弹性膜,平滑肌少而薄。

请总结形态特征:

(三)大动脉(large artery)

〖**制片方法**〗　主动脉横切,HE 染色。

〖**肉眼观察**〗　为一弧形切面,凹面为腔面,是主动脉横切面的一段。

〖**低倍镜观察**〗　可大致分为三层。内膜较薄,着色较浅。中膜最厚,着色较深。外膜为结缔组织,着色最浅。

〖**镜下观察**〗　与中动脉对比观察。内膜:内皮常脱落,内皮下层比中动脉厚,可见胶原纤维,弹性纤维和平滑肌纤维断面。内弹力膜与中膜的弹力膜形态相同不易区分。大动脉的中膜特别厚,由几十层弹性膜成层排列(弹性动脉),其间有环形平滑肌,胶原纤维和弹性纤维(图 2. 2. 9-4)。外膜较薄,由结缔组织组成,内有营养血管。

请总结形态特征:

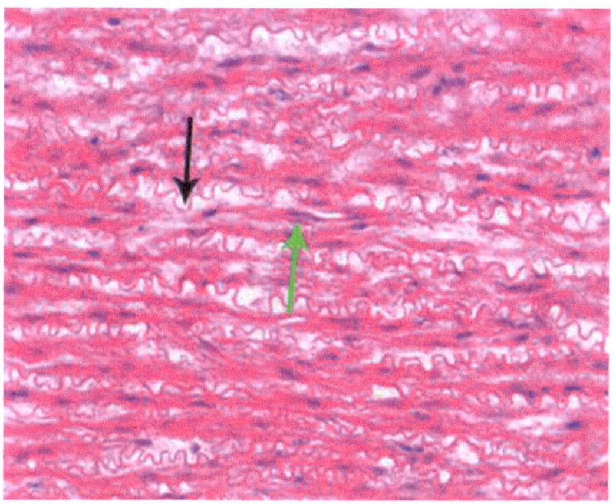

图 2. 2. 9-4　大动脉中膜(HE,高倍)
↓示弹性膜　↑示平滑肌

(四)大静脉(large vein)

〖**制片方法**〗　大静脉横切,HE 染色。

〖**镜下观察**〗　与大动脉相比,大静脉管壁的三层分界不清。大静脉管壁较薄。内膜薄,无内弹性膜。内皮细胞核呈梭形,内皮下层为少量结缔组织。中膜薄,为几层排列分散的环行平滑肌。外膜很厚,结缔组织内含有较多的纵行平滑肌束。(图 2. 2. 9-5)

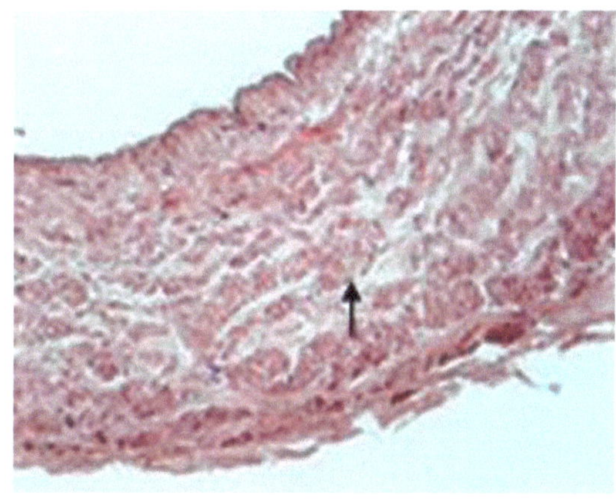

图 2. 2. 9-5　大静脉横切(HE,低倍)
↓示外膜内纵行平滑肌束

(五)心脏(heart)

〖**制片方法**〗　心室壁,HE 染色。

〖**肉眼观察**〗　标本呈条块状,心内膜侧不整齐,心外膜侧整齐,染色浅。

〖**低倍镜观察**〗　低倍镜下分清心内膜、心肌膜和心外膜的位置,心内膜最薄,着浅红色;心肌膜最厚,色深红;心外膜中含有脂肪组织,据此可与心内膜区别。三层分界不清。

心内膜:心内膜表面为内皮,其胞核凸向腔面;内皮下层由薄层结缔组织组成,染色淡;心内膜下层为一层疏松结缔组织,内有纵横断面的蒲肯野纤维(束细胞)。心肌膜很厚,由各种方向排列的心肌纤维及少量结缔组织构成,含有丰富的毛细血管。心外膜为浆膜。可见薄层结缔组织,含有小动、静脉,毛细血管、神经及脂肪组织。外表面被覆一层间皮。

〖**高倍镜观察**〗　在心内膜下层寻找蒲肯野纤维,仔细观察。浦肯野纤维比普通心肌纤维粗大,染色浅,核大而圆,肌浆多,肌原纤维较少。(图 2. 2. 9-6)

请总结形态特征:

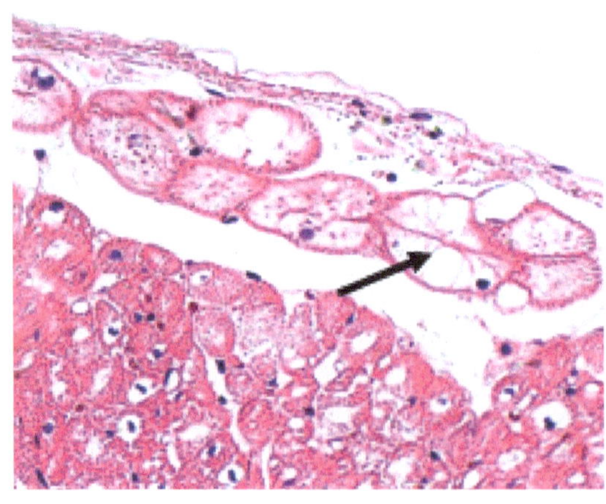

图 2. 2. 9-6　心内膜(HE,低倍)
↑示浦肯野纤维

三、电镜图片

1. 连续毛细血管(continuous capillary)　观察内皮细胞、基膜、内皮细胞的吞饮小泡、细胞连接(图 2. 2. 9-7)。

2. 有孔毛细血管(fenestrated capillary)　观察内皮细胞、基膜及内皮窗孔(图 2. 2. 9-8)。

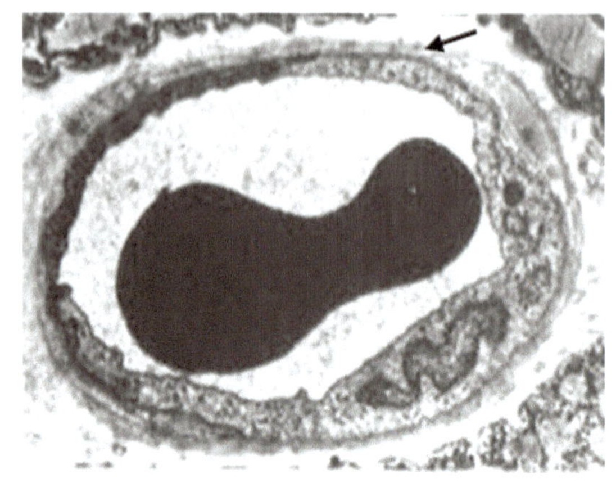

图 2. 2. 9-7　连续毛细血管电镜图
↑示基膜

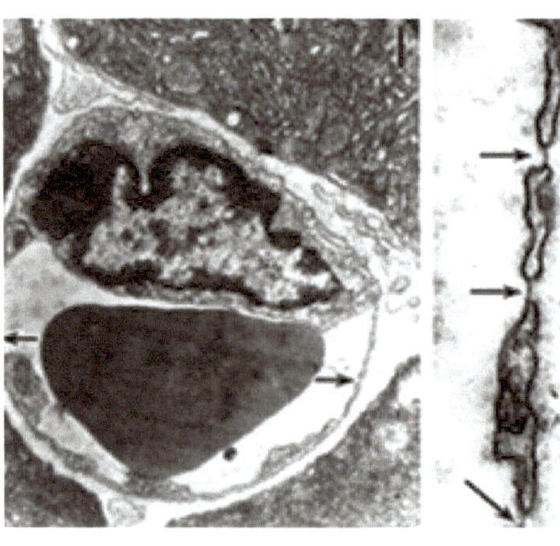

图 2. 2. 9-8　有孔毛细血管电镜图
↑示内皮上的孔及隔膜

(彭　彦)

第十节　内分泌系统

内分泌系统由内分泌腺和分布于其他器官内的内分泌结构及细胞组成。本章主要介绍内分泌腺,包括甲状腺、甲状旁腺、肾上腺、脑垂体和松果体,均为实质性器官。结构特点是:外有结缔组织被膜,实质内的腺细胞呈团索状、滤泡状排列,无导管,腺细胞间毛细血管丰富,分泌物可直接通过毛细血管进入血液循环。

一、目的要求

(1) 掌握内分泌腺的结构共性。

(2) 掌握甲状腺、肾上腺和脑垂体的组织结构。

(3) 了解甲状旁腺的结构特点。

二、光镜观察切片

(一) 甲状腺 (thyroid gland)

〖制片方法〗　甲状腺切片,HE染色。

〖肉眼观察〗　标本呈红色团块状组织,内隐约可见许多红色小圆块,即甲状腺滤泡。

〖低倍镜观〗　甲状腺被薄层结缔组织包裹,薄层的纤维隔伸入腺实质将实质分成许多小叶,每个小叶内有许多大小不等的滤泡,滤泡呈圆形或椭圆形,腔中充满染成红色的胶质。滤泡间有少量的结缔组织和滤泡间细胞团。

〖高倍镜观〗

1. 滤泡　围成滤泡的上皮细胞为单层,因功能状态不同而呈立方形或者低柱状,核圆居中,胞质着色浅。滤泡腔内含有均质状胶质(由碘化的甲状腺球蛋白组成),被染成红色,胶质常因制片固定而收缩,故在胶质团块边缘呈小空泡状或裂隙(图2.2.10-1)。

2. 滤泡旁细胞　滤泡旁细胞常常单个或成群位于滤泡之间,也可嵌于滤泡上皮之间,但游离面不到达滤泡腔(图2.2.10-1)。细胞胞体较大,边界清楚,核圆居中,胞质染色浅淡,故又称亮细胞。滤泡间的结缔组织内毛细血管丰富,但因血管闭锁,分辨不清。

请总结形态特征:

(二) 甲状腺 (thyroid gland)

〖制片方法〗　甲状腺切片,硝酸银染色。

〖镜下观察〗　甲状腺滤泡上皮细胞染成黄色。滤泡旁细胞散在于滤泡上皮细胞之间,其细胞质染成棕黑色,浅黄色的细胞核呈椭圆或不规则形(图2.2.10-1)。

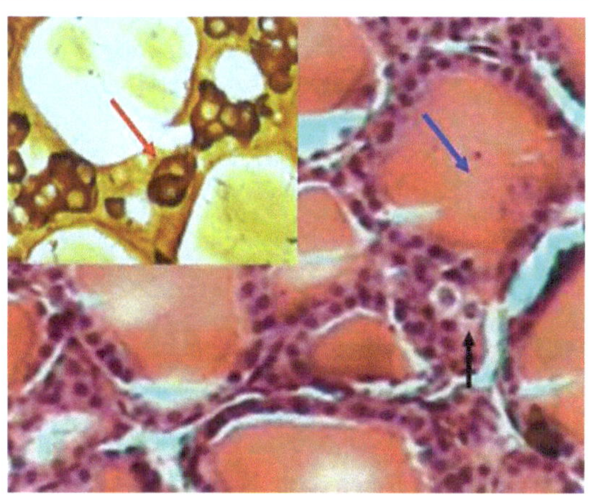

图2.2.10-1　甲状腺(HE,高倍)
↑示甲状腺滤泡;↑示滤泡旁细胞;↑示银染的滤泡旁细胞

(三) 甲状旁腺(parathyroid gland)

〖制片方法〗　甲状旁腺切片,HE染色。

〖低倍镜观〗　表面有薄层结缔组织被膜,腺实质由密集的内分泌细胞索或细胞团组成。

〖高倍镜观〗　腺细胞中绝大多数为主细胞,细胞较小,呈圆形或多边形,核圆,位于细胞中央,胞质着色较浅。主细胞之间分散有少量嗜酸性细胞,细胞较大,核小,染色深,胞质内含密集的嗜酸性颗粒,故呈嗜酸性(图2.2.10-2)。

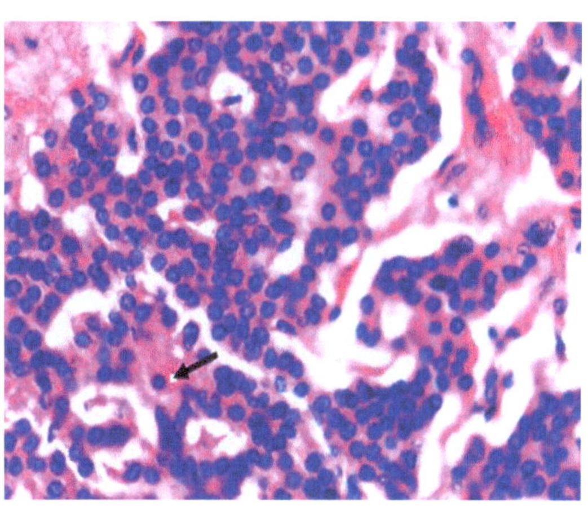

图2.2.10-2　甲状旁腺(HE,高倍)
↑示嗜酸性细胞

请总结形态特征:

（四）肾上腺（adrenal gland）

〖制片方法〗　肾上腺，HE 染色。

〖肉眼观察〗　标本呈三角形或不规则形，中央狭窄部分，染色深、紫蓝色部分为髓质，周围大部分为皮质。

〖低倍镜观〗　表面有薄层结缔组织被膜。被膜的深面为皮质，由浅到深可分三带。①球状带：紧邻被膜下方，较薄，细胞较小，染色较深，排列成球团状；②束状带：是皮质中最厚的一带，细胞较大，多边形，染色浅，排列成单行或双行细胞索；③网状带：位于皮质的最内层，细胞染色红，排列成索网状。皮质三带之间无明显界限。

皮质与髓质交界参差不齐。髓质位于腺体中央，可见大量嗜铬细胞，多边形，胞质染成紫蓝色。可见管腔大，管壁厚薄不一的中央静脉。（图 2.2.10-3）

在皮质及髓质的细胞团索之间或网眼内，均可见到扩张的窦状毛细血管及少量结缔组织。

〖高倍镜观〗　细观以上结构，注意观察皮质束状带的细胞，因胞质内含有较多脂滴，在制片时被溶解，故染色呈泡沫状。但有的束状带细胞小而染色较深，这是为什么？此外，在髓质嗜铬细胞之间还可见到少数交感神经节细胞，其特点是，体积较大，多边形，胞质呈紫红色，核大而圆，染色较浅，核仁明显。（图 2.2.10-4）

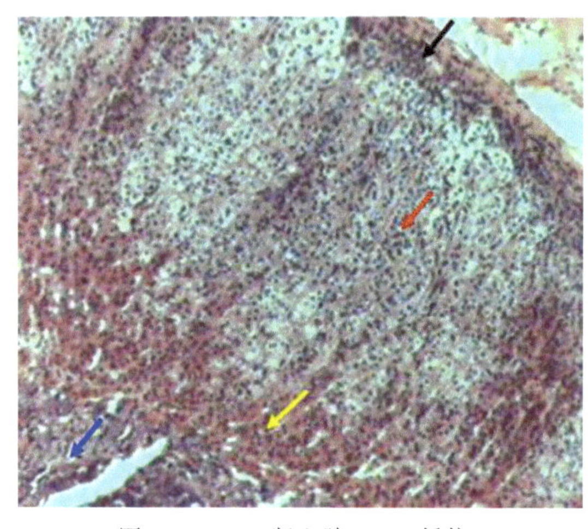

图 2.2.10-3　肾上腺（HE，低倍）

↑球状带；↑束状带；↑网状带；↑ 髓质

请总结形态特征：

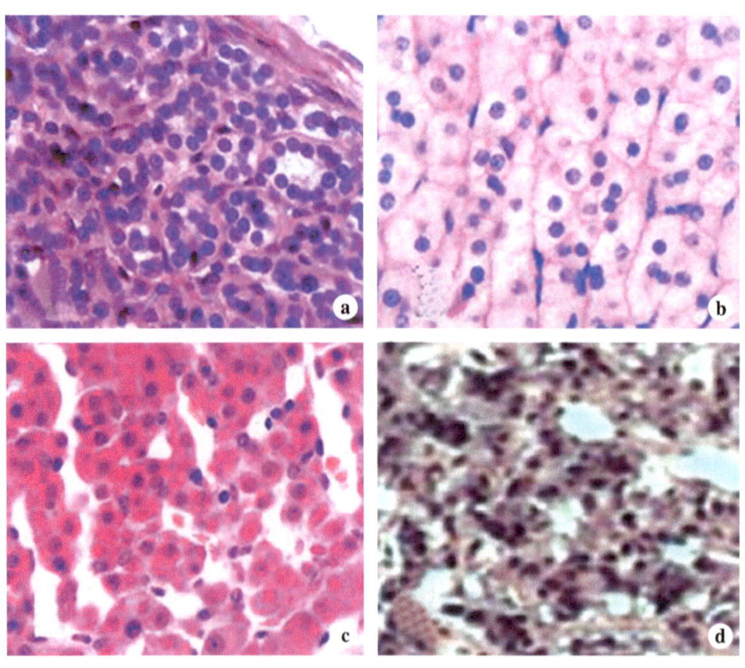

图 2.2.10-4　肾上腺（HE，高倍）

a 为球状带；　b 为束状带；c 为网状带；d 为髓质细胞

(五) 脑垂体(hypophysis)

〖制片方法〗 脑垂体,HE 染色。

〖肉眼观察〗 脑垂体标本的矢状切面上,染成紫红色的部分为腺垂体远侧部,染成浅粉红色部分为神经垂体神经部,二者之间狭窄区域为腺垂体中间部。有的标本为冠状切面,主要见染成紫红色远侧部,可有一细柄连于其上方,为结节部和漏斗柄的部分。

〖低倍镜观〗 表面覆有结缔组织被膜。先寻找腺实质的三个部分:染色较深,腺细胞排列成团或索状的远侧部,其周边部分染色偏蓝,嗜碱性细胞较多;中央部分染色偏红,嗜酸性细胞较多。神经部(若为冠状切面的标本,则寻找漏斗柄处)细胞稀少,染色浅淡,似结缔组织。在远侧部与神经部之间可见大小不一的滤泡,内有染成红色的胶质,此即中间部。

〖高倍镜观〗

1. 远侧部　腺细胞排列呈团索状,其间有窦状毛细血管,远侧部的腺细胞按形状、大小及染色反应不同可分为三种类型。①嗜酸性细胞:多位于远侧部中央,数量较多,体积较大,呈圆形或卵圆形,胞质中含嗜酸性颗粒,故染成红色。②嗜碱性细胞:多分布在远侧部周边,数量较少,呈椭圆形或多边形,胞质中含嗜碱性颗粒,故染成紫红色。③嫌色细胞:数量最多,胞体小,常成群分布,核圆,胞质着色浅或不易着色,细胞边界不清(图 2.2.10-5)。

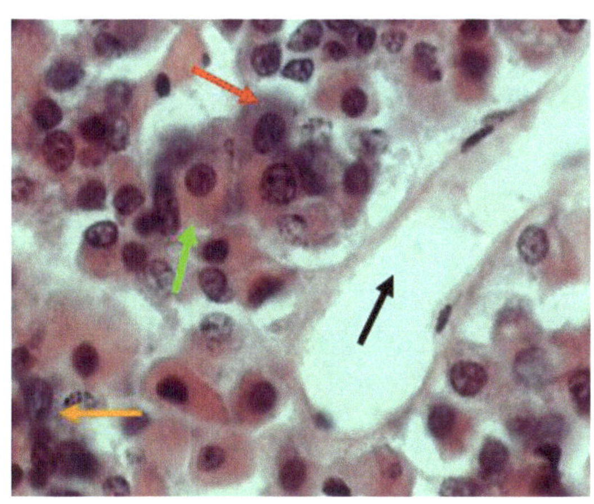

图 2.2.10-5 腺垂体远侧部　(HE,高倍)
↑嗜酸性细胞;↑嗜碱性细胞;↑嫌色细胞;↑血窦

2. 中间部　狭小,由一些较小的嗜碱性细胞和嫌色细胞组成索状或滤泡状结构,滤泡腔内也含有胶体。(结节部和漏斗部常不易切到,故不能观察。)

3. 神经部　染色浅红,主要为下丘脑视上核和室旁核的分泌神经元的轴突(无髓神经纤维,不易识别),其间有垂体细胞和毛细血管。有时可见染成红色、大小不等、边界清楚的均质状团块,为赫令体(图 2.2.10-6)。

请总结形态特征:

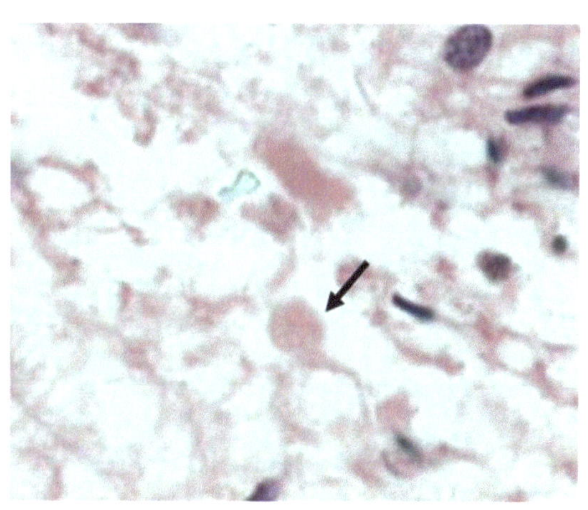

图 2.2.10-6　垂体神经部(HE,高倍)
↑ 示赫令体

三、电 镜 图 片

1. 肾上腺皮质束状带细胞　观察细胞内管状嵴的线粒体,滑面内质网、脂褐素等。

2. 垂体嗜酸性细胞　观察细胞胞质内的分泌颗粒。

(彭　彦)

第十一节　免疫系统

免疫系统由免疫细胞、淋巴组织以及淋巴器官等构成。免疫细胞包括淋巴细胞、巨噬细胞、浆细胞、肥大细胞、粒细胞和抗原提呈细胞等。淋巴组织是构成外周淋巴器官的主要成分，也分布于消化管和呼吸道等器官内；淋巴器官包括胸腺、骨髓、淋巴结、脾和扁桃体等；淋巴器官外均有结缔组织被膜，实质有大量淋巴细胞。

一、目 的 要 求

(1) 掌握胸腺的组织结构。

(2) 掌握淋巴结的组织结构。

(3) 掌握脾的组织结构。

二、光镜观察切片

(一) 幼儿胸腺(Thymus)

〖**制片方法**〗 幼儿胸腺，HE 染色。

〖**肉眼观察**〗 切片染成深蓝色，可见结缔组织深入分隔，形成大小不等的小叶，小叶周边染色深蓝为皮质，中央染色较浅淡为髓质。

〖**低倍镜观察**〗 腺体表面染成浅红色的薄层结缔组织为被膜，伸至胸腺内部的结缔组织即胸腺小叶间隔，将实质分成许多不完全分隔的胸腺小叶，相邻小叶的髓质彼此相连接。小叶周边染色深的区域为皮质，由密集的淋巴细胞及少量上皮细胞组成。小叶中央染色浅的是髓质，其中淋巴细胞较少，主要由上皮细胞组成。此外可见粉红色的胸腺小体(图 2.2.11-1)。

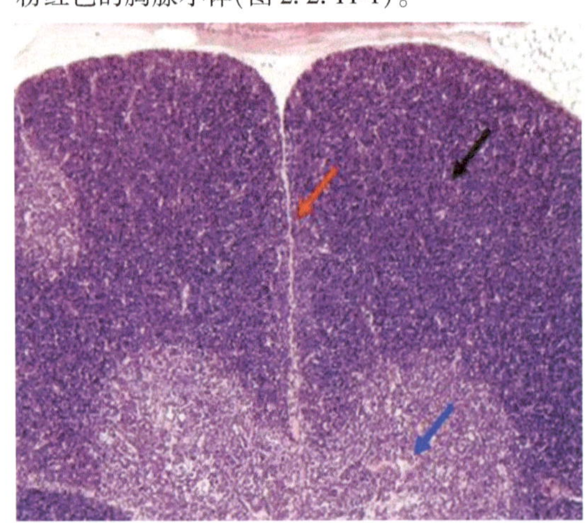

图 2.2.11-1 小儿胸腺(HE，低倍)

↓胸腺隔；↓皮质；↓髓质

〖**高倍镜观察**〗 皮质中可见密集淋巴细胞(胸腺细胞)，其间有少量胸腺上皮细胞。胸腺上皮细胞的细胞核大，染色浅，其胞质和突起常被淋巴细胞遮盖，细胞边界不清。髓质中淋巴细胞少，胸腺上皮细胞较多，故髓质染色浅。髓质中可见大小不一的胸腺小体，呈椭圆形或不规则形。较大的胸腺小体由数层胸腺上皮细胞呈同心圆状排列而成，中央的细胞多退变，核消失，胞质嗜酸性增强，小体外层细胞核呈椭圆形，仍然完整(图 2.2.11-2)，注意与血管切面区别。小的胸腺小体仅几个胸腺上皮细胞聚集，细胞的结构较完整。

请总结形态特征：

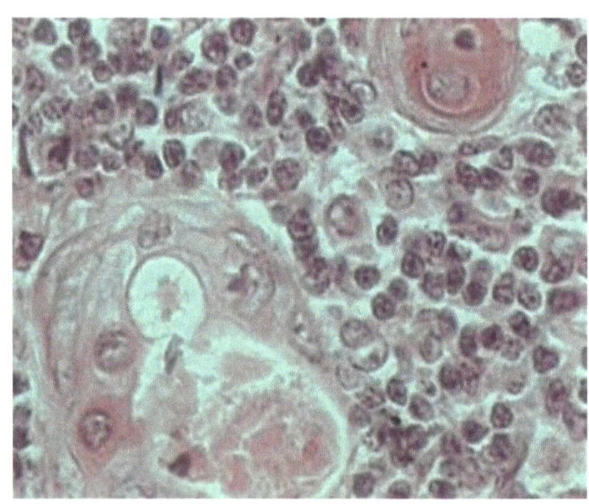

图 2.2.11-2 胸腺小体(HE，高倍)

(二) 成人胸腺(Thymus)

〖**制片方法**〗 成人胸腺，HE 染色。

〖**肉眼观察**〗 可见胸腺实质着色深浅不一，差别较大。

〖**低倍镜观察**〗 与小儿胸腺对比，胸腺实质明显退化，淋巴细胞数量很少，没有皮质、髓质之分，出现大量脂肪组织。胸腺小体多，体积很大。实质呈退现象。

(三) 淋巴结(Lymph node)

〖**制片方法**〗 淋巴结纵切(人或狗)，HE 染色。

〖**肉眼观察**〗 切片染成紫蓝色。淋巴结纵切面呈豆形，一侧凹陷，为淋巴结门。表面有粉红色薄层结缔组织被膜，被膜下深紫蓝色部分为皮质，中央染色深浅不一部分为髓质。

〖**低倍镜观察**〗 淋巴结表面为致密结缔组织的被膜，实质内各种切面的结缔组织为伸入实质的小梁。被膜下的为色深部分为皮质，中央染色较浅的为髓质（图2.2.11-3）。被膜内有时可见大小不一的环状结构，为输入淋巴管（图2.2.11-4A），其管壁较相应大小的静脉薄，可见一层内皮，腔内一般无红细胞，有时可见瓣膜。有的标本切到淋巴结门，可见较大的输出淋巴管，其管壁较同直径的静脉更薄，腔内一般也无红细胞。

皮质由浅层皮质、副皮质区、皮质淋巴窦组成（图2.2.11-3）。淋巴小结由密集淋巴组织形成球团状，位于皮质浅层。小结中央染色浅的区域为生发中心，而周围部分主要是密集的小淋巴细胞，染色深。淋巴小结之间为弥散淋巴组织。皮质深层即副皮质区，是弥散淋巴组织，该区无明显界限，深面与髓质相连。在被膜与浅层皮质之间有一不规则疏网状间隙，即被膜下淋巴窦，若切到与被膜相连的小梁，也可见围绕其周围的小梁周窦。

髓质由髓索和髓质淋巴窦（髓窦）构成。淋巴细胞密集形成条索状的髓索，并彼此连接成网，染色较深。髓索间疏网状、不规则的间隙为髓窦。两者相间分布，髓索之间为髓窦，髓窦之间为髓索（图2.2.11-6）。

〖**高倍镜观察**〗

1. 淋巴小结 发育良好的淋巴小结生发中心明显，在淋巴小结的正中极性切面上可分帽、明区和暗区。帽由密集的小淋巴细胞构成，呈月牙形，位于淋巴小结的近被膜侧。明区位于生发中心的外侧部，含较多网状细胞，巨噬细胞和中淋巴细胞。暗区位于生发中心内侧，主要由大淋巴细胞组成（图2.2.11-3）。

2. 副皮质区 为皮质深层的弥散淋巴组织，与髓质相邻。副皮质区内可见毛细血管后微静脉，其内皮为立方形，细胞核较圆，有时可见正在穿越管壁的淋巴细胞（图2.2.11-4B）。

3. 皮质淋巴窦 分布于被膜与淋巴组织之间（被膜下窦）和小梁与淋巴组织之间（小梁周窦）。淋巴窦的壁可见扁平的内皮细胞，窦腔内有星形多突起的网状内皮细胞，互相连接成网

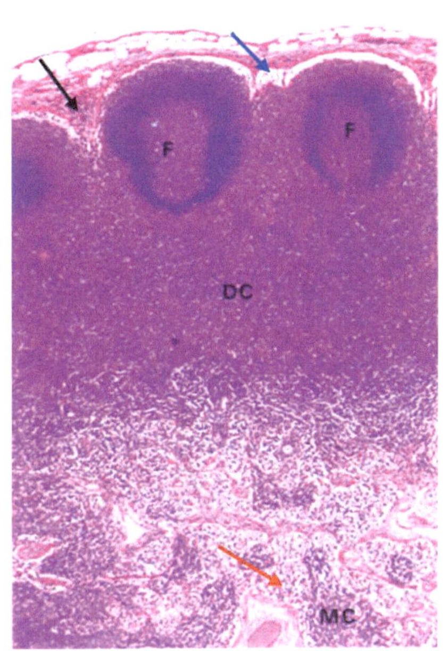

图2.2.11-3 淋巴结（HE，低倍）

↑被膜；↑被膜下淋巴窦；↑髓窦；F示皮质淋巴小结的生发中心；DC示副皮质区；MC示髓质的髓索

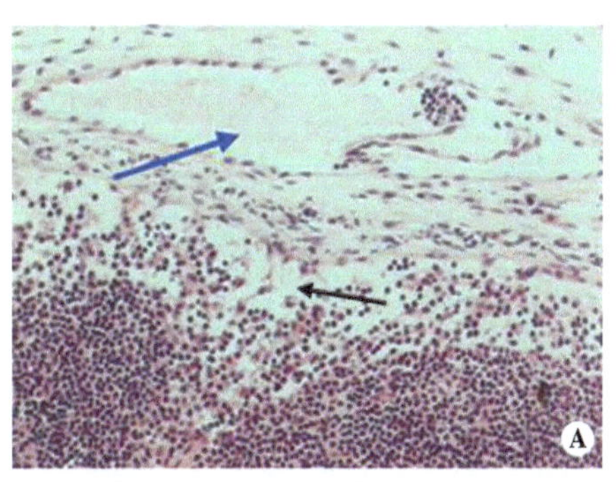

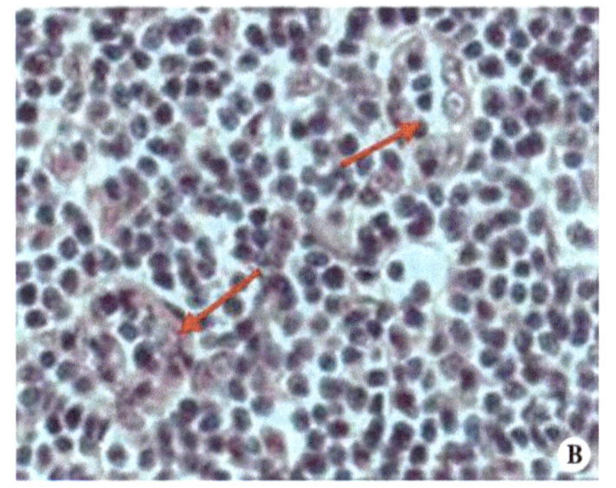

图2.2.11-4 淋巴结（HE）

A. 皮质与被膜（低倍），↑示输入淋巴管；↑示被膜下淋巴窦；B. 副皮质区（高倍），↑示毛细血管后微静脉

（图2.2.11-5）。窦腔内还可见淋巴细胞及巨噬

细胞，后者呈圆形、卵圆形或不规则形，核小染色深。嗜酸性的胞浆丰富，有时可见消化泡或吞噬的衰老细胞。

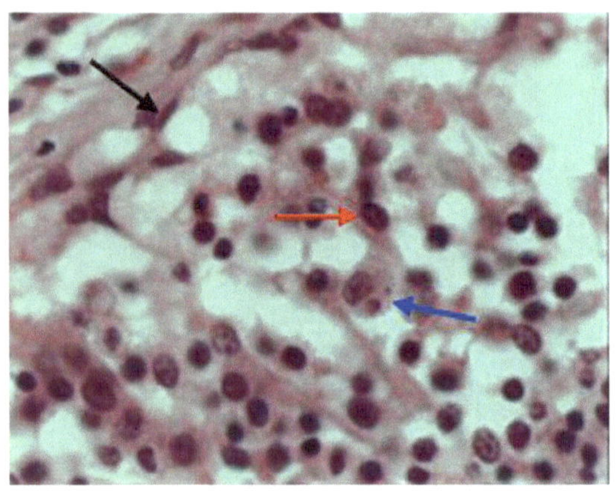

图 2.2.11-5　被膜下淋巴窦　(HE，高倍)
↑示内皮细胞；↑示网状内皮细胞；↑示巨噬细胞

4. 髓质　仔细观察髓索和髓窦，后者的结构与皮质淋巴窦相同(图 2.2.11-6)。

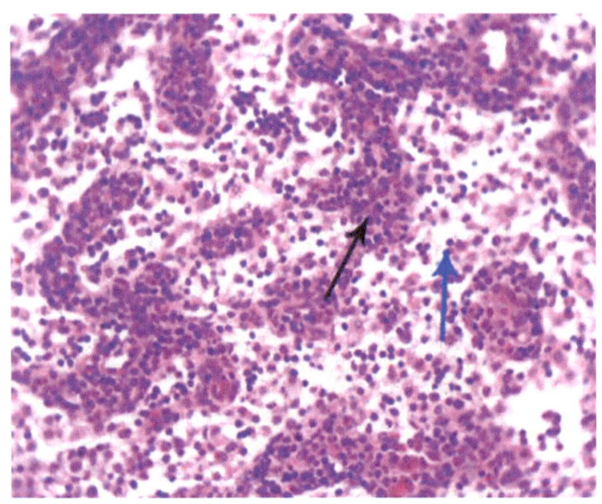

图 2.2.11-6　淋巴结髓质(HE，低倍)
↓髓索；↓髓窦

(四) 脾脏 (Spleen)

〖**制片方法**〗　脾(人或猴)，HE 染色。

〖**肉眼观察**〗　切片染成紫蓝色，其中可见深蓝色点状结构为白髓，其余暗红色部分大部为红髓。

〖**低倍镜观察**〗　被膜为较厚的致密结缔组织，其表面被有间皮，被膜内含散在的平滑滑肌纤维。被膜结缔组织伸人实质形成粗大的脾小梁，切面不规则，有的小梁内可见小梁动脉或者小梁静脉。

脾实质以染成红色(淋巴细胞较少)的红髓为主，染成蓝色(淋巴细胞较多)的白髓分散在红髓中(图 2.2.11-7)。在白髓与红髓交界处为边缘区，无明显界限。

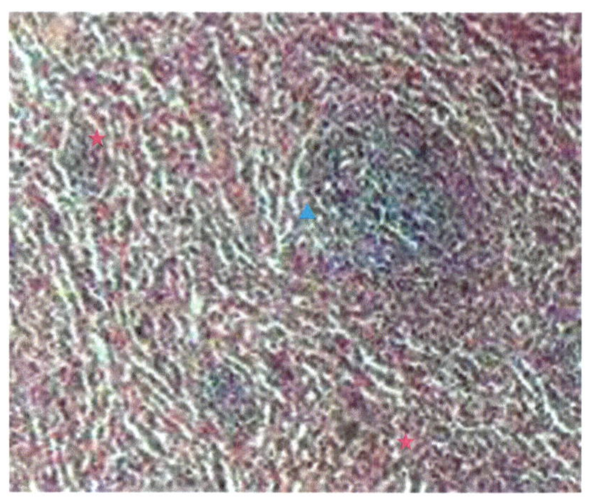

图 2.2.11-7　脾(HE，低倍)
▲示白髓；★示红髓

〖**高倍镜观察**〗　白髓因淋巴细胞较多而染色较深，包括脾小体和动脉周围淋巴鞘。脾小体即脾内的淋巴小结，其中心也可见生发中心。在脾小体的一侧可见一个或几个小动脉断面，它是中央动脉及其分支，包绕在中央动脉周围的弥散淋巴组织就是动脉周围淋巴鞘。因动脉周围淋巴鞘呈鞘状包绕着中央动脉，脾小体连于其一侧，故切面不同，动脉周围淋巴鞘可呈圆形或不规则形，有的白髓内见不到脾小体(图 2.2.11-8)。

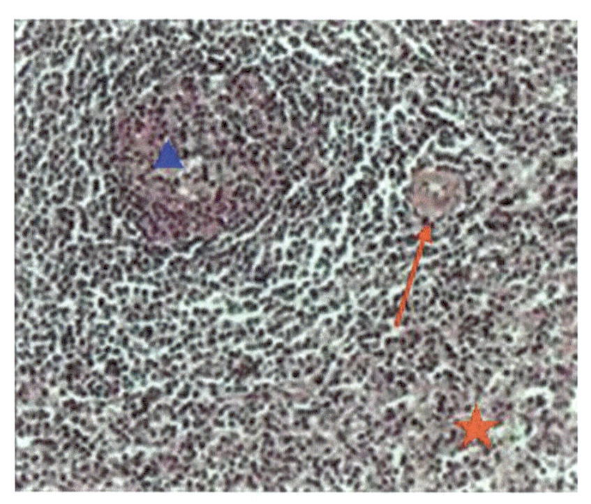

图 2.2.11-8　脾(HE，低倍)
▲示脾小体；★示红髓；↑示中央动脉

红髓中的脾索与脾血窦相间分布(图2.2.11-9)。脾索是富含血细胞的不规则索状淋巴组织索,故染色较红。脾血窦在脾索之间,形态不规则,窦腔内有大量血细胞时不易识别。寻找血细胞排空、染色浅淡之部位观察脾血窦。脾血窦窦壁有长杆状内皮细胞围成,横切面上常见成排、圆形的内皮细胞核沿窦壁分布。腔大而不规则,窦腔内有血细胞,从立体上看脾血窦内皮为杆状。

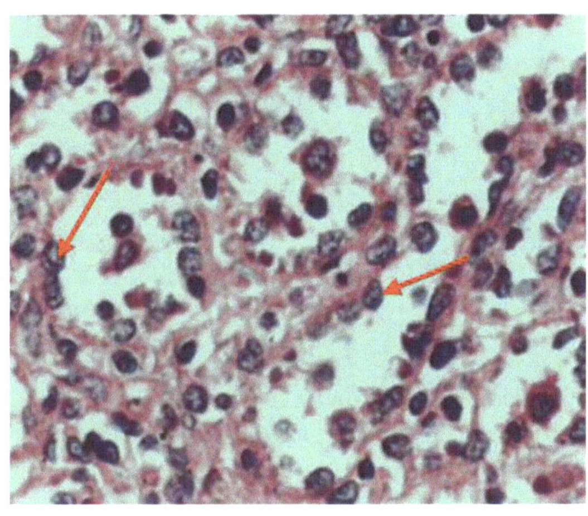

图 2.2.11-9　红髓(HE,高倍)

↑示脾血窦内皮细胞核

请总结形态特征:

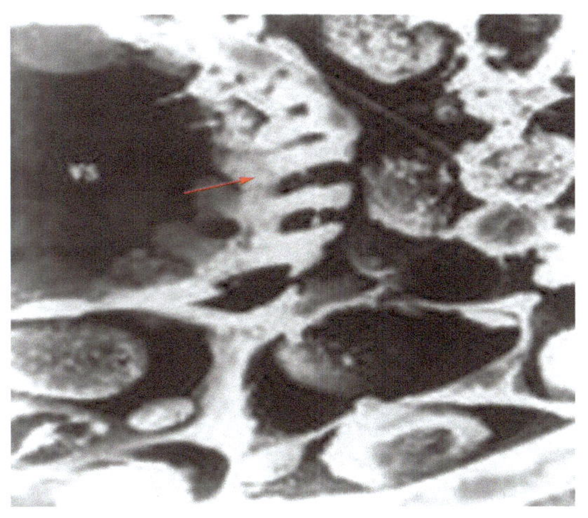

图 2.2.11-10　脾血窦扫描电镜图

↑示长杆状内皮细胞

三、电镜图片

1. 脾红髓扫描电镜图　显示红髓的脾血窦,可见长杆状内皮细胞围成窦壁。(图2.2.11-10)

(彭　彦)

第十二节　消化管的组织结构

消化管管壁(除口腔与咽外)由内向外依次为黏膜、黏膜下层、肌层和外膜四层。其中黏膜由上皮、固有层和薄层黏膜肌组成,黏膜下层为结缔组织,肌层一般为内环行、外纵行的平滑肌,外膜为结缔组织(纤维膜)或者覆盖有间皮的结缔组织(浆膜)。食管、胃、肠的黏膜和黏膜下层常向管腔面突出,形成皱襞。消化管黏膜的结构与其功能关系最密切。

一、目的要求

(1) 掌握消化管壁的一般结构。

(2) 掌握食管、胃、小肠、结肠的结构特点。

(3) 了解阑尾的结构特点。

二、光镜观察切片

(一) 食管(esophagus)

〖**制片方法**〗　食管横切片(人),HE染色。

〖**肉眼观察**〗　标本呈管状结构,管腔不规则,几个隆起处为食管的纵行皱襞。腔面染成紫红色的为黏膜。

〖**低倍镜观察**〗　从腔面逐层向外观察(图2.2.12-1)。

1. 黏膜　上皮为未角化的复层扁平上皮,表层细胞有时脱落。固有层为细密结缔组织,其中可见小血管和食管腺导管的断面。黏膜肌层为较厚的纵行平滑肌,随皱襞而起伏,是黏膜和黏膜下层的分界。

2. 黏膜下层　为较致密的结缔组织,内含血管、神经、食管腺等。食管腺为黏液性腺,腺细胞的胞质染色浅淡,核扁圆位于细胞基底部;旁边还可见食管腺的导管,其管壁由单层立方上皮细

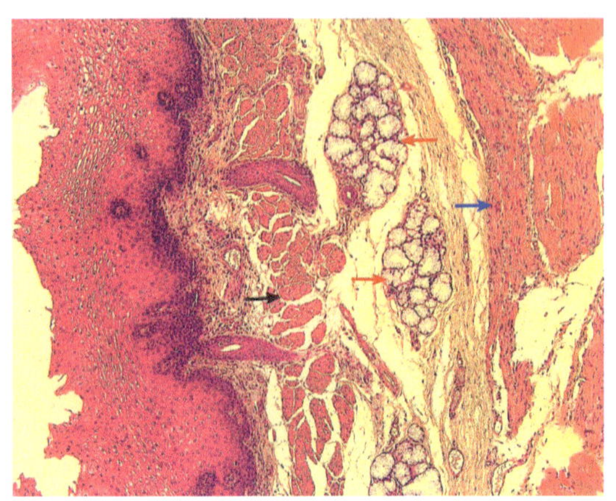

图 2. 2. 12-1　食管（HE,×100）
↓黏膜肌；↓食管腺；↓肌层

胞组成,细胞小,染色深;如为穿过黏膜开口于食管腔的大导管,其管壁上皮细胞由单层立方逐渐移行为复层扁平。食管腺周围常有较密集的淋巴细胞,甚至淋巴小结。

3. 肌层　为内环行、外纵行两层,上 1/3 段为骨骼肌,下 1/3 段为平滑肌,中 1/3 段为混合性的肌组织,你观察的切片属于食管的哪一段？在两层肌组织之间,常可见成群的神经细胞,其突起被切断,胞体较大,核大而圆,空泡状,核仁明显。神经细胞与邻近的神经胶质细胞和神经纤维共同组成肌间神经丛(图 2. 2. 12-2)。在黏膜下层有时可见黏膜下神经丛,具有相同的形态特点。

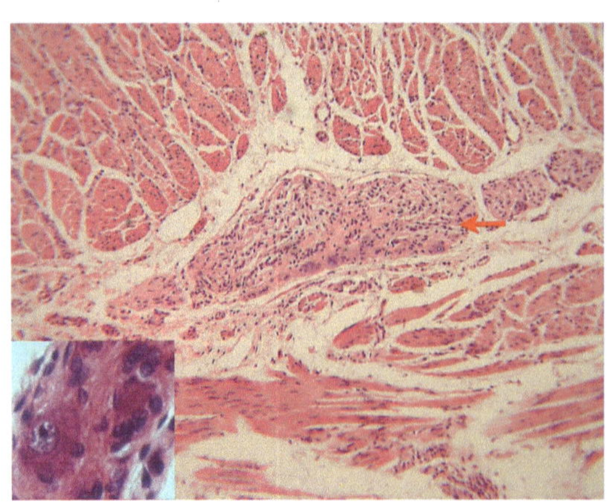

图 2. 2. 12-2　肌间神经丛（HE,×100）
↓肌间神经丛;左下图 肌间神经丛(HE,×400)

4. 外膜　属纤维膜,内含神经、血管及脂肪细胞等。

请总结食管壁的结构特征：

（二）胃底部(fundus of stomach)

〖**制片方法**〗　胃底部切片,HE 染色。

〖**肉眼观察**〗　染成紫蓝色、凹凸不平的一面是黏膜面,可见数个皱襞。红色的部分为肌层,二者之间浅淡的部分为黏膜下层。

〖**低倍镜观察**〗　先找到黏膜肌层,为内环行、外纵行两薄层平滑肌,分清管壁的四层结构。黏膜与黏膜下层突出形成的纵行皱襞。然后重点观察黏膜的结构。

(1) 黏膜(图 2. 2. 12-3):上皮为分泌黏液的单层柱状上皮,细胞顶部染色很浅淡而透明,呈泡沫状,核卵圆形位于基部。上皮下陷到固有层,形成胃小凹,小凹的上皮与黏膜表面上皮相连,同样染色浅淡。胃小凹开口于黏膜表面,有的胃小凹,底部可见与胃底腺相通连。固有层内充满密集的胃底腺,管状的胃底腺被切成各种断面,结缔组织很少。近黏膜肌的胃底腺中胞质嗜碱性的细胞较多,近胃小凹的胃底腺中胞质嗜酸性的细胞较多。

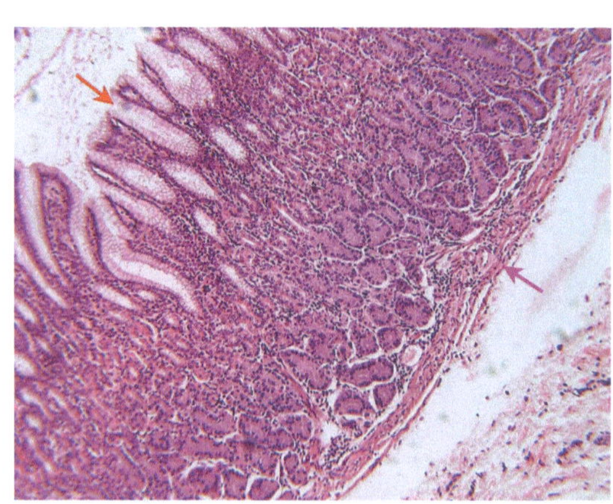

图 2. 2. 12-3　胃黏膜(HE,×40)
↓胃小凹;↓黏膜肌

(2) 其余几层的特点:黏膜下层为较致密的结缔组织。肌层厚,由内斜行、中环行、外纵行三层平滑肌构成,前二者界线不易分清。外膜为浆膜。

〖**高倍镜观察**〗 识别胃底腺的腺细胞(图2.2.12-4)。壁细胞在胃底腺的上半部较多,细胞较大,圆形或略呈三角形,胞质嗜酸性染成红色,核圆居中,可为双核。主细胞在胃底腺的下半部较多,细胞呈柱状,顶部胞质染色较浅,基部胞质染成紫蓝色,核圆位于细胞基部。颈黏液细胞位于胃底腺顶部,数量少,细胞小,常呈楔形夹在其他细胞之间;核扁平,染色深,位于细胞基底;核上方的胞质着色浅。内分泌细胞、干细胞在HE染色标本中不能辨认。

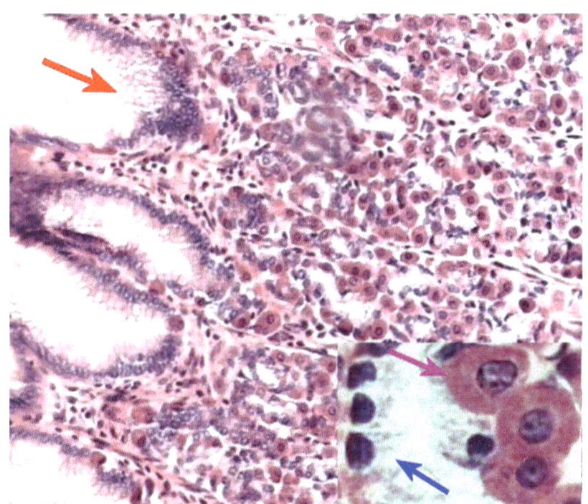

图2.2.12-4 胃小凹,胃底腺(HE,×100)
↓胃小凹;右下图 胃底腺(HE,×400);↓壁细胞;↓主细胞

〖**附**〗 胃贲门部(cardia)和幽门部(pylorus) 结构与胃底部相似,其主要区别是:胃小凹较深,凹底与贲门腺或者幽门腺相通连;贲门腺和幽门腺位于固有层中,为黏液性腺,幽门腺可含少量壁细胞。

请总结胃的结构特征:

(三)空肠(jejunum)

〖**制片方法**〗 空肠纵切或横切片(人),HE染色。

〖**肉眼观察**〗 凹凸不平有突起的一侧为管腔面,表面呈紫蓝色的是黏膜。管腔面较大较高的突起为环形皱襞,横切面常看不见皱襞;在皱襞表面可见许多细突起为肠绒毛。

〖**低倍镜观察**〗 先分清四层结构和皱襞(图2.2.12-5),再仔细观察各层结构。

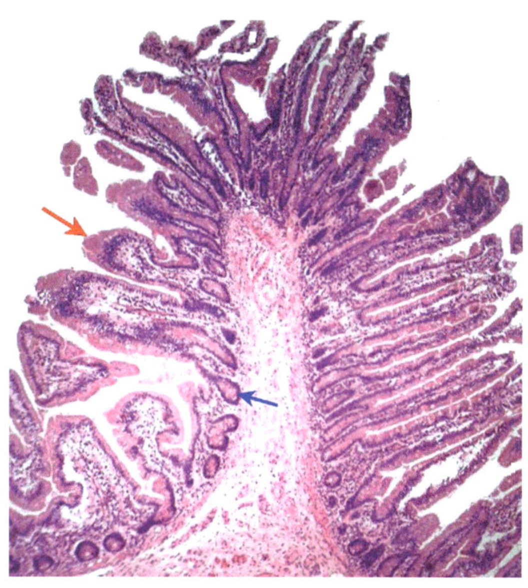

图2.2.12-5 空肠(HE,×40)
显示小肠的环形皱襞及绒毛
↓绒毛;↓小肠腺

(1)黏膜:黏膜表面为吸收型单层柱状上皮,上皮和固有层共同突向肠腔形成肠绒毛,空肠的绒毛呈较细长的指状,有的绒毛被切断而与肠壁相分离。

在绒毛根部,上皮向固有层结缔组织内凹陷形成管状的小肠腺(常切断)。此处的固有层内有时可见到孤立淋巴小结。黏膜肌层为内环行、外纵行两薄层平滑肌。

(2)其余几层的特点:黏膜下层为较致密的结缔组织。肌层由内环行、外纵行两层平滑肌构成。外膜为浆膜。

〖**高倍镜观察**〗

1. 绒毛(图2.2.12-6) 绒毛表面为吸收型的单层柱状上皮,其中吸收细胞数量最多,呈高柱状,核椭圆形,位于基底部,游离面可见红色带状的纹状缘;杯状细胞散在于吸收细胞之间。绒毛中轴为固有层结缔组织,含较多淋巴细胞、分散的平滑肌细胞、丰富的毛细血管及1~2条中央乳糜管等。中央乳糜管为毛细淋巴管,管腔较大,管壁衬有内皮,管腔内无红细胞,但可有一些淡红色的乳糜液(多数中央乳糜管管腔塌陷,切片上不易分辨）。

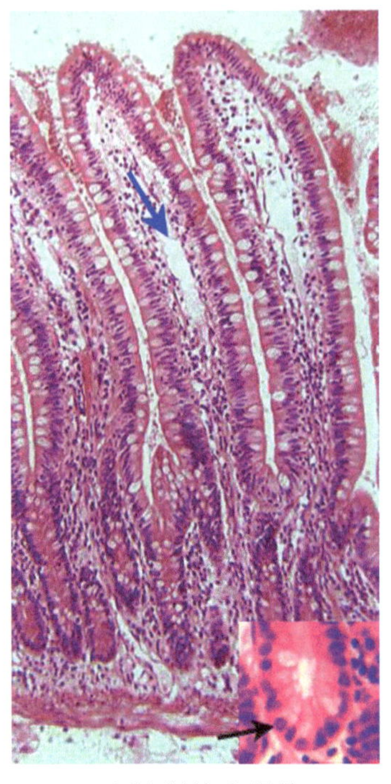

图 2. 2. 12-6　空肠 肠绒毛 肠腺（HE，×100）
↓中央乳糜管　右下图↓Paneth 细胞，（HE，×400）高倍

2. 小肠腺　由单层柱状上皮围成，吸收细胞和杯状细胞与绒毛上皮的相同，Paneth 细胞常成群位于腺底部，细胞呈锥体形，核位于细胞基底部，细胞顶部的颗粒没有染色显示。

3. 肌间神经丛　在内环行与外纵行肌层之间寻找神经细胞，其胞体较大，胞质染色较紫，核大且呈空泡状，核仁及核膜明显。

〖**附**〗　十二指肠（duodenum）和回肠（ileum）　结构与空肠基本相同。十二指肠主要特点是：绒毛较宽阔呈叶状；黏膜下层内有十二指肠腺，为黏液性腺，其导管穿过黏膜肌开口于肠腺底部（图 2. 2. 12-7）。回肠主要特点是：绒毛较短呈锥形；上皮中杯状细胞较多；固有层中淋巴组织丰富，常见集合淋巴小结。有的集合淋巴小结穿过黏膜肌层，达黏膜下层；集合淋巴小结还常向肠腔呈圆顶状隆起，该处回肠黏膜绒毛少而短，甚至无绒毛和小肠腺。

请总结小肠的结构特征：

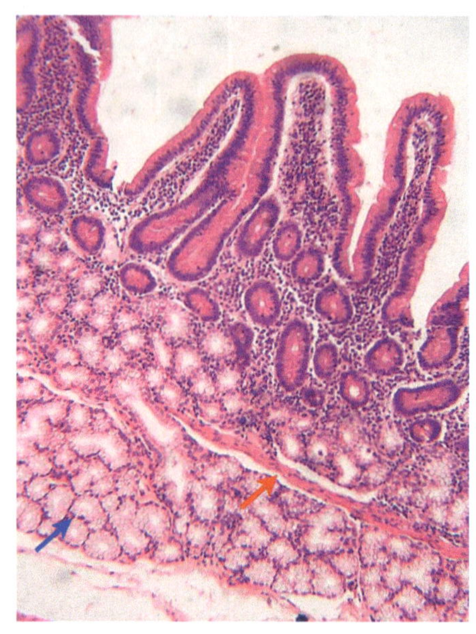

图 2. 2. 12-7　十二指肠（HE，×100）
↓十二指肠腺；↓黏膜肌

（四）结肠（colon）

〖**制片方法**〗　结肠横或纵切片（人），HE 染色。

〖**肉眼观察**〗　黏膜呈紫色，腔面比较规则，纵切时可见皱襞。肌层的局部增厚形成结肠带，可因取材未取到而看不见。

〖**低倍镜观察**〗　（图 2. 2. 12-8）

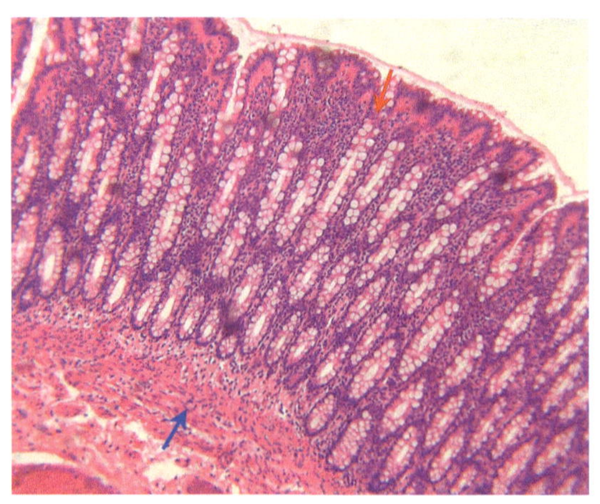

图 2. 2. 12-8　结肠黏膜（HE，×100）
↓大肠腺；↓黏膜肌层

1. 黏膜　表面较平坦，无绒毛。

上皮为单层柱状，由吸收细胞和杯状细胞组成，杯状细胞多。上皮下陷到固有层形成密集的大肠腺，含大量杯状细胞，无 Paneth 细胞；固有层内有时可见孤立淋巴小结。黏膜肌层为内环行、外纵行两薄层平滑肌。

2. 其余几层的特点　黏膜下层为较致密的结缔组织。肌层分内环行、外纵行二层平滑肌，外纵肌在局部增厚形成结肠带（在切片中不易见到）。外膜为浆膜或纤维膜。

请总结结肠的结构特征：

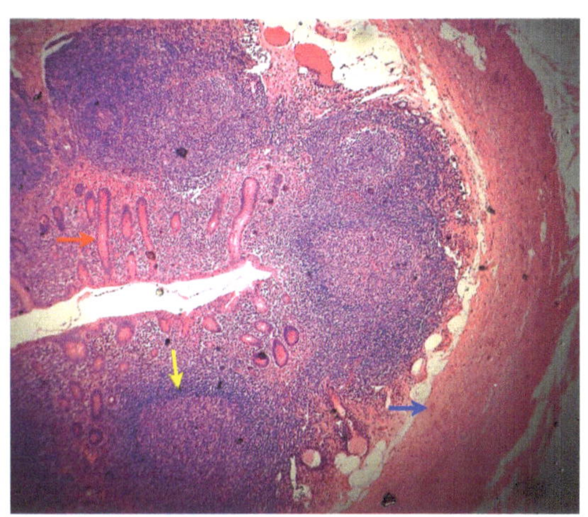

图 2.2.12-9　阑尾（HE，×40）
↓大肠腺；↓淋巴组织；↓肌层

请总结结肠和阑尾的结构特征：

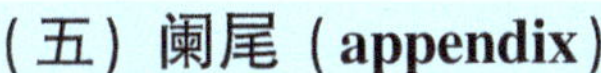

（五）阑尾（appendix）

〖制片方法〗　阑尾横切片（人），HE 染色。

〖肉眼观察〗　此标本为整个阑尾的横切面，管腔很狭小且不规则，黏膜及黏膜下层内可见许多紫蓝色团块为淋巴小结。

〖低倍镜观察〗　阑尾腔小壁厚，基本结构与结肠相似，也分四层（图 2.2.12-9）。特点：黏膜无绒毛，上皮为单层柱状，大肠腺短而少，杯状细胞较少；固有层内有大量淋巴小结和弥散淋巴组织，并突入黏膜下层，黏膜肌层被淋巴组织贯穿而不完整。肌层薄，也为内环行、外纵行两层平滑肌。外膜为浆膜。

三、电镜图片

1. 胃底腺壁细胞（parietal cell）　细胞呈圆锥形，核圆，位于细胞中央。游离面胞膜向胞质内深陷，形成迂曲分支的小管，称细胞内分泌小管，小管腔内有许多微绒毛。此外，胞质内还有大量线粒体，其他细胞器则较少。注意辨认细胞内分泌小管、微绒毛、微管泡系统。

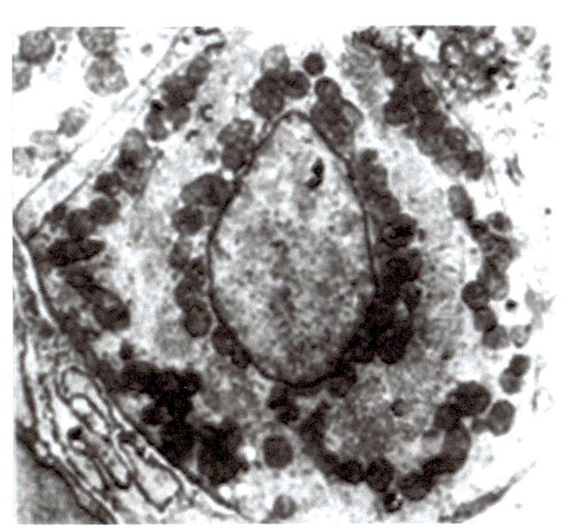

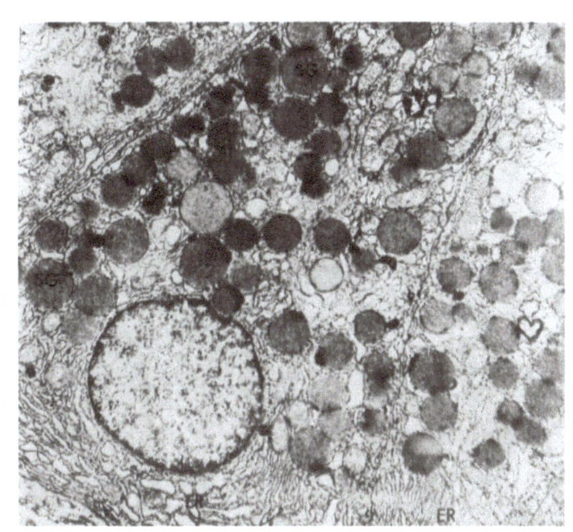

图 2.2.12-10　壁细胞（左）与主细胞（右）电镜图

2. 胃底腺主细胞(chief cell)　细胞呈柱状，核圆，位于细胞基部。核周胞质内有大量的粗面内质网，核上方有发达的高尔基复合体及许多圆形的酶原颗粒。注意辨认粗面内质网、酶原颗粒。

（李　静）

第十三节　消化腺的组织结构

消化腺包括大消化腺，即肝脏、胰腺、三对大唾液腺和分布于消化管壁内的小消化腺（食管腺、胃腺、十二指肠腺等）。外分泌腺都由腺泡和导管构成。根据腺泡的结构和功能特点，把消化系统的某些腺体和气管腺的腺泡分为浆液性腺泡、黏液性腺泡和混合性腺泡。与腺泡相连的导管逐渐增粗，开口于消化管，上皮也逐渐移行为该段消化管的上皮。胰腺包括了外分泌部和内分泌部两个部分。肝小叶则是肝的形态、功能的基本单位。

一、目的要求

（1）掌握浆液性腺泡、黏液性腺泡和混合性腺泡的结构特点。

（2）掌握肝、胰的结构。

（3）了解三对大唾液腺的结构特点，胆囊的结构。

二、光镜观察切片

（一）下颌下腺（submandibular gland）

〔**制片方法**〕　下颌下腺切片，HE 染色。

〔**肉眼观察**〕　表面有薄层粉染被膜，内部紫蓝色的团块为小叶。

〔**低倍镜观察**〕　腺表面有薄层结缔组织被膜，并伸入腺体，将其分成大小不等的小叶。下颌下腺是以浆液性腺泡为主的混合性腺，可见三种腺泡。小叶内染色较深的是浆液性腺泡，染色浅淡的是黏液性腺泡，部分染色深、部分染色淡的是混合性腺泡（图 2.2.13-1）。小叶间结缔组织内有导管、血管和神经。

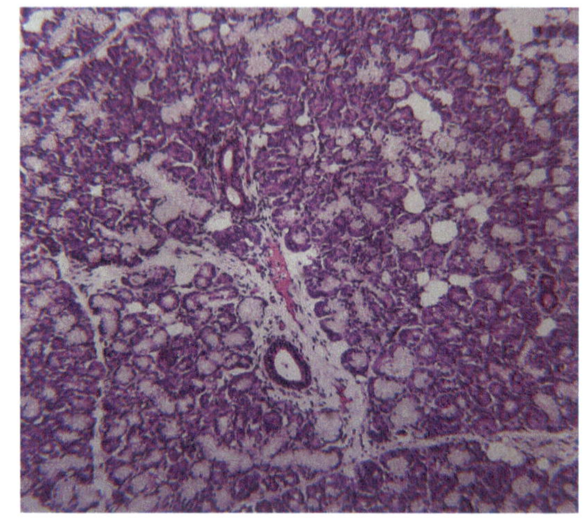

图 2.2.13-1　下颌下腺（HE，×100）

〔**高倍镜观察**〕

1. 腺泡(图 2.2.13-2)　浆液性腺泡由浆液性细胞围成，细胞呈锥形，核圆位于细胞基部，基部胞质强嗜碱性呈紫蓝色，顶部胞质含许多嗜酸性的酶原颗粒。黏液性腺泡由黏液性细胞围成，细胞呈锥形，核扁圆位于细胞基部着色深，胞质染色很浅，呈泡沫状。混合性腺泡由一个黏液性腺泡和紧贴腺泡一侧的半月形的浆液性细胞（浆半月）组成。

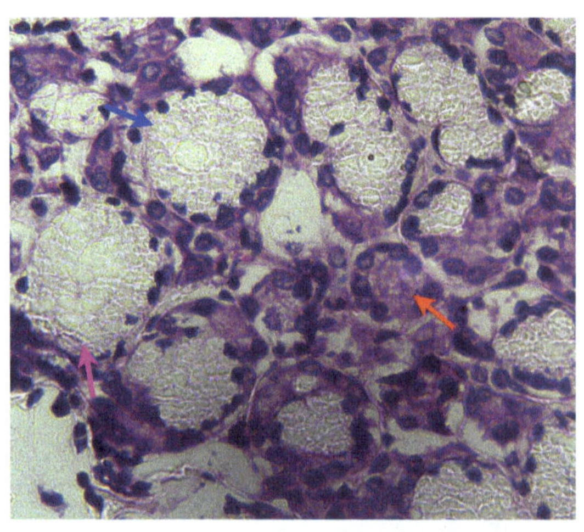

图 2.2.13-2　下颌下腺（HE，×400）
↓ 黏液性腺泡；↓ 浆液性腺泡；↓ 混合性腺泡

2. 导管　①与腺泡相连的闰管短而不明显，管径很细，为单层扁平或单层立方上皮。②纹状管（分泌管）管径较粗，为单层高柱状上皮围成，细胞质嗜酸性，核圆形位于细胞上部，细胞基底部有纵纹（但不易观察到）。③小叶间导管位于小叶间结缔组织内，管径较大，管壁为单层柱状或假复层柱状上皮。

〖附〗　腮腺和舌下腺　腮腺主要特点是：腺泡全为浆液性，闰管较长。舌下腺主要特点是：以黏液性和混合性腺泡为主，浆液性腺泡少；无闰管，也无典型的纹状管。

请总结大唾液腺的结构特征：

（二）胰腺（pancreas）

〖制片方法〗　胰腺切片，HE 染色。

〖肉眼观察〗　表面有薄层粉染被膜，结缔组织伸入腺实质将其分隔成许多小叶。

〖低倍镜观察〗　胰腺表面有薄层结缔组织被膜。实质被结缔组织分隔成大小不等的小叶。小叶内大部分为染色较深的浆液性腺泡，属外分泌部；分散其中染成浅粉色的、大小不一的实心细胞团为胰岛（图 2. 2. 13-3）。小叶间结缔组织内有血管及由单层柱状上皮围成的导管。

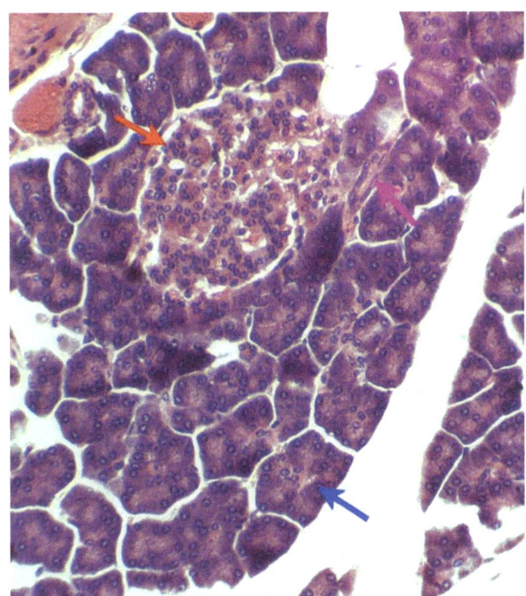

图 2. 2. 13-3　胰腺（HE，×100）
↓胰岛；↓胰腺腺泡；↓闰管

〖高倍镜观察〗

1. 腺泡（图 2. 2. 13-4）　全部为浆液性腺泡。腺细胞呈锥体形，核圆形位于基底部；基底部胞质嗜碱性，着紫蓝色；顶部胞质内充满嗜酸性的分泌颗粒。腺泡腔小而不规则，有的腔面内可见一个或几个较小的细胞核，即泡心细胞的细胞核。

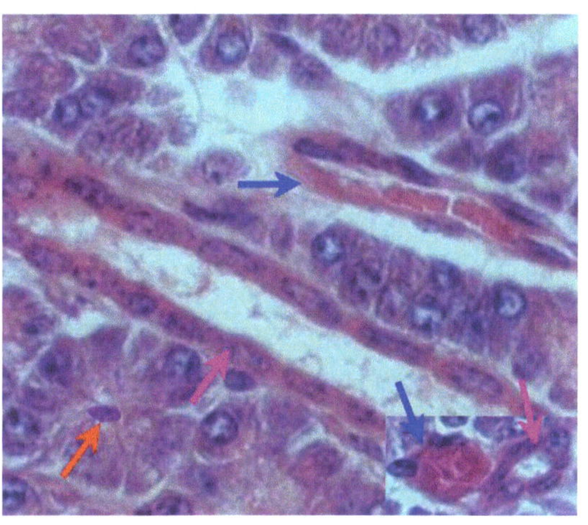

图 2. 2. 13-4　胰腺（HE，×400）
↓泡心细胞；↓闰管；↓小血管，右下图为闰管和小血管横切面（HE，×400），↓闰管；↓小血管

2. 导管　无纹状管。闰管较多，常见几个低立方上皮围成的闰管横切面或者纵切面。小叶内导管管壁为单层立方上皮。小叶之间结缔组织的小叶间导管由单层柱状上皮围成。主导管为含杯状细胞的单层高柱状上皮。

3. 胰岛　为内分泌部，为分散在外分泌部中的大小不一的细胞团，染色较浅。胰岛细胞排列成团索状，细胞较小，呈圆形、椭圆形或多边形；细胞核圆形或椭圆形，位于细胞中央；细胞质一般染呈浅红色。细胞团索之间有丰富的毛细血管。胰岛的各种内分泌细胞在 HE 染色标本中难以区分。

请总结胰腺的结构特征：

（三）肝（liver）

〖制片方法〗　人肝切片，HE 染色。

〖低倍镜观察〗　人肝小叶之间结缔组织很

少,故小叶之间分界不清楚。肝小叶为多面菱柱体,以其横切面较易观察。应先找到中央静脉,其周围有放射状排列的肝索(肝板),肝索之间的间隙为肝血窦。肝小叶周边可找到几处结缔组织较多的地方,内有三种管道,此处为门管区。小叶下静脉为在非门管区的小叶间结缔组织中单独走行,管径较大的血管,管壁的肌层厚薄不一,有时可见中央静脉的开口(图 2.2.13-5)。

〖高倍镜观察〗

1. 中央静脉(图 2.2.13-5)　位于小叶中央,管壁很薄,仅由一层内皮和极少量结缔组织构成。管壁因有肝血窦的开口而不完整。各小叶的中央静脉粗细不一,与肝小叶的切面位置有关。

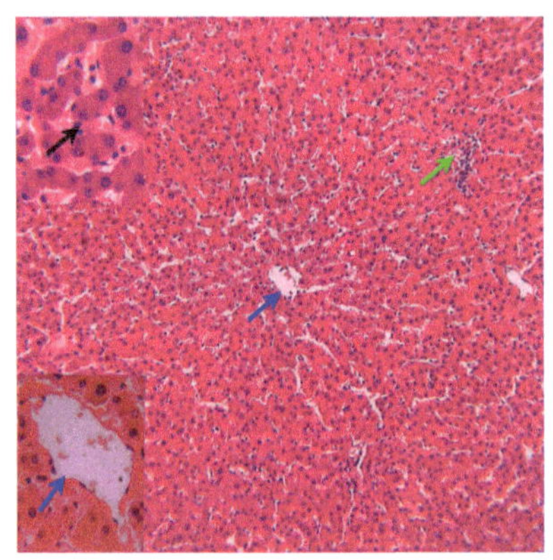

图 2.2.13-5　人肝脏(HE,×100)

↓中央静脉;↓门管区,左上图;↓肝血窦(HE,×400),左下图↓中央静脉(HE,×400)

2. 肝索(肝板)　由单层肝细胞排列成的板状结构,切面上呈细胞索状。肝索以中央静脉为中心向四周大致呈放射状排列,并分支吻合成网。肝细胞体积较大,为多边形的细胞;核圆居中,染色质疏松,核仁 1~2 个,有的肝细胞可见双核或大而深染的核(多倍体核);细胞质嗜酸性,染色较红,含有粒状或小块状的嗜碱性物质,有时可见少量脂滴。

3. 肝血窦　位于肝索之间,互相连通,并汇入中央静脉。窦壁内皮细胞贴近肝板,核扁平而染色深。窦腔较大且不规则,内有血细胞。肝巨噬细胞(kuffer cell)位于血窦内,体积较大,形态不规则,有突起与窦壁相接,核圆形或卵圆形,着色深,胞质嗜酸性,染色较红,偶尔可见细胞质内有空泡或者吞噬的颗粒。

4. 胆小管　相邻肝细胞膜凹陷形成。在标本固定及时和高质量的制片中,有时在肝索内的肝细胞间可见非常细小、清晰的胆小管的横切面。

5. 门管区(图 2.2.13-6)　是相邻几个肝小叶之间的结缔组织小区,其中有三套伴行的管道,即①小叶间静脉:管腔大,管壁薄;②小叶间动脉:管腔小,管壁较厚,内皮外有环形平滑肌;③小叶间胆管:管腔小,管壁由单层立方上皮构成,细胞核圆,着色较深,串珠状排列,胞质色淡。有时可见小叶间静脉与肝血窦相通连。有时在门管区内可见到几个小叶间胆管或者血管,是因为切到它们的分支。

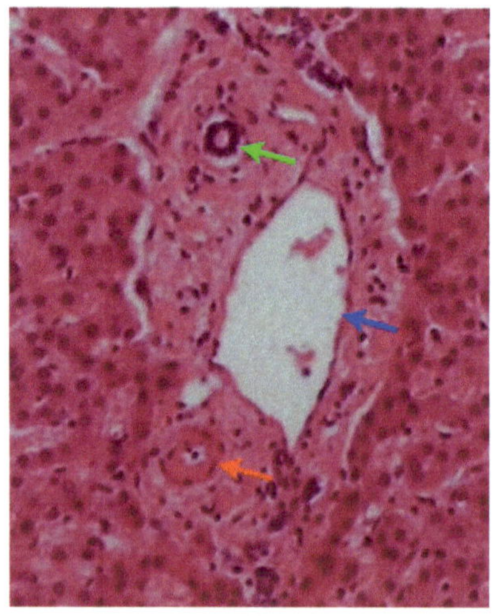

图 2.2.13-6　门管区(HE,×400)

↓小叶间静脉;↓小叶间动脉;↓小叶间胆管

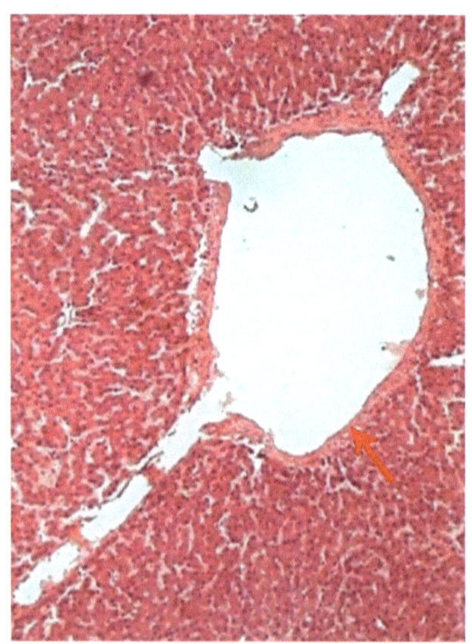

图 2.2.13-7　人肝脏(HE,×100)

↓小叶下静脉

请总结肝的结构特征：

（四）肝巨噬细胞（hepatic macrophage，又称 Kupffer cell）

〖制片方法〗 动物活体注射卡红，肝切片，HE 苏木精染色。

〖高倍镜观察〗 肝巨噬细胞位于肝血窦内，胞质内有很多蓝色的台盼蓝颗粒（图 2.2.13-8）；其胞体较大，形状不规则，可见有突起附着于内皮或插入内细胞之间。

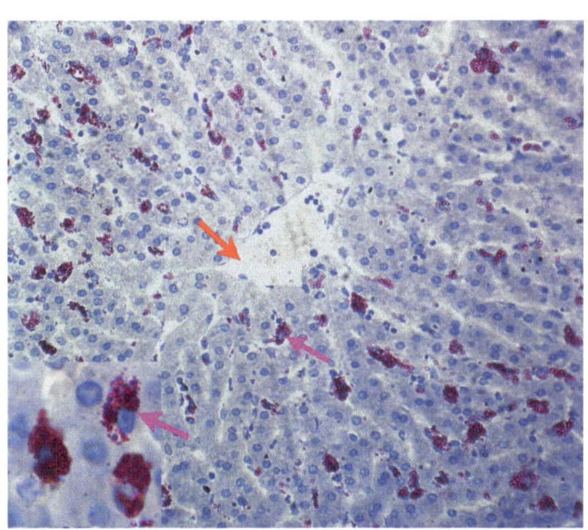

图 2.2.13-8　肝巨噬细胞（卡红注射，苏木精染色，×100）↓中央静脉；↓肝巨噬细胞 左下图示肝巨噬细胞（×1000）

（五）胆小管（bile canaliculi）

〖制片方法〗 肝切片，硝酸银染色。

〖低倍镜观察〗 肝细胞染成淡黄色。肝细胞间棕黑色线条为胆小管，在肝小叶内互相连接成网状（图 2.2.13-9）。

（六）胆囊（gall bladder）

〖制片方法〗 胆囊切片，HE 染色。

〖肉眼观察〗 标本一侧高低不平，染紫蓝色，为黏膜。

〖低倍镜观察〗 黏膜：表面为单层柱状上皮，无杯状细胞；上皮深面的固有层为较薄的一

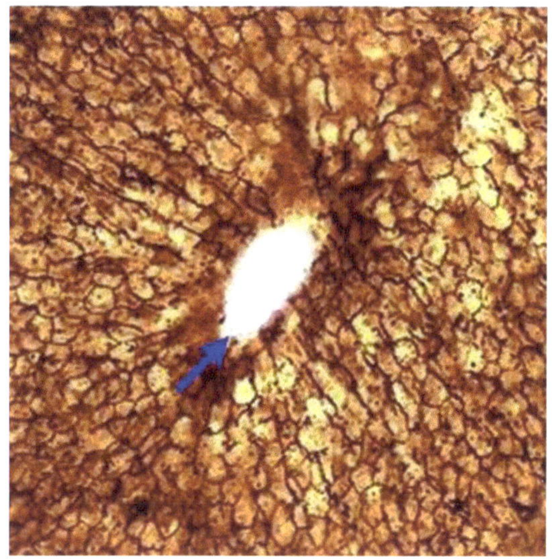

图 2.2.13-9　胆小管（硝酸银染色，×400），↓中央静脉

层结缔组织，富含血管，无腺体。黏膜突出形成许多高低不等且有分支的皱襞；皱襞之间的上皮常凹入固有层内，形成黏膜窦，在切片上有时呈封闭的腔。肌层可见多种切面的平滑肌，肌纤维较稀疏，排列不太规则。外膜较厚，大部分为浆膜，与肝附着处为纤维膜。

请总结胆囊的结构特征：

三、电镜图片

1. 胰腺腺泡细胞（pancreatic acinar cell）　细胞基底部粗面内质网丰富，呈板层状排列，并伸向核周围。核上方有发达的高尔基复合体，细胞顶部充满酶原颗粒。

2. 肝细胞（hepatocyte）、**肝血窦**（hepatic sinusoid）、**窦周隙**（perisinusoid space）　辨认肝细胞内各种细胞器、糖原颗粒及其微绒毛；肝血窦有孔内皮、内皮间隙；窦周隙、贮脂细胞；肝血窦、肝巨噬细胞。

3. 胆小管（bile canaliculi）　胆小管是相邻两个肝细胞之间局部胞膜凹陷形成的微细管道。电镜下可见胆小管腔面有肝细胞胆小管的微绒

毛突入管腔，胆小管周围的肝细胞膜形成连接复合体封闭胆小管(图 2.2.13-10)。

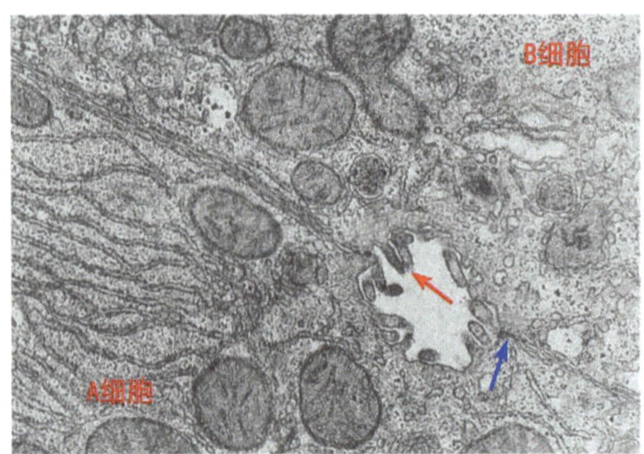

图 2.2.13-10　胆小管电镜图

↓胆小管腔面的微绒毛；↓紧密连接

(李　静)

第十四节　呼吸系统的组织结构

呼吸系统包括鼻、咽、喉、气管、主支气管和肺。肺泡是气体交换的部位，从鼻腔到进入肺后支气管树的终末细支气管，都没有肺泡，其管径逐渐变小，管壁逐渐变薄，为气体的通道，构成导气部。从肺内的呼吸性细支气管到肺泡囊，肺泡开口逐渐增多，是气体交换的部位，构成呼吸部。

一、目 的 要 求

(1) 掌握肺的导气部、呼吸部各段的结构特点。

(2) 了解气管、喉的结构特点。

二、光镜观察切片

(一) 喉 (larynx)

〖制片方法〗　喉侧壁纵切片，HE 染色。

〖肉眼观察〗　标本较平整的一侧为喉侧壁的外膜面；另一侧凹凸不平为黏膜面，黏膜面有个深的凹陷，为喉室；喉室上下各有一个突起，分别为室襞和声襞。

〖低倍镜观察〗

(1) 室襞表面为假复层纤毛柱状上皮；固有层与黏膜下层分界不清，都为疏松结缔组织，含有丰富的混合性腺和淋巴组织；外膜的结缔组织中有透明软骨。

(2) 声襞即声带，表面为复层扁平上皮，固有层较厚，内含大量的弹性纤维束(声韧带)；固有层深面是骨骼肌(声带肌)；外膜结构与室襞相同。

(二) 气管 (trachea)

〖制片方法〗　气管横切片，HE 染色。

〖肉眼观察〗　切片呈“C”字形，凹面深染带为黏膜层，其外呈灰蓝色者为透明软骨环。

〖低倍镜观察〗　区分气管壁的三层结构，从内向外依次为黏膜、黏膜下层和外膜，三层之间无明确分界线(图 2.2.14-1)。

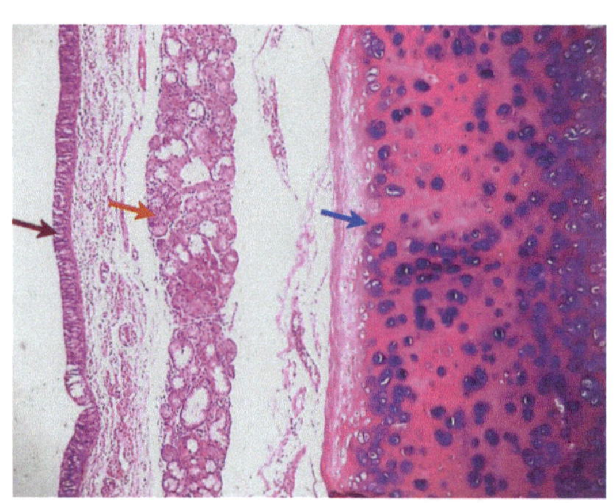

图 2.2.14-1　气管　(HE，×100)

↓黏膜；↓混合性腺；↓透明软骨

1. 黏膜　表面为假复层纤毛柱状上皮，可分辨纤毛细胞、杯状细胞和基细胞，基膜厚，为红色均质状薄膜结构；固有层由细密结缔组织组成，其内可见小血管、淋巴组织和气管腺的导管，有时可见导管在黏膜上的开口。

2. 黏膜下层　为疏松结缔组织，与固有层和外膜无明显分界。含有成团的混合性腺，即气管腺。

3. 外膜　由疏松结缔组织和 C 形透明软骨环组成。由于切面关系，软骨环可能呈节段样。软骨环缺口处，有弹性纤维组成的韧带、平滑肌束和腺体。

〖高倍镜观察〗　黏膜表面的假复层纤毛柱状上皮已在上皮组织学习，复习其形态特点。固有层内含丰富的弹性纤维，断面呈红色点状。混合性的气管腺可见浆液性、黏液性、混合性腺泡和复层上皮的导管（图 2. 2. 14-2）。

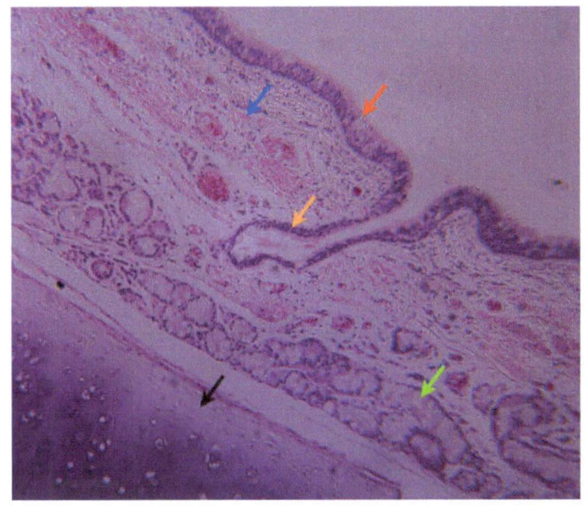

图 2. 2. 14-2　气管（HE，×400）
↓假复层纤毛柱状上皮；↓固有层；↓混合性腺；↓导管；↓透明软骨

请总结气管的结构特征：

（三）肺（lung）

〖制片方法〗　肺切片，HE 染色。

〖肉眼观察〗　标本呈网状，密布大小不等的泡状空隙。

〖低倍镜观察〗　标本的一侧可见浆膜（覆盖有间皮的结缔组织）。肺实质内有大量呈空泡状的肺泡，其间散布有小支气管及其各级分支和血管的切面。此外，在肺间质内还可见到大量的黑色的灰尘颗粒。

1. 小支气管　结构与气管相似，但管壁变薄。黏膜上皮仍为假复层纤毛柱状，杯状细胞较少，固有层较薄，与黏膜下层之间有断续的平滑肌；黏膜下层中有少量腺体；外膜中有大小不等呈灰蓝色的透明软骨片（图 2. 2. 14-3）。

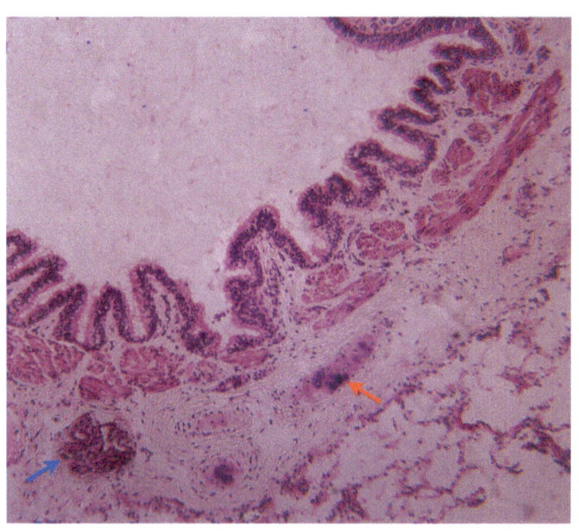

图 2. 2. 14-3　小支气管（HE，×100）
↓软骨碎片；↓气管腺

2. 细支气管　管腔变细、管壁变薄、管壁分层已不明显。上皮由假复层纤毛柱状上皮渐变为单层纤毛柱状，有杯状细胞；腺体和软骨片很少或消失；管壁内环形平滑肌更明显，但不形成连续的环形平滑肌。黏膜常见皱襞（图 2. 2. 14-4）。

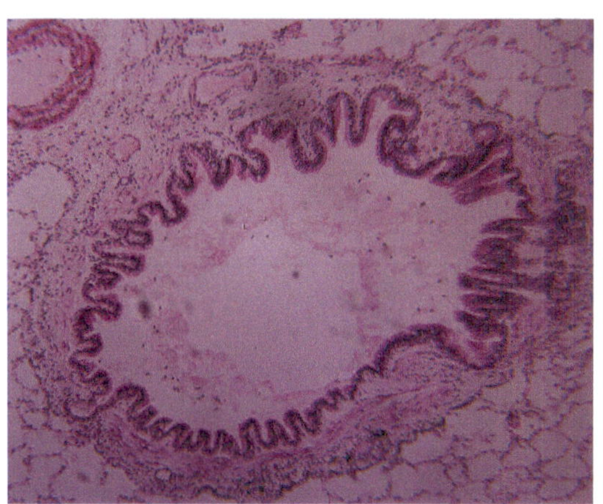

图 2. 2. 14-4　细支气管（HE，×100）

3. 终末细支气管　管腔更细，管壁更薄，管腔常因收缩而呈星形。腔面衬有一层完整的单层柱状上皮；杯状细胞、腺体和软骨片都已消失；上皮深面为薄层结缔组织和完整的环形平滑肌层（图 2. 2. 14-5）。

4. 呼吸性细支气管　管壁不完整，有少量肺泡开口；管壁内衬单层立方上皮，上皮深面有少量结缔组织和平滑肌。在肺泡开口处，单层立方上皮移行为单层扁平上皮。

5. 肺泡管　管壁有大量肺泡开口，故其自身的管壁更不完整，只在相邻肺泡开口之间少量存留形成结节状的膨大。膨大表面覆有单层立方

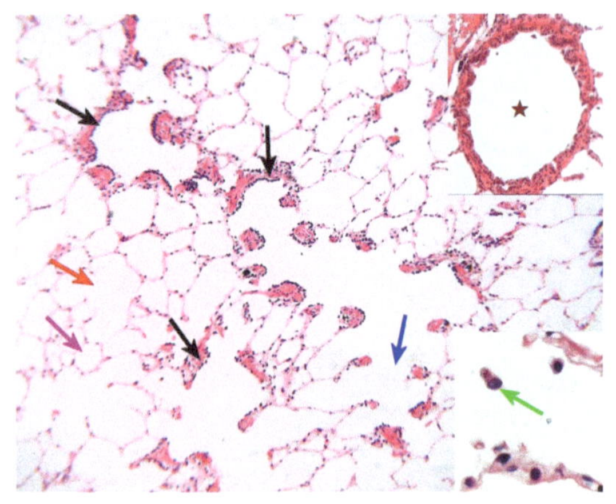

图 2.2.14-5 肺 (HE,×100)
★终末细支气管;↓呼吸性细支气管;↓肺泡管;↓肺泡囊;↓肺泡;↓尘细胞

或扁平上皮,内部有被横切的环形平滑肌束。

6. 肺泡囊 为多个肺泡共同开口所围成的空间为肺泡囊,相邻肺泡开口之间无结节状膨大。

7. 肺泡 切片中密布的大小不等的空泡即肺泡,彼此相接。肺泡既可呈封闭的环形,也可有开口,呈"C"形,这由切片位置确定。肺泡壁很薄,相邻肺泡之间的薄层结缔组织为肺泡隔。

〖**高倍镜观察**〗

1. 肺泡上皮 肺泡表面Ⅰ型细胞胞质部分极薄,不易分辨,只能根据其面向肺泡腔的扁平细胞核来辨认。Ⅱ型细胞散在分布,呈圆形或立方形,略突向肺泡腔;胞质泡沫状,染色浅;核大而圆。

2. 肺泡隔 为肺泡间结缔组织,一般很薄,其内丰富的毛细血管等结构一般看不清;有的肺泡隔内可见到尘细胞。尘细胞较大,胞质内可见吞噬的尘粒呈棕黑色,单个或成群存在;也可见于肺内其他部位的结缔组织或肺泡腔内(图 2.2.14-3)。

3. Clara 细胞 在细支气管和终末细支气管上皮中较多。细胞呈柱状,无纤毛,游离面呈圆顶状凸向管腔;核卵圆形,位于细胞中部。

请总结肺的结构特征:

(四)肺弹性纤维(elastic fibers of the lung)

〖**制片方法**〗 肺切片,弹性纤维染色。

〖**低倍镜观察**〗 标本呈紫蓝色,在肺泡周围有黑色细丝为弹性纤维。

三、电镜图片

1. 肺泡上皮 辨认肺泡Ⅰ型和Ⅱ型细胞及其超微结构特点。

2. 血气屏障 图中毛细血管为肺泡隔内毛细血管,内皮为连续内皮,内皮外基膜电子密度较低,该基膜为毛细血管内皮和肺泡Ⅰ型细胞基膜相贴而成,有的部位可见夹在其间的少量结缔组织。基膜外为很薄Ⅰ型肺泡细胞。

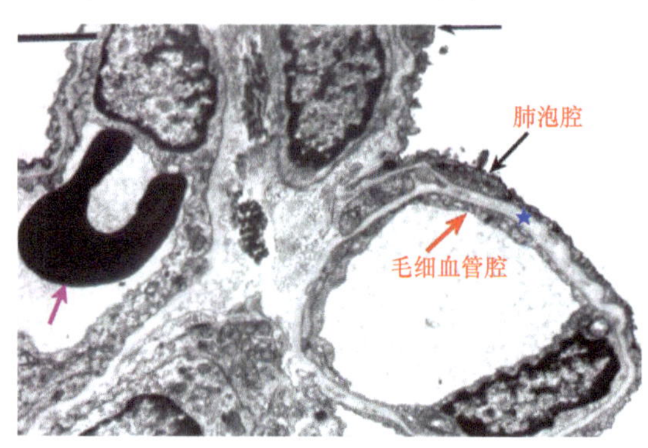

图 2.2.14-6 气血屏障
↓Ⅰ型肺泡细胞;↓毛细血管内皮细胞;★ 基膜;↓红细胞

(李 静)

第十五节 泌尿系统的组织结构

泌尿系统由肾、输尿管和膀胱组成。肾是人体主要的排泄器官,通过产生尿液排除体内的代谢废物,调节水和电解质的平衡。肾实质分为皮质和髓质。皮质内有肾小体和肾小管;髓质内有肾小管和集合小管。输尿管和膀胱为排尿、储尿器官,呈管腔状。

一、目的要求

(1)掌握肾的光镜结构。

(2)掌握近曲小管上皮细胞、滤过屏障的超微结构。

(3) 了解球旁复合体各组成部分结构特点。

(4) 熟悉膀胱、输尿管的光镜结构。

二、光镜观察切片

(一) 肾(kidney)

〖制片方法〗 兔肾切片,HE染色。

〖肉眼观察〗 肾是实质性器官,染色较深呈紫红色部位为皮质,染色较浅的部位是髓质。

〖低倍镜观察〗 肾表面有致密结缔组织形成的被膜。

1. 皮质 包括皮质迷路和髓放线两部分,皮质迷路内可见许多球形的肾小体、着深红色的近曲小管和着色略浅的远曲小管断面;相邻皮质迷路之间有许多平行排列的纵切或斜切的泌尿小管,为髓放线(图2.2.15-1)。

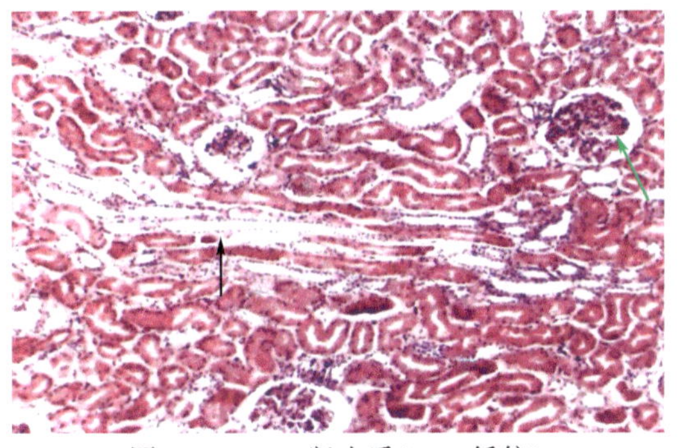

图2.2.15-1　肾皮质(HE,低倍)

→髓放线;→肾小体

2. 髓质 可见大量不同断面、密集平行排列的泌尿小管,无肾小体。

〖高倍镜观察〗

1. 皮质迷路 由肾小体和肾小管曲部组成(图2.2.15-2)。

肾小体:为散在于皮质迷路内的球形结构,由血管球和肾小囊组成,有血管极和尿极。血管球是蟠曲的毛细血管袢的切面,呈球状,其内主要为血管内皮、球内系膜细胞和足细胞,但较难区分。血管球外包有双层壁的肾小囊,脏层是紧贴于血管球的毛细血管外的足细胞,其胞核较大染色浅,突向肾小囊腔。壁层为单层扁平上皮,在血管极与脏层相连续,在尿极与近端小管相接。脏层与壁层之间的腔隙是肾小囊腔。在肾小体血管极,有时可见出、入球小动脉的断面。

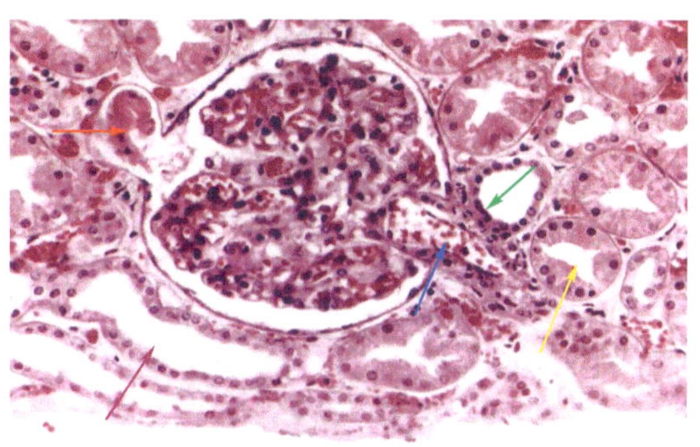

图2.2.15-2　肾小体(HE,低倍)

→血管极;→尿极;→致密斑;→近曲小管;→远曲小管

近曲小管:为在肾小体周围的较粗大的上皮性小管,数目较多。其管径粗,管腔较小不规则,管壁上皮细胞较高,为单层锥形或立方上皮。细胞核圆形,居基底端,数量少;胞质嗜酸性较强,其游离面可见红色线状的刷状缘。细胞分界不清。

远曲小管:与近曲小管相比,远曲小管数目较少,管径小,管腔大,腔面整齐,管壁由单层立方上皮构成,核排列较密集。细胞质弱嗜酸性,刷状缘不明显,有时在基底面可见纵行纹状的基底纵纹。请思考刷状缘和基底纵纹的功能意义。

致密斑:先找到肾小体的血管极,即血管出入血管球处,肾小囊腔在此不通连。有时可见远端小管近肾小体一侧的上皮细胞呈柱状,排列紧密,核近游离面分布,与对侧的立方上皮细胞有明显区别,此为致密斑。

2. 髓放线 由近端小管直部、远端小管直部和集合小管组成,小管多为纵切面或斜切面。小管直部的结构与近、远曲小管相似。

3. 髓质(肾锥体) 包括近端小管直部、细段、远端小管直部和集合小管几部分。

近、远端小管直部:结构与髓放线中的直部类似。

细段:管径小,由单层扁平上皮组成,上皮较毛细血管内皮厚,含核部分突向管腔。

集合小管:管径粗,管腔大,管壁为单层立方或低柱状上皮。上皮细胞核排列整齐,胞质浅染清亮,细胞界限清楚(图2.2.15-3)。

请总结肾的形态特征:

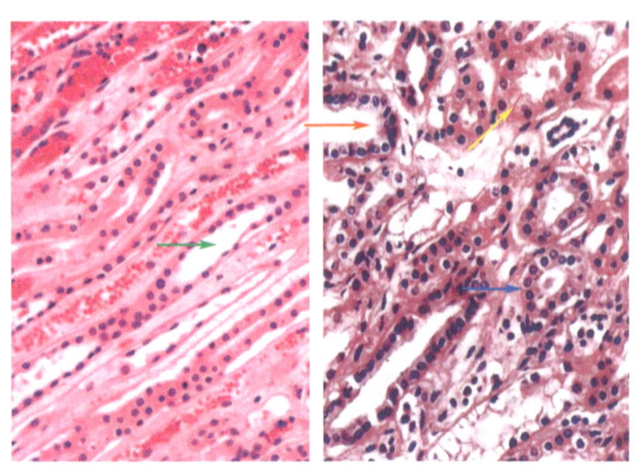

图 2.2.15-3　肾髓质(HE,低倍)
→集合管;→细段;→近直小管;→远直小管

(二) 膀胱(urinary bladder)

〖制片方法〗　膀胱切片,HE 染色。

〖镜下观察〗　膀胱为腔状器官,膀胱壁由内向外分为黏膜层、肌层和外膜三层(图 2.2.15-4)。

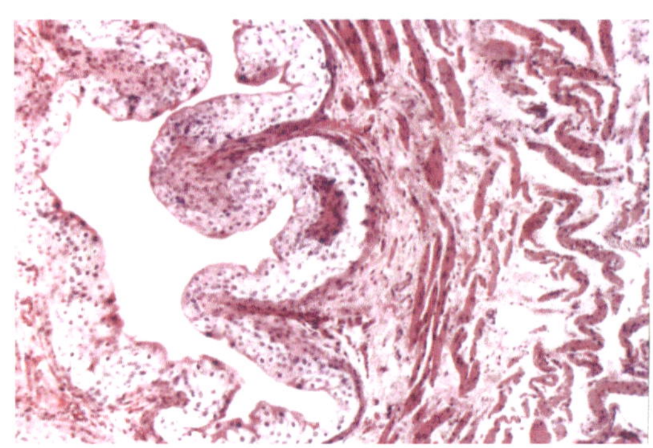

图 2.2.15-4　膀胱(HE,低倍)

1. 黏膜层　由变移上皮和含纤维较多的结缔组织固有层组成。黏膜层向腔内突出形成皱襞。

2. 肌层　较厚,分为内纵、中环、外纵三层平滑肌,有时分层不太清楚,平滑肌呈较分散的束状。

3. 外膜　是富含血管、淋巴管、神经纤维的结缔组织。

请总结膀胱的形态特征:

(三) 输尿管(ureter)

〖制片方法〗　输尿管切片,HE 染色。

〖镜下观察〗　管腔小,不规则。管壁分为黏膜、肌层和外膜三层。黏膜上皮是较薄的变移上皮,固有层含有较多的纤维,黏膜层突向管腔形成纵行皱襞,故管腔不规则。肌层为平滑肌,上 2/3 段为内纵、外环两层,下 1/3 段为内纵、中环、外纵三层。外膜为疏松结缔组织。

请总结输尿管的形态特征:

三、电镜照片

1. 足细胞(SEM)　足细胞体,初级突起,次级突起,裂孔(图 2.2.15-5)。

2. 滤过屏障(TEM)　有孔毛细血管、基膜、足细胞及其突起(图 2.2.15-6)。

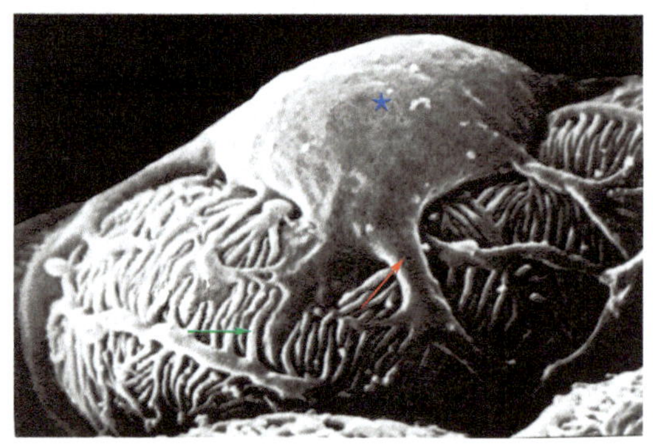

图 2.2.15-5　足细胞(SEM)
★足细胞胞体;→初级突起;→次级突起

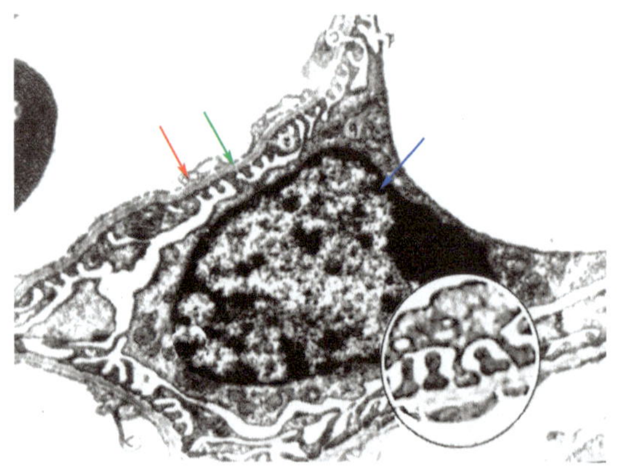

图 2.2.15-6　滤过屏障(TEM)
→毛细血管内皮;→ 基膜;→足细胞;圈内是滤过屏障

(杨桂枝　章　为)

第十六节　男性生殖系统的组织结构

男性生殖系统由睾丸、生殖管道、附属腺及外生殖器组成。睾丸是产生精子和分泌雄激素的器官，由生精小管和睾丸间质构成。生殖管道包括附睾、输精管、射精管和尿道，具有促进精子成熟，营养、储存和运输精子的作用。附属腺包括前列腺、精囊腺和尿道球腺，其分泌物参与精液的组成。

一、目 的 要 求

（1）掌握睾丸的光镜结构；掌握支持细胞和睾丸间质细胞的电镜结构特点。

（2）了解附睾、输精管、前列腺的光镜结构特点。

二、光镜观察切片

（一）睾丸（testis）

〖**制片方法**〗　睾丸切片，HE 染色。

〖**肉眼观察**〗　组织切片较大，表面一层红染的为白膜，其深面实质疏松。

〖**低倍镜观察**〗　睾丸表面为致密结缔组织构成的白膜，实质内含大量大小不等的生精小管断面，生精小管上皮为复层上皮。小管间的少量疏松结缔组织为睾丸间质，内含丰富的血管，还可见单个或成群分布的细胞质染红色的间质细胞（图 2. 2. 16-1）。有时在近睾丸纵隔处，生精小管与管径较细、由单层柱状或单层立方上皮围成的直精小管相续连，进入睾丸纵隔后，移行为不规则的睾丸网，腔面衬以单层立方上皮。

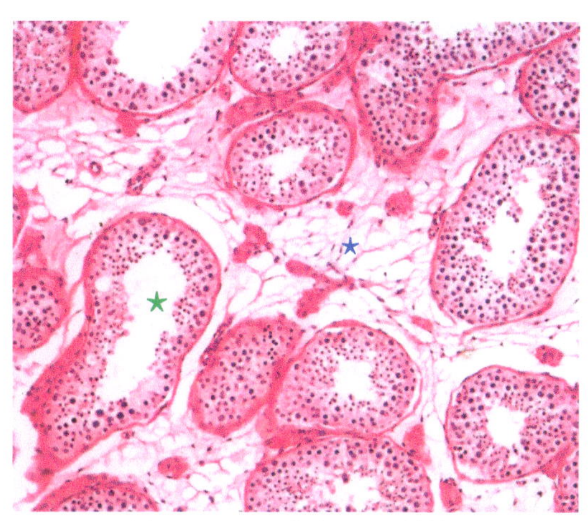

图 2. 2. 16-1　睾丸（HE，低倍）
★生精小管；★睾丸间质

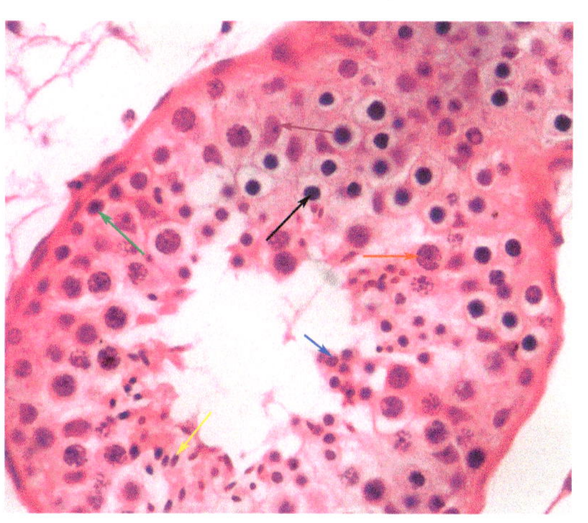

图 2. 2. 16-2　睾丸（HE，高倍）
→精原细胞；→支持细胞；→初级精母细胞；
→次级精母细胞；→精子细胞；→精子

〖**高倍镜观察**〗　生精小管基膜外的胶原纤维及数层扁平的肌样细胞构成界膜。生精小管的复层上皮由两类细胞组成（图 2. 2. 16-2）。

1. 支持细胞　数量较少，呈高锥体形，由基膜直达管腔，细胞轮廓不清，胞质染浅红色，细胞核较大，呈卵圆形，染色浅，可见明显的核仁和核膜。因支持细胞轮廓不清，故通常根据其核的特点来辨认。

2. 生精细胞　为大小不等的圆形细胞，排列成数层，因细胞分界不清，故光镜下主要根据细胞核的位置、形态、大小和着色进行区别。生精细胞由基底到腔面依次为：

（1）精原细胞：紧贴基膜，细胞圆形或椭圆形，体积较小，胞核圆形染色深，可见分裂象。

（2）初级精母细胞：位于精原细胞浅面，有 1～3 层，在生精细胞中最大，胞质染色浅，核大染色深，常见染色体密集成团。

（3）次级精母细胞：位于初级精母细胞浅面，形态与初级精母细胞相似，但体积略小，由于这种细胞很快完成第二次成熟分裂，存在时间很短，切片中不易见到。

（4）精子细胞：位于生精小管腔面，数量多，体积小，胞质染红色，核圆而小，染色深。

（5）精子：位于管腔内或嵌插在支持细胞游离端的胞质内，呈蝌蚪状，头部染深紫蓝色，切片上尾部不明显。在玫瑰红染色的精液涂片上，清晰可见呈蝌蚪状的精子，尾部很长（图 2.2.16-3）。

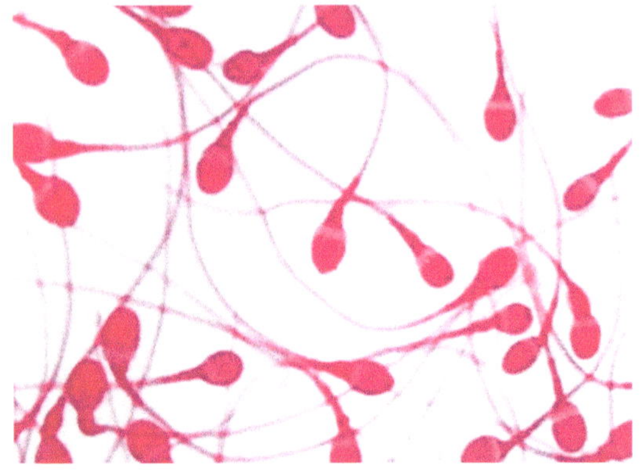

图 2.2.16-3　精子，精液涂片（玫瑰红染色，高倍）

3. 睾丸间质细胞　呈圆形、卵圆形或多边形，胞质嗜酸性，核大而圆，常偏一侧，是睾丸内分泌雄激素的细胞（图 2.2.16-4）。

请总结睾丸的形态特征：

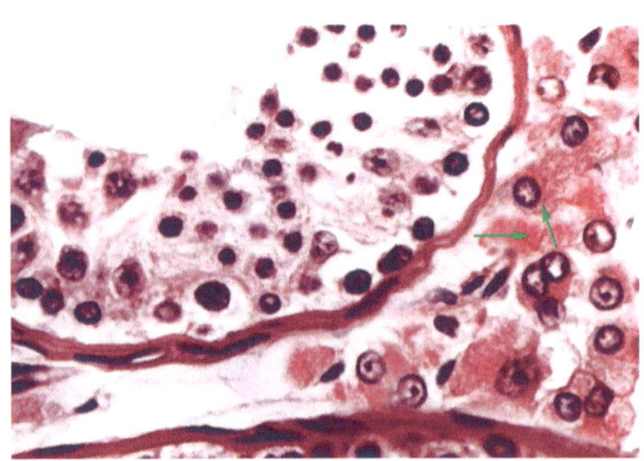

图 2.2.16-4　睾丸（HE，高倍）
→间质细胞

（二）附睾（epididymis）

〖制片方法〗　附睾切片，HE 染色。

〖镜下观察〗　附睾的实质由两类管道组成，一类腔面不整齐，为输出小管的断面；一类腔面整齐，为附睾管的断面。小管间有少量疏松结缔组织（图 2.2.16-5）。

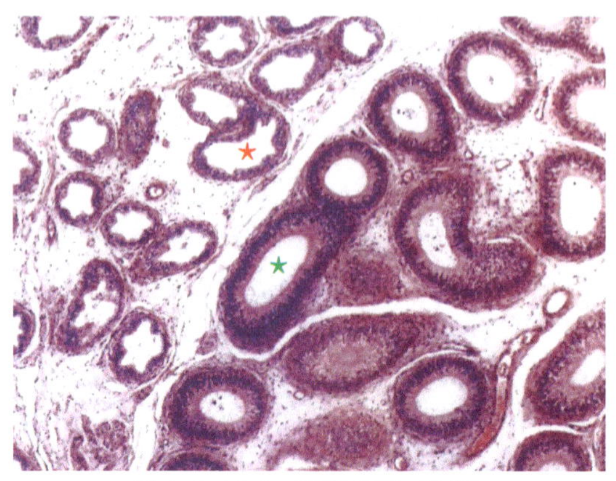

图 2.2.16-5　附睾（HE，低倍）
★输出小管；★附睾管

1. 输出小管　上皮由高柱状纤毛细胞和低柱状无纤毛细胞相间排列而成，故腔面不整齐。上皮外的结缔组织中含少量环行平滑肌。

2. 附睾管　上皮为假复层柱状上皮，游离面有许多细长的微绒毛（静纤毛）。上皮外的结缔组织中含较多的环行平滑肌。

请总结附睾的形态特征：

（三）输精管（ductus deferens）

〖制片方法〗　输精管切片，HE 染色。

〖镜下观察〗　输精管管壁由内向外分为黏膜层、肌层和外膜等三层，肌层最厚。黏膜层：由假复层柱状上皮和固有层的结缔组织组成，黏膜局部突向管腔形成皱襞。肌层：由内纵、中环、外纵三层平滑肌组成。外膜为疏松结缔组织的纤维膜。

请总结输精管的形态特征：

（四）前列腺（prostate gland）

〖制片方法〗　前列腺切片，HE 染色。

〖肉眼观察〗　标本为红色块状，中央有一弧形裂隙为尿道,向尿道隆突的小丘为精阜。尿道周围色浅部分有大小不等、形状不一的许多小腔隙,即腺泡和导管。

〖**镜下观察**〗　前列腺实质的主要结构是大量的腺泡,腺泡为管泡状,形态、大小不一,腔面不整齐。腺泡上皮有多种类型,可为单层扁平、单层立方、单层柱状或假复层柱状上皮等。有的腺泡腔内有分泌物,有的可见呈同心圆状的红色板层结晶体,即为前列腺结石。腺泡间的结缔组织内有成束的平滑肌(图 2. 2. 16-6)。

尿道前列腺部呈半月形,衬以复层柱状上皮。

请总结前列腺的形态特征:

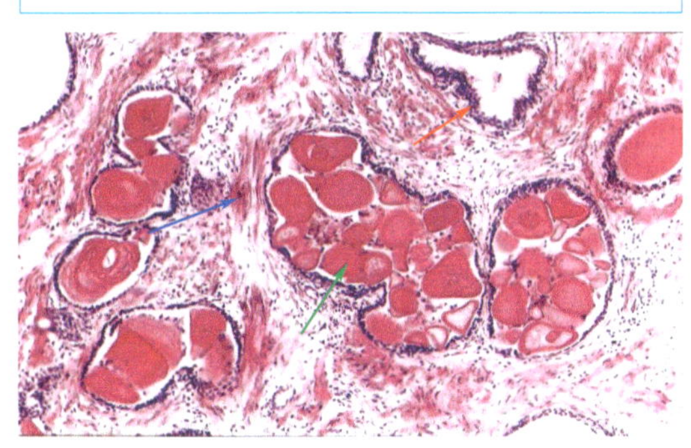

图 2. 2. 16-6　前列腺(HE,低倍)
→腺泡;→前列腺结石;→平滑肌

(杨桂枝　章　为)

第十七节　女性生殖系统的组织结构

女性生殖系统由卵巢、输卵管、子宫、阴道和外生殖器组成,与生殖密切相关的乳腺也在本节观察。卵巢能产生卵细胞,分泌女性激素;输卵管能输送生殖细胞,也是受精场所;子宫为肌性器官,腔小壁厚,是产生月经和孕育胎儿的场所。乳腺能分泌乳汁。这些器官的组织结构随着女性的年龄以及生殖功能状态而有一定生理变化。

一、目 的 要 求

(1) 掌握卵巢和增生期、分泌期子宫内膜的光镜结构特点。

(2) 熟悉输卵管的光镜结构特点。

(3) 了解黄体和乳腺的光镜结构特点。

二、光镜观察切片

(一) 卵巢(ovary)

〖**制片方法**〗　兔卵巢切片,HE 染色。

〖**肉眼观察**〗　标本呈卵圆形。外周紫红色区域为皮质,其内有大小不等的泡状结构;中央染色较浅的区域为髓质。有的标本上可见红色圆形小体,为黄体。

〖**镜下观察**〗　卵巢表面被覆单层立方或扁平的表面上皮,深面为致密结缔组织的白膜(图 2. 2. 17-1)。周边的皮质中含大量卵泡,中央的髓质为富含血管的疏松结缔组织。

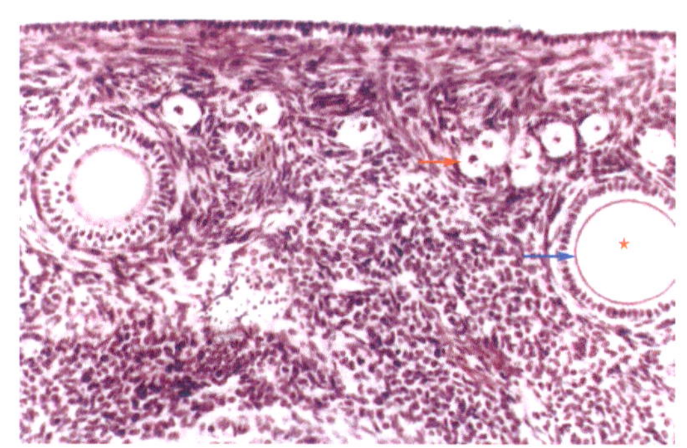

图 2. 2. 17-1　卵巢(兔卵巢切片,HE,低倍)
→原始卵泡;→透明带;★初级卵泡

重点观察卵泡:

1. 原始卵泡　位于皮质浅层。数量多,体积小,由中央一个初级卵母细胞和外周一层扁平的卵泡细胞构成(图 2. 2. 17-1)。

2. 初级卵泡　体积大于原始卵泡,位置更深。初级卵母细胞增大,外周的卵泡细胞从扁平转变为单层立方状、柱状或复层。在初级卵母细胞与卵泡细胞之间出现一层嗜酸性的红色薄膜,叫透明带(图 2. 2. 17-1)。卵泡周围的结缔组织富含梭形细胞,形成卵泡膜。

3. 次级卵泡　体积更大,出现卵泡腔为其特征。初级卵母细胞继续增大。卵泡细胞间开始出现腔隙并逐渐融合成一个大的卵泡腔，内含粉红色的卵泡液。此时初级卵母细胞及其周围的卵泡细胞被推到卵泡的一侧，并突向卵泡腔内，称卵丘。紧贴透明带的一层柱状卵泡细胞呈放射状排列，叫放射冠。其余数层卵泡细胞密集排列在卵泡腔周围，构成卵泡壁的颗粒层。卵泡膜发育成两层，内层富含浅染的多边形的膜细胞和毛细血管；外层为一般结缔组织（图 2.2.17-2）。

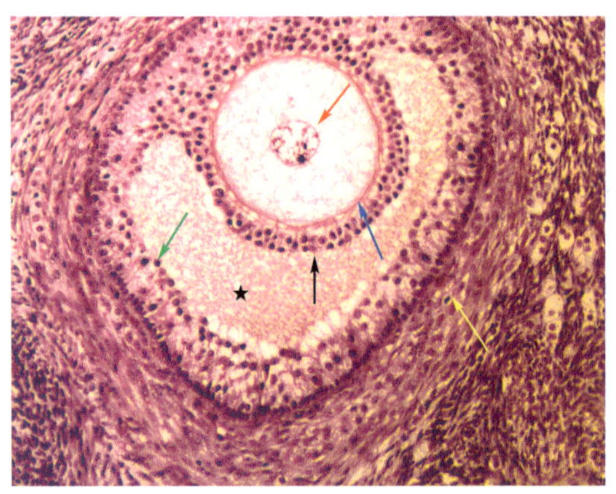

图 2.2.17-2　卵巢（兔卵巢切片，HE，低倍）

→卵丘；★卵泡腔；→卵母细胞核；→透明带；→卵泡膜；→颗粒层

4. 成熟卵泡　体积大，突向卵巢表面，可占据整个皮质厚度，数量很少，难观察到。其结构与晚期次级卵泡相似，但卵泡液更多，颗粒层变薄（图 2.2.17-3）。

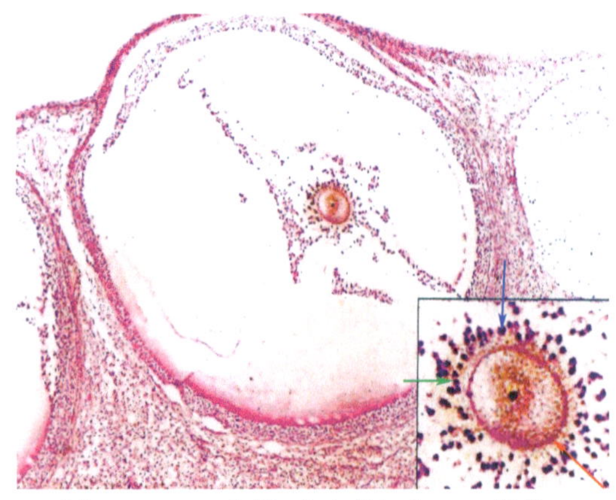

图 2.2.17-3　卵巢（兔卵巢切片，HE，低倍）

右下图示卵丘

→透明带；→放射冠；→卵母细胞

5. 闭锁卵泡　卵泡退化即为闭锁卵泡。卵泡闭锁可发生在不同发育阶段，其初级卵母细胞自溶消失；透明带塌陷、断裂或消失；卵泡细胞变小，排列紊乱，卵泡壁塌陷（图 2.2.17-4）。晚期次级卵泡或成熟卵泡退化时，卵泡膜内层的膜细胞增生肥大，胞质丰富、着色浅，排列成索状或团状，称为间质腺。

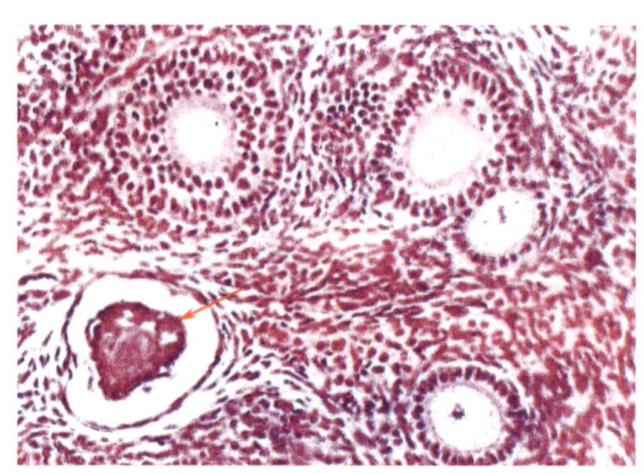

图 2.2.17-4　卵巢（兔卵巢切片，HE，低倍）

→闭锁卵泡

6. 黄体　猫的卵巢中有时可见 1~3 个黄体，外被以结缔组织被膜，腺细胞有两种：粒黄体细胞数量多，细胞体积较大，胞质染色浅；膜黄体细胞较小，胞质染色红，数量少。

皮质内还可见由纤维和少量梭形细胞组成的、浅染的块状结构，即为白体。

请总结卵巢的结构特征：

（二）子宫（uterus）

〖**制片方法**〗　人增生期和分泌期子宫切片，HE 染色。

〖**肉眼观察**〗　切片染紫色的部分为子宫内膜，染红色的部分为子宫肌层。分泌期子宫内膜明显厚于增生期。

〖**镜下观察**〗

1. 子宫壁　由内向外分为内膜、肌层、外膜等三层。肌层很厚，平滑肌纤维成束，交错排列，故分层不明显，束间有少量结缔组织。外膜薄，大部分为浆膜。重点观察子宫内膜。

2. 子宫内膜上皮　为单层柱状上皮，向固有层结缔组织内凹陷形成管状的子宫腺。子宫腺间的结缔组织内，梭形或星形的基质细胞较多，胞体较大，另可见小血管的断面。固有层近腔面为功能层，较厚而疏松，深层为基底层，较薄而致密，细胞数量多，两层分界不明显。

3. 增生期早期子宫内膜　子宫腺数量少而直，腔小，未见分泌物。增生晚期子宫腺数量增多，有些弯曲，腺腔内可出现少量分泌物。固有层可见较少的小动脉（螺旋动脉）的断面（图 2.2.17-5）。

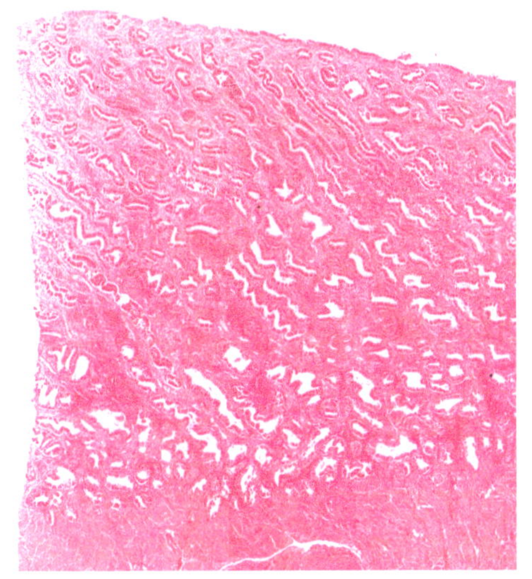

图 2.2.17-5　增生晚期子宫内膜(人子宫，HE，低倍)

4. 分泌期子宫内膜　更厚，子宫腺增多，长而弯曲，腺腔扩大，有较多分泌物。固有层的细胞间隙增加，提示有水肿现象；常可见成群的螺旋动脉断面。

> 请总结子宫的结构特征，比较增生期与分泌期内膜结构的差别：

（三）输卵管（oviduct）

〖**制片方法**〗　人输卵管壶腹部切片，HE 染色。

〖**镜下观察**〗　管壁由内向外分为黏膜、肌层、外膜三层（图 2.2.17-6）。黏膜局部突向管腔形成皱襞，壶腹部的皱襞多、高、有分支。黏膜上皮为单层柱状上皮，部分细胞有纤毛。上皮深面是固有层。肌层为内环行、外纵行两层平滑肌。外膜为浆膜。

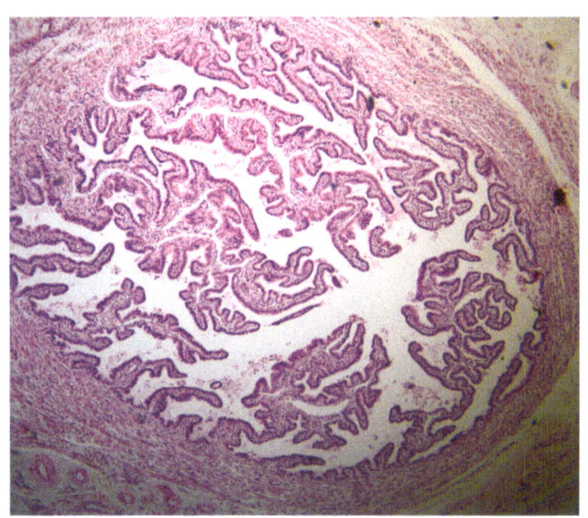

图 2.2.17-6　输卵管（人输卵管，HE，低倍）

输卵管峡部的黏膜皱襞较短小，肌层较厚。

> 请总结输卵管的结构特征：

（四）乳腺（mammary gland）

〖**制片方法**〗　人乳腺切片，HE 染色。

〖**镜下观察**〗　乳腺被结缔组织分隔成若干小叶，小叶内有腺泡和导管。结缔组织中含有脂肪组织。

1. 静止期乳腺　含少量由低柱状上皮构成的腺泡及小导管，前者腔小或不清，后者腔较大。小叶间有大量结缔组织，其中有很多脂肪组织，血管少。

2. 活动期乳腺　包括妊娠期和授乳期乳腺。此期腺组织增生，腺泡上皮细胞可呈柱状、锥形或立方柱状，腺泡腔内可见红色的分泌物。小叶间结缔组织少。

（彭　谨　章　为）

第十八节　眼与耳的组织结构

眼由眼球和眼睑、眼外肌、泪腺等附属器官构成。眼球包括眼球壁和眼球内容物，前者从外向内分为纤维膜、血管膜和视网膜，后者指房水、晶状体和玻璃体。耳由外耳、中耳和内耳三部分组成。本实验主要观察眼球内耳的位觉感受器和听觉感受器。

一、目的要求

（1）了解眼球壁的三层结构，掌握角膜和视网膜的结构。

（2）了解内耳的结构，熟悉壶腹嵴、位觉斑和螺旋器的位置和结构。

二、光镜观察切片

（一）眼球（eye ball）

〖**制片方法**〗　人眼球火棉胶切片，HE 染色。

〖**肉眼观察**〗　标本呈球形，周缘染色深者是眼球壁。眼球一侧可见红色椭圆形结构即晶状体，晶状体前方依次为虹膜和角膜；晶状体后无色透明的结构是玻璃体（图 2.2.18-1）。

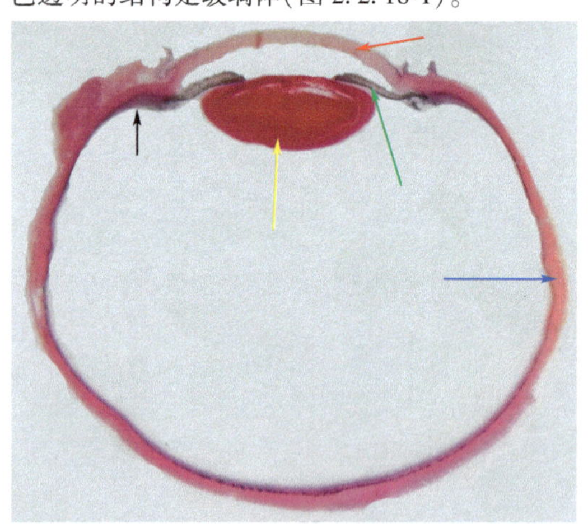

图 2.2.18-1　眼球（人眼球切片，HE，肉眼观）
→角膜；→晶状体；→虹膜；→眼球壁；→睫状体

〖**低倍镜观察**〗　区分眼球壁各部分。眼球壁由外向内分三层：①纤维膜：染红色。前方较凸的是角膜，染色浅；与角膜相连的是由致密结缔组织构成的巩膜（图 2.2.18-2）。两者间过渡区域为角膜缘。②血管膜：为富含血管和色素细胞的疏松结缔组织，从前向后包括三个部分，虹膜位于角膜和晶状体之间，为两条棕黑色薄膜，其中央的孔即瞳孔。紧接着是三角形的睫状体，睫状体与晶状体之间有细长的纤维相连，此纤维称睫状小带。再向后是脉络膜（图 2.2.18-2）。③视网膜：衬于脉络膜的内面，由 4 层细胞构成，前起于锯齿缘。注意观察视网膜后极有无视神经盘及中央凹。

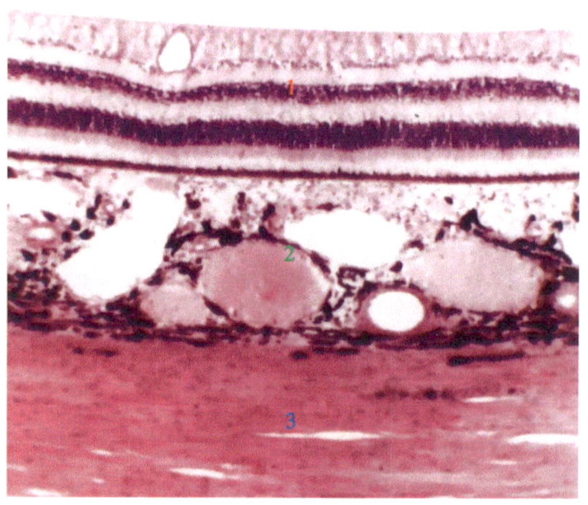

图 2.2.18-2　眼球壁（人眼球切片，HE，低倍）
1 视网膜；2 脉络膜；3 巩膜

〖**高倍镜观察**〗　重点观察角膜和视网膜。

1. 角膜　自前向后分为 5 层（图 2.2.18-3）。①角膜上皮：为数层未角化的复层扁平上皮，细胞排列整齐，不含色素，上皮基部平坦。②前界层：为无细胞的均质粉红色薄膜。③角膜基质：最厚，由大量与表面平行排列的胶原纤维及其间的基质、少量扁平的成纤维细胞构成。角膜基质内不含血管。④后界层：染色浅，为透明的均质膜，较前界层薄。⑤角膜内皮：为单层扁平上皮。

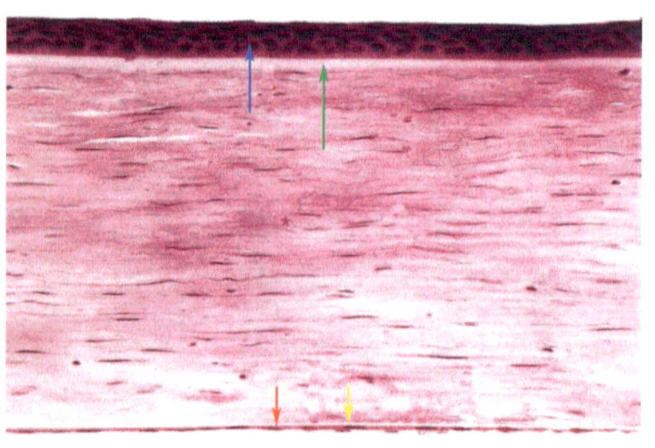

图 2.2.18-3　角膜（人眼球切片，HE，低倍）
→角膜上皮；→前界层；★角膜基质；→后界层；
→角膜内皮

2. 视网膜　位于血管膜内面，主要由四层细胞组成，由外向内依次为色素上皮层、视细胞层、双极细胞层和节细胞层（图 2.2.18-4）。①色素上皮层：视网膜最外一层低立方形色素细胞，紧贴脉络膜的深面。②视细胞层：为视杆细胞和视锥细胞胞体所在。镜下为密集的染紫蓝色的细胞核，其外侧可见许多粉红色的杆状或锥状突起，它们分别是视杆细胞和视锥细胞的外突，伸向色素上皮层。③双极细胞层：主要由双极细胞的胞体组成。另外还有水平细胞、无长突细胞及网间细胞的胞体。④节细胞层：为数目较少、体积较大的多极神经元即节细胞胞体构成，大多数为单层排列。

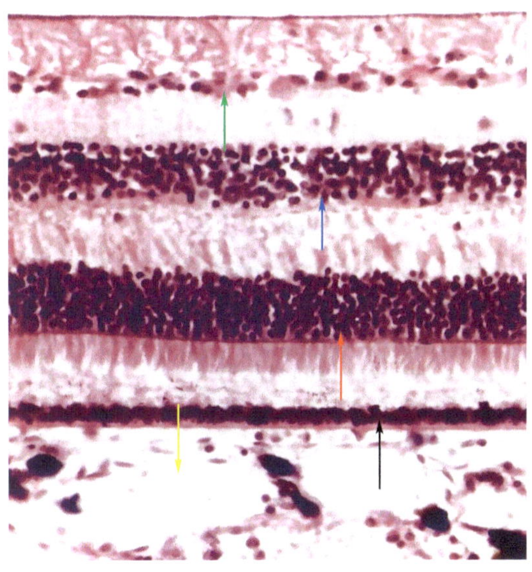

图 2.2.18-4　视网膜（人眼球切片，HE，低倍）
→节细胞层；→双极细胞层；→视细胞层；
→黑素细胞层；→脉络膜

3. 黄斑与视神经乳头　黄斑位于视网膜后极，色略浅。其中央有一椭圆形小凹，是中央凹，这里的视网膜最薄，只有视细胞层和色素细胞层。视网膜后极鼻侧有一圆形隆起，为视神经乳头，节细胞轴突从此处汇聚离开视网膜。

请总结视网膜的结构特点：

（二）内耳（inner ear）

〖**制片方法**〗　豚鼠内耳切片，HE 染色。

〖**镜下观察**〗　先找到耳蜗的纵切面。见骨性耳蜗中有三角形的膜性蜗管，可分为上，下及外侧壁，螺旋器位于下壁上。蜗轴中可见螺旋神经节。重点观察几种感受器。

1. 螺旋器　螺旋器位于膜蜗管基底膜上，由支持细胞和毛细胞组成。毛细胞是感觉性的上皮细胞，其游离面有静纤毛。支持细胞包括柱细胞和指细胞，它们对毛细胞起支持作用（图 2.2.18-5）。

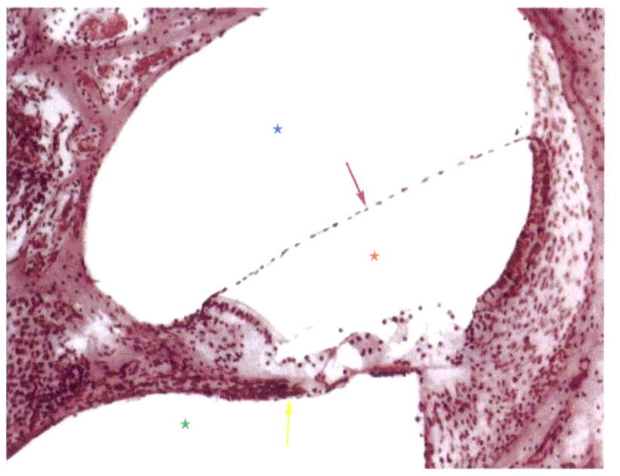

图 2.2.18-5　螺旋器（人 内耳切片，HE，低倍）
★前庭阶；★膜蜗阶；★鼓阶；→前庭膜；→螺旋器

2. 位觉斑　位于椭圆囊和球囊壁上，局部黏膜突向囊内呈斑块状。上皮细胞主要为支持细胞和毛细胞。毛细胞居浅面，核染色浅，游离端可见毛细胞的毛，表面覆盖有紫蓝色颗粒，称位砂膜。支持细胞体位于深层（图 2.2.18-6）。

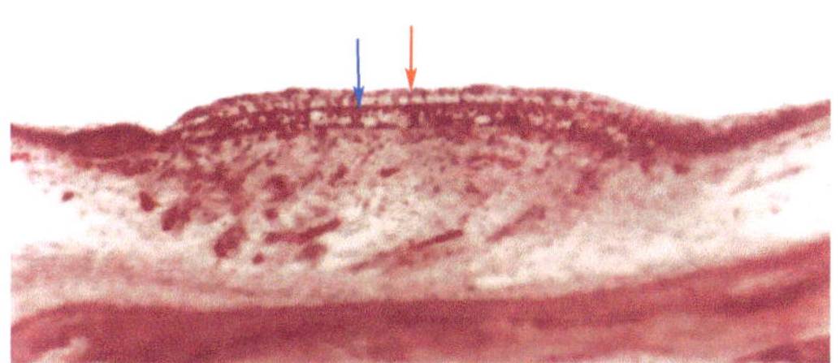

图 2.2.18-6　球囊斑（人内耳切片，HE，低倍）
→位觉砂膜；→毛细胞

3. 壶腹嵴　位于膜半规管壶腹部，局部黏膜增厚向腔内形成的山嵴样突起，上皮细胞主要为支持细胞和毛细胞。毛细胞的动纤毛和静纤毛伸入胶质状的壶腹帽内（图 2.2.18-7）。

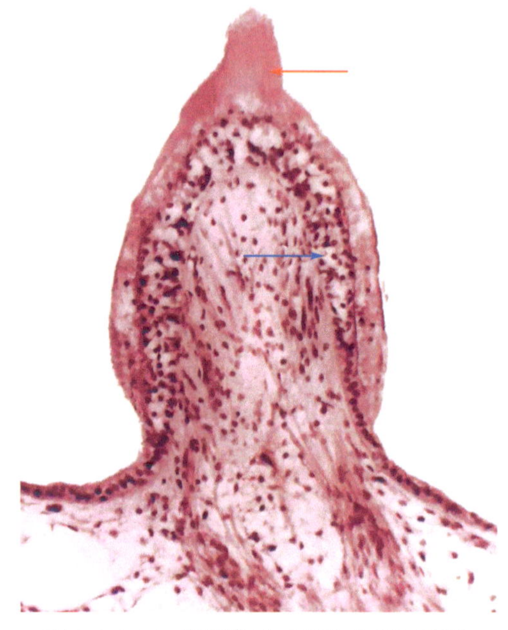

图 2.2.18-7　壶腹嵴(人内耳切片,HE,低倍)
→壶腹帽;→毛细胞

(彭　谨　章　为)

第十九节　人胚胎的早期发生

胚胎学是研究从受精卵发育为新生个体的过程及其机制的科学。胚胎学的主要内容包括生殖细胞和受精、胚体发育和胚胎附属结构的发育、胚胎与母体关系以及先天性畸形等。人胚胎发育分为胚期和胎期。胚期指从受精卵形成到第 8 周末;胎期指从第 9 周至出生。

一、目的要求

(1) 了解从受精到植入的发育过程,掌握胚泡的结构。

(2) 掌握两胚层胚盘的形成过程。

(3) 了解中胚层形成和中轴器官建立过程。

(4) 了解三胚层的主要分化器官和胚体外形演变。

二、观察模型

(一) 受精和卵裂(ferrtilization & cleavage)

精卵结合的过程称为受精。受精后雌雄原核形成,随后雌雄原核融合,继而形成卵裂球,随着卵裂次数增多,卵裂球数目增多但体积变小,在透明带内逐渐形成桑葚胚,此时为受精后约 72 小时。

图 2.2.19-1A 显示受精卵模式图,最外侧为透明带;中间为受精卵和上方的第二极体;受精卵右下为由第一极体分裂形成的 2 个极体。图中的受精卵正在进行第一次有丝分裂。图 B、C、D 均为动物胚胎发生模型:B 图示受精卵(粉红色)和三个极体(黑色)。C 图为已去除透明带的 3 个卵裂球模型,白色卵裂球代表将分化为内细胞群的细胞,绿色卵裂球代表将分化为滋养层的细胞。D 图示已去除透明带的桑葚胚。

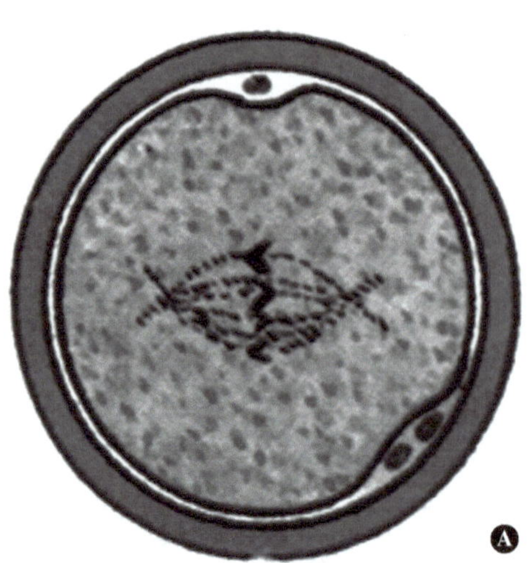

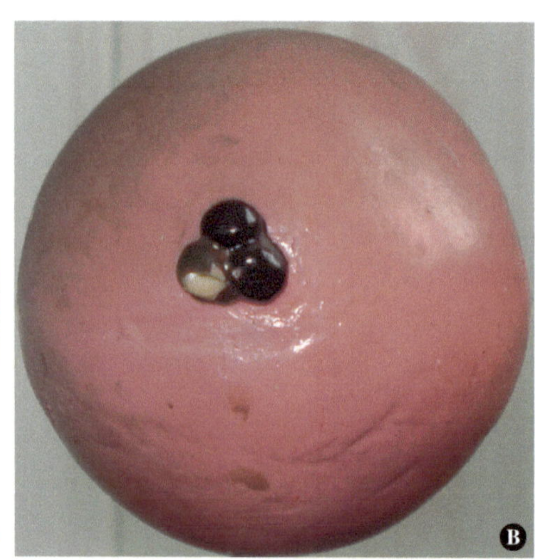

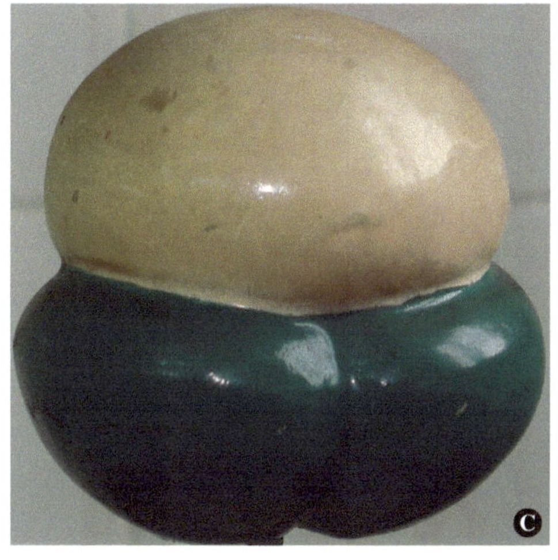
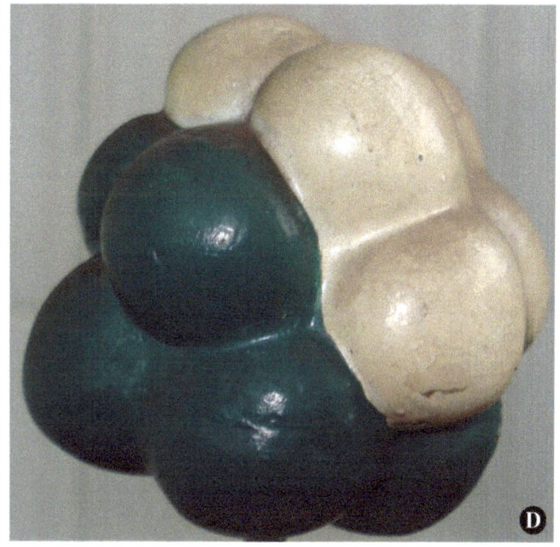

图 2.2.19-1　卵裂和桑葚胚

(二) 胚泡和两胚层胚盘的形成

当卵裂球数目增至 100 个左右时,细胞间出现若干小腔隙。最后融合成充满液体的大腔,称为胚泡腔。此时为受精后第五天左右,透明带溶解消失。图 2.2.19-2 A 模型显示,胚泡外周一层绿色扁平细胞为滋养层,中央为胚泡腔,生活状态下含胚泡液。附着在滋养层一端的白色细胞团为内细胞群。图 2.2.19-2 B 模型显示,极端滋养层处已分化出合体滋养层(草绿色)和细胞滋养层(墨绿色);内细胞群已分化出下胚层(黄色细胞),紧贴下胚层的一层蓝色柱状细胞为上胚层,其余蓝色细胞将分化为羊膜囊的羊膜上皮。图 2.2.19-2 C 模型显示,上胚层与羊膜囊之间为羊膜腔(*)。图 2.2.19-2 D 模型显示,合体滋养层增多,下胚层细胞与胚外体腔膜之间围成初级卵黄囊,胚泡腔消失。由上下胚层紧密相贴形成的圆盘状结构即两胚层胚盘,此时为胚胎第 2 周。

(三) 植入(implantation)

胚泡逐渐埋入子宫内膜的过程称为植入(图 2.2.19-3A~D)。A 模型显示,受精后第 6~7 天,胚泡开始侵入子宫内膜。由极端滋养层细胞(灰蓝色)分泌蛋白水解酶溶解子宫内膜(淡粉色),胚泡腔内的蓝色细胞团为内细胞群。模型剖面上的腔穴为子宫腺的腺腔(箭头)。B 模型显示,胚泡已经全部植入子宫内膜,子宫上皮正在修复缺口。合体滋养层(灰色)内开始出现腔隙,称滋养层陷窝,后来在胎盘处的滋养层陷窝改称绒毛间隙。内细胞群开始分化出下胚层(黄色)和上胚层(蓝色),羊膜腔开始出现。C 模型显示,胚泡已全部埋入子宫内膜,子宫上皮已完全愈合,羊膜腔扩大(红色箭头)。合体滋养层之间滋养层陷窝(黄色箭头)增多,当子宫内膜小血管被破坏时,母体的血液流入滋养层陷窝,改称绒毛间隙。此时约为受精后第 11~12 天。D 模型显示,植入后的胚胎生长迅速,羊膜腔和卵黄囊明显。绒毛(红色箭头)浸泡于母血中。胚泡植入部位的子宫蜕膜向腔面突起,此时约为受精后第 14~15 天。

(四) 两胚层胚盘的形成及滋养层的分化

胚胎第 2 周,植入的同时,内细胞群发育形成两胚层胚盘,滋养层也发育形成胚外中胚层。图 2.2.19-4A~D 中 A 模型显示,细胞滋养层产生的胚外中胚层细胞(红色)已充填于卵黄囊和羊膜腔与滋养层之间的空隙,而且胚外中胚层内开始出现腔隙。卵黄囊的顶和羊膜腔的底相贴形成两胚层胚盘。同时,滋养层细胞外突形成绒毛,滋养层改称绒毛膜。B 模型显示,胚外中胚层内腔隙进一步增大。同时由下胚层周边的细胞增生形成次级卵黄囊。C 模型显示,由于胚外中胚层的细胞贴到细胞滋养层、卵黄囊和羊膜腔表面,形成胚外体腔,仅在绒毛膜与羊膜腔之间留下胚外中胚层,即体蒂。初级卵黄囊开始退化。D模型显示，胚外体腔进一步扩大，包在卵黄囊表面的为胚外中胚层脏层，包在羊膜囊表面以及衬贴在滋养层内表面的为胚外中胚层壁层。体蒂随着羊膜腔的扩大而转向胚盘尾端。初级卵黄囊与次级卵黄囊脱离，退化形成外体腔泡。请思考两胚层胚盘将来演变成什么结构？胚盘以外的部分又演变成什么结构？

（五）中胚层的形成和中轴器官的建立

胚胎第三周，上胚层细胞增生在胚盘尾端形成纵行的细胞索，即原条，原条头端的细胞团为原结。原条的细胞增生、迁移，在上、下胚层之间铺开，形成胚内中胚层；部分原条细胞向下迁移

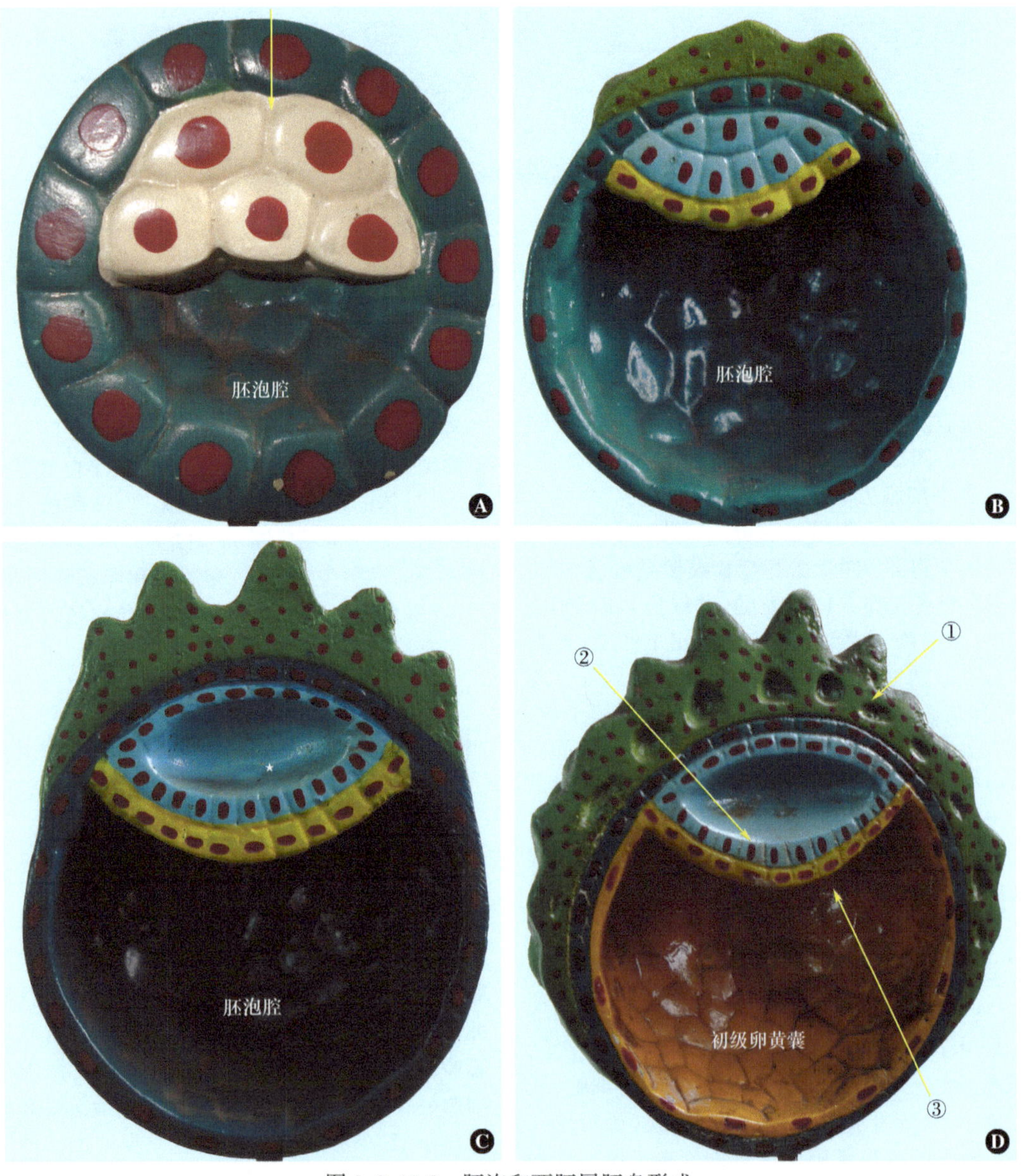

图 2.2.19-2　胚泡和两胚层胚盘形成

A. 胚泡刚形成，→内细胞群；B. 开始植入的胚泡，顶端出现合体滋养层；C. 植入中的胚泡，★羊膜腔；D. 植入完成后的胚胎，①合体滋养层；②上胚层；③下胚层

取代下胚层，形成内胚层；原结的细胞增生，向胚盘头端迁移形成脊索。胚体三个胚层形成后，原来的上胚层改名为外胚层。至此，内、中、外三个胚层的细胞形成三胚层胚盘，以后分化演变形成人体所有器官原基。在原条的尾端和脊索的头端分别有一小块没有形成中胚层，只有内、外胚层的细胞相贴，分别称为泄殖腔膜和口咽膜。

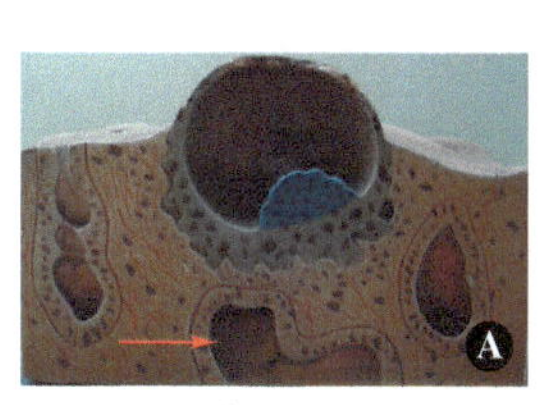

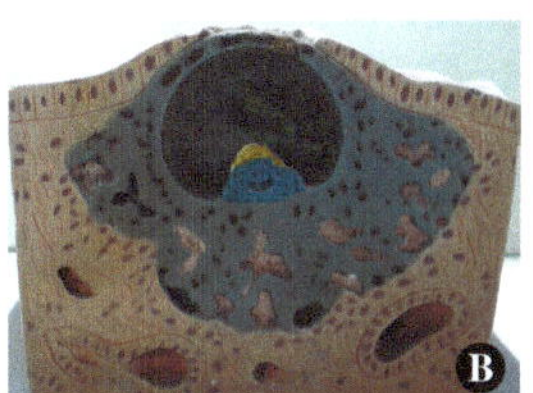

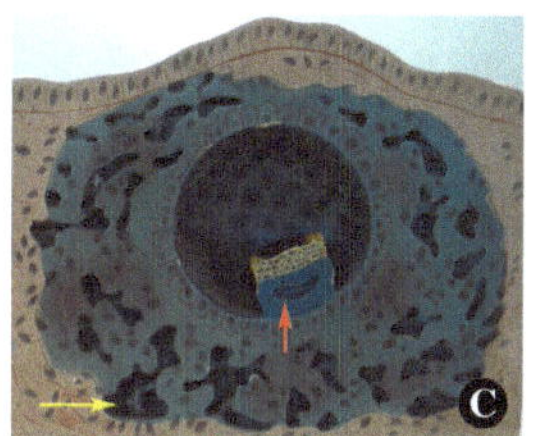

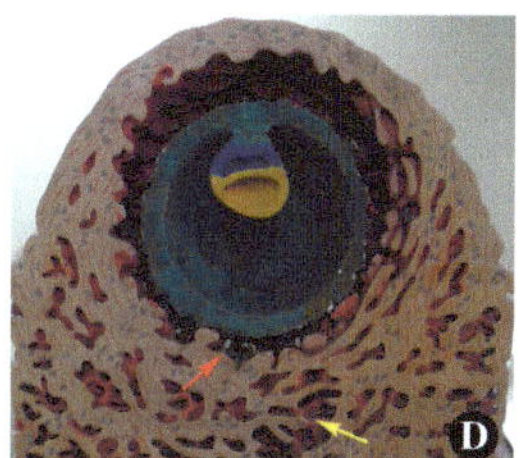

图 2. 2. 19-3　植入过程

A→子宫腺；C→示羊膜腔；→示绒毛间隙；D→示绒毛

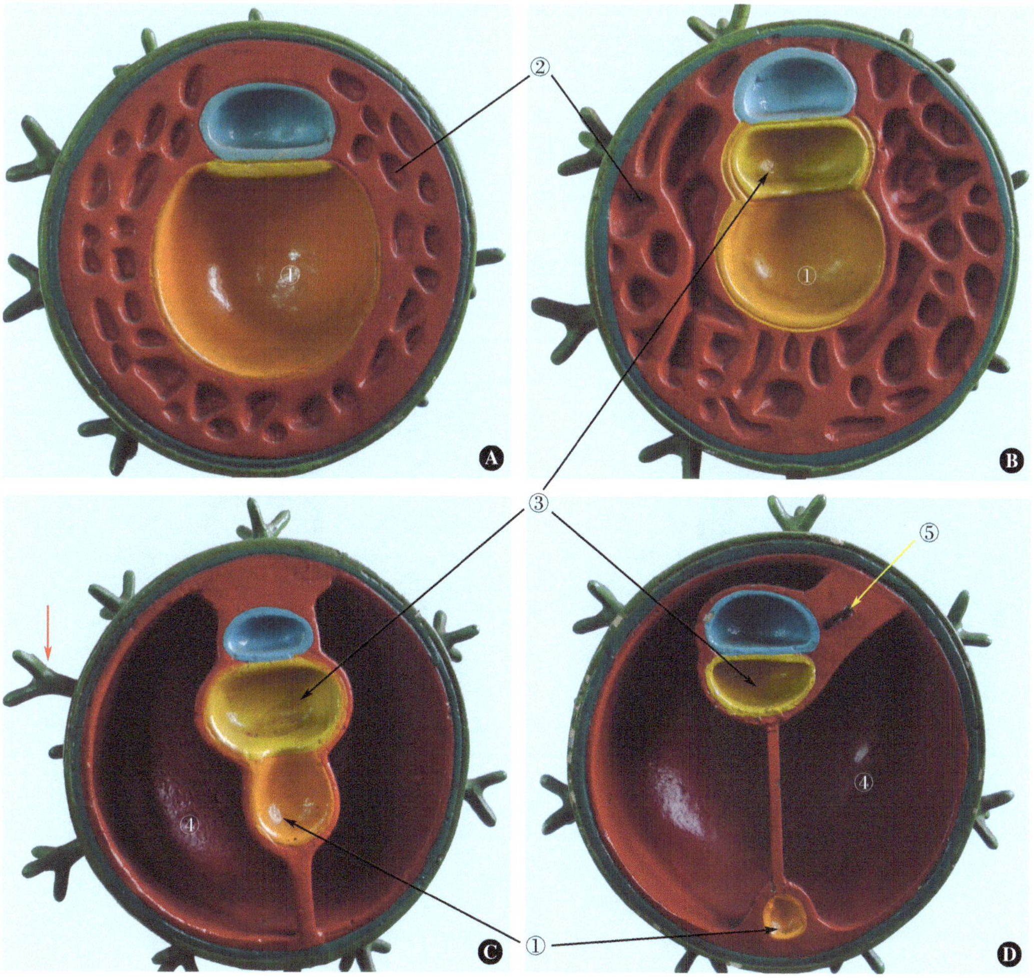

图 2. 2. 19-4　胚外中胚层的发育

①初级卵黄囊；②胚外中胚层；③次级卵黄囊；④胚外体腔，→示绒毛；⑤体蒂

1. 第 18 天人胚模型　图 2. 2. 19-5A 模型显示移去羊膜，可见胚盘尾端的体蒂连有绒毛。由于三个胚层开始分化，胚盘稍突向羊膜腔。胚盘表面为外胚层，胚盘尾端中线上有原条和原结。图 2. 2. 19-5B 显示胚盘纵切面，可见卵黄囊顶即内胚层，卵黄囊尾端向体蒂内突入的盲管为尿囊。内胚层上方为脊索和中胚层。胚盘前端无中胚层区域为口咽膜。

2. 第 20 天人胚模型（图 2. 2. 19-6A～C）　去除卵黄囊和羊膜囊的人胚，显示三个胚层已开始分化。A 模型显示外胚层，可见在背侧中央增厚的神经板（深蓝色），中线部位凹陷形成神经沟与神经褶。尾端有原条。B 模型显示中胚层，可见正中线上深红色条状结构为脊索（深红色），脊索两侧的中胚层已分化出呈块状的体节（深红色）。头尾端无中胚层区域是口咽膜和泄殖腔膜的部位。C 模型显示内胚层，头侧部位向背方的隆起将构成前肠。

3. 第 22 天人胚模型　图 2. 2. 19-7A 模型显示，由于胚盘向腹面包卷，胚体已由圆盘状演变为圆柱状。神经沟从中段开始闭合形成神经管。肉色为已剪去羊膜的边缘。图 2. 2. 19-7B 模型显示横切面的圆柱状胚体，可见脊索背侧的神经管已与外胚层脱离。神经管两侧为体节，体节外侧为间介中胚层，再外是已分为两层的侧中胚层，两层之间为胚内体腔。

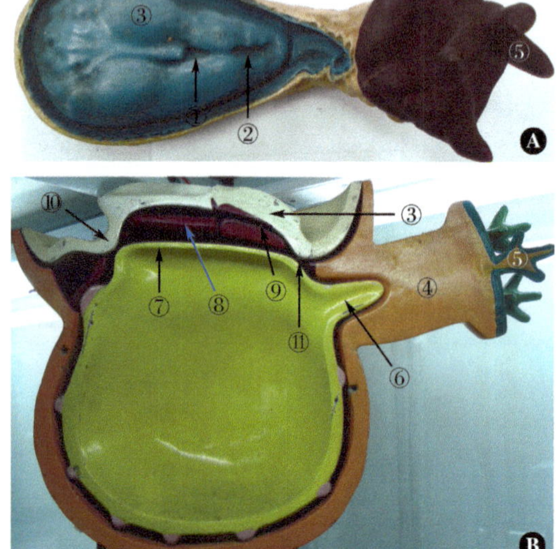

图 2. 2. 19-5　第 18 天人胚模型

A. 背面观；B. 胚盘纵切面

①原结；②原条；③外胚层；④体蒂；⑤绒毛；⑥尿囊；⑦内胚层；⑧脊索；⑨中胚层；⑩口咽膜；⑪泄殖腔膜

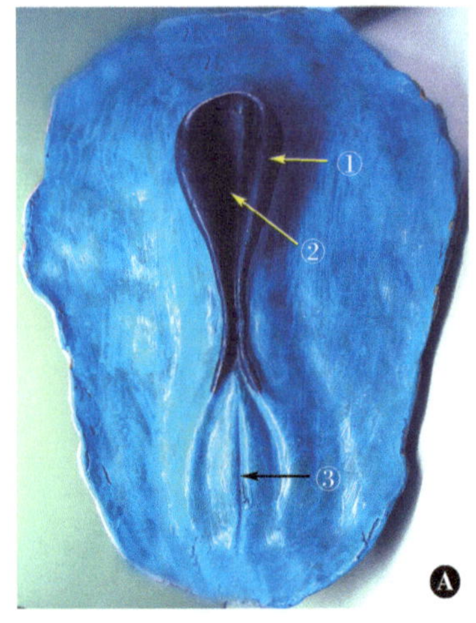

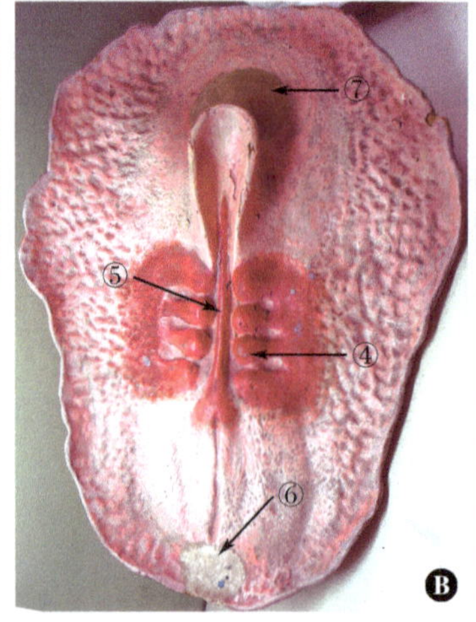

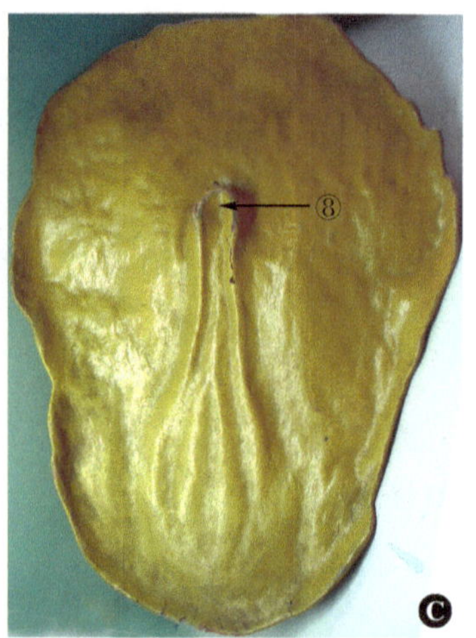

图 2. 2. 19-6　第 20 天人胚模型

A. 外胚层背面观；B. 中胚层背面观；C. 内胚层背面观

①神经褶；②神经沟；③原条；④体节；⑤脊索；⑥泄殖腔膜部位；⑦口咽膜部位；⑧前肠

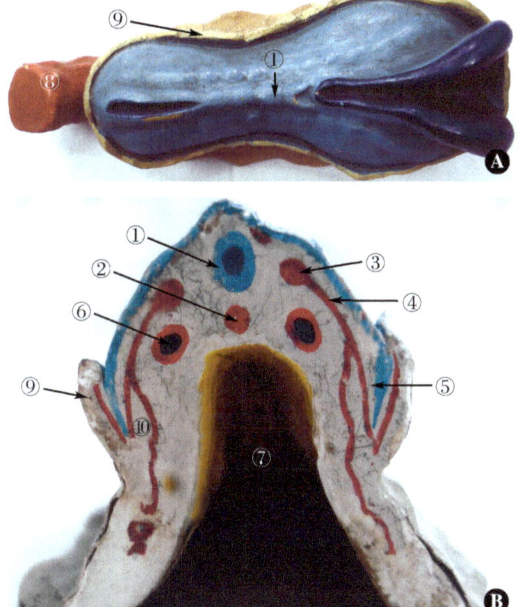

图 2. 2. 19-7　第 22 天人胚模型

A. 背面观；B. 横断面观

①神经管；②脊索；③体节；④间介中胚层；⑤侧中胚层；⑥背主动脉；⑦原始消化管仍与卵黄囊相通；⑧体蒂；⑨已剪去羊膜的边缘；⑩胚内体腔

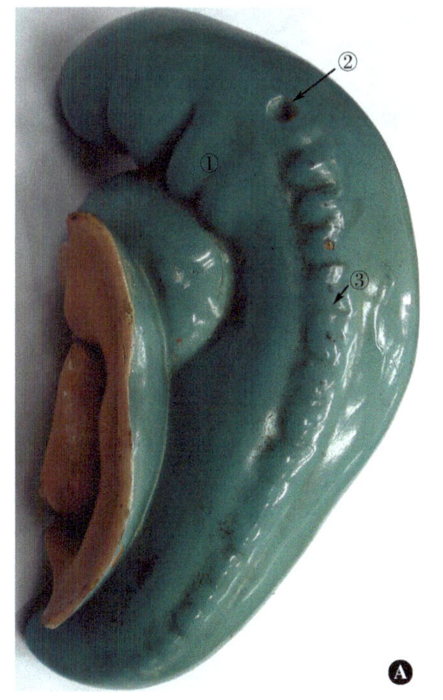

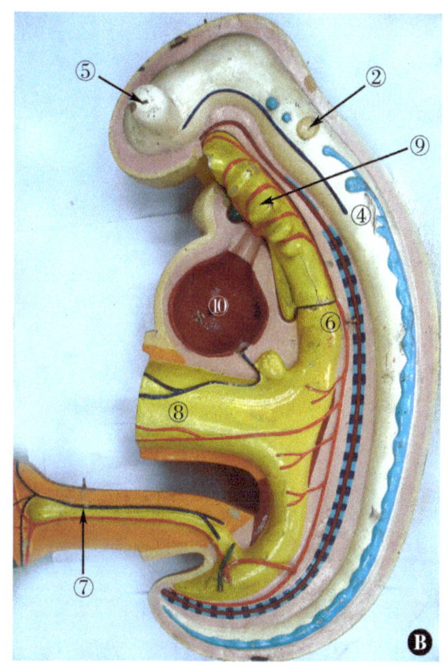

图 2. 2. 19-8　第 4～5 周人胚模型

A. 人胚外形侧面观；B. 人胚纵剖面观

①鳃弓；②耳泡；③体节；④神经管；⑤眼泡；⑥原始消化管；⑦尿囊；⑧卵黄肠管；⑨咽囊；⑩心包腔

4. 第 4～5 周人胚模型　图 2. 2. 19-8 A 模型显示第 4～5 周人胚外形，胚呈圆柱形，鳃弓出现，耳泡、神经管和脑泡形成，体节明显。发育中的心脏突向腹侧。卵黄囊缩小，脐带开始形成。B 模型显示，圆柱形胚体被纵行切开。背面有神经管，眼泡和耳泡明显。神经管腹侧为发育中的脊椎，其腹侧可见内胚层包卷形成的原始消化管。可分为三部分，与卵黄囊相通连的部分为中肠，前、后端分别为前肠和后肠。前肠头端向两侧突出的盲囊为咽囊，后肠腹侧有尿囊伸入到体蒂中。前、后肠腹侧的凹陷处是内外胚层紧贴形成的口咽膜和泄殖腔膜。前肠的腹侧有心脏。

（李泽桂　刘运来）

第二十节　胎膜与胎盘

胎膜（fetal membrane）对胚胎有重要的营养、保护、呼吸、排泄等功能，包括绒毛膜、羊膜、卵黄囊、尿囊和脐带。胎盘由胎儿的丛密绒毛膜与母体子宫底蜕膜共同形成，有重要的物质交换和内分泌以及屏障功能。胎儿娩出后，胎膜和胎盘与子宫蜕膜功能层一并排出，总称为衣胞。

一、目的要求

(1) 了解胎膜的形成与功能。
(2) 掌握胎盘的结构与功能。

二、观察模型

(一) 胚胎、胎盘在子宫内的关系

图 2.2.20-1 模型为胚胎第 5 周子宫的矢状断面，显示胚胎、胎盘在子宫内的关系。外周为子宫壁，子宫腔内为胚胎与胎膜。植入后子宫内膜改称蜕膜。根据胚胎与蜕膜的关系分为三个部分，覆盖在胚胎浅层的为包蜕膜，胚胎深面的为底蜕膜，其余部分为壁蜕膜。哪一部分蜕膜参与胎盘形成？

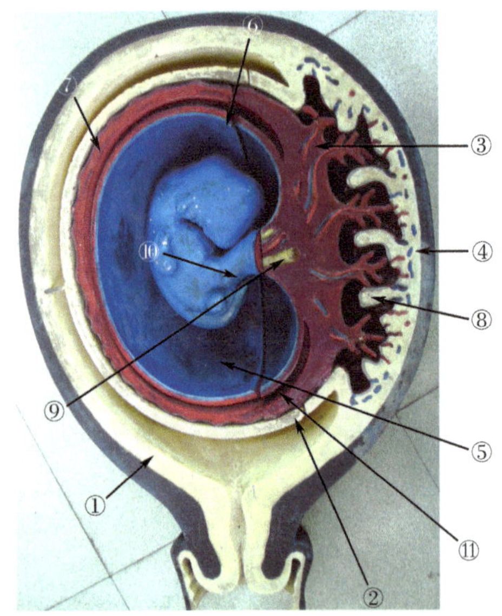

图 2.2.20-1　胎儿、胎盘在子宫内的关系
①壁蜕膜；②包蜕膜；③丛密绒毛膜；④底蜕膜；⑤羊膜腔；⑥羊膜；⑦平滑绒毛膜；⑧胎盘隔；⑨卵黄囊；⑩脐带；⑪胚外体腔

(二) 胎膜

图 2.2.20-1 模型显示：

1. 绒毛膜　紧贴蜕膜，由滋养层和胚外中胚层构成。在胚胎发育前 6 周，伸入底蜕膜中的绒毛由于血供丰富发育为丛密绒毛膜。分布于包蜕膜的绒毛因营养相对缺乏而逐渐退化为平滑绒毛膜（红色）。随着胚胎发育，丛密绒毛膜与底蜕膜共同构成了胎盘，而平滑绒毛膜则和包蜕膜一起逐渐与壁蜕膜融合。

2. 羊膜　是平滑绒毛膜里面的一层（蓝色），由羊膜上皮与胚外中胚层构成。此时羊膜与绒毛膜贴紧，胚外体腔将消失。胎儿借脐带与丛密绒毛膜相连，并生活在羊膜腔的羊水中。

3. 卵黄囊　发育中与原始消化管完全脱离，被包在脐带中退化。

4. 尿囊　是后肠腹侧壁伸入体蒂的突起，被包在脐带中。

5. 脐带　由羊膜包裹体蒂而成，其中含有卵黄囊、尿囊、2 条脐动脉和 1 条脐静脉。

(三) 胎盘

胎盘由丛密绒毛膜和底蜕膜紧密结合而构成的一个圆盘状结构（图 2.2.20-2），胎盘的胎儿面有羊膜覆盖而光滑，并有脐带附着。丛密绒毛膜上发出绒毛干和游离绒毛，浸泡在绒毛间隙的母体血中。胎盘的母体面有绒毛间隙（与子宫动、静脉相通）、胎盘隔和底蜕膜。图 2.2.20-2A 显示 3 个月人胎儿胎膜标本，可见胎儿位于羊膜内，丛密绒毛膜很发达。图 2.2.20-2B 显示 4 个月胎儿和羊膜，透过羊膜可见浸泡在羊水中的胎儿与脐带。图 2.2.20-2C 显示胎盘的母体面，可见胎盘小叶。

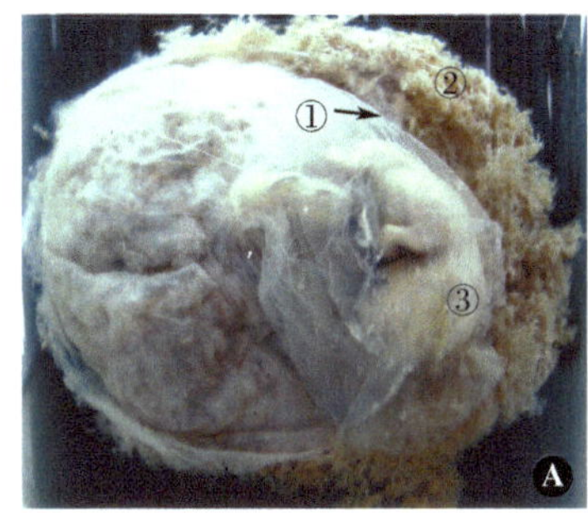

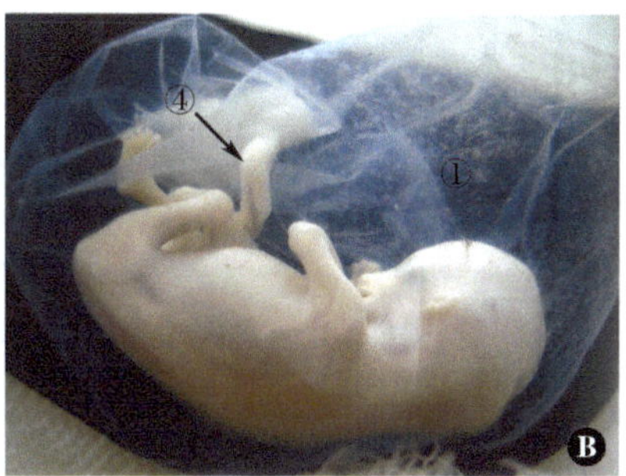

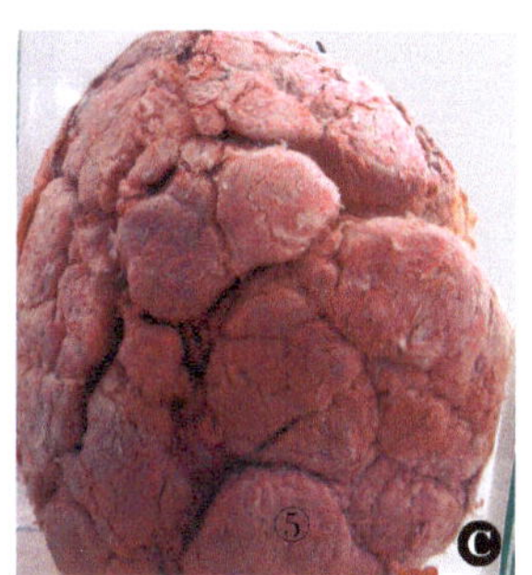

图 2. 2. 20-2　胎膜与胎盘

A. 第 3 个月胎儿胎膜标本；B. 第 4 个月胎儿和胎膜；C. 足月胎盘母体面

①羊膜；②丛密绒毛膜；③胎儿；④脐带；⑤胎盘小叶

（李泽桂　罗　雪）

第二十一节　颜面的发生

鳃器包括鳃弓、鳃沟、咽囊和鳃膜。鳃弓参与了颜面与颈的形成，也与腭的发生和原始鼻腔的分隔密切相关。

一、目 的 要 求

（1）了解颜面、腭发生的始基。

（2）掌握鳃器的组成，颜面发生与口、鼻分隔过程的演变。

（3）熟悉颜面部常见先天畸形。

二、观 察 模 型

（一）颜面发生

1. 模型 Ⅰ 侧面观（图 2. 2. 21-1）　胚胎第 4 周头部标本模型，在头部两侧可见四对柱状弓形隆起，称鳃弓。鳃弓之间的凹陷为鳃沟。第一对鳃弓腹端分支形成上颌突及下颌突。在下颌突的下方，依次为第二、第三及第四对鳃弓。

2. 模型 Ⅰ 正面观（图 2. 2. 21-2）　此时胚的颜面原基由五个突起组成：上方较大的为额鼻突，两侧有一对上颌突和一对下颌突。正中被五个突起所包围的凹陷为口凹，它的底为口咽膜。在额鼻突下缘两侧的外胚层已增厚，形成一对嗅板，此时已凹陷为嗅窝。

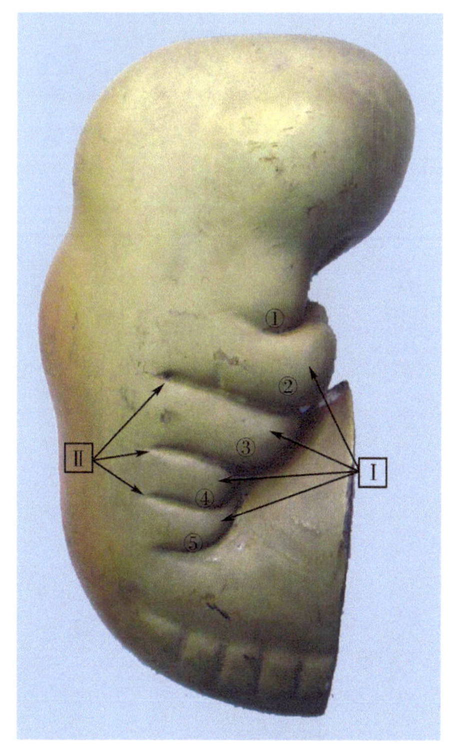

图 2. 2. 21-1　颜面发生模型 Ⅰ 侧面观（胚胎第 4 周）

Ⅰ 鳃弓；Ⅱ 鳃沟；①上颌突；②下颌突；③第二对腮弓；④第三对腮弓；⑤第四对腮弓

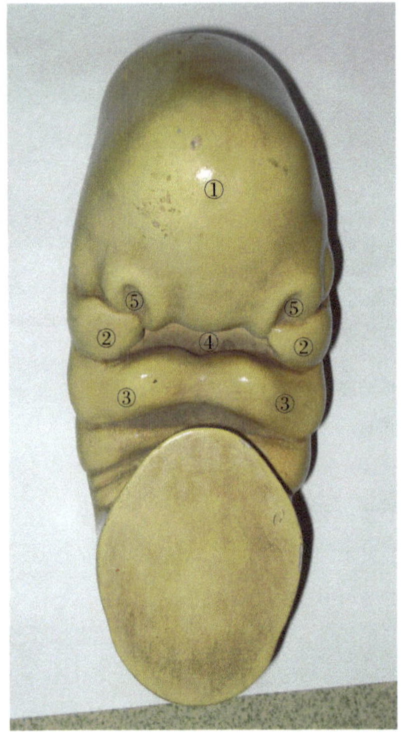

图 2. 2. 21-2　颜面发生模型Ⅰ腹面观（胚胎第 4 周）
①额鼻突；②上颌突；③下颌突；④口凹；⑤嗅窝

3. 模型Ⅱ～Ⅳ（图 2. 2. 21-3，图 2. 2. 21-4）

胚胎第 5 周、5 周半、6 周的头部标本模型，由于嗅窝已凹陷较深，额鼻突的下缘出现 4 个小突起，即 2 个外侧鼻突和 2 个内侧鼻突。此时口咽膜已破裂，可见上颌突与外侧鼻突间的鼻泪沟。左右下颌突在中线愈合，形成下颌与下唇。

上颌突逐渐向中轴部延伸，内侧鼻突向下延伸。左右鼻窝深陷且渐向中线靠近，眼泡位于头部两侧，逐渐移向前方。在第一鳃沟两侧，即第一对鳃弓及第二对鳃弓的组织发生隆起，成为耳郭的始基，逐渐明显。第二鳃弓发达，而第三对鳃弓和第四对鳃弓逐渐退化。

4. 模型Ⅵ～Ⅶ（图 2. 2. 21-5）　胚胎第 7 周、8 周头部标本模型，此时颜面部已基本形成。左右上颌突分别与同侧的内侧鼻突融合，形成上颌及上唇的外侧部分。两内侧鼻突下缘形成人中及上唇的内侧部分。上颌突与外侧鼻突间的鼻泪沟已下陷消失，外侧鼻突参与形成鼻翼。鼻梁和鼻尖开始形成，鼻孔由向前转为向下。眼泡已移向面部的内侧。此期鳃沟多已消失，仅第一鳃沟发育形成外耳道。外耳道周围间充质增生，逐渐形成耳郭。

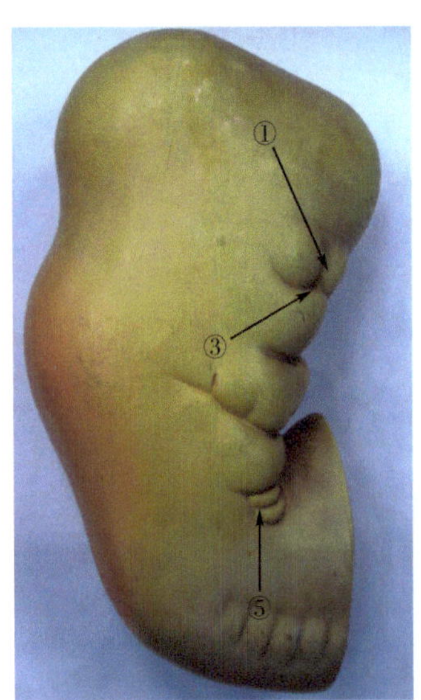

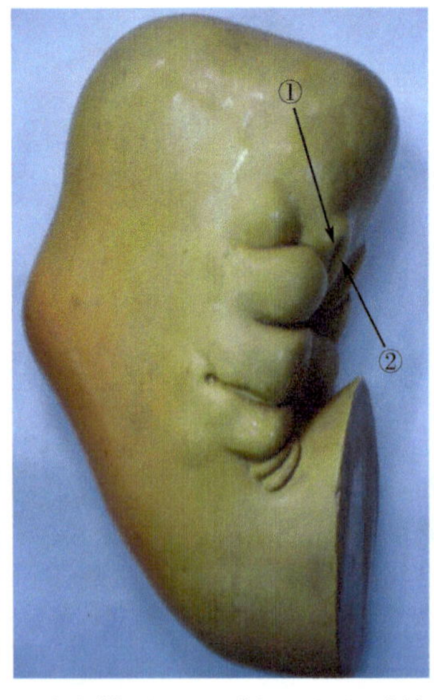

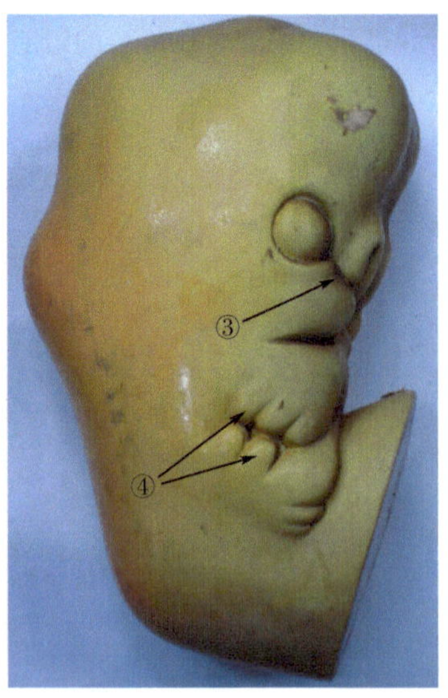

图 2. 2. 21-3　颜面发生模型Ⅱ～Ⅳ侧面观（胚胎第 5 周、5 周半、6 周）
①外侧鼻突；②内侧鼻突；③鼻泪沟；④耳郭始基；⑤渐退化的鳃弓

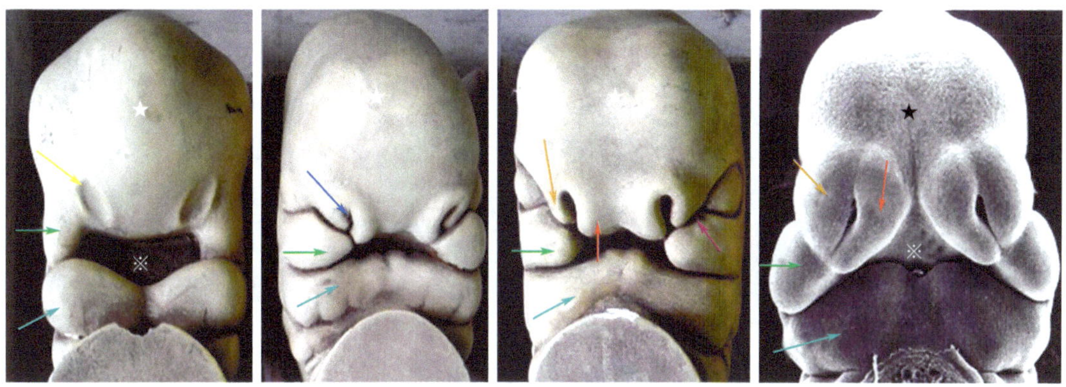

图 2. 2. 21-4 颜面发生模型Ⅱ~Ⅳ腹面观(胚胎第 5 周、5 周半、6 周) Ⅴ为第 5 周半扫描电镜标本
★额鼻突,※口凹;→上颌突;→下颌突;→鼻板;→鼻窝;→外侧鼻突;→内侧鼻突;→鼻泪沟

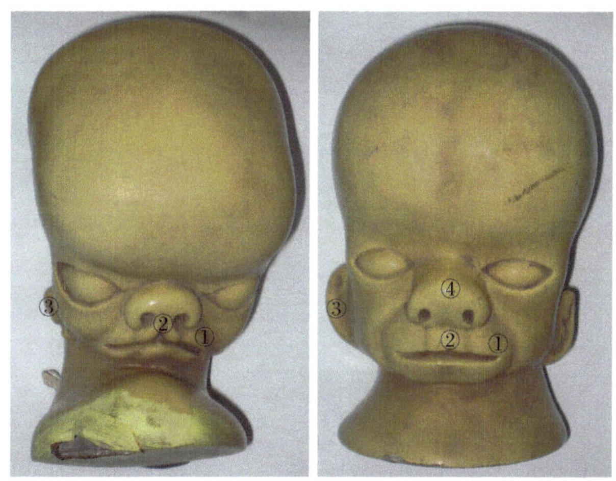

图 2. 2. 21-5 颜面发生模型Ⅵ~Ⅶ腹面观(胚胎第 7 周、8 周)
①上颌;②人中;③耳郭;④鼻尖

(二) 腭的发生与原始鼻腔的分隔

第 6~7 周,左右内侧鼻突融合后,向原始口腔内长出一个短小的正中腭突,演化为腭前部的一小部分,左右上颌突向原始口腔内长出的一对扁平的外侧腭突(图 2. 2. 21-6)。外侧腭突前缘与正中腭突愈合,两者正中交会处残留一小孔即切齿孔。以后,腭前部间充质骨化为硬腭,后部则为软腭,软腭后缘左右融合形成腭垂(图 2. 2. 21-7,图 2. 2. 21-8)。

伴随腭的形成,额鼻突下部在原始鼻腔内垂直向下延伸,形成板状的鼻中隔,并与腭在中线愈合,鼻腔即被一分为二。同时,鼻腔两外侧壁上各发生三个嵴状皱襞,分别形成上、中、下三个鼻甲(图 2. 2. 21-6~图 2. 2. 21-8)。

(三) 颜面发生常见畸形

唇裂多发生于上唇,因上颌隆起与同侧的内侧鼻隆起未愈合所致,故裂沟位于人中外侧。唇裂多为单侧,也可见双侧者。如内侧鼻隆起发育不良导致人中缺损,则出现正中宽大唇裂。腭裂也较常见,多因正中腭突与外侧腭突未愈合或左、右外侧腭突未愈合所致。腭裂有时伴上唇裂。面斜裂位于眼内眦与口角之间,是因上颌隆起与同侧外侧鼻隆起未愈合所致(图 2. 2. 21-9)。

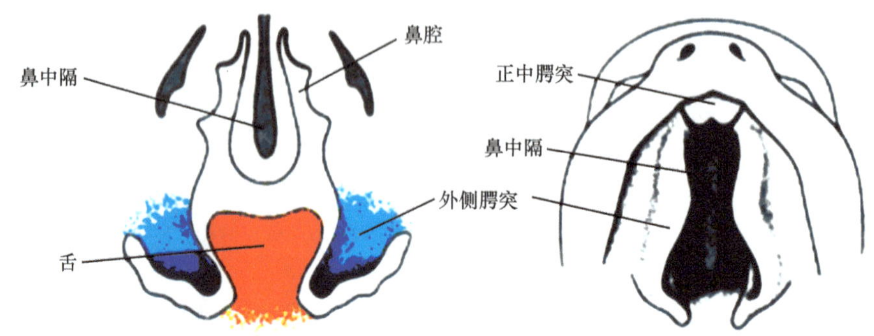

图 2. 2. 21-6　6 周半人胚腭的发生和鼻腔分隔
左为冠状切面模式图,右为去下颌突的口腔面观的模式图

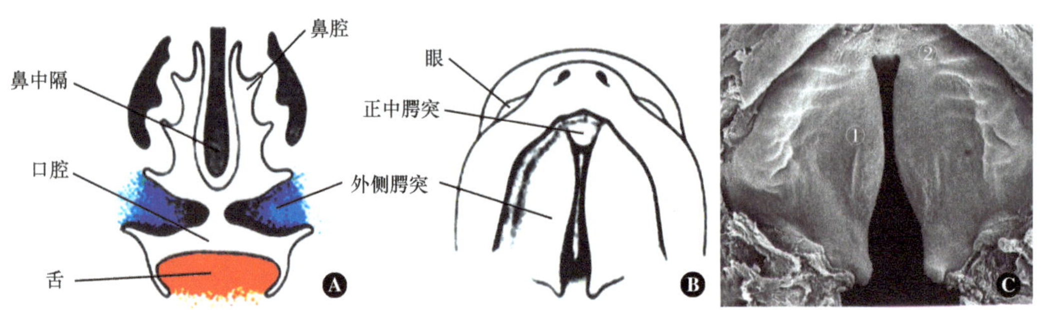

图 2. 2. 21-7　7 周半人胚腭的发生和鼻腔分隔
A. 冠状切面模式图;B. 去下颌突从的口腔面观的模式图;C. 扫描电镜图
①外侧腭突;②正中腭突

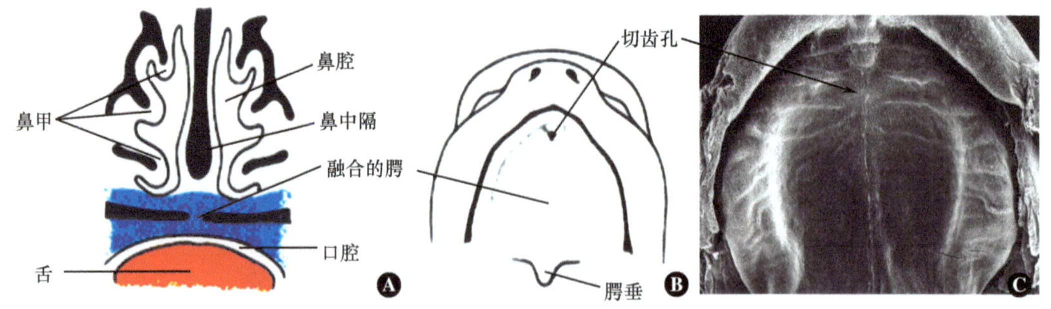

图 2. 2. 21-8　10 周人胚腭的发生和鼻腔分隔
A. 冠状切面模式图;B. 去下颌突从的口腔面观的模式图;C. 扫描电镜图

(四) 颈的形成及畸形

颈部由第 2 对鳃弓发育形成。第 2 对鳃弓生长迅速,并向尾侧延伸,越过第 3、4、6 对鳃弓,覆盖在它们表面。第 2 对鳃弓与其下面的其他 3 对较小鳃弓之间的间隙称颈窦。以后第 2 对鳃弓与其下面的鳃弓愈合,颈窦闭锁。由于鳃弓的生长,食管和气管的增长以及心脏位置的下降,颈部形成并逐渐延长(见图 2. 2. 21-10)。

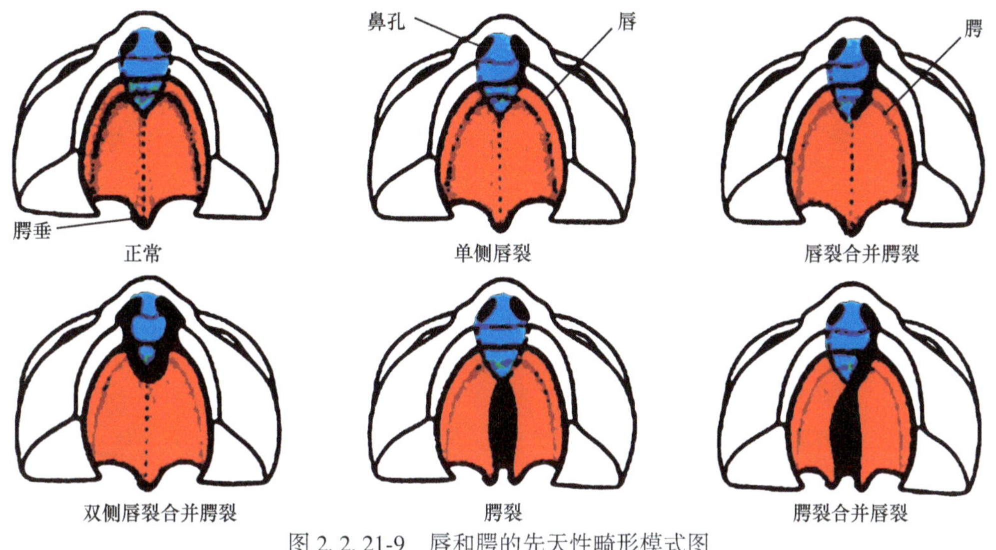

图 2.2.21-9 唇和腭的先天性畸形模式图

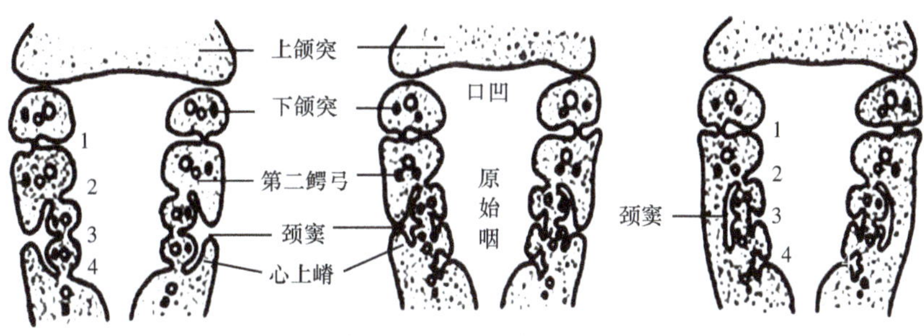

图 2.2.21-10 颈的形成

颈窦若未完全闭锁消失，就会在胸锁乳突肌前缘处留有一个封闭的囊泡，称颈囊肿。若颈囊肿有开口与咽腔或体表相通，称颈窦。

（李成仁 李泽桂）

第二十二节 消化系统和呼吸系统的发生

内胚层随着胚体卷褶形成原始消化管，以后分化为消化系统和呼吸系统的上皮，其结缔组织则来自脏壁中胚层。原始消化管被分为前肠、后肠和中肠。前肠逐渐分化为咽、食管、胃、十二指肠上段以及肝和胰。中肠发育为十二指肠下段至横结肠右 2/3 部分。后肠发育为横结肠左 1/3 部至肛管上端。

一、目的要求

(1) 了解原始消化管的形成和分化。

(2) 掌握消化管各段的发生。

(3) 了解肝、胆、胰的发生。

二、观察模型

（一）原始消化管的发生

第 4 周人胚原始消化管模型（图 2.2.22-1），此模型已将所有外胚层和中胚层的组织剥去，只显示原始消化管。前肠头端扁平漏斗状膨大为原始咽，其开口与口凹外胚层相延续，尾端与食管相延续。原始咽两侧向外膨出，形成 5 对囊状突起，称咽囊。自第四对咽囊水平以下，咽尾端向腹面突起的盲管，即为喉气管憩室。食管以下的梭形膨大部为胃，下端为十二指肠，已有肝憩室、背胰芽、腹胰芽形成。后肠尾端的膨大为泄殖腔，其腹侧与尿囊相连，背外侧有中肾管通入。

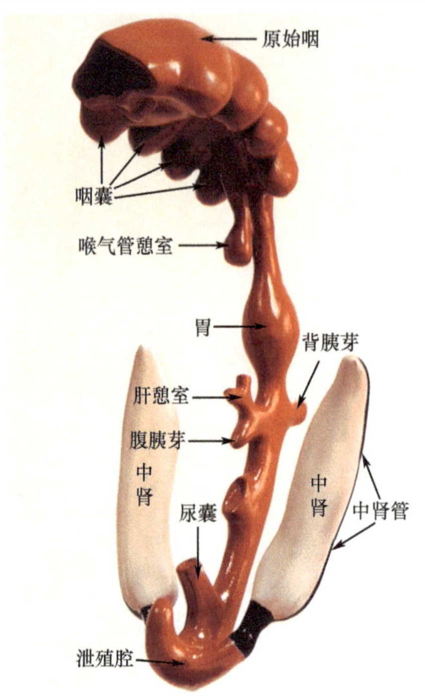

图 2. 2. 22-1　第 4 周人胚原始消化管

（二）咽囊的演变

1. 咽囊模型（图 2. 2. 22-2）　此模型表示咽囊内胚层上皮部分，外胚层和中胚层的组织都已被去除。从原始咽的形状分清头尾及背腹面。原始咽两侧的囊状突起为咽囊。原始咽腹面正中部位有一个突起为甲状腺始基。在原始咽的尾端向腹面突起的盲管，为喉气管憩室。

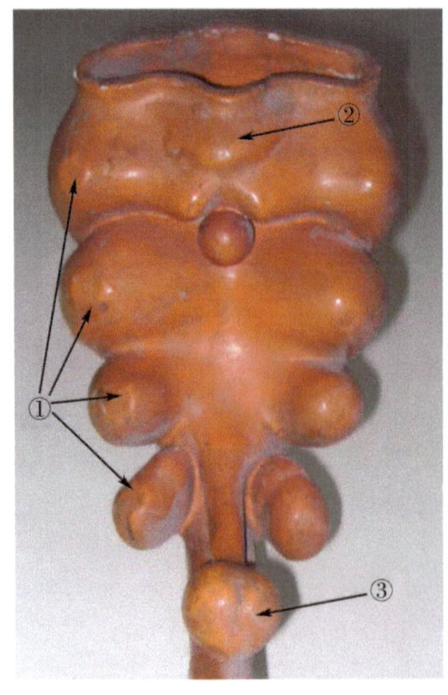

图 2. 2. 22-2　咽囊模型
①咽囊；②甲状腺始基；③喉气管憩室

2. 人胚第 5 周原始咽模型（图 2. 2. 22-3）
原始咽呈扁的三角形，两侧壁已发生 5 对咽囊。咽腹壁甲状腺始基（绿色）进一步发育。第 3、第 4 对咽囊腹面分化出胸腺（土褐色）始基。第 3 与第 4 对咽囊的背面分化出甲状旁腺（浅蓝色）始基。第 5 对咽囊产生后鳃体（绿色）。

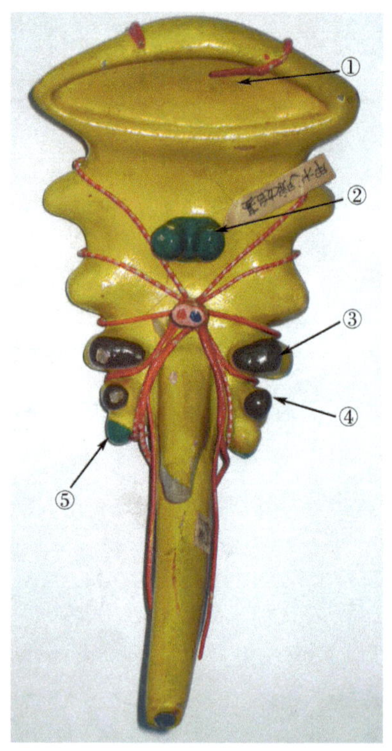

图 2. 2. 22-3　人胚第五周原始咽模型
①口咽膜（已破）；②甲状腺始基；③腹侧份为胸腺原基，背侧份为下一对甲状旁腺原基；④上一对甲状旁腺原基；⑤后鳃体

（三）原始消化管的分化

1. 人胚第 3~4 周模型图（图 2. 2. 22-4）　左侧外胚层和中胚层被取下。由于胚体继续向腹侧卷褶，内胚层已形成前肠和后肠，中肠的腹面开口于卵黄囊。前肠头端与口凹底的外胚层相贴，为口咽膜。前肠头端两侧隆起为第一咽囊，其腹壁有一小囊状隆起（绿色）即甲状腺始基，前

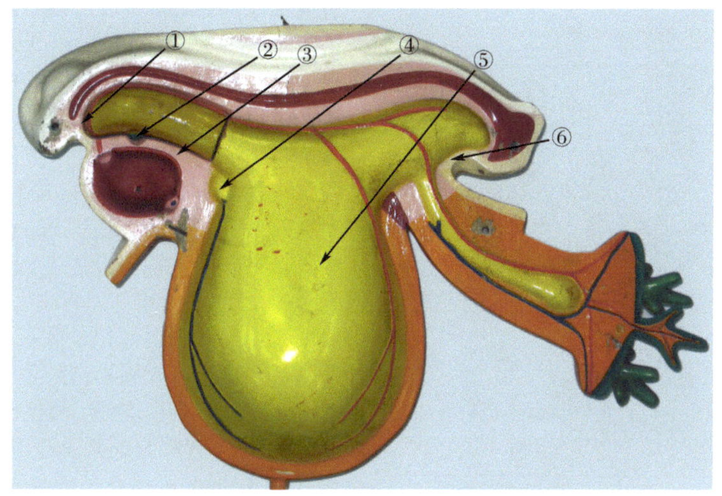

图 2. 2. 22-4　人胚第 3~4 周模型

①口咽膜；②甲状腺始基；③心包腔；④肝憩室；⑤卵黄囊；⑥泄殖腔膜

肠腹壁与卵黄囊移行处可见内胚层发生的一隆起即肝憩室，突入原始横隔（粉红色）中。后肠尾端腹侧壁与外胚层相贴形成泄殖腔膜。从后肠腹侧壁发出一盲囊伸入体蒂中即为尿囊。可见体腔已开始分化，头端的心包腔已转到前肠的腹侧。

2. 人胚第 4~5 周模型（图 2. 2. 22-5）　胚体已弯曲呈“C”字形，头端大，颜面及鳃弓开始发生，心包扩大。取下左半外胚层与中胚层，可见原始消化管（黄色）已分化。前肠头端扁平而膨大为原始咽。口咽膜于第 4 周破裂，原始咽的侧壁可见 5 对咽囊。咽尾端的前肠腹侧壁已发生喉气管憩室，其背侧为食管。食管的尾端稍膨大将来分化成胃。前肠尾段向腹侧外突形成的肝憩室已突入原始横隔中（粉红色）。中肠与卵黄囊相连，后肠末端膨大为泄殖腔，其腹壁与尿囊通连，后者伸入体蒂中。

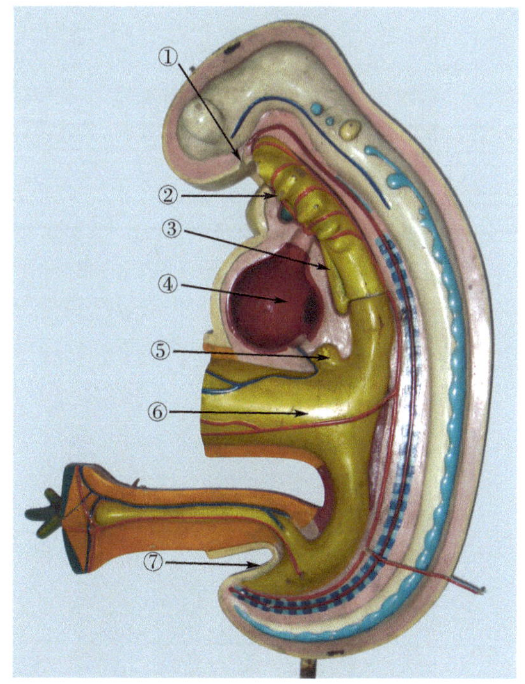

图 2. 2. 22-5　人胚第 4~5 周模型

①口咽膜处；②第二咽囊；③喉气管憩室；④心包腔；⑤肝憩室；⑥卵黄囊；⑦泄殖腔膜

3. 人胚第 6 周模型（图 2. 2. 22-6）　“C”字形胚体头颈部和尾部弯曲。咽尾端腹面的喉气管憩室已分化出左右肺芽及其分支。食道增长，胃扩大且出现胃大弯和胃小弯，分别与胃背系膜和腹系膜相连。以后由于胃背系膜突向左侧，形成网膜囊，胃大弯转向左侧，胃小弯也转向右侧，胃腹系膜形成肝胃韧带。十二指肠已弯曲呈成马蹄形。中肠发育很快，形成成“U”形中肠袢，中肠袢的顶与卵黄囊蒂（很细，黄色）相连，肠袢头支在上，尾支在下，肠袢尾支上有一囊状突起为盲肠突。

4. 中肠和后肠的演变　人胚第 6 周时，中肠袢突入脐腔，头支转到右侧，尾支转到左侧（90 度）（图 2. 2. 22-7 A）。人胚第 10 周时，中肠袢退

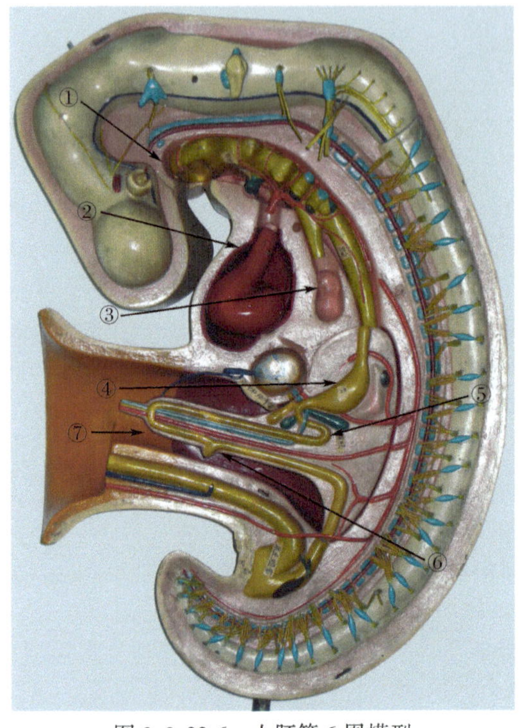

图 2. 2. 22-6 人胚第 6 周模型
①口咽膜处;②心包腔;③肺芽;④胃;⑤十二指肠;⑥中肠袢;⑦脐腔

回腹腔,头支先退回,转到腹腔左侧;尾支后退回,转到腹腔右侧(180 度)(图 2. 2. 22-7 B)。所以,中肠袢共逆时针转 270 度。头支以后演变分化为十二指肠的远部、空肠和回肠上段。尾支以后演变分化为回肠下段、盲肠、阑尾、升结肠和横结肠的右 2/3。当中肠退回到腹腔后,后肠的大部分被推向左侧,形成横结肠的左 1/3、降结肠和乙状结肠(图 2. 2. 22-7 C)。

5. 肝、胆、胰的发生(图 2. 2. 22-8) 十二指肠的腹面,肝憩室已分出头支和尾支。头支在原始横隔中高度发展,成为肝的始基,并开始从原始横隔突向腹膜腔。肝憩室的尾支形成胆囊和胆囊管,肝憩室的根部发育成总胆管。从肝憩室的根部发生腹胰芽,十二指肠的背侧发生背胰芽。第 6 周至第 6 周半,背、腹胰已合并。以后,背胰形成胰头上部、胰体、胰尾,腹胰形成胰头下部,腹胰管与背胰管远侧段通连形成胰腺的主导管,背胰管近侧段退化。如果不退化,将形成什么结构?

6. 泄殖腔的分隔(图 2. 2. 22-9) 后肠的末段膨大成泄殖腔,其腹侧与尿囊相连,末端以泄殖腔膜封闭。第 6~7 周,尿囊与后肠之间形成尿直肠隔,往下生长的尿直肠隔把泄殖腔分为腹、背两份。腹侧份为尿生殖窦,主要发育为膀胱和尿道。背侧份为肛直肠管,发育为直肠和肛管上段。泄殖腔膜也相应分为腹侧的尿生殖膜和背侧的肛膜,肛膜外方为一浅凹,称肛凹。肛膜第 8 周破裂,肛凹加深并演变为肛管的下段。肛管上段的上皮来自内胚层,下段的上皮来自外胚层,两者的分界线为齿状线。尿直肠隔的尾侧端形成会阴体。

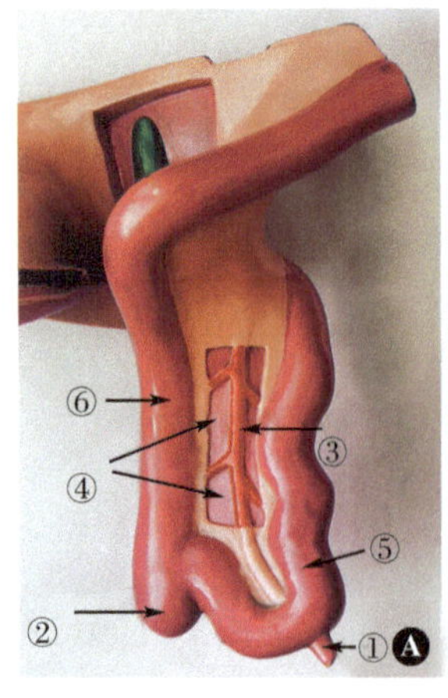

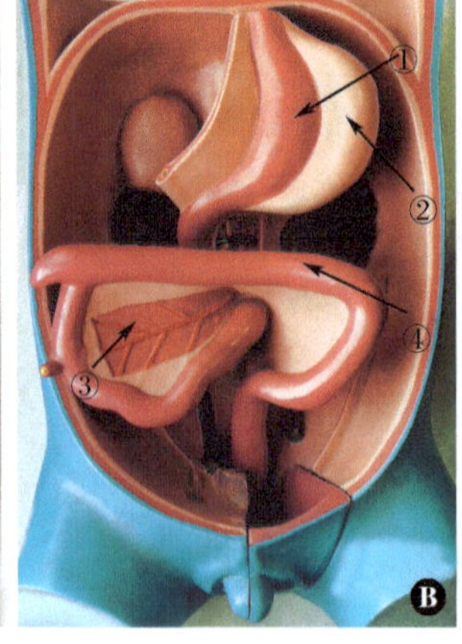

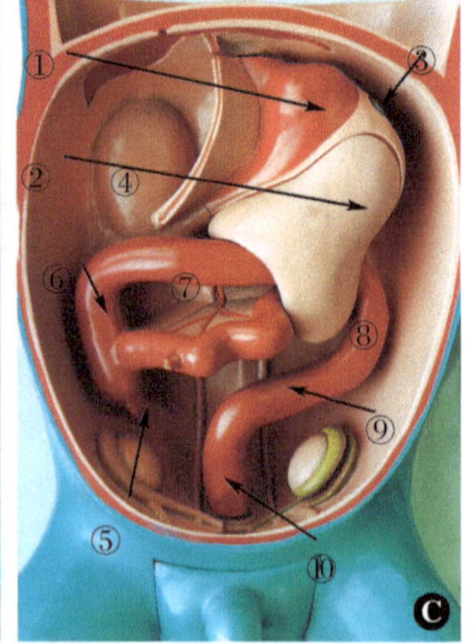

图 2. 2. 22-7 中肠和后肠的演变(唐军民图)
A. 小肠袢旋转:①卵黄蒂;②盲肠突;③肠系膜上动脉;④肠袢系膜;⑤头支;⑥尾支
B. 肠袢退回腹腔:①胃;②网膜囊;③肠系膜;④尾支已向右侧转位
C. ①胃;②网膜囊;③脾;④肾;⑤阑尾;⑥升结肠;⑦横结肠;⑧降结肠;⑨乙状结肠;⑩直肠

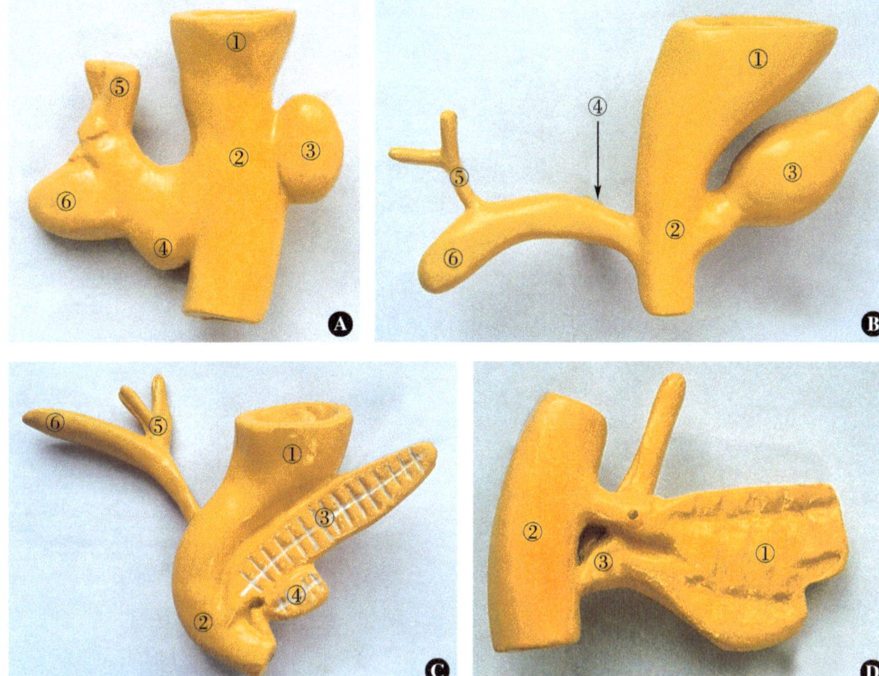

图 2. 2. 22-8 肝、胆、胰的发生(唐军民图)

A. ①胃;②十二指肠;③背胰;④腹胰;⑤肝憩室头支;⑥肝憩室尾支

B. ①胃;②十二指肠;③背胰;④腹胰;⑤肝憩室头支;⑥肝憩室尾支

C. ①胃;②十二指肠;③背胰;④腹胰;⑤肝憩室头支;⑥肝憩室尾支

D. ①背、腹胰已合并;②十二指肠;③腹胰管

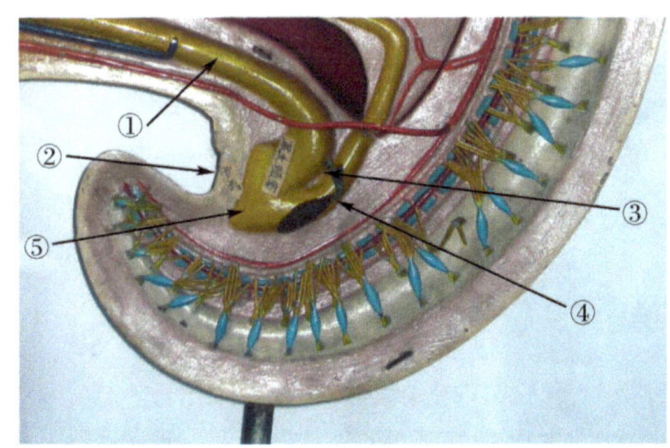

图 2. 2. 22-9 人胚第6周局部模型

①尿囊;②泄殖腔膜;③尿直肠隔;④后肠;⑤泄殖腔

(李成仁 李泽桂)

第二十三节 心血管系统的发生

心血管系统早在胚胎第15天开始发生，第18~20天左右逐渐形成原始血管系统，第3周末开始血液循环。由于心脏外形的建立和内部的分隔，原始心脏由最初的单管心演变为具有左右心房、左右心室的四腔心。临床上很多先天性心脏畸形与心脏内部分隔异常有关。

一、目的要求

(1) 了解原始心血管系统的建立。

(2) 了解心脏外形的演变。

(3) 掌握心脏内部的分隔。

二、观察模型

(一) 原始心血管系统的建立

1. 图 2. 2. 23-1 模型 显示人胚第15~16天，卵黄囊壁的胚外中胚层内出现血岛。

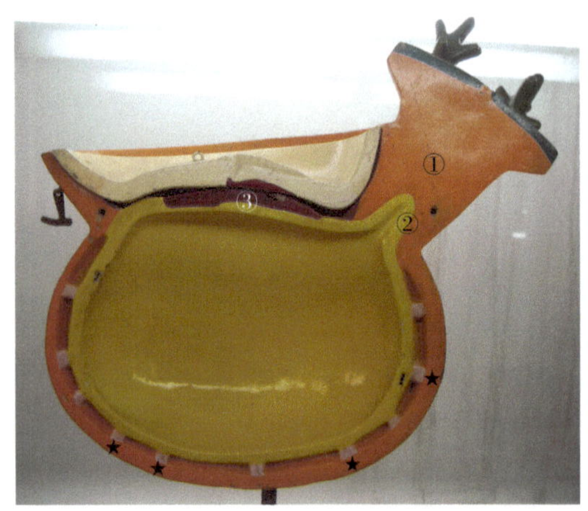

图 2. 2. 23-1　第 15～16 天胚胎模型 矢状面观
★示卵黄囊壁的胚外中胚层及血岛
①体蒂；②尿囊；③胚盘

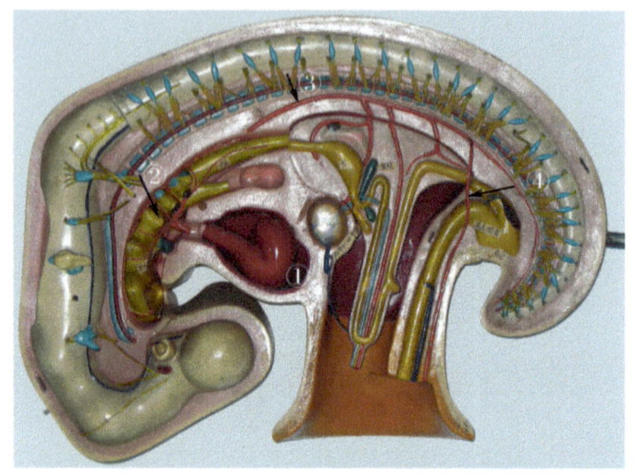

图 2. 2. 23-2　第 6 周胚胎模型 矢状面观
①心管；②弓动脉；③腹主动脉；④卵黄动脉

2. 图 2. 2. 23-2 模型　显示早期人胚胚体呈圆柱形，将胚体侧面体壁外胚层剥去。观察各对原始血管在胚内的位置及与其他器官的位置关系。

3. 图 2. 2. 23-3　显示早期人胚原始血管发生：按顺序分辨右侧原始血管，分别为一对心管；一对腹主动脉；六对先后发生的弓动脉；一对背主动脉；数对卵黄动脉；一对脐动脉；一对脐静脉；一对卵黄静脉；一对前主静脉；一对后主静脉。注意联系血液流动方向及血管连接关系。

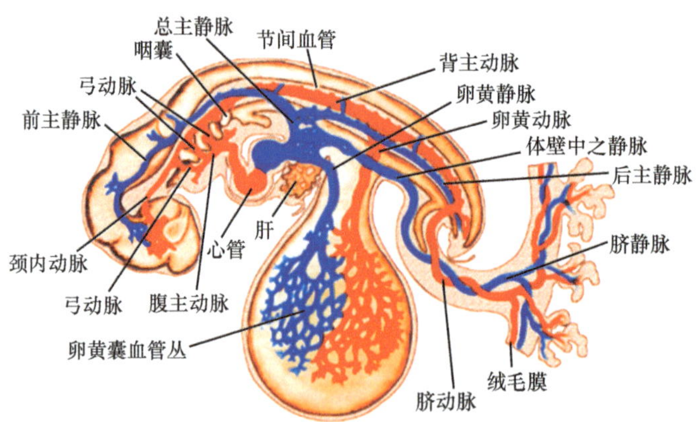

图 2. 2. 23-3　人胚第 3 周末原始心血管系统模式图

（二）心脏的发生

1. 心脏外形变化模型（图 2. 2. 23-4～图 2. 2. 23-6）　胚胎第 21 天左右，1 对心管合并为 1 个，同时心管上形成 3 个膨大，从头端依次为心球、心室和心房，心球头段变细称动脉干，与动脉囊相连，心房尾端与静脉窦相连。由于心球和心室快速生长，并从腹侧向尾端生长，在心球与心室之间形成“U”形的球室袢，心球尾段演变为右心室，原来的心室则演变为左心室。而心房则从背侧向头端生长移向心室、心球和动脉干的背侧。这样形成了心管的“S”形弯曲。同时，心房因腹侧动脉干和背侧食道的限制而向左右两侧膨出，与心房相连的静脉窦也向左右两侧膨出，形成静脉窦的左、右角。约胚胎第 35 天，心脏初具成体心脏的外形。

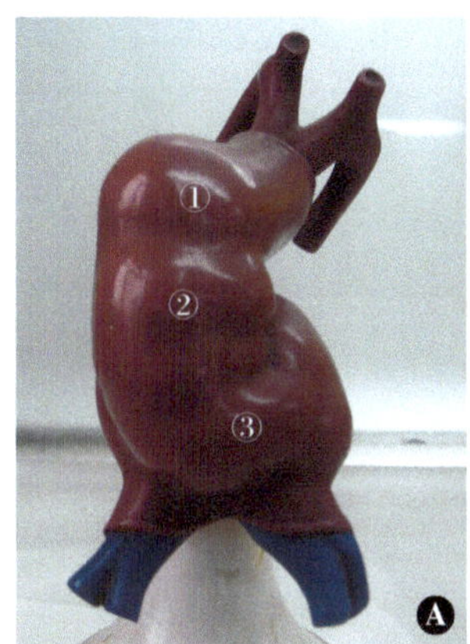

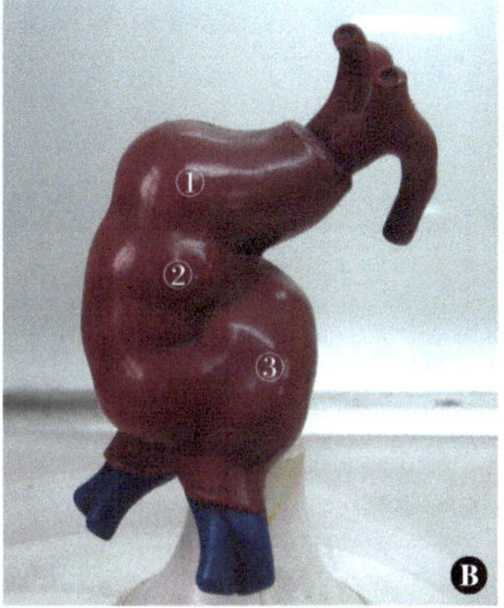

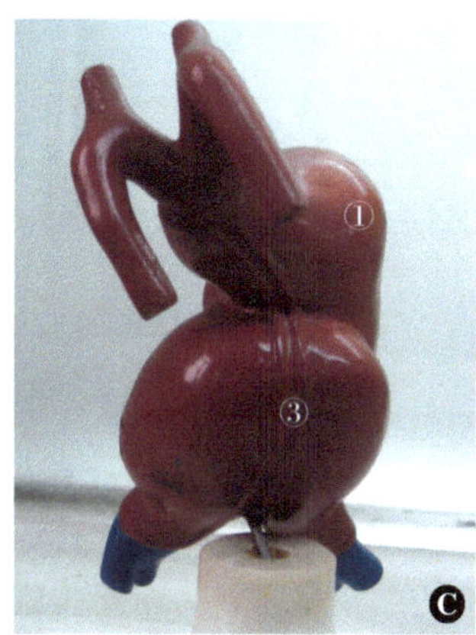

图 2.2.23-4　心脏发生外形演变模型Ⅰ

A. 正面观；B. 侧面观；C. 背面观

①心球；②心室；③心房

心球和心室突向右、腹、尾侧，在心球与心室之间形成"U"形的球室袢

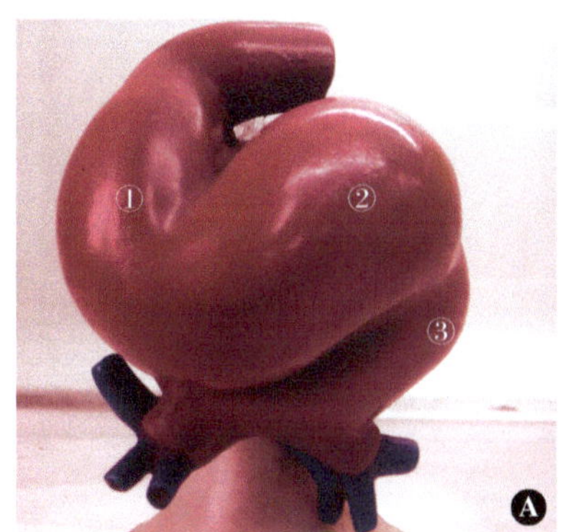

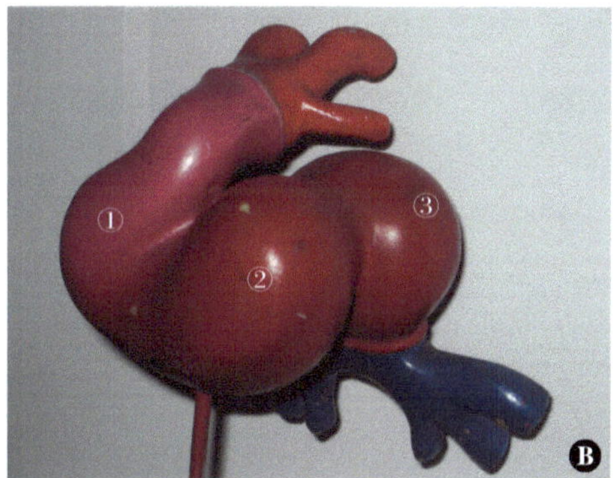

图 2.2.23-5　心脏发生外形演变模型Ⅱ

A. 正面观；B. 侧面观；

①心球；②心室；③心房

随着心管的继续生长，心房和静脉窦渐转向心球与心室的背、头侧，形成"S"形弯曲

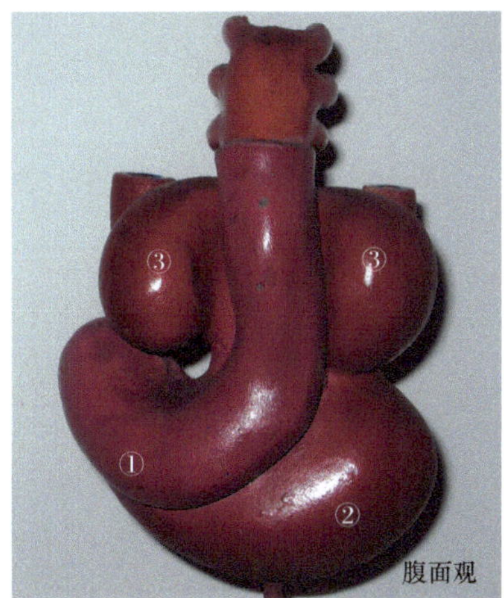

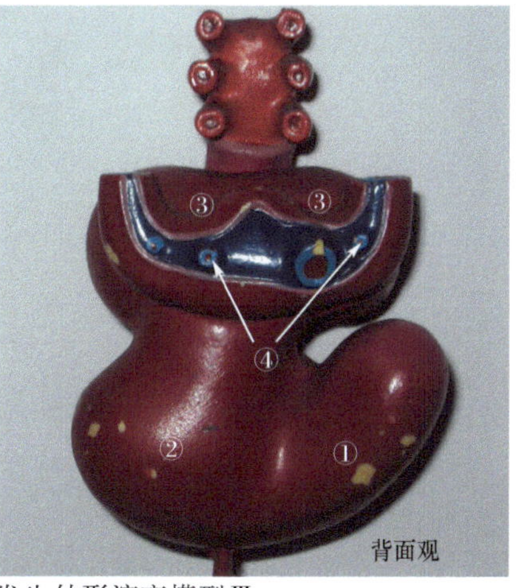

图 2.2.23-6　心脏发生外形演变模型Ⅲ

①心球；②心室；③心房；④静脉窦口

2. 心脏内部分隔模型(图 2. 2. 23-7 ~ 10) 分别为第 5 周、第 6 周、第 7 周和出生前四个时期的模型。注意头尾、背腹的位置关系,全套模型大部切去心脏的腹侧半,由腹面观察。

(1) 原始心房的分隔模型Ⅰ(图 2. 2. 23-7):显示第 5 周人胚心脏,心房与心室间的房室管的背、腹侧壁上各长出一个突起,分别称为背、腹心内膜垫。以后两个垫相互融合,将房室管分隔为左、右房室孔(图 2. 2. 23-8)。在心内膜垫发生同时,心房顶部背侧向下生长的中央镰状隔膜为第一房间隔。向心内膜垫方向生长,游离缘与心内膜垫之间的孔为第一房间孔(原发孔),原发孔由心内膜垫组织增生封闭。模型显示左右心房正在分隔中,在心房右侧,窦房口处的皱褶为静脉窦瓣膜。心室底面肌性室间隔开始出现。心房背面有静脉窦,左角已开始萎缩。

(2) 原始心房的分隔模型Ⅱ(图 2. 2. 23-8):第 6 周人胚心脏,已切去心脏的腹侧半。先观察心脏背侧半,心房内第一房间隔已与背腹心内膜垫融合,在第一房间隔上部形成第二房间孔。第Ⅰ房间隔稍右侧,从心房顶部再长出一厚的新月形的隔为第二房间隔(又称继发隔),第二房间隔继续向心内膜垫的方向生长,下缘呈弧形,当其前后缘与心内膜接触垫时,在其下方留有一孔即卵圆孔。卵圆孔的位置比第二房间孔稍低,两孔相互错开(图 2. 2. 23-9)。心室内有肌性室间隔形成,隔的上缘形成室间孔。

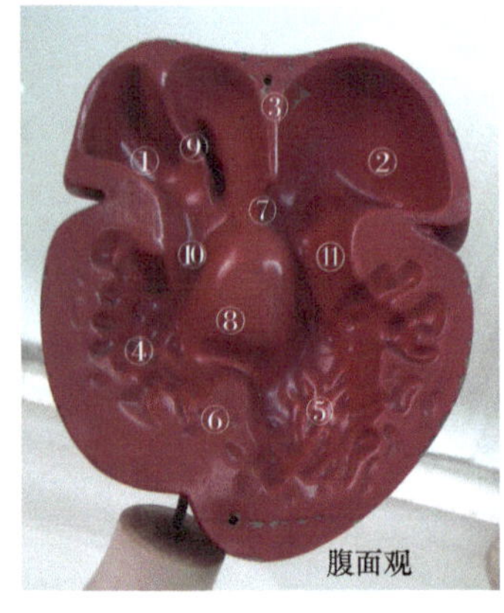

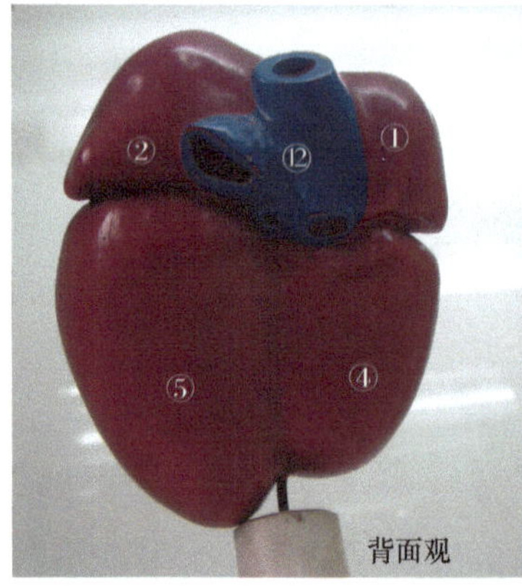

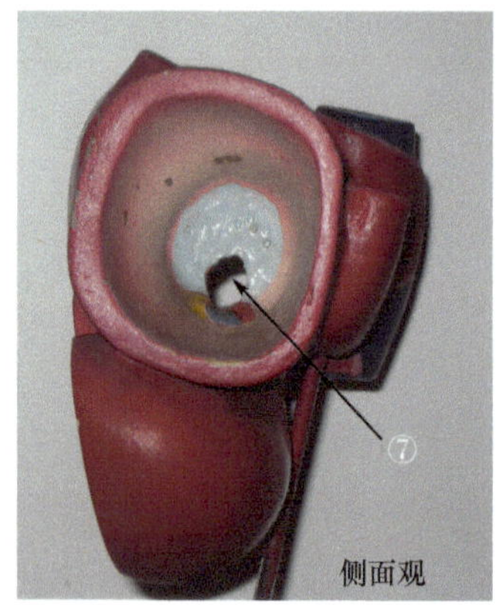

图 2. 2. 23-7　心脏内部分隔模型Ⅰ

①右心房;②左心房;③第一房间隔;④右心室;⑤左心室;⑥肌性室间隔;⑦第一房间孔(→);⑧背侧心内膜垫;⑨窦房口;⑩右房室孔;⑪左房室孔;⑫静脉窦右角

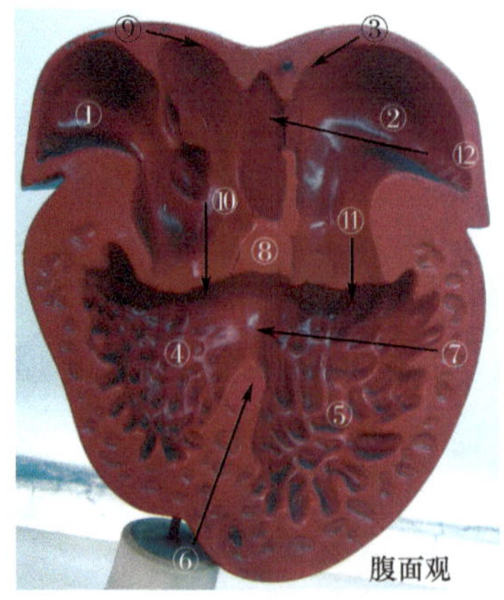

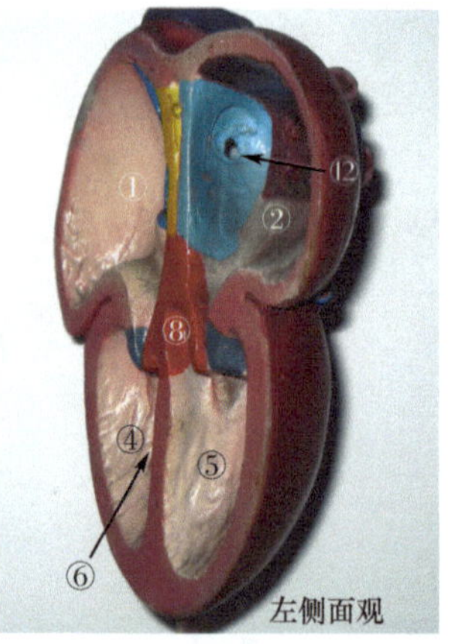

图 2. 2. 23-8　心脏内部分隔模型Ⅱ

①右心房;②左心房;③第一房间隔;④右心室;⑤左心室;⑥肌性室间隔;⑦室间孔;⑧心内膜垫;⑨第二房间隔;⑩右房室孔;⑪左房室孔;⑫第二房间孔

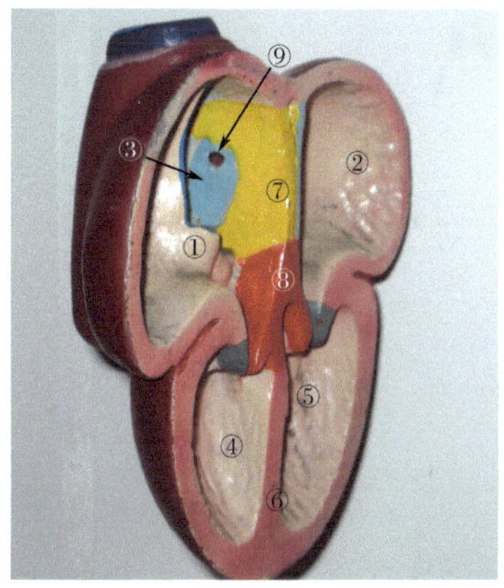

图 2. 2. 23-9　心脏内部分隔模型Ⅱ右侧面观

①右心房；②左心房；③发育中的卵圆孔；④右心室；⑤左心室；⑥室间隔；⑦第二房间隔；⑧心内膜垫；⑨第二房间孔

(3) 原始心室的分隔(图 2. 2. 23-10)：第 7 周人胚心脏，肌性室间隔已形成。可见室间孔即将封闭，室间孔将由来自肌性室间隔、心内膜垫和球嵴下缘的组织融合封闭，形成膜性室间隔。

(4) 心球与动脉干的分隔(图 2. 2. 23-11)：模型显示，心球腹侧被切下一部分，可见螺旋形的心球嵴使肺动脉干与主动脉干相互形成扭转，注意两血管与左心室和右心室的连接关系。

(5) 静脉窦演变(图 2. 2. 23-12)：模型显示静脉窦左角已开始萎缩。右角并入右心房，上腔静脉和下腔静脉直接通入右心房，4 条肺静脉将直接通入左心房。

(6) 小结：图 2. 2. 23-13 模型显示心脏内部分隔基本完成。注意心房内第Ⅰ房间隔和第Ⅱ房间隔形成后，能否完全分隔？心房分隔中最易发生哪些畸形？

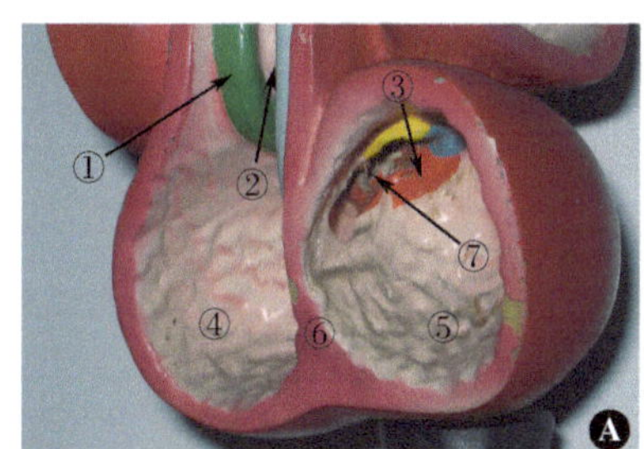

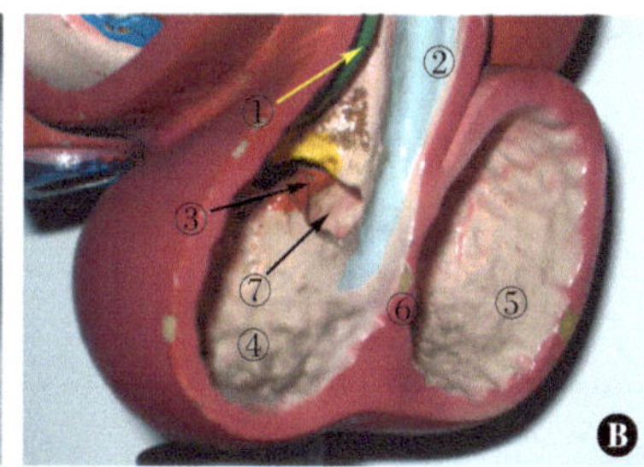

图 2. 2. 23-10　原始心室分隔模型

A. 左侧面观；B. 右侧面观

①右球嵴；②左球嵴；③心内膜垫；④右心室；⑤左心室；⑥肌性室间隔；⑦室间孔

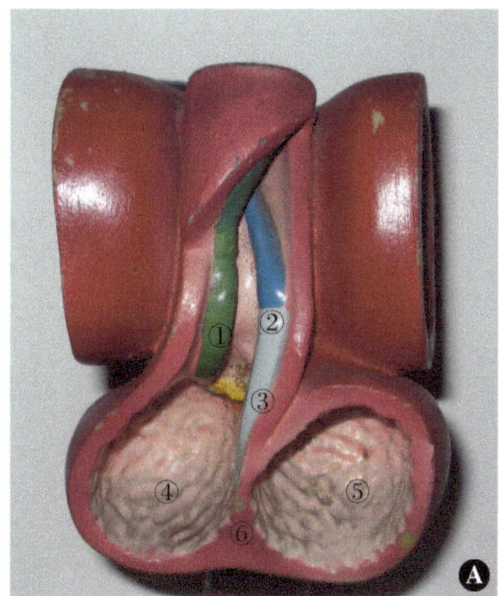

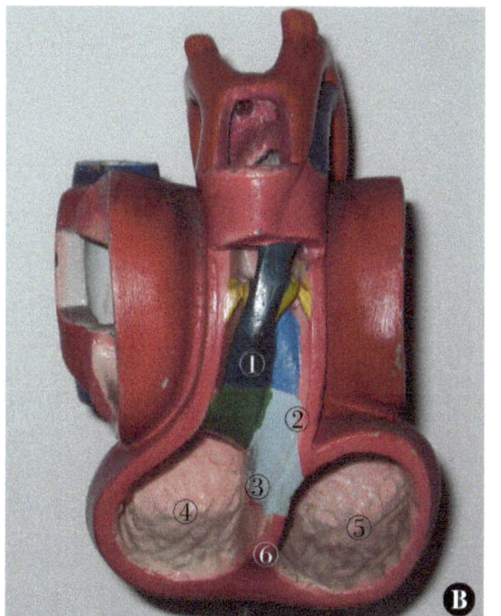

图 2. 2. 23-11　心球与动脉干分隔模型

A. 第 5 周心脏模型；B. 第 7 周心脏模型

①右心球嵴；②左心球嵴；③膜性室间隔；④右心室；⑤左心室；⑥肌性室间隔

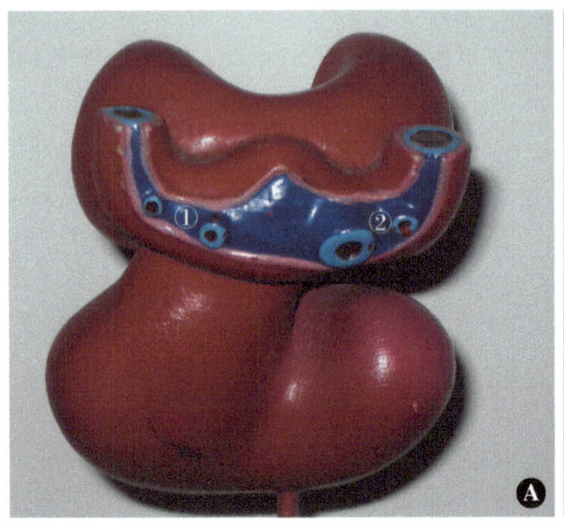

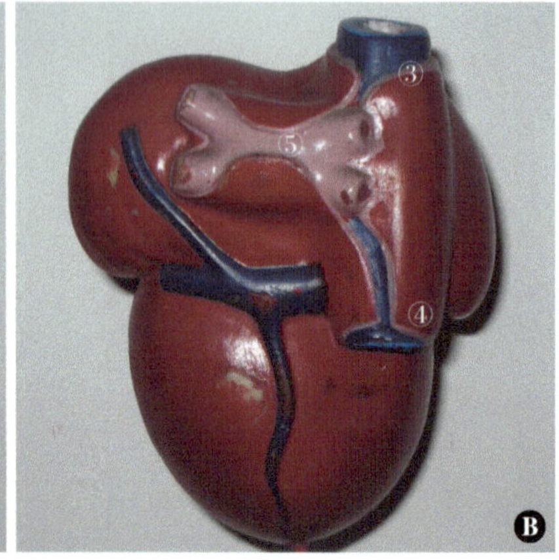

图 2.2.23-12　静脉窦演变模型背面观

①静脉窦左角；②静脉窦右角；③上腔静脉；④下腔静脉；⑤肺静脉

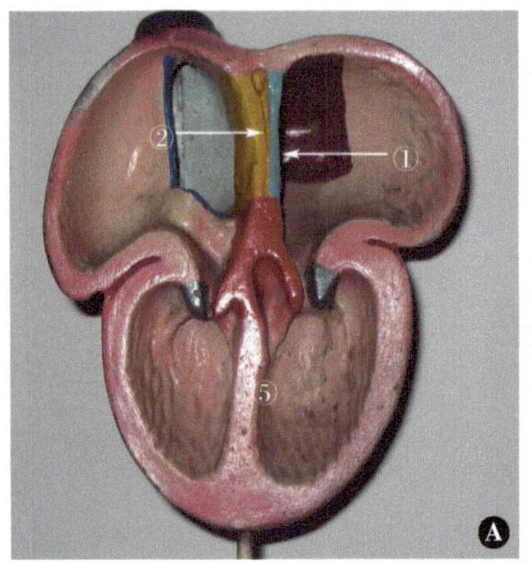

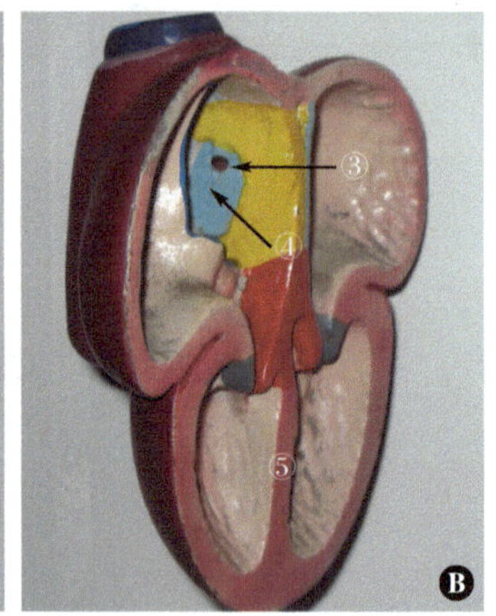

图 2.2.23-13　心脏内部分隔模型

A. 腹面观；B. 右侧面观

①第一房间隔；②第二房间隔；③第二房间孔；④正在形成中的卵圆孔；⑤室间隔

（李红丽　李泽桂）

第二十四节　泌尿系统和生殖系统的发生

泌尿系统和生殖系统的主要器官均发生于间介中胚层。胚胎第 4 周初，胚头端的间介中胚层形成生肾节，胚尾端的间介中胚层形成生肾索。到第 4 周末，生肾索增生为尿生殖嵴。前肾于 4 周初形成于生肾节内，至第 4 周末退化；中肾于第 4 周末形成于生肾索内，至第 2 月末退化；后肾于第 5 周初开始发生。

一、目的要求

(1) 熟悉前肾、中肾的发生。

(2) 掌握后肾的发生及泄殖腔的分隔。

(3) 了解生殖腺的发生和生殖管道的演变。

二、模型观察

（一）泌尿系统发生

1. 前肾的发生　第 4 周初人胚模型，前肾出现于生肾节内。该标本为第22天人胚模型，可观察前肾的发生。取下外胚层，显示中胚层。可见前外侧中胚层组织中的7～10排前肾小管（绿色），平行排列。前肾小管内端开口于胚内体腔，外端向尾侧弯曲并相互连通成前肾管（图2.2.24-1）。

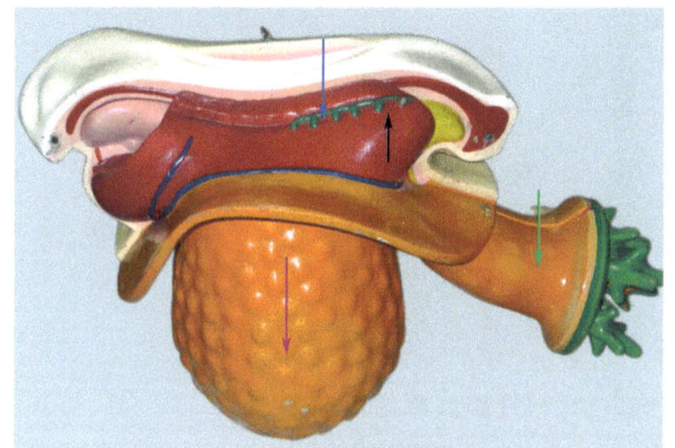

图2.2.24-1　人胚4周初模型侧面观
→前肾小管；→前肾管；→卵黄囊；→体蒂

2. 中肾的发生　图2.2.24-2显示第4周末人胚模型，可观察泌尿生殖系统的早期发生。模型去除了外胚层，左侧剖开的生肾索内见前肾小管相继退化，而前肾管则大部保留并向尾部延伸成为中肾管。图2.2.24-3模型侧面观和背面观

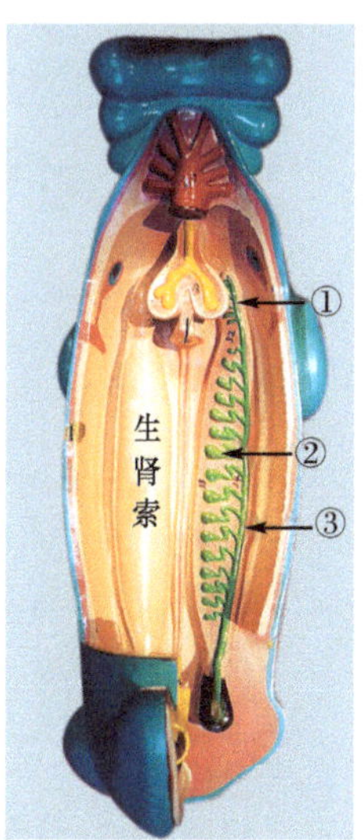

图2.2.24-2　人胚4周末模型前面观（唐军民图）
①前肾；②中肾小管；③中肾管

可见由生肾索发育而来的中肾，包括中肾小管和中肾管。中肾小管起初为泡样的结构，后演变为横行的"S"形小管（图2.2.24-4）。中肾小管一端与血管球形成肾小体，另一端开口于中肾管。中肾管向尾侧延伸，从背外侧通入泄殖腔（图2.2.24-4）。中肾小管和中肾管共同形成中肾。中肾小管先后出现约80对，在中肾发育的鼎盛时期，从腹后壁向腹腔内突出形成一对纵形隆起即中肾嵴。

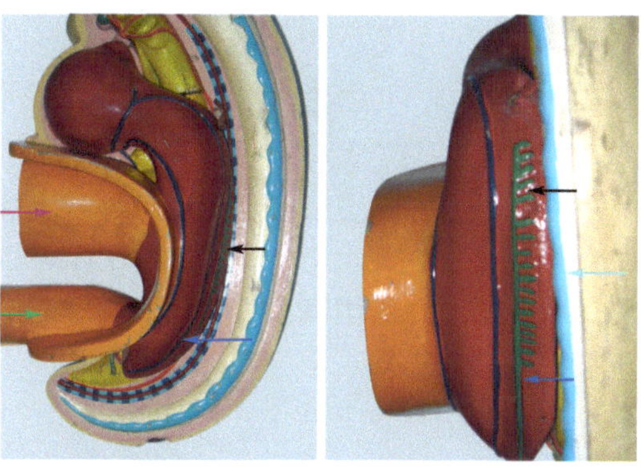

图2.2.24-3　人胚4周末模型侧面观（左）及背面观（右）
→中肾小管；→中肾管；→脊髓；→卵黄囊；→体蒂

3. 后肾的发生　第5～8周人胚模型显示（图2.2.24-5）：人胚第5周初，中肾管末段近泄殖腔处向背侧头端发出一盲管，称输尿管芽。输尿管芽长入中肾嵴的尾端，诱导其周围的中肾嵴组织形成生后肾原基，输尿管芽和生后肾原基将继续发育成后肾。

图2.2.24-5 A显示5周人胚模型，呈"C"字形，头颈部尤其弯曲。取下外胚层，从侧后面观可见数十对平行排列的中肾小管（绿色），中肾小管的外侧端连通形成中肾管，中肾管通入泄殖腔。从侧面观，中肾管在通入泄殖腔前，其背外侧壁突起形成输尿管芽（绿色）。输尿管芽顶端包绕着生后肾原基（棕黑色），两者将共同组成后肾。尿囊和后肠之间的间充质将形成尿直肠隔，将泄殖腔分隔为背侧的直肠和腹侧的尿生殖窦两个部分（图2.2.24-5 A）。图2.2.24-5 B模型显示8周人胚，后肾已形成（红色箭头），并从盆腔升入腹腔。肾上方为肾上腺（绿色箭头）。

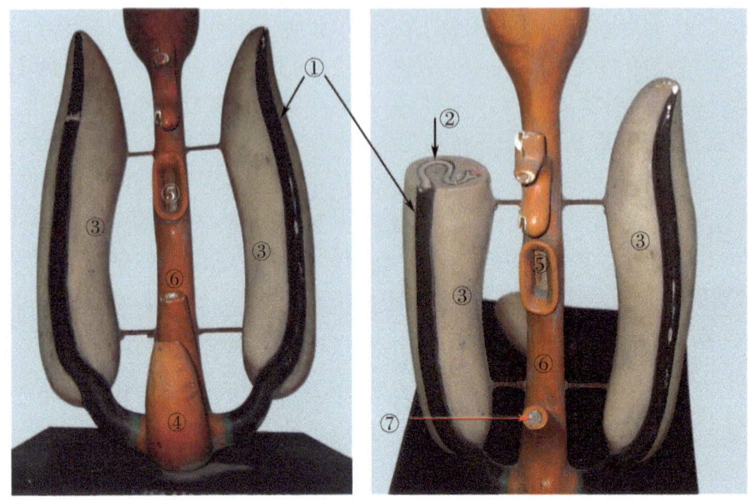

图 2.2.24-4　人胚第 5 周末模型(去除体壁后观察)

①中肾管;②中肾小管;③中肾;④泄殖腔;⑤原始消化管与卵黄囊连接断面;⑥原始消化管;⑦泄殖腔与尿囊连接断面

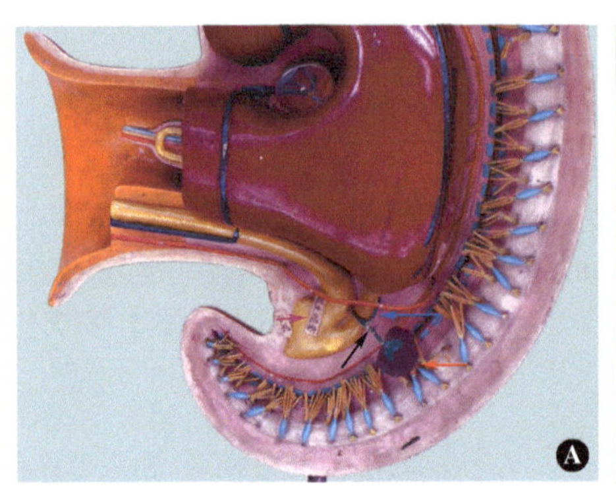

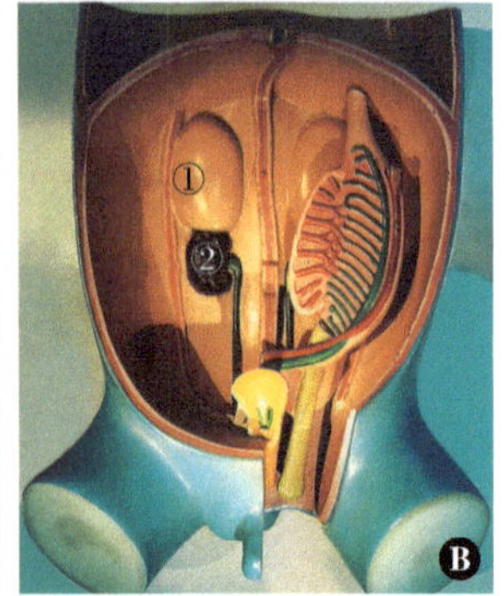

图 2.2.24-5　后肾发生(唐军民图)

A. 侧面观;B. 正面观

→输尿管芽;→中肾管;→后肾原基;→泄殖腔;①生后肾原基;②肾上腺

(二) 生殖系统发生

1. 生殖腺和生殖管道发生　图 2.2.24-6 显示第 8 周人胚模型,去除前腹壁后观察生殖腺和生殖管道的发生。生殖腺已能区分为男、女,其他结构尚不能区分性别。中肾大部分已退化,其尾端的淡黄色结构为引带。取下左中肾及生殖腺的腹侧半(图 2.2.24-6 A),可见中肾小管、中肾管(绿色)和发育中的睾丸(可见初级性索)。图 2.2.24-6 B 模型显示取下右侧中肾及生殖腺的腹侧半,可见多数细胞团,为次级性索形成的原始卵泡,提示将分化为卵巢。可见中肾管往下开口于膀胱三角(绿色)。中肾旁管(红色)已形成,其头端开口于腹腔,末端突向尿生殖窦背侧壁形成窦结节(橘黄色)。

2. 尿生殖窦的分化(图 2.2.24-7)　女性尿生殖窦上段发育成膀胱,中段形成尿道,下段扩展形成阴道前庭。男性尿生殖窦上段形成膀胱,中段参与形成尿道前列腺部及膜部,下段形成男性尿道海绵体大部分。

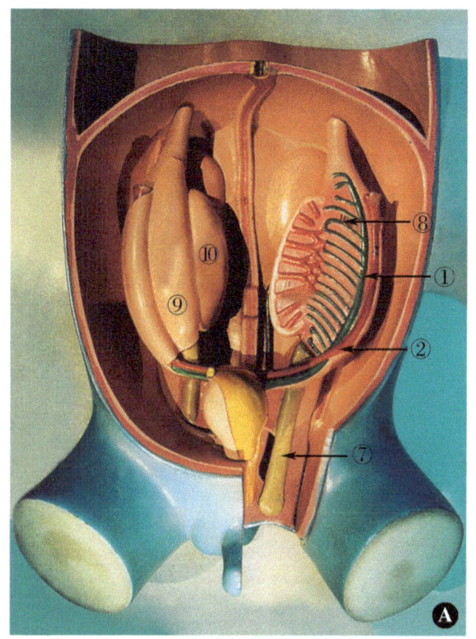

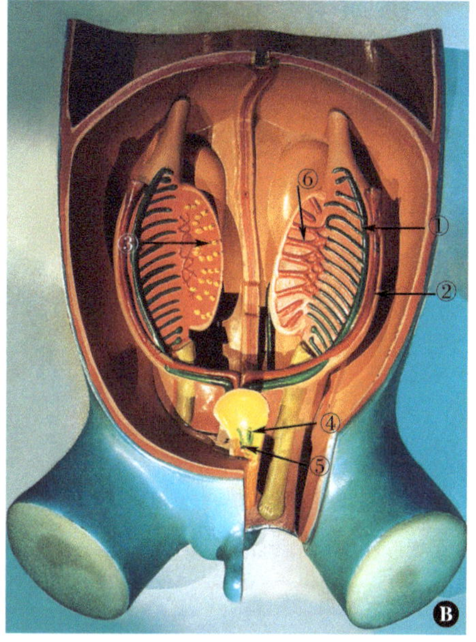

图 2.2.24-6　生殖腺和生殖管道发生(唐军民图)

①中肾管;②中肾旁管;③发育中的卵巢;④膀胱三角;⑤窦结节;⑥发育中的睾丸;⑦引带;⑧中肾小管;⑨中肾嵴;⑩生殖嵴

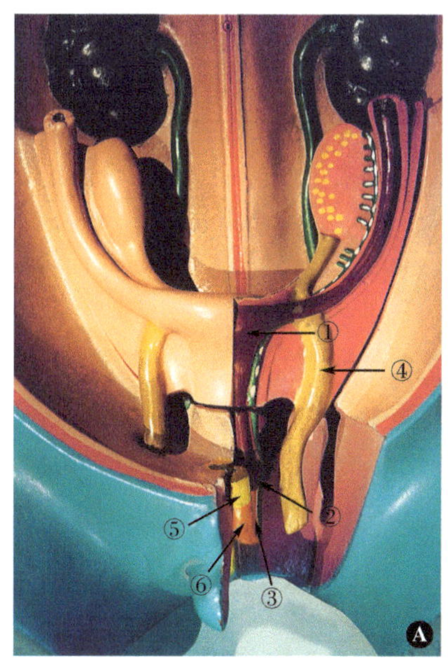

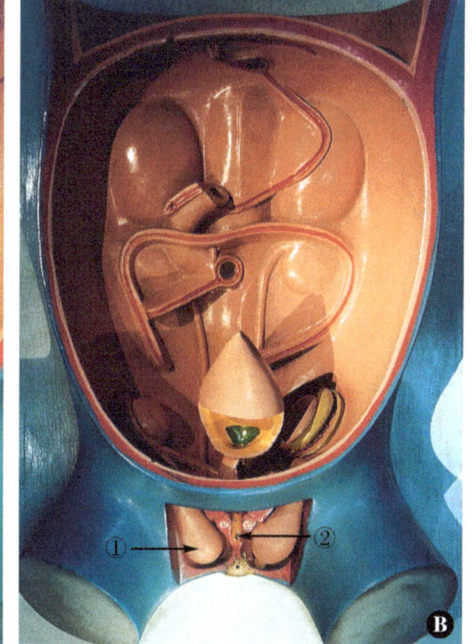

图 2.2.24-7　尿生殖窦的分化(唐军民图)

A. 女性:①子宫;②阴道穹隆部;③阴道下部分;④引带;⑤尿道;⑥尿生殖窦下段

B. 男性:①睾丸;②男性尿道海绵体部

3. 外生殖器演变(图 2.2.24-8)　生殖结节分别演变为男性的阴茎和女性的阴蒂;尿生殖褶闭合参与形成尿道海绵体部,在女性形成小阴唇;阴囊阴唇隆起分别形成男性阴囊和女性的大阴唇。

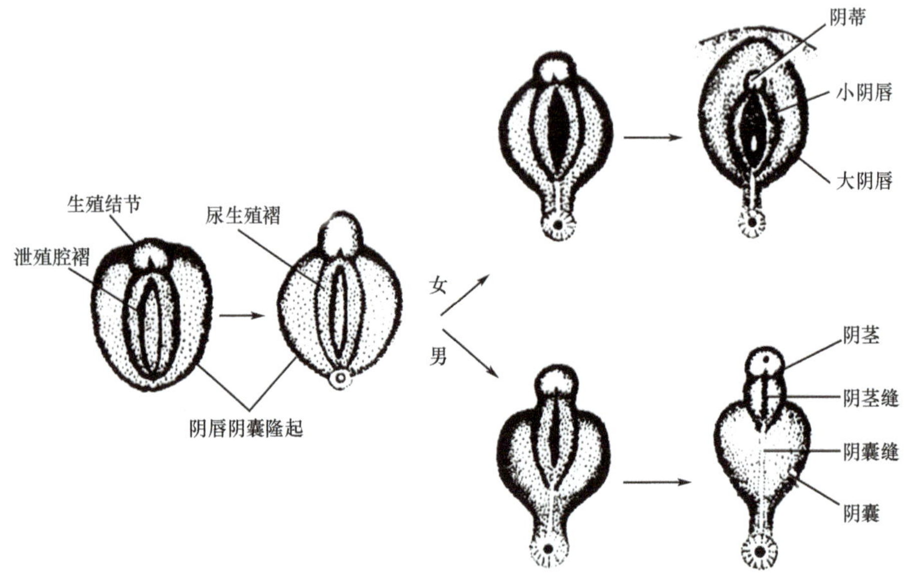

图 2.2.24-8　外生殖器演变

（刘运来　李泽桂）

第二十五节　神经系统与眼、耳的发生

神经系统起源于神经外胚层，由神经管和神经嵴分化而成。本节主要观察神经管早期发育、脑和脊髓早期发生，以及眼和耳发育原基形成，熟悉这些过程中出现的特征性结构；同时观看神经系统发生中常见畸形的标本。

一、目 的 要 求

(1) 掌握神经管的发生和演变。

(2) 了解脑和脊髓早期发育特征。

(3) 了解眼和耳早期发育特征。

二、胚胎模型观察

（一）神经管的发生

人胚第 3 周初，脊索诱导其背侧中线的外胚层形成神经管（图 2.2.25-1）。以后神经管前段膨大，衍化为脑。后段较细，衍化为脊髓。在神经管形成过程中，神经褶边缘的一些神经外胚层细胞随神经管的形成而下陷，在神经管外侧形成左右两条细胞索即神经嵴，神经嵴分化为周围神经系统的神经节、神经胶质细胞和肾上腺髓质嗜铬细胞等。

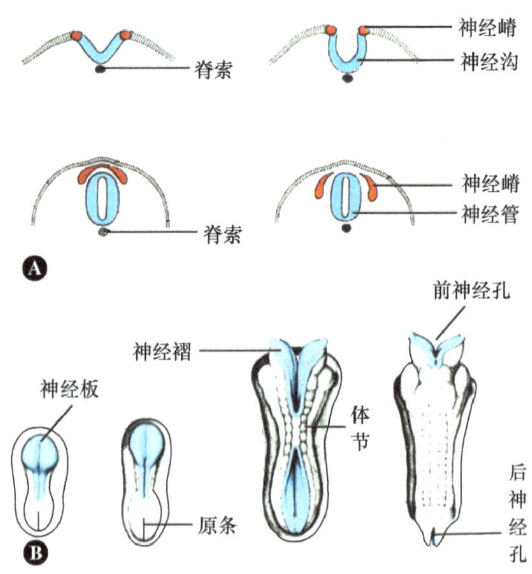

图 2.2.25-1　人胚神经管和神经嵴形成模式图

A. 横切面图；B. 背面观

1. 人胚第 19 天模型（图 2.2.25-2）　人胚第 19 天模型背面观，此时外胚层（浅粉色）尾侧可见

原条和原沟；中部细胞增厚形成神经板，头端较大，中轴凹陷为神经沟，两侧与外胚层连接处隆起为神经褶。

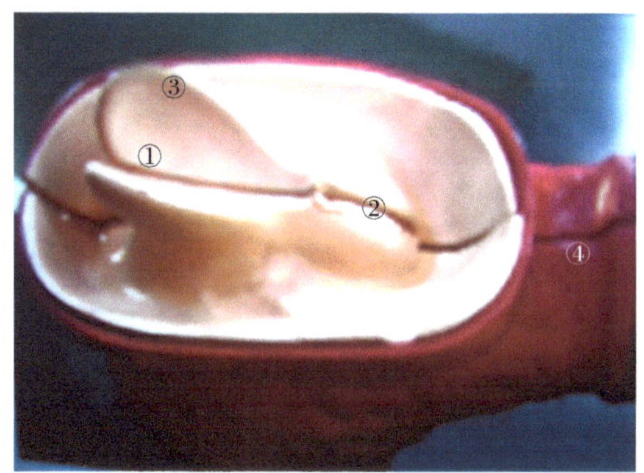

图 2.2.25-2　人胚第 19 天模型背面观
①神经板；②原条；③神经褶；④体蒂

2. 人胚第 22 天人胚模型背面观(图 2.2.25-3)　神经沟在胚体中部闭合形成神经管，并继续向头、尾方向闭合，最后在头、尾端的开口分别称前神经孔和后神经孔，人胚第 25 天左右前神经孔闭合，第 27 天左右后神经孔闭合，形成完全封闭的神经管。神经管两侧可见数对体节隆起。

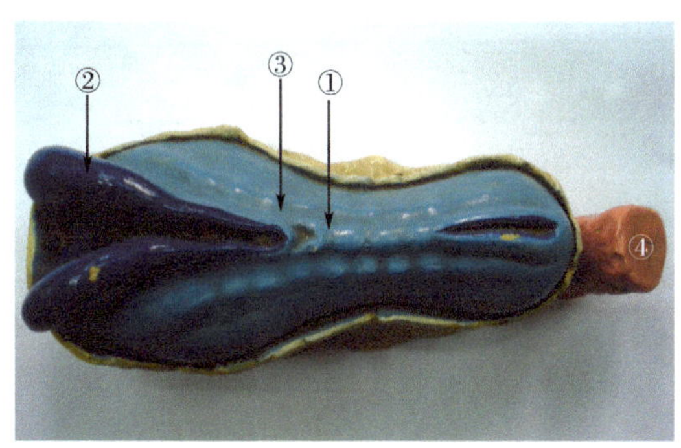

图 2.2.25-3　第 22 天人胚模型背面观
①外胚层下为神经管；②神经褶；③体节；④体蒂

(二) 神经管的演变

1. 脑和脊髓的发育

(1) 人胚第 26 天模型矢状切面(图 2.2.25-4)显示，胚背部正中的白色管道为神经管。神经管头段形成三个泡状结构称脑泡，由头至尾分别为前、中、菱脑泡(图 2.2.25-5)。前脑泡分为头侧的端脑泡与尾侧的间脑泡两部分。菱脑泡尾侧的神经管发育为脊髓，其侧面的蓝色结节状结构为发育中的脊神经节。

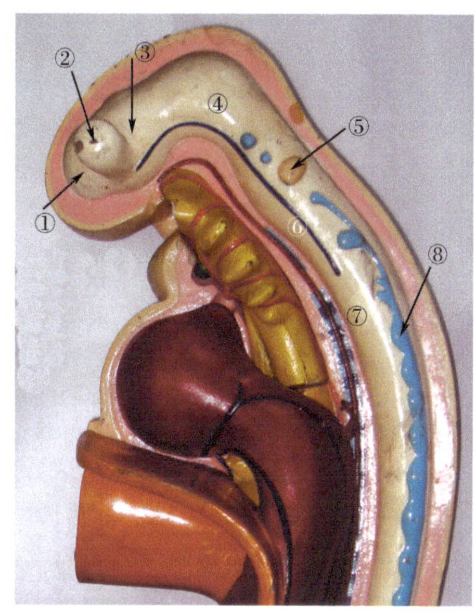

图 2.2.25-4　人胚第 26 天模型侧面观
①端脑泡；②视泡；③间脑泡；④中脑泡；⑤听泡；⑥菱脑泡；⑦脊髓；⑧发育中的脊神经节

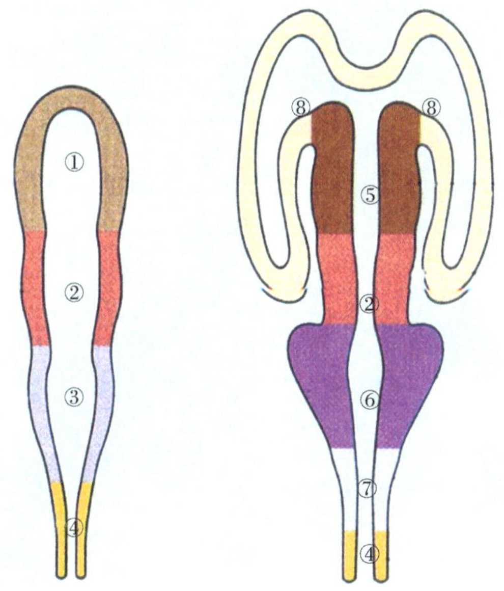

图 2.2.25-5　人胚脑发育模式图
①前脑泡；②中脑泡；③菱脑泡；④脊髓；⑤间脑泡；⑥后脑泡；⑦末脑泡；⑧端脑泡

(2) 人胚 5 周模型(图 2.2.25-6)：可见人胚头端的端脑泡壁向两侧膨出形成大脑半球，间脑泡壁增厚发育为间脑。端脑向腹侧突出形成端脑曲。中脑突向背侧形成中脑曲。菱脑泡演变为头侧的后脑和尾侧的末脑,后脑将发育为脑桥和小脑,末脑发育为延髓(图 2.2.25-5)。由于菱脑泡的侧壁外突,在其背侧形成内陷的菱脑窝,腹侧壁突向腹侧形成脑桥曲。菱脑泡腹外侧由头向尾可见三叉神经节、面神经节、螺旋神经节(听泡近腹侧)、前庭神经节(听泡近背侧)、听泡、舌咽神经、迷走神经、副神经和舌下神经。末脑与脊髓交界处突向背侧,形成颈曲。在脑泡形成和演变过程中,凸向腹侧的端脑曲、脑桥曲与凸向背侧的中脑曲、颈曲使各脑泡间的位置关系也发生了相应的变化(图 2.2.25-7)。脊髓两侧为脊神经节,有背侧的后根和腹侧的前根与之相连。打开脑泡左半,可见神经管管腔发育成不同部位的脑室,端脑部位将发育为侧脑室,间脑部位为第三脑室,中脑部位为中脑导水管,菱脑部位为第四脑室,神经管脊髓部分将发育为脊髓的中央管(图 2.2.25-5)。

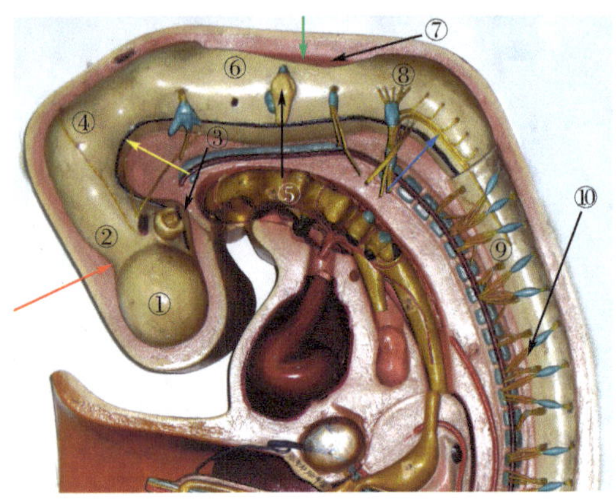

图 2.2.25-6　第 5 周人胚模型侧面观

①端脑;②间脑;③视杯;④中脑;⑤发育中的内耳;⑥后脑;⑦菱脑窝;⑧末脑;⑨脊髓;⑩脊神经节

→示端脑曲;→示中脑曲;→示脑桥曲;→示颈曲

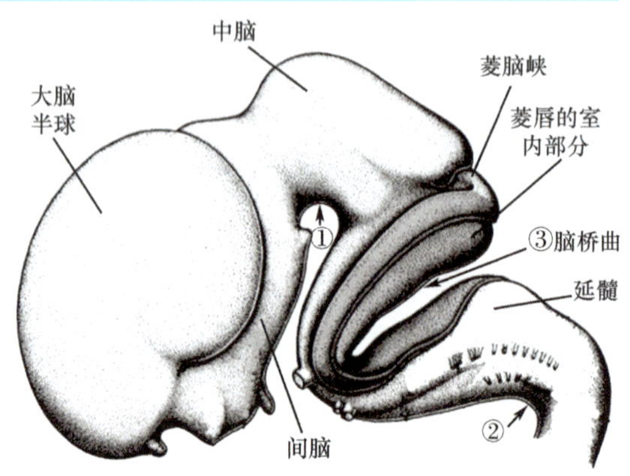

图 2.2.25-7　人胚脑曲形成模式图

①中脑曲;②颈曲;③脑桥曲

2. 眼和耳的早期发育　前脑泡侧壁向外侧突出生长形成视泡(图 2.2.25-4),为眼发育的原基,视泡远端膨大,贴近体表外胚层,并凹陷形成双层杯状结构,称视杯。视泡近端变细,称视柄,与前脑分化成的间脑相连。与间脑相邻的视泡向内凹陷形成视杯(图 2.2.25-8),视杯外层将形成视网膜色素上皮,内层将形成视网膜的其余几层。视杯诱导体表外胚层分化形成晶状体泡并陷入视杯,是晶状体发育的原基。菱脑泡两侧的体表外胚层增厚向深部间充质内陷,并与体表外胚层分离形成囊泡,附于菱脑泡侧方为听泡(土色)(图 2.2.25-4),为内耳发育的原基。人胚 5 周模型(图 2.2.25-6)显示,听泡已向背腹方向延伸增大,将形成内耳。

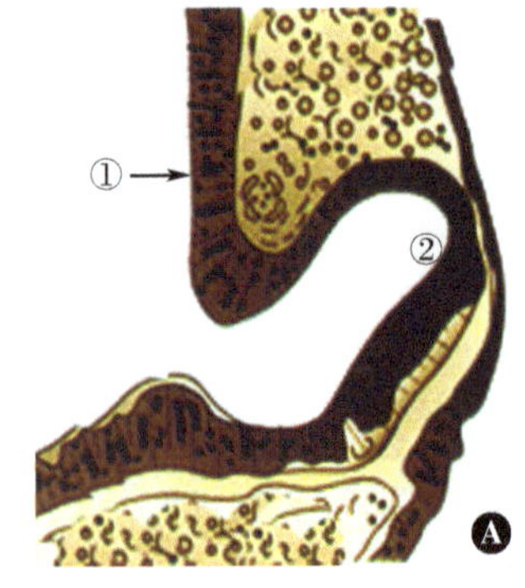

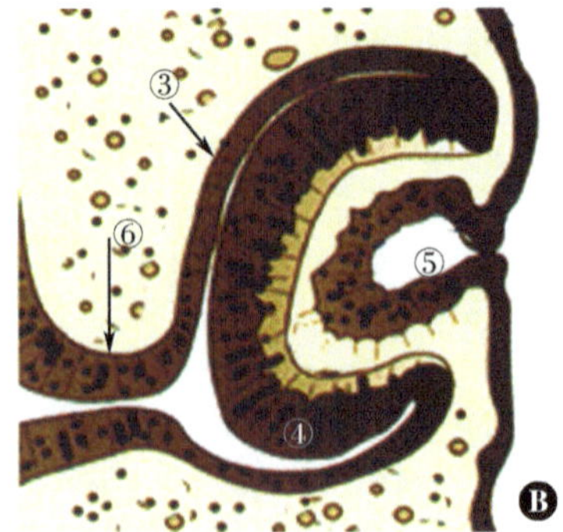

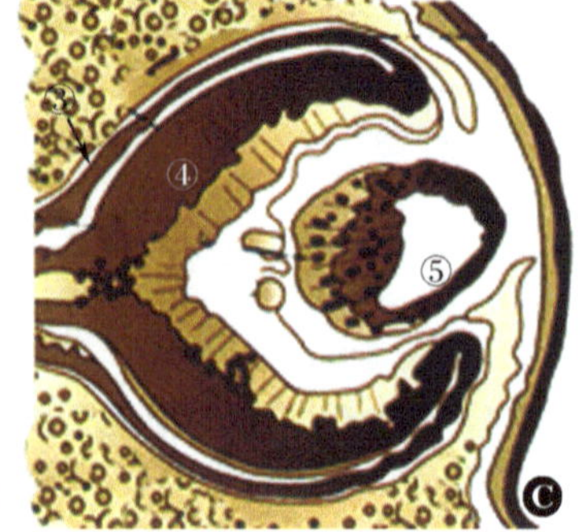

图 2.2.25-8　人胚眼的发生

A. 第 25 天;B. 第 32 天;C. 第 36 天

①前脑泡上皮;②视泡;③视杯外层发育为色素上皮;④视杯内层发育为视网膜;⑤晶状体泡;⑥视柄

（三）神经系统发生中的常见畸形

神经管缺陷标本（图 2. 2. 25-9）：这是由于神经管闭合不全所引起的一类先天畸形，主要表现是脑和脊髓的异常，并常伴有颅骨和脊柱的异常。若头侧的神经孔未闭，就会形成无脑畸形。腹面观头部仅由颌面组成，背面观无脑，并有颅骨缺失，又称露脑。如果尾侧的神经沟未闭，就会形成脊髓裂。脊髓裂常伴有相应节段的脊柱裂。脊柱裂可发生于脊柱各段，最常见于腰骶部。

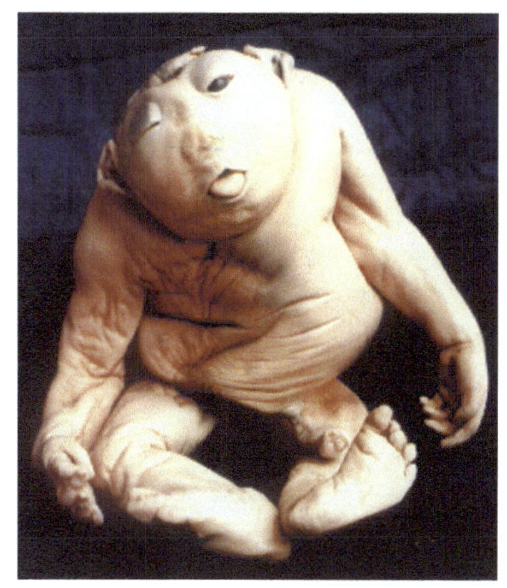

图 2. 2. 25-9　人足月无脑畸形标本

（秦茂林　李泽桂）

第3章　病　理　学

病理学是介于基础和临床之间的桥梁学科。它是以形态为主,侧重从形态学角度来研究疾病发生、发展及转归的学科。本章主要通过观察病变组织肉眼改变和显微镜下改变,掌握疾病的形态特征。

第一节　细胞、组织的适应和损伤

正常细胞和组织可以对体内外环境变化和各种刺激做出形态、功能和代谢的反应性调整和适应,以维持生命活动的平衡。若刺激超过细胞的耐受与适应能力,细胞与组织就会出现形态、功能和代谢的损伤性变化。

细胞与组织对各种损伤刺激所产生的非损伤性应答反应称为适应,一般认为是正常细胞与损伤细胞之间的一种状态。适应在本质上是细胞生长和分化受到调整的结果,在形态学上一般表现为萎缩、肥大、增生和化生。

细胞在遭受到不能耐受的有害刺激后出现细胞及其间质的超微结构乃至光镜和肉眼可见的异常变化,称为损伤。较轻度的损伤在刺激消失后可恢复正常,称为可逆性损伤(旧称变性)。严重的细胞损伤则不可逆,引起细胞死亡。细胞死亡可分为坏死和凋亡两大类,各自具有不同的发生机制、形态学和生化特点。

坏死是以酶解性变化为特点的活体内局部组织细胞的死亡,细胞核的变化是细胞坏死最基本的变化和主要标志。根据酶的分解作用与蛋白质变性所占地位的不同,坏死在形态学上可表现为凝固性坏死、液化性坏死、纤维素样坏死和坏疽。

一、目的要求

(1) 掌握细胞与组织损伤的程度和表现形式。

(2) 掌握各种细胞变性的形态学变化。

(3) 掌握细胞死亡的表现形式和基本病理变化、各种细胞死亡的病变特点。

(4) 掌握细胞和组织适应性反应的类型和形态特征。

二、巨体标本观察

(一) 心肌肥大(hypertrophy of the heart)

标本示左心室肌壁及心室间隔显著肥厚、乳头肌增粗,心腔无明显扩张(图 2. 3. 1-1)。

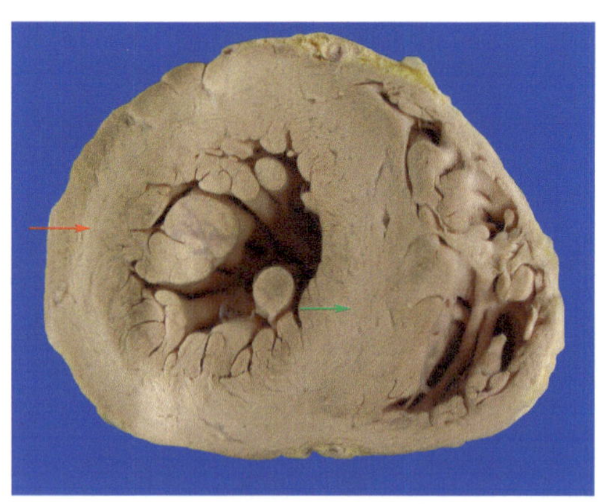

图 2. 3. 1-1　心肌肥大
→左心室心肌;→心室间隔

(二) 脑萎缩(atrophy of the brain)

标本为成人大脑。脑体积略有缩小,重量减轻(正常成人约 1500g 左右)。大脑表面见脑回变窄,脑沟变深,部分标本病变为弥漫性,部分标本病变为局限性(图 2. 3. 1- 2)。

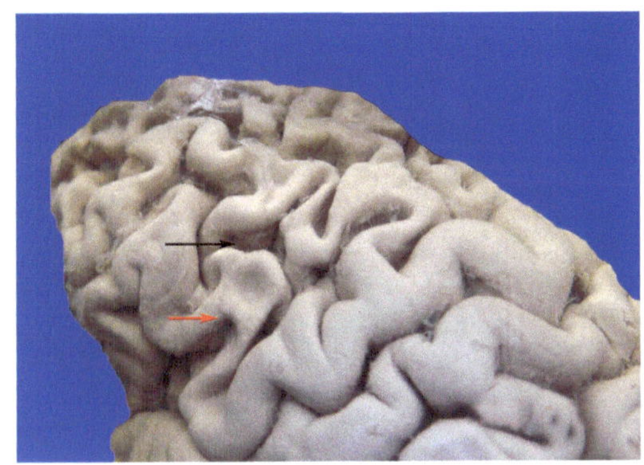

图 2.3.1-2 脑萎缩
→变深的脑沟;→变窄的脑回

(三) 心脏褐色萎缩(brown atrophy of the heart)

(1) 心脏体积显著缩小,颜色加深(图 2.3.1-3)。

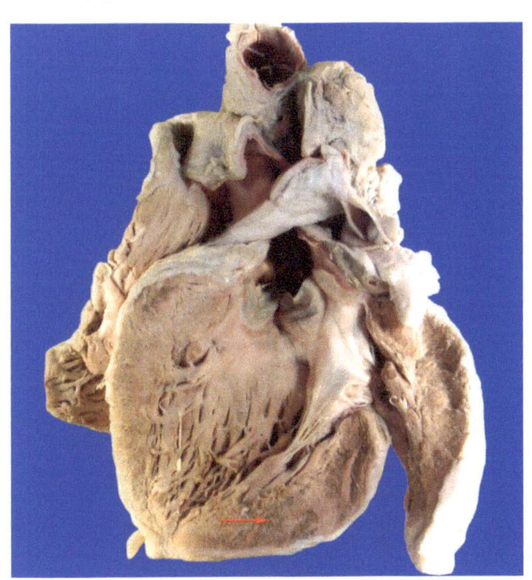

图 2.3.1-3 心脏褐色萎缩
→心脏颜色加深

(2) 心脏被膜表面可见冠状动脉呈扭曲状(图 2.3.1-4)。

(四) 肾压迫性萎缩(pressure atrophy of the kidney)

(1) 肾盂、肾盏高度扩张,形成多个相互连通

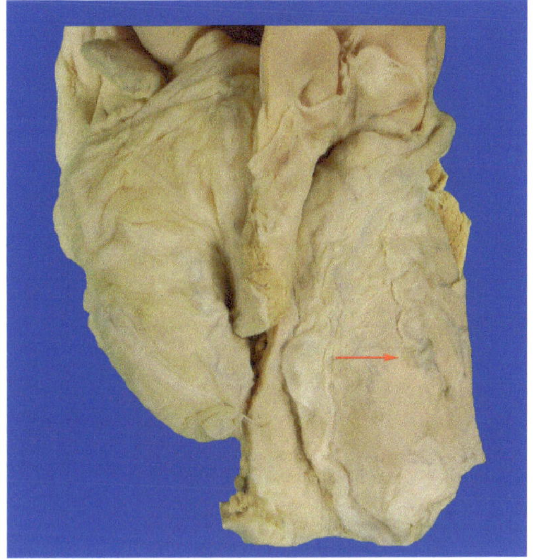

图 2.3.1-4 心脏褐色萎缩
→心被膜表面冠状动脉呈扭曲状

的囊腔。

(2) 肾实质受压萎缩而显著变薄(图 2.3.1-5)。

(五) 脂肪肝(fatty liver)

肝脏肿大,呈土黄色,质软,比重降低,可漂浮于固定液中(图 2.3.1-6)。

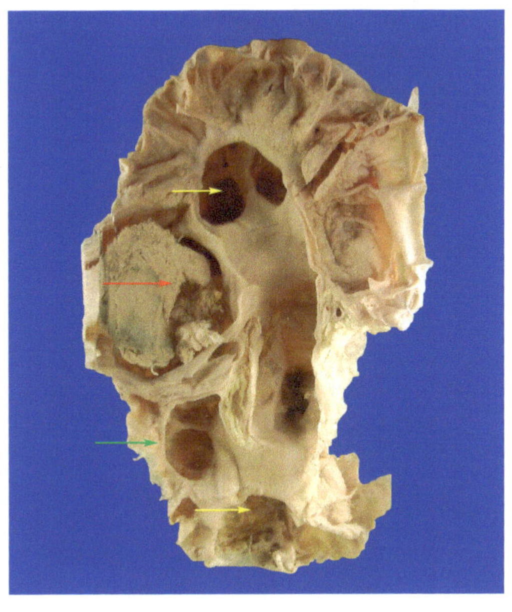

图 2.3.1-5 肾压迫性萎缩
→肾盂肿瘤;→变薄的肾实质
→扩张的肾盂、肾盏

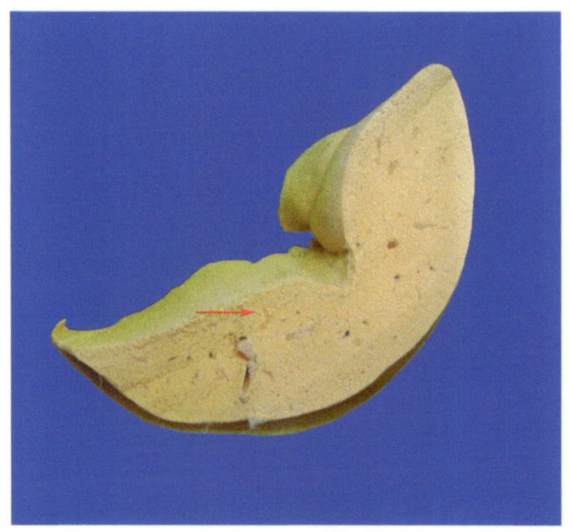

图 2. 3. 1-6　脂肪肝
→肝脏颜色变黄

(六) 玻璃样变(hyaline change)

标本取自脾或肝。被膜局限性或弥漫性增厚,灰白色,半透明,似涂上一层糖衣。又有糖衣脾(肝)(sugar coating spleen /liver)之称(图 2. 3. 1-7,图 2. 3. 1-8)。

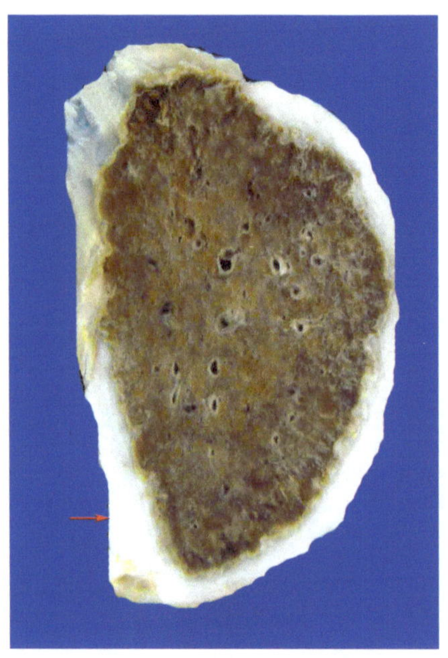

图 2. 3. 1-7　脾被膜玻璃样变

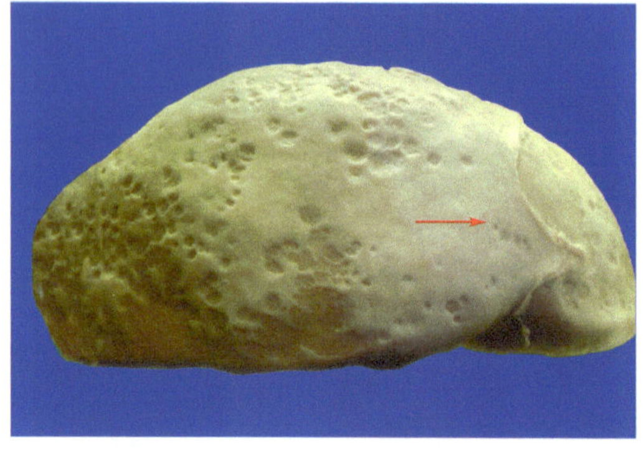

图 2. 3. 1-8　肝被膜玻璃样变

(七) 凝固性坏死(coagulation necrosis)

标本取自脾脏或肾脏。

(1) 切面见病变位于被膜下,呈灰白色楔形病灶,干燥、坚实。

(2) 病灶周围可见暗红色或褐色充血带(反应带)(图 2. 3. 1-9)。

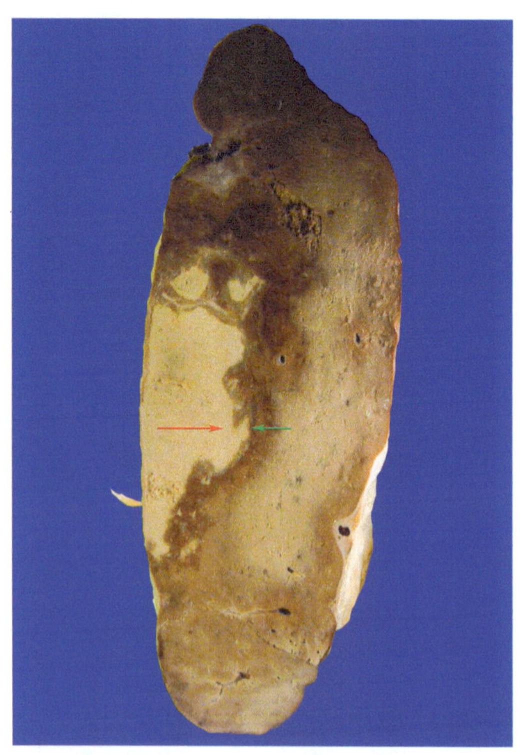

图 2. 3. 1-9　脾凝固性坏死
→坏死区;→坏死灶边缘反应带

（八）液化性坏死(liquifaction necrosis)

图 2.3.1-10 标本为阿米巴性肝脓肿。

(1) 肝右叶有一巨大的液化性坏死病灶，切开时液化性坏死物已流出。

(2) 病灶内可见未彻底液化坏死的组织，呈破棉絮状。

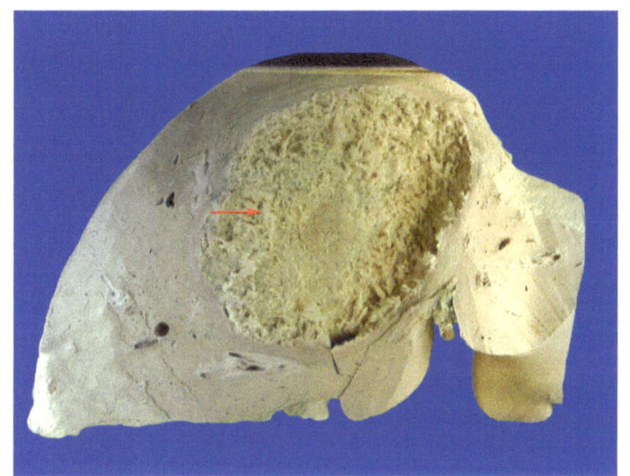

图 2.3.1-10 肝液化性坏死

→坏死区组织酶解性液化

（九）干性坏疽(dry gangrene)

标本取自脚或手。

(1) 病变(坏疽)部位的皮肤皱缩、干燥，变成黑色。

(2) 病变与正常皮肤有明显分界线(图 2.3.1-11)。

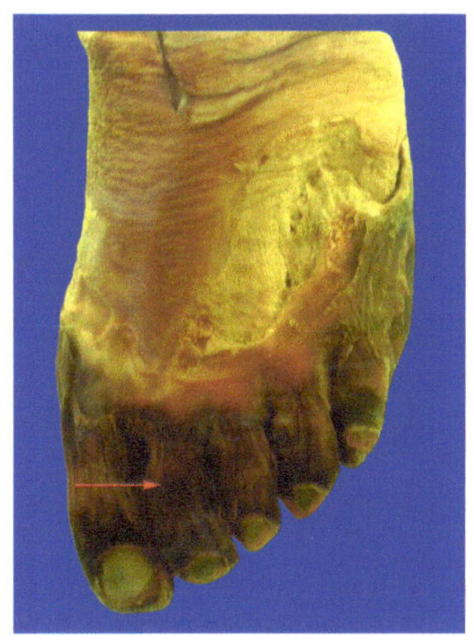

图 2.3.1-11 足干性坏疽

→坏疽的足趾干燥，变成黑色

（十）干酪样坏死(caseous necrosis)

标本取自肾或肺。病变器官切面见干酪样坏死灶，部分标本见空洞形成，干酪样坏死物色淡黄，奶酪或豆渣样(图 2.3.1-12)。

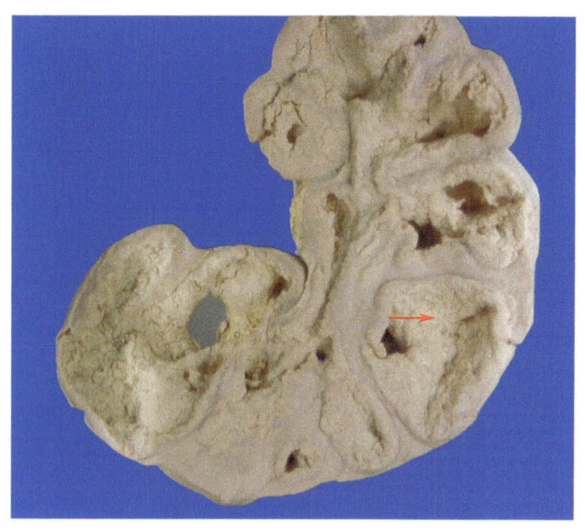

图 2.3.1-12 肾干酪样坏死

→呈淡黄色豆渣样的干酪样坏死物

三、组织切片观察

（一）鳞状上皮化生(squamous epithelial metaplasia)

组织取自子宫颈。

〖**低倍镜观察**〗 可见子宫颈部分区域表面上皮及腺体被覆单层黏液柱状上皮，部分区域表面及腺体被覆复层上皮。

〖**高倍镜观察**〗 正常的子宫颈黏膜上皮细胞为单层柱状，胞质空亮，核排列在细胞基底部。鳞状化生区域仍可见部分表面仍被覆黏液柱状上皮，部分则完全由鳞状化生的上皮所取代。化生的鳞状上皮细胞分化成熟，层次结构清楚，细胞间桥清晰可辨。固有膜内可见淋巴细胞、浆细胞浸润(图 2.3.1-13，图 2.3.1-14)。

请总结诊断依据：

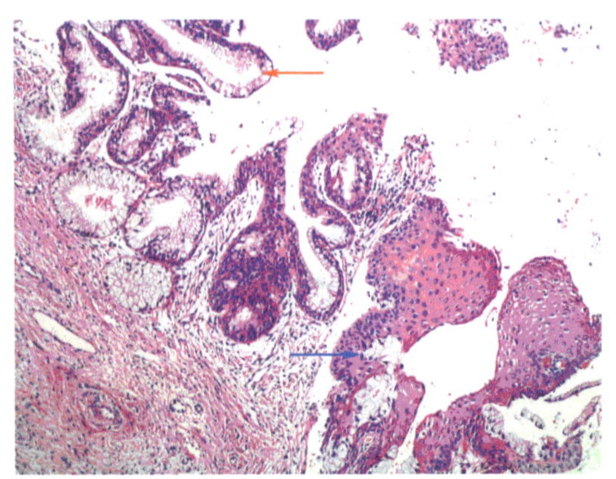

图 2. 3. 1-13 子宫颈鳞状上皮化生(HE,低倍)
→单层柱状上皮;→化生的鳞状上皮

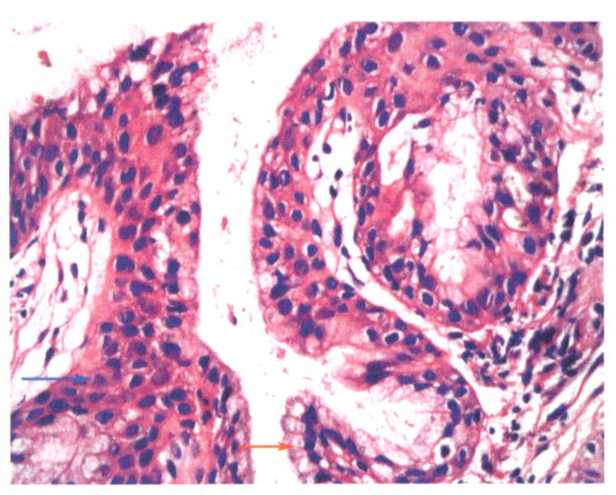

图 2. 3. 1-14 子宫颈鳞状上皮化生(HE,中倍)
→单层柱状上皮;→鳞状上皮化生

(二) 心肌褐色萎缩(brown atrophy of the myocardium)

标本取自显著缩小的心脏。

〖**低倍镜观察**〗 见心肌纤维比正常心肌纤维细。

〖**高低镜观察**〗 在纵切面的心肌纤维尤其在核两端附近可见脂褐素,呈黄褐色细颗粒状,适当调节显微镜的光圈或聚光镜的位置可使色素颗粒更清晰(图 2. 3. 1-15)。

请总结诊断依据:

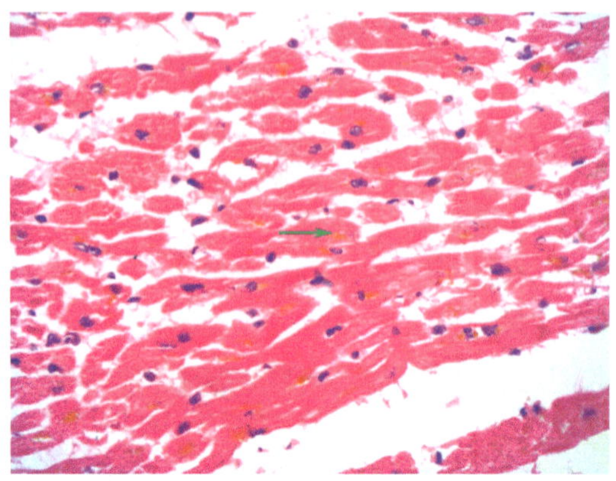

图 2. 3. 1-15 心肌褐色萎缩(HE,中倍)
→棕褐色脂褐素颗粒

(三) 肝脂肪变性(fatty change of the liver)

〖**低倍镜观察**〗 肝小叶结构尚清晰可辨,部分肝细胞的胞质内出现大小不等的圆形空泡。肝血窦明显变窄。

〖**高倍镜观察**〗 部分肝细胞体积增大,胞体变圆,细胞质内可见大小不等的圆形空泡,细胞核被挤压至细胞边缘且变为扁平状,但核的结构仍属正常(图 2. 3. 1-16)。

请总结诊断依据:

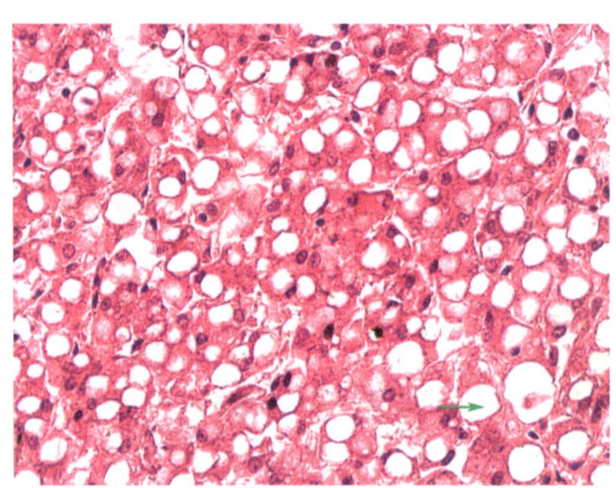

图 2. 3. 1-16 肝脂肪变性(HE,高倍)
→肝细胞内脂肪空泡

(四) 肾水变性(hydropic degeneration of the kidney)

〖低倍镜观察〗 首先找到肾皮质部分,区别近、远曲小管(肾皮质结构有何特点?如何区别近、远曲小管?),着重观察近曲小管的形态变化。可见肾小管上皮细胞变圆,胞质空亮。

〖高倍镜观察〗 近曲小管上皮细胞普遍明显肿胀,胞质疏松透亮,甚至有空泡形成,细胞核大都清晰可见(图 2.3.1-17)。

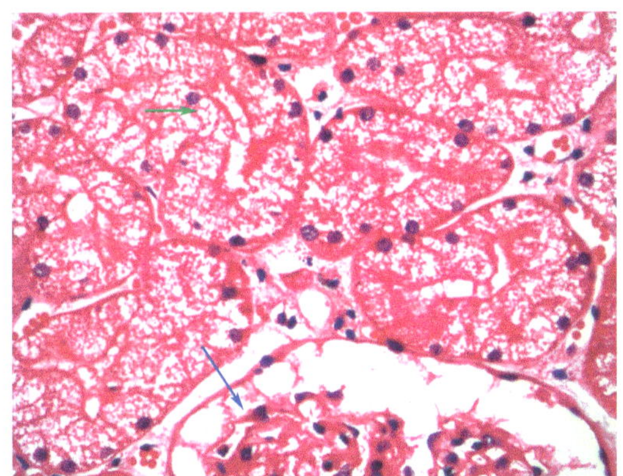

图 2.3.1-17 肾小管上皮细胞水变性(HE,高倍)
→近曲小管上皮细胞肿胀,胞质明显疏松;→肾小球

请总结诊断依据:

(五) 脾被膜玻璃样变(hyaline change of the splenic capsule)

〖低倍镜观察〗 正常脾被膜为一薄层纤维结缔组织,胶原纤维较细,病变区被膜的结缔组织明显增厚。

〖高倍镜观察〗 病变区胶原纤维变粗,互相融合成均质红染的梁状或片状结构(图 2.3.1-18)。

请总结诊断依据:

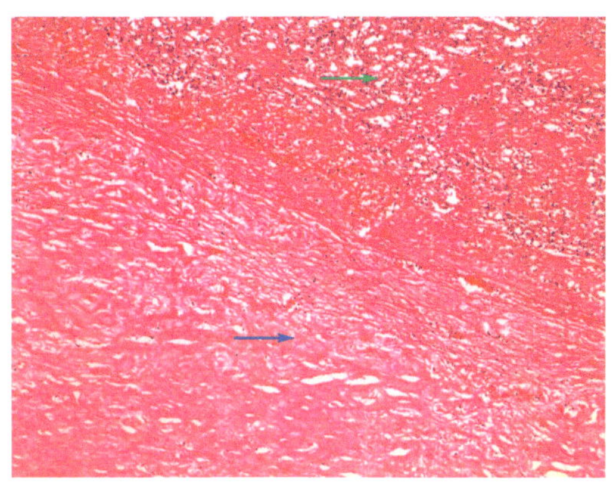

图 2.3.1-18 脾被膜玻璃样变(HE,低倍)
→脾脏实质;→脾被膜纤维性增厚伴玻璃样变

(六) 细动脉玻璃样变(hyaline change of arteriole)

组织取自良性高血压病患者之脾脏或肾脏。

〖低倍镜观察〗 脾脏组织示脾小体数目减少,体积缩小。肾脏组织示部分肾小球纤维化或玻璃样变性,其所属肾小管萎缩或消失。

〖高倍镜观察〗 脾小体中央动脉或肾小球入球动脉的内皮细胞下有多量均质红染的玻璃样物质沉着,致内膜显著增厚,管腔高度狭窄甚至闭塞。有的细动脉壁已完全为玻璃样物质所取代,原有肌层萎缩消失(图 2.3.1-19)。

请总结诊断依据:

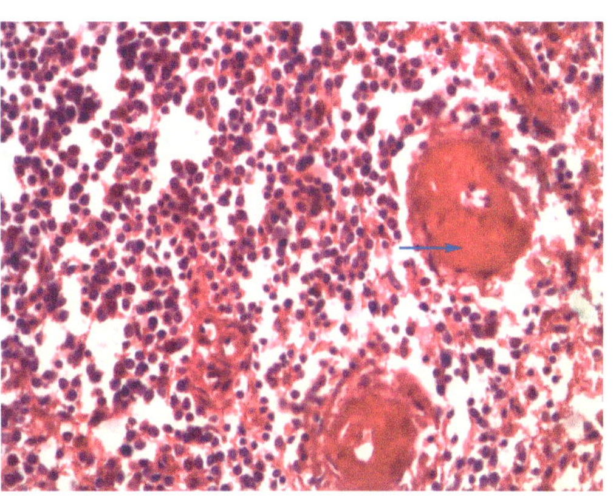

图 2.3.1-19 脾细动脉玻璃样变(HE,低倍)
→脾小体中央动脉管壁增厚,呈红染均质无结构玻璃样变,血管腔明显变狭窄

(七) 肾凝固性坏死(肾贫血性梗死)(coagulation necrosis of the kidney)

〖低倍镜观察〗 坏死区肾小球、肾小管及间质血管轮廓隐约可辨。

〖高倍镜观察〗 梗死区中心肾小球、肾小管的细胞核均已溶解消失(图 2.3.1-20)。近梗死区边缘的肾小球、肾小管细胞尚可见浓染、缩小的细胞核(核固缩)或核碎屑。坏死区与正常组织交界处可见反应带(小血管扩张充血、出血,不同程度炎细胞浸润)(图 2.3.1-21)。

请总结诊断依据:

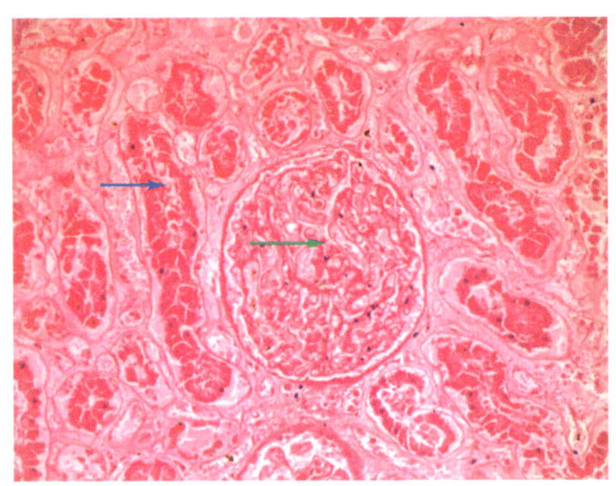

图 2.3.1-20　肾凝固性坏死(HE,低倍)
→肾小球细胞坏死,核溶解消失但轮廓尚存;→肾小管上皮细胞坏死但小管轮廓尚存

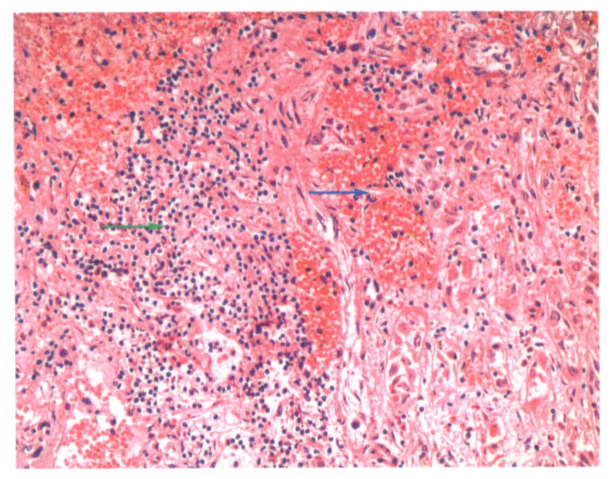

图 2.3.1-21　肾凝固性坏死 (HE,低倍)
→反应带处可见炎细胞浸润;
→坏死组织与正常组织交界处血管充血伴出血

(八) 肝灶状坏死(focal necrosis of the live)

〖低倍镜观察〗 肝组织内可见大小不一、形状不规则的坏死灶。坏死灶内肝细胞索离断,部分切片示肝细胞溶解消失(图 2.3.1-22)。

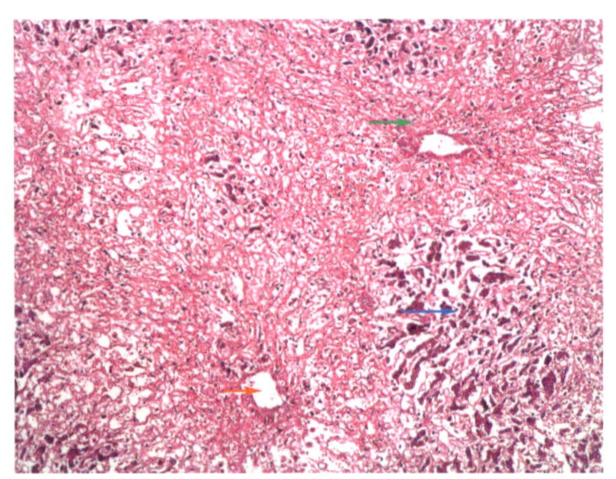

图 2.3.1-22　肝灶状坏死(HE,低倍)
→肝小叶中央静脉;→肝小叶周边肝细胞;
→肝小叶中央区肝细胞广泛溶解坏死消失

〖高倍镜观察〗 肝小叶中央区肝细胞广泛溶解性坏死,相邻的坏死区互相联缀(图 2.3.1-23)。部分切片可见未溶解消失的坏死肝细胞,请注意观察其核的变化。肝小叶周边区肝细胞脂肪变性和水变性。

请总结诊断依据:

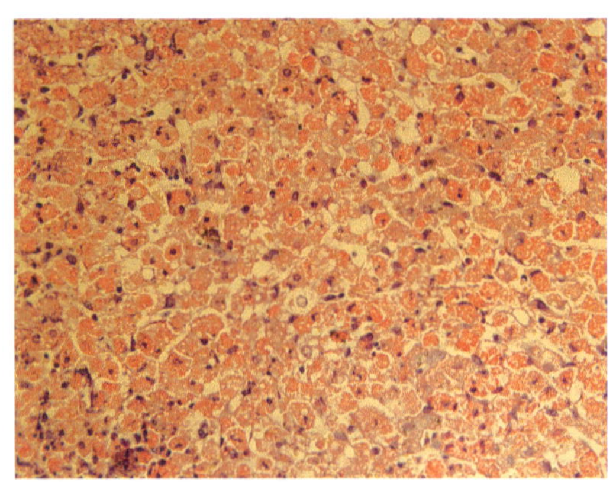

图 2.3.1-23　坏死肝细胞(HE,中倍)

(九) 干酪样坏死(caseous necrosis)

组织取自肺或肾等组织。

〖低倍镜观察〗 病变部位组织原有结构已被破坏,代之以红染无结构物(干酪样坏死),其周围有结核性肉芽组织包绕。

〖高倍镜观察〗 坏死灶内的组织崩解成为无结构的颗粒状碎屑物(图 2.3.1-24)。

请总结诊断依据:

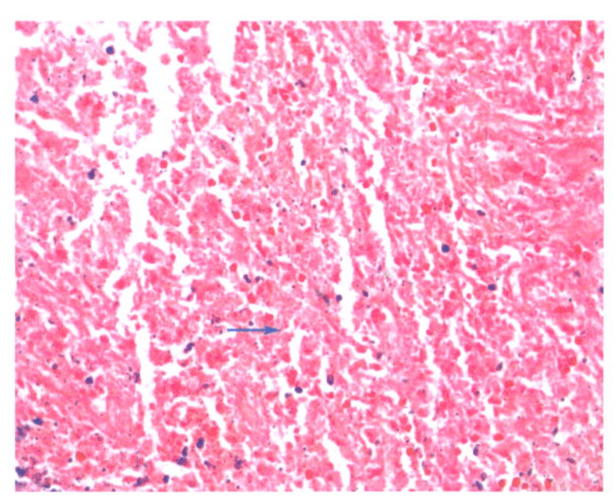

图 2.3.1-24 肺结核干酪样坏死(HE,低倍)
→干酪样坏死灶,组织坏死彻底

(十) 脑液化性坏死(liquifaction necrosis of the brain)

〖低倍镜观察〗 脑组织中可见散在淡染的、略呈网状结构的圆形或卵圆形坏死灶。

〖高倍镜观察〗 坏死灶内细胞与基质均溶解液化,坏死灶呈疏松网状,结构消失(图 2.3.1-25)。

请总结诊断依据:

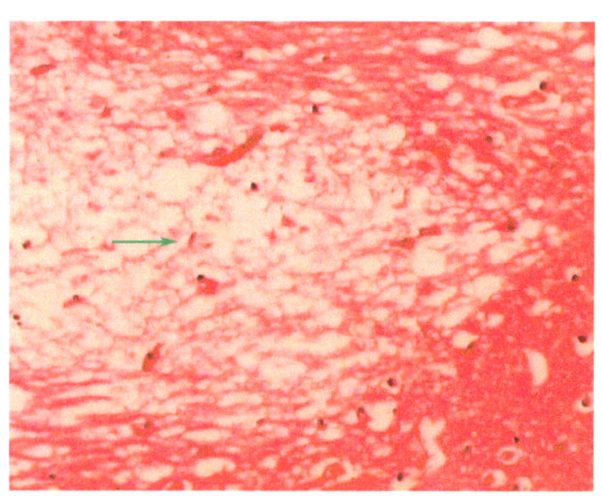

图 2.3.1-25 脑液化性坏死(HE,低倍)
→坏死组织液化,结构消失

(十一) 血吸虫虫卵钙化(calcification of schistosome eggs)

〖低倍镜观察〗 肝组织门管区内可见多数虫卵沉积,部分虫卵呈深蓝色。

〖高倍镜观察〗 死亡虫卵结构不清,部分可见染成深蓝色细颗粒或块状的钙质沉着(钙与苏木素亲和力较大,故染成蓝色),周围可见炎细胞浸润(图 2.3.1-26)。邻近肝细胞可见轻度脂肪变性。

请总结诊断依据:

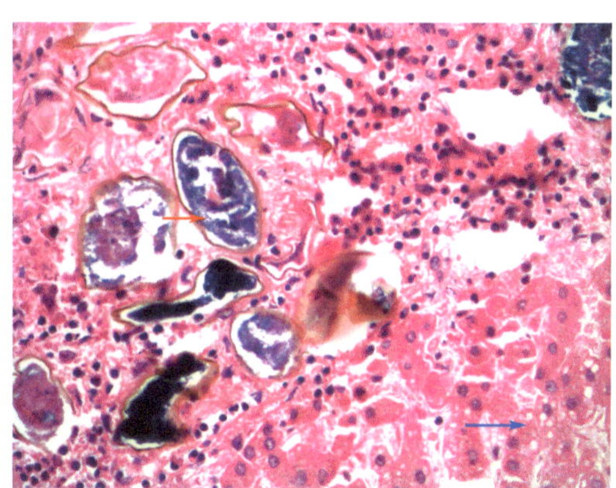

图 2.3.1-26 血吸虫虫卵钙化(HE,低倍)
→钙化血吸虫卵;→邻近肝细胞轻度脂肪变性

（十二）肾小管上皮钙化(calcification of renal tubule epithelial cells)

〖低倍镜观察〗　肾小管上皮坏死，部分坏死上皮处呈蓝色(图 2.3.1-27)。

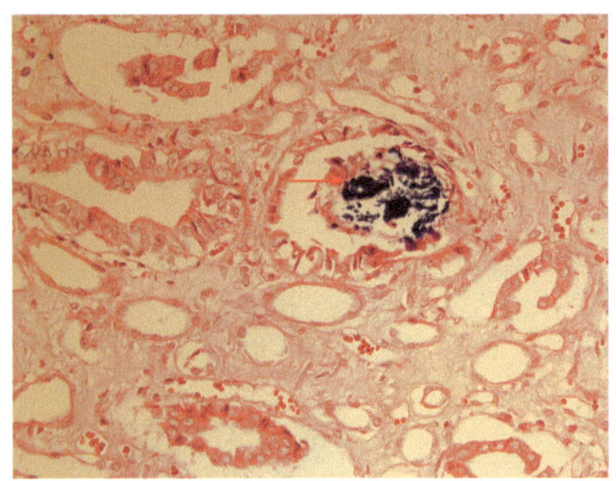

图 2.3.1-27　肾小管上皮钙化(HE，低倍)
→钙盐沉着

〖高倍镜观察〗　坏死上皮呈蓝色处，无明显组织结构，为细颗粒或块状的钙盐沉着。

请总结诊断依据：

（李娜萍）

第二节　损伤的修复

修复是生活机体的一种重要的活动过程，当机体的细胞、组织或器官损伤后发生缺损时，可通过周围健康的细胞分裂增生来加以修复（再生）。各种组织有不同的再生能力，当再生的组织完全保留原有组织的结构和功能时称为完全再生，由纤维结缔组织增生来修复时称为不完全再生。年龄、损伤部位、营养状况及损伤局部的血液供应、有无异物及感染等多种因素可以影响组织的再生与修复。

在损伤修复和许多病理过程中常出现由毛细血管和成纤维细胞增生形成的肉芽组织，其内常含有多少不等的白细胞。肉芽组织具有填补组织缺损、抗感染、保护创面和机化血凝块及其他异物的作用，在组织损伤修复过程中具有重要意义。

根据损伤的程度不同及有无感染，创伤愈合可以表现为一期愈合、二期愈合。骨折后愈合一般经历血肿形成、坏死骨吸收、骨痂形成和骨的改建与再塑。

一、目的要求

(1) 掌握再生和修复的概念、再生方式。
(2) 掌握肉芽组织的概念、形态特征和功能。
(3) 熟悉创伤愈合的概念和类型。

二、巨体标本观察

（一）皮肤创伤一期愈合(skin wound healed by first intention)

皮肤表面可见一条细长的疤痕，呈灰白色，微隆起于皮肤表面。瘢痕切面为灰白色纤维结缔组织。

（二）骨折愈合

标本系动物（狗）实验性骨折愈合。标本所示为骨折后 2~3 周的情况。切面见骨折处正常结构中断，但断端对位尚好，骨折处可见灰白色或灰褐色骨痂形成，局部略呈梭形肿胀。(图 2.3.2-1)

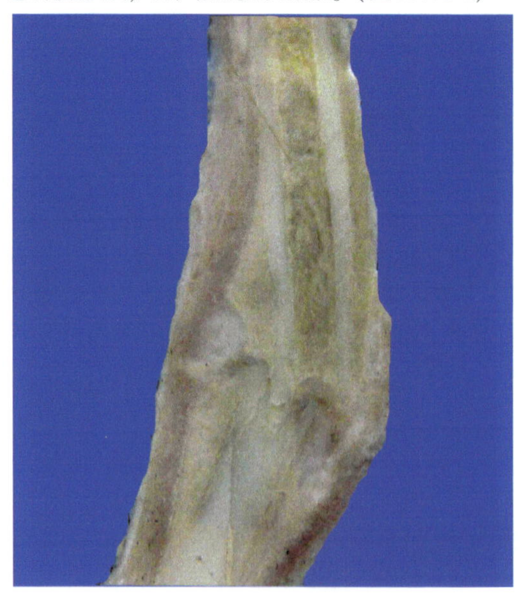

图 2.3.2-1　骨折愈合

三、组织切片观察

(一) 肉芽组织(granulation tissue)

标本取自体表创伤面的肉芽组织。

〖低倍镜观察〗 部分区域表皮坏死脱落形成溃疡。溃疡底部可见肉芽组织形成,其内可见多量增生的毛细血管及成纤维细胞,毛细血管多向表面呈垂直方向走行(图 2. 3. 2-2)。

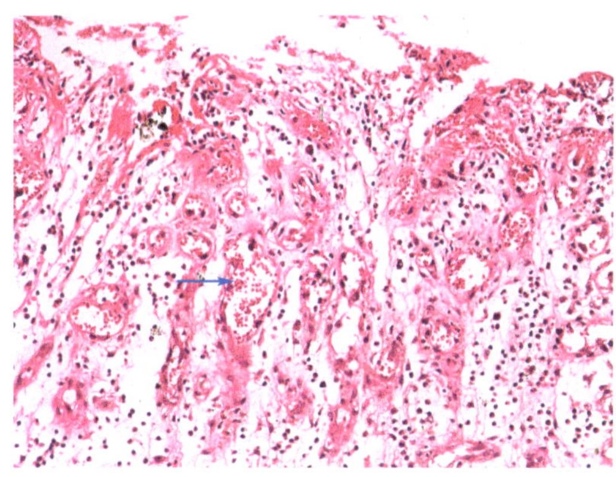

图 2. 3. 2-2 肉芽组织 (HE,低倍)
→新生毛细血管,与创面呈垂直走向

〖高倍镜观察〗 肉芽组织内新生毛细血管的内皮细胞较肥大,细胞核着色较淡,管腔大小不一,腔内可含有红细胞。新生毛细血管周围可见增生的成纤维细胞,呈星形或梭形,细胞核为椭圆形、淡染。肉芽组织内尚见一些巨噬细胞、中性粒细胞、淋巴细胞和浆细胞浸润。肉芽组织的表面覆盖少量的纤维素,其中混有少量中性粒细胞(图 2. 3. 2-3)。

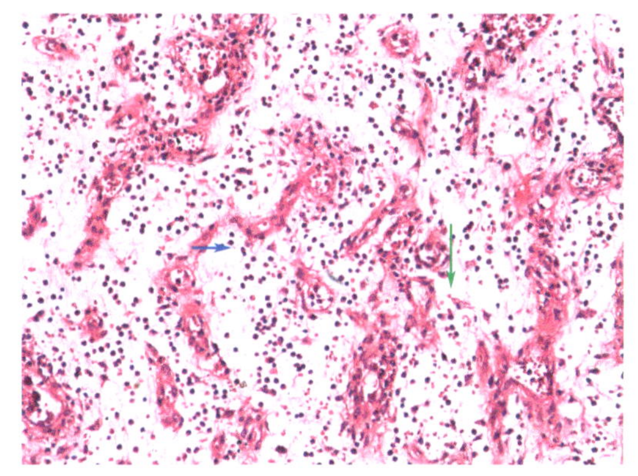

图 2. 3. 2-3 肉芽组织(HE,高倍)
→增生的成纤维细胞;→浸润的炎细胞

请总结诊断依据:

(二) 骨痂(callus)

〖低倍镜观察〗 骨折部位已有多量纤维组织增生并可见骨组织再生。

〖高倍镜观察〗 再生的骨质由幼稚的编织骨构成,其内胶原纤维排列紊乱,无一定方向,再生骨周围可见骨母细胞排列(图 2. 3. 2-4)。

请总结诊断依据:

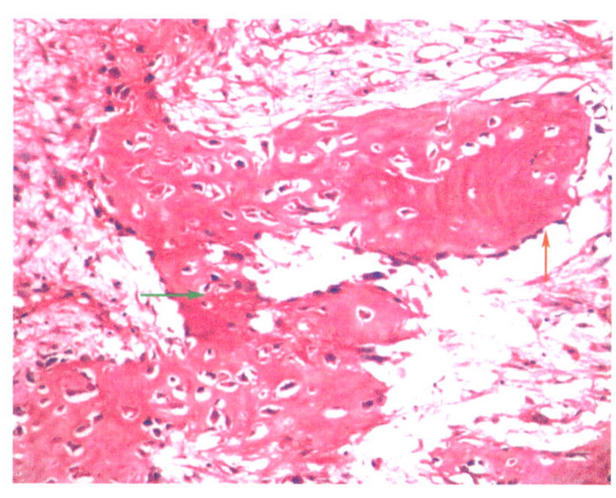

图 2. 3. 2-4 骨痂(HE,中倍)
→再生的骨质,周围可见骨母细胞排列

(三) 皮肤创伤一期愈合

〖低倍镜观察〗 与正常皮肤比较,愈合处复层鳞状上皮钉脚消失,表皮下胶原纤维增多,并与表面平行,该处皮肤附件(毛囊、皮脂腺、汗腺等)破坏消失(图 2. 3. 2-5)。

请总结诊断依据:

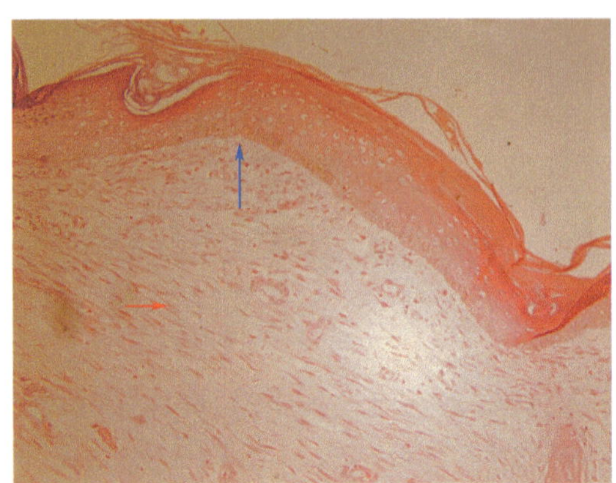

图 2. 3. 2-5　皮肤Ⅰ期愈合(HE,低倍)
→上皮钉脚消失;→新生胶原与表面平行

(李娜萍)

第三节　局部血液循环障碍

血液循环是机体的重要生理活动之一,一旦发生障碍即可影响细胞和组织的代谢、功能和形态结构。

血液循环障碍可分为全身性和局部性,两者既有区别又有联系。局部血液循环障碍可表现为局部循环血液量的异常(充血和缺血);血液性状和血管内容物的异常(血栓形成、栓塞和梗死);血管壁通透性和完整性的异常(出血和水肿)。

动脉性充血时局部组织的小动脉和毛细血管扩张,器官和组织颜色鲜红;静脉性充血时局部组织的小静脉和毛细血管扩张,细胞和组织缺氧,可引起淤血性水肿,漏出性出血,实质细胞萎缩、变性、坏死,器官和组织色暗红。长期慢性淤血可引起器官硬化,如慢性肝淤血可发展为淤血性肝硬化。

心血管内皮损伤、血流淤滞和血液凝固性增高可引起血栓形成,血栓可分为白色血栓(常形成于心脏、动脉内及静脉内血栓的起始部),混合血栓(静脉内多见),红色血栓(延续性血栓的尾部)和微血栓(微循环内)。血栓形成可以止血,也可以阻塞动、静脉血管;可以脱落引起栓塞;心瓣膜上的血栓机化后可引起慢性心瓣膜病;广泛的微血栓形成可引起出血和休克。

血栓形成、动脉痉挛与栓塞或血管腔受压闭塞均可引起梗死,梗死灶形状与血管分布有关,梗死灶颜色与梗死灶内的含血量有关,可分为贫血性梗死与出血性梗死,两者各有其好发的器官及病变特征。

一、目的要求

(1) 掌握充血、淤血基本概念及病变特点,掌握肺、肝淤血的发生发展过程及形态学变化。

(2) 掌握各类型血栓的好发部位及形态学特点,由此思考血栓形成的条件及血栓形成对机体有何影响。

(3) 掌握梗死的概念、类型和病理变化。

二、巨体标本观察

(一) 急性阑尾炎(acute appendicitis)

阑尾肿胀,可见被膜血管扩张充血(图 2. 3. 3-1)。

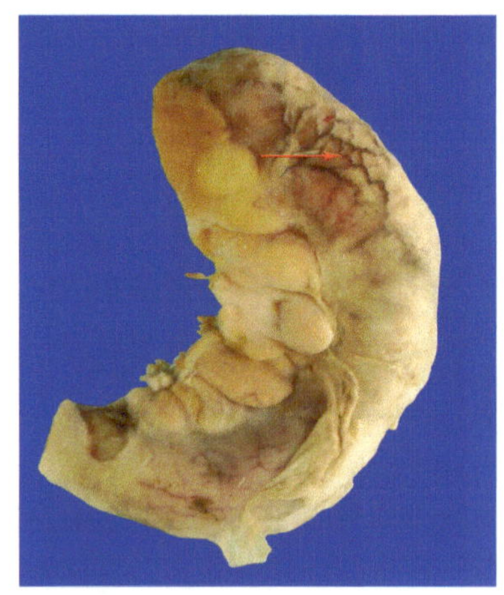

图 2. 3. 3-1　急性阑尾炎
→被膜血管扩张充血

(二) 急性肺淤血(acute congestion of the lung)

肺叶肿胀,暗红色,湿润,质地较实(图 2. 3. 3-2)。

(三) 慢性肺淤血(chronic congestion of the lung)

慢性肺淤血又称肺褐色硬化(pulmaonary brown induration)。

肺体积增大,质地变实,肺膜光滑。透过肺膜可见肺内散在的深褐色斑点,并可见黑色碳末沉积斑点。切面，可见同样的变化（图 2.3.3-3）。

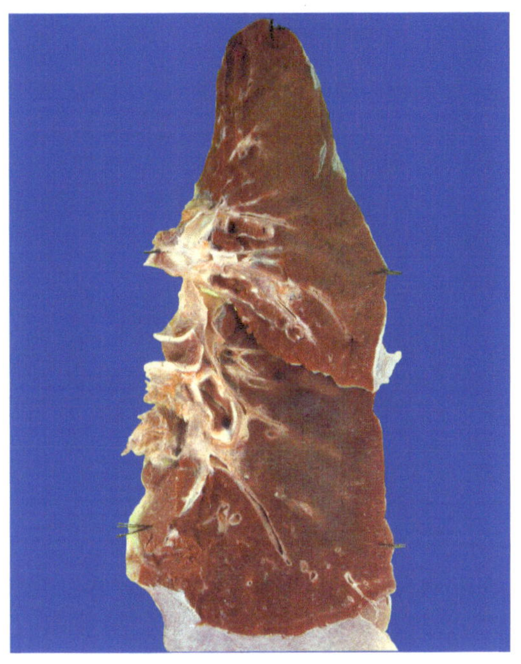

图 2.3.3-2　急性肺淤血
肺切面颜色暗红

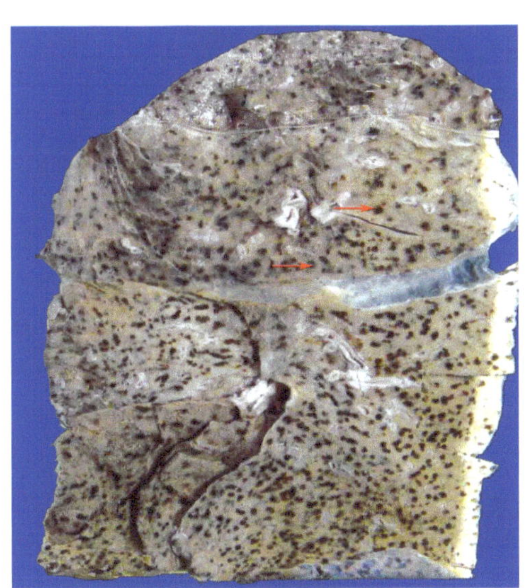

图 2.3.3-3　慢性肺淤血
→褐色斑块

（四）慢性肝淤血（chronic congestion of the liver）

慢性肝淤血又称槟榔肝（nutmeg liver）。
（1）病变肝肿大，边缘变钝。

（2）切面见红黄相间的斑纹，酷似槟榔（福尔马林固定标本则呈深褐色或黑褐色与灰黄色相间的斑纹）（图 2.3.3-4）。

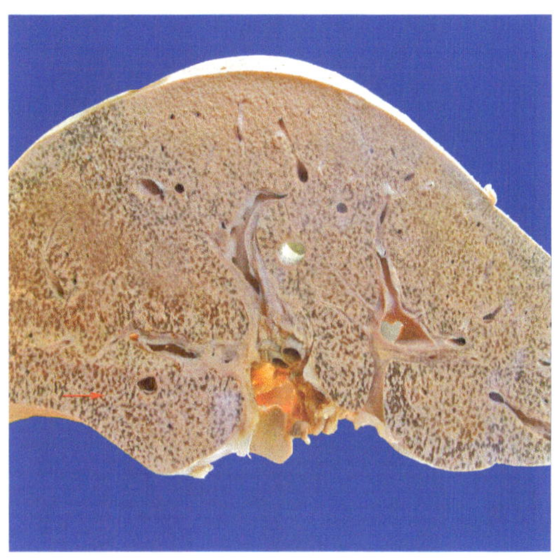

图 2.3.3-4　慢性肝淤血（槟榔肝）
→肝脏切面呈深褐色与灰黄相间的花纹状

（五）静脉内血栓（thrombus within vein）

标本取自下腔静脉或股静脉。血管腔内可见一圆柱形固体质块形成，与血管壁粘连紧密。表面干燥无光泽，隐约可见黑褐色与灰白色相间的条纹（图 2.3.3-5）。

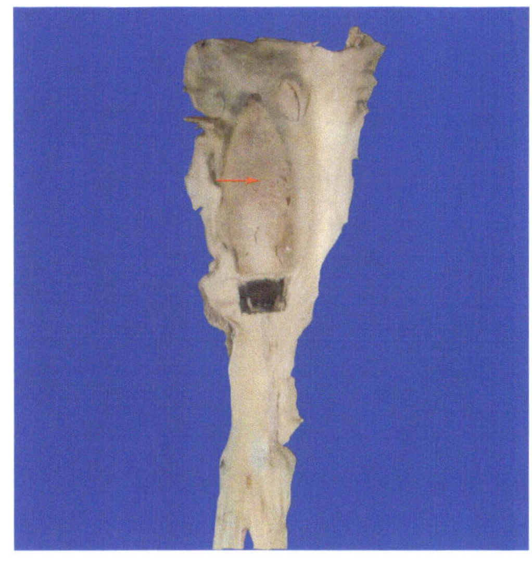

图 2.3.3-5　静脉内血栓
→血栓

（六）心脏附壁血栓（mural thrombus of the heart）

心腔内壁上附着一固体质块，多呈灰褐色或暗褐色，少数呈灰白色，与心内膜紧密相连，表面干燥、粗糙、无光泽，质较硬、脆。图 2.3.3-6 为左心房内附壁血栓。

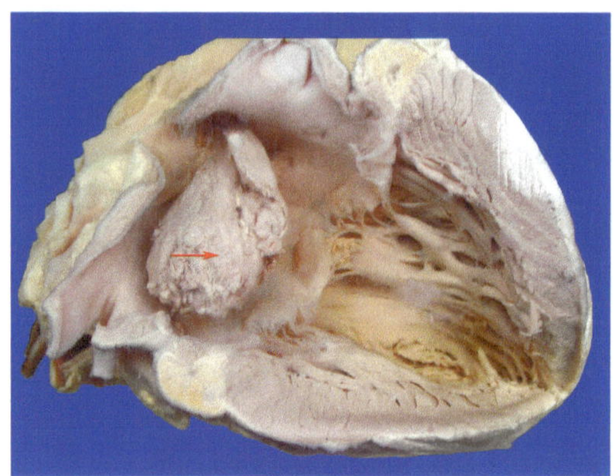

图 2.3.3-6　左心房内附壁血栓
→左心房内可见一球形血栓

（七）混合血栓（mixed thrombus）

血栓表面干燥、无光泽，呈红、白相间层状（图 2.3.3-7）。福尔马林固定标本，色泽多为灰褐色或暗褐色，部分隐约可见黑褐色与灰白色相间的条纹。有些标本血栓位于股静脉或股动脉内。

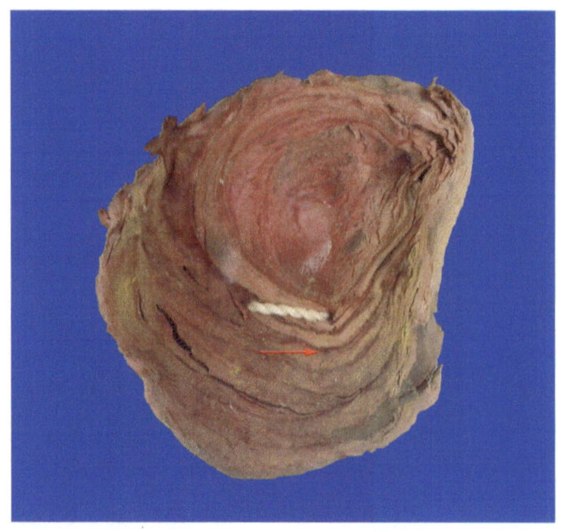

图 2.3.3-7　混合血栓
→血栓切面呈红白相间层状

（八）肺动脉栓塞（embolism of pulmonary artery）

肺动脉腔内见一血栓性栓子栓塞。部分栓子隐约可见黑褐色与灰白色相间的条纹。注意观察栓子与血管壁内膜是否紧密粘连。栓子可能从何处来，对机体有何影响（图 2.3.3-8）。

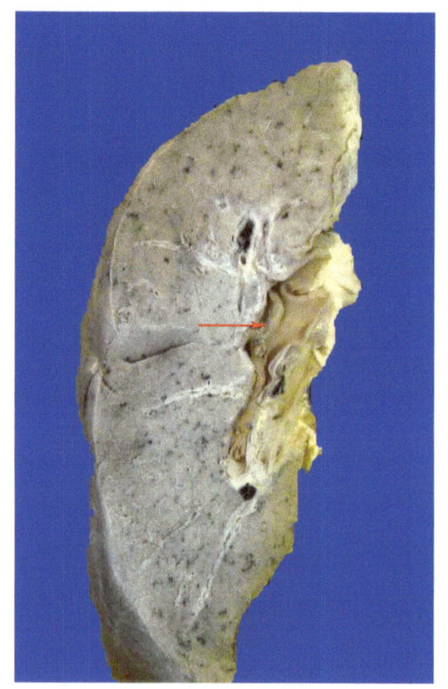

图 2.3.3-8　肺动脉栓塞
→血栓栓子

（九）贫血性梗死（anemic infarct of the spleen）

标本取自脾脏或肾脏。

近脏器被膜处可见一锥形灰白色病灶，切面呈楔形，底近被膜，尖朝向脾或肾门。病灶周围有一暗红色或褐色充血带，病灶表面隆起（参见图 2.3.1-9）。

（十）脾贫血性梗死（陈旧）[anemic infarct of the spleen (old)]

脾脏肿大，近被膜处可见一锥形灰白色病灶，切面呈楔形，底近被膜，尖向脾门。病灶周围无充血带，病灶表面凹陷（图 2.3.3-9）。

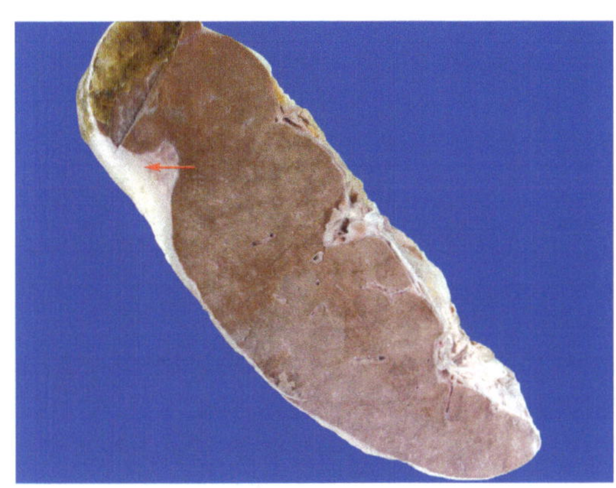

图 2.3.3-9 脾贫血性梗死(陈旧性)
→三角形灰白色梗死灶

(十一) 肺出血性梗死(hemorrhagic infarct of the lung)

肺脏切面,近肺膜处可见一锥形黑褐色病灶,呈楔形,底近肺膜,尖向肺门(图 2.3.3-10)。

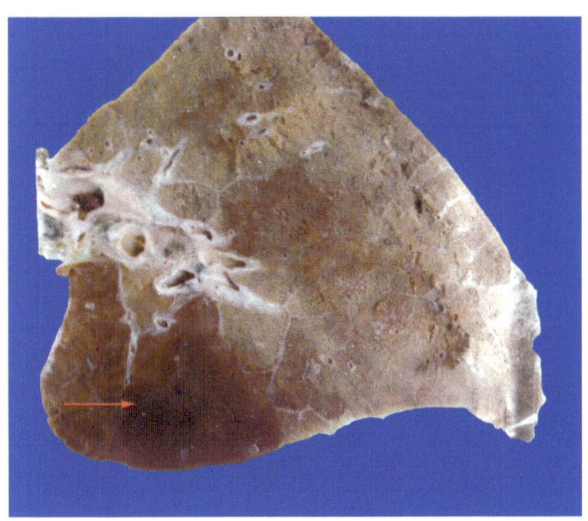

图 2.3.3-10 肺出血性梗死
→黑褐色楔形梗死灶,尖端指向肺门部

(十二) 小肠出血性梗死(hemorrhagic infarct of the small intestine)

部分小肠壁呈黑色,异常肿胀,失去光泽;部分肠段正常,呈灰白色(图 2.3.3-11)。

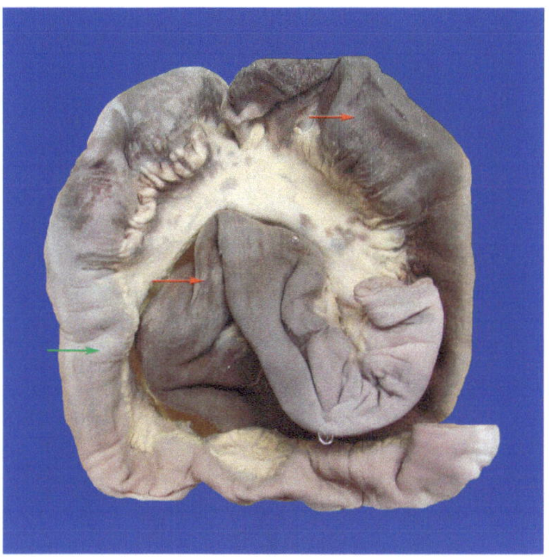

图 2.3.3-11 肠出血性梗死
→坏死肠段;→正常肠段

(十三) 脑出血(cerebral hemorrhage)

在大脑水平切面上,枕叶可见一暗褐色血凝块,该处脑组织被破坏(图 2.3.3-12)。

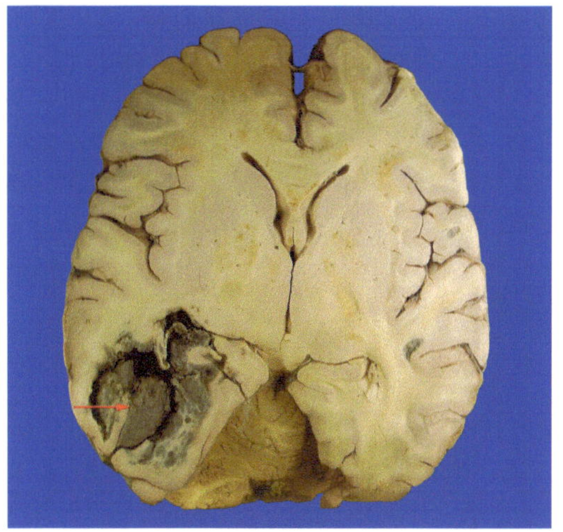

图 2.3.3-12 脑出血
→出血灶

(十四) 膀胱黏膜点状出血(petechia of the bladder mucosa)

膀胱黏膜面可见散在的暗红色点状、斑状出血(图 2.3.3-13)。

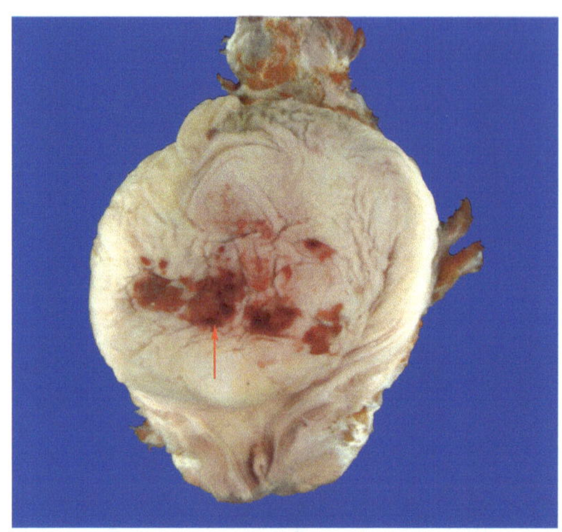

图 2.3.3-13 膀胱黏膜出血
→出血斑

三、组织切片观察

(一) 急性肺淤血和水肿(acute congestion and edema of the lung)

〖低倍镜观察〗 肺泡间隔的毛细血管以及肺间质内小静脉均扩张和充盈血液。部分肺泡腔内可见均匀红染的水肿液及少数巨噬细胞。

〖高倍镜观察〗 肺泡间隔的毛细血管扩张迂曲,充盈血液,在其横断面上可见数个并列的红细胞(正常只有1~2个红细胞),肺泡间隔因而增宽(图 2.3.3-14)。

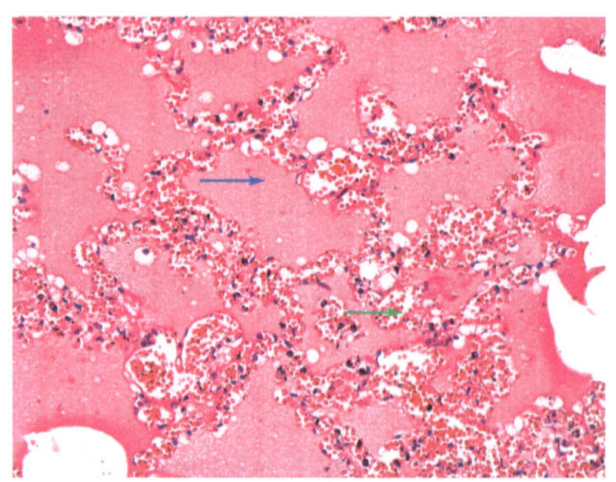

图 2.3.3-14 急性肺淤血水肿 (HE,低倍)
→肺泡间隔毛细血管高度扩张充血;
→肺泡腔内水肿液

请总结诊断依据:

(二) 慢性肺淤血(chronic congestion of the lung)

〖低倍镜观察〗 肺泡间隔结缔组织增生,肺泡间隔增宽,毛细血管充血。

〖高倍镜观察〗 一些肺泡间隔及肺泡腔内有多少不等的"心衰细胞",其胞质内含粗大的黄褐色含铁血黄素颗粒(图 2.3.3-15)。

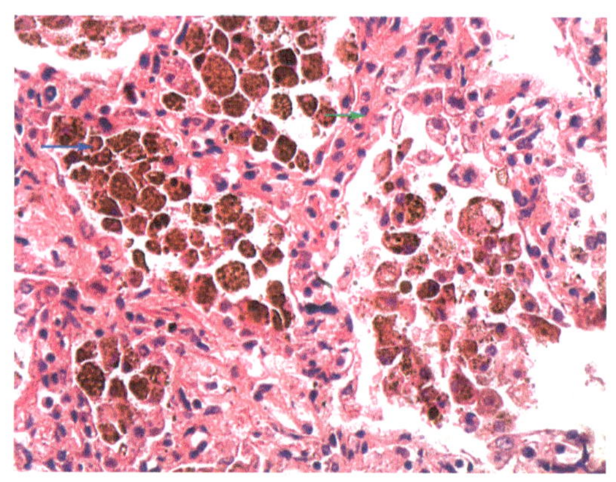

图 2.3.3-15 慢性肺淤血(HE,高倍)
→肺泡间隔纤维组织增生,肺泡间隔增宽;
→心衰细胞

请总结诊断依据:

(三) 慢性肝淤血(chronic congestion of the liver)

〖低倍镜观察〗 肝小叶中央为红色淤血区。相邻肝小叶淤血区之间形成互相联缀的淤血带(图 2.3.3-16)。

〖高倍镜观察〗 在淤血区内,中央静脉及肝窦均显著扩张,充盈血液;其周围肝细胞索离断,部分肝细胞萎缩乃至消失。淤血区附近(肝小叶周边)的肝细胞脂肪变性(图 2.3.3-17)。

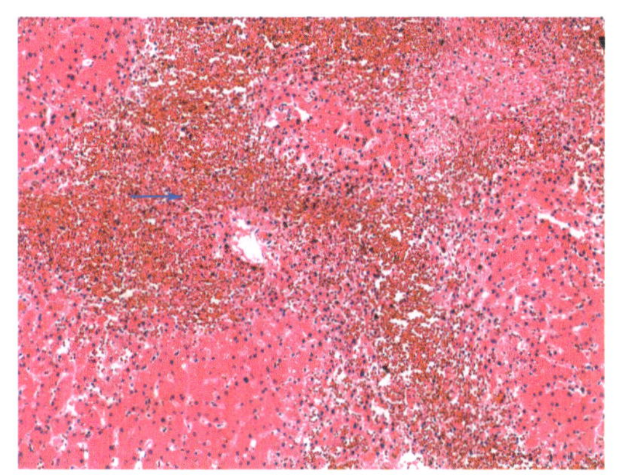

图 2. 3. 3-16 慢性肝淤血(HE,低倍)
→肝小叶中央区淤血且相互连缀成淤血带

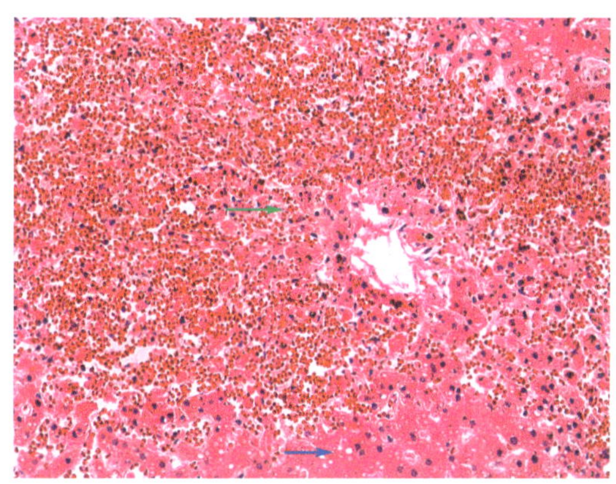

图 2. 3. 3-17 慢性肝淤血 (HE,中倍)
→淤血区内肝细胞萎缩消失;→淤血区周边的肝细胞胞质内可见脂肪空泡

请总结诊断依据:

(四) 混合血栓(mixed thrombus)

〖**低倍镜观察**〗 血管腔内血块样物大致由两种结构不同的成分互相间隔而成。

〖**高倍镜观察**〗 淡红色部分为血小板梁,形状不规则,状如珊瑚,其周围附有多数白细胞。血小板梁之间可见大量红细胞、纤维素及少量白细胞(图 2. 3. 3-18)。

请总结诊断依据:

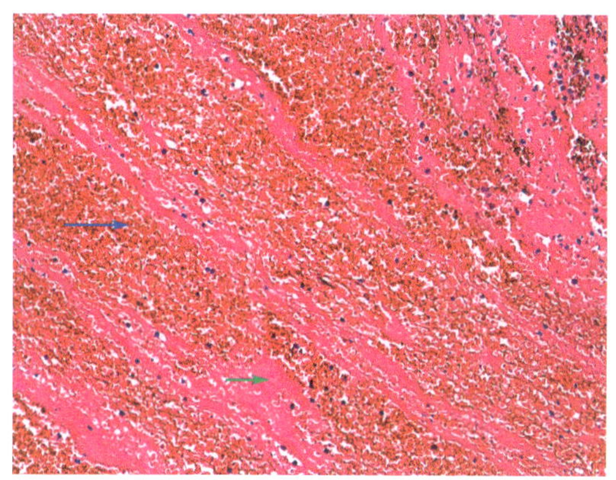

图 2. 3. 3-18 混合血栓 (HE,低倍)
→血小板梁;
→血小板梁间凝固的血液

(五) 微血栓或透明血栓(microthrombus or hyaline thrombus)

本片取自实验性大肠埃希菌内毒素致家兔 DIC 时的肾组织。

〖**低倍镜观察**〗 肾小球毛细血管丛内可见一些形状不规则、伊红染色的微血栓形成。

〖**高倍镜观察**〗 微血栓主由细丝状纤维素组成(纤维素性血栓)。在磷钨酸苏木素染色切片中,微血栓呈深蓝染色(图 2. 3. 3-19)。

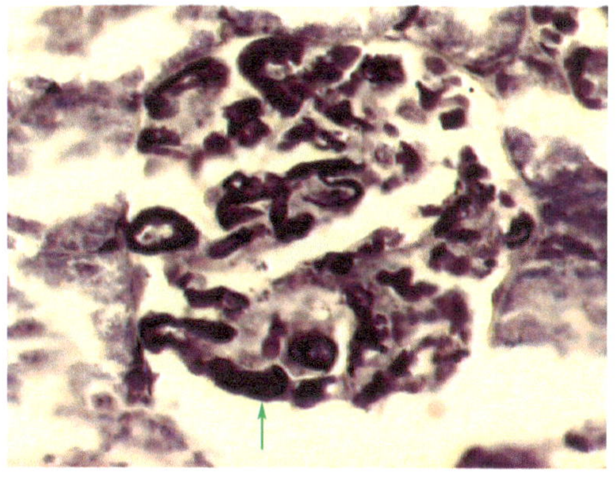

图 2. 3. 3-19 肾小球毛细血管内微血栓(磷钨酸苏木素染色,高倍)
→肾小球毛细血管内的微血栓

请总结诊断依据：

（六）血栓机化（thrombus organize）

〖低倍镜观察〗　血管腔大部分被血块样物（血栓）所阻塞。

〖高倍镜观察〗　上述血块样物大部分被肉芽组织所取代，此外，在该质块中尚可见一些较大的被覆着内皮细胞的裂隙（再通，recanalization）（图 2. 3. 3-20）。

请总结诊断依据：

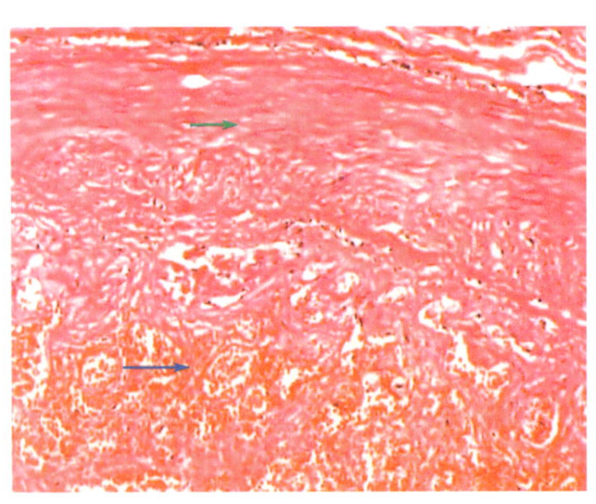

图 2. 3. 3-20　血栓机化（HE，低倍）
→静脉血管管壁平滑肌；→肉芽组织机化血栓

（七）贫血性梗死（anemic infarct ）

组织取自肾脏。参见第 2 篇第 3 章第 1 节组织切片观察之肾凝固性坏死。

（八）出血性梗死（hemorrhagic infart ）

组织取自肺脏。

〖低倍镜观察〗　梗死区组织结构模糊不清或消失。

〖高倍镜观察〗　梗死区肺泡结构隐约可见，肺泡腔内充满红细胞（图 2. 3. 3-21）。非梗死区病变与慢性肺淤血相同。

请总结诊断依据：

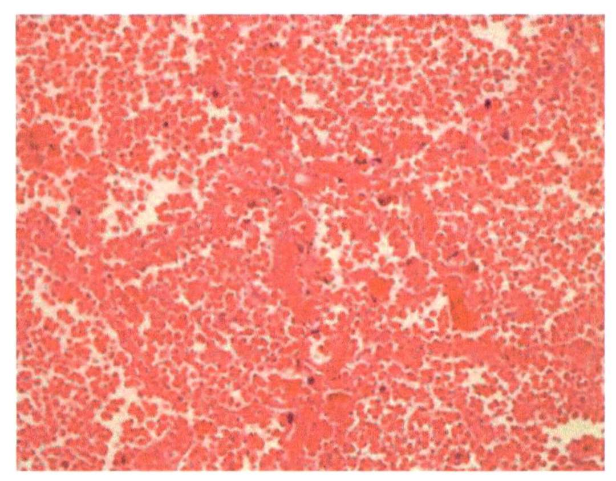

图 2. 3. 3-21　肺出血性梗死（HE，中倍）

（李娜萍）

第四节　炎　症

炎症（inflammation）是具有血管系统的活体组织对局部各种损伤因子刺激所发生的一种防御反应，其中心环节是血管反应。任何能引起组织损伤的因素均可成为炎症的原因。炎症的基本病理变化是变质、渗出和增生。变质（alteration）是指局部组织发生的变性和坏死。渗出（exudation）是指局部组织血管内的液体成分和细胞成分通过血管壁进入组织间隙、体腔、黏膜表面和体表的过程。渗出是炎症的特征性病变。所渗出的液体和细胞称为渗出液或渗出物（exudates）。白细胞的渗出过程包括边集和附壁、游出、趋化。白细胞在局部起吞噬作用、免疫作用和组织损伤的作用。增生的成分既包括实质细胞的增生，也包括间质细胞的增生。病理学对炎症的组织学分型是根据其基本病理变化进行的。它包括变质性炎、渗出性炎（浆液性炎、纤维蛋白性炎、化脓性炎、出血性炎）、增生性炎。急性炎症局部临床表现为红、肿、热（体表）、痛和机能障碍。其全身性反应包括发热（fever）、末梢血白细胞增高（leukocytosis）。白细胞总数增高及增高的白细胞分类具有临床诊断价值。

炎症可痊愈(包括完全痊愈、不完全痊愈),或蔓延扩散,也可迁延为慢性。

一、目的要求

(1) 掌握炎症的基本病理过程,了解炎症的发生、发展与结局。

(2) 掌握急性炎症与慢性炎症的不同特点;认识各型炎细胞的形态特点。

(3) 掌握各型炎症病变的形态特点(包括大体和镜下),特别是纤维蛋白性炎症(包括假膜性炎症)和化脓性炎症。

二、巨体标本观察

(一) 纤维素性心包炎(fibrinous pericarditis)

心包壁层已剪开,壁层与脏层之间有弥漫的纤维蛋白性渗出物,渗出物很厚,呈绒毛状(称为绒毛心)(图 2.3.4-1)。考虑"绒毛心"是怎样形成的?引起这种病变的常见原因是什么?

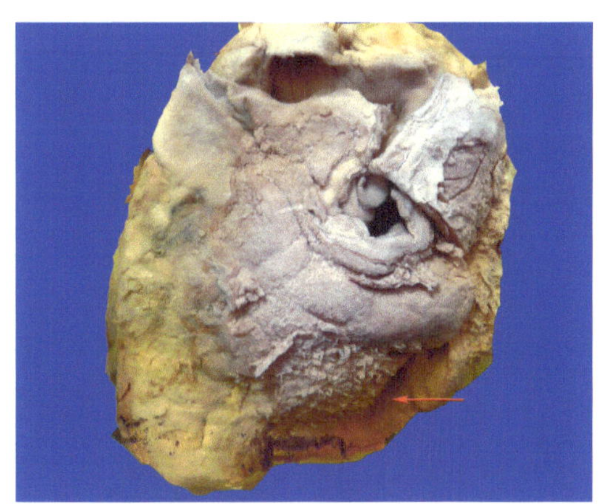

图 2.3.4-1 纤维素性心包炎
→渗出的纤维蛋白

(二) 纤维蛋白性胸膜炎(fibrinous pleurisy)

胸膜(肺膜)表面失去原有光滑的特征,被覆一层灰白色混浊而粗糙的膜样物,此即纤维蛋白性渗出物。在病变早期,此渗出物容易脱落或撕去,但晚期可因转变为纤维组织,形成胸膜粘连(图 2.3.4-2)。请考虑它与肺内病变的关系如何?临床上可能产生什么样的症状?

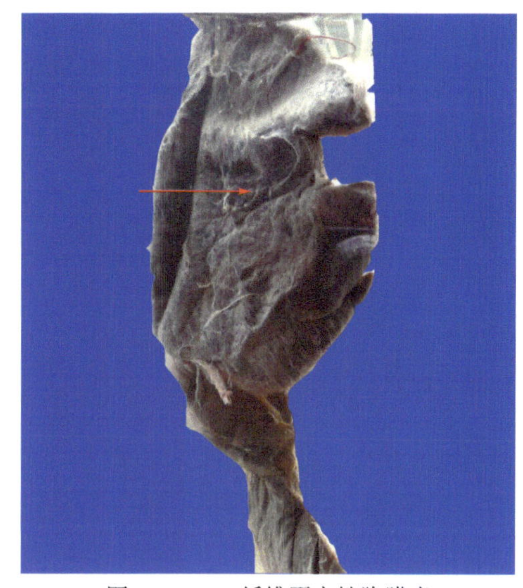

图 2.3.4-2 纤维蛋白性胸膜炎

(三) 假膜性炎(pseudomembranous inflammation)

标本取自儿童气管白喉。在气管或(和)支气管黏膜表面,覆盖一层灰白色薄膜状物,部分已脱落阻塞支气管腔(图 2.3.4-3)。请考虑这种假膜由什么构成?此种膜状物脱落对机体可能造成什么样的危害?

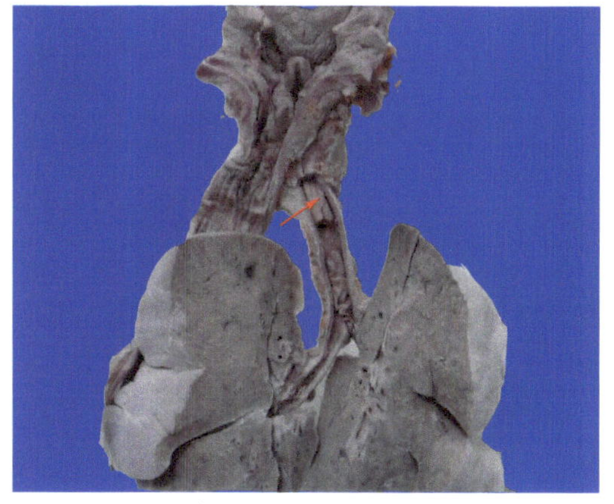

图 2.3.4-3 气管白喉
→假膜

(四) 大叶性肺炎(lobar pneumonia)

具有病变的整个肺叶肺膜紧张,表面覆以灰

白色蛋白性渗出物，肺组织质实似肝，切面干燥呈灰白色（图 2.3.4-4）。

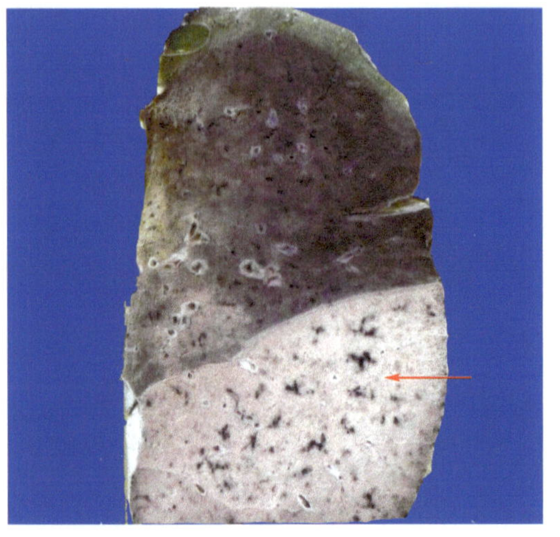

图 2.3.4-4　大叶性肺炎（灰色肝样变期）

（五）急性化脓性阑尾炎（acute suppurative appendicitis）

阑尾肿胀增粗，浆膜面血管充血，覆有灰白色或灰黄色脓性渗出物，使浆膜变得混浊。阑尾壁增厚，有的黏膜面可见溃疡（图 2.3.4-5）。这些病变如进一步发展，将可能产生哪些后果？

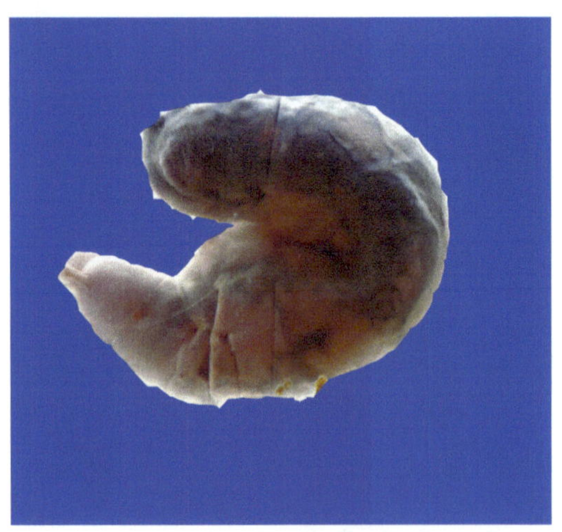

图 2.3.4-5　急性化脓性阑尾炎

（六）肝脓肿（abscess of the liver）

标本为肝多发性脓肿。肝表面及切面上，均见许多卵圆形或不整形、灰黄色、质甚软的区域，此即脓肿。脓肿周围有暗褐色带（图 2.3.4-6）。部分标本脓液已流失。

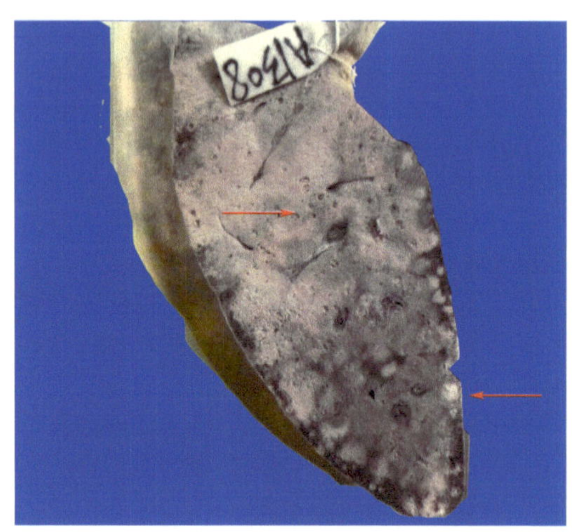

图 2.3.4-6　肝脓肿（多发性）

→脓肿

（七）脑脓肿（abscess of the brain）

在脑的切面上见多个或单个脓肿，大小不一，形状大都较规则，腔内积有黄白色或咖啡色（伴出血）脓液，腔壁内面粗糙（图 2.3.4-7）。所见脓肿可能由什么原因引起，患者可能出现哪些临床症状？

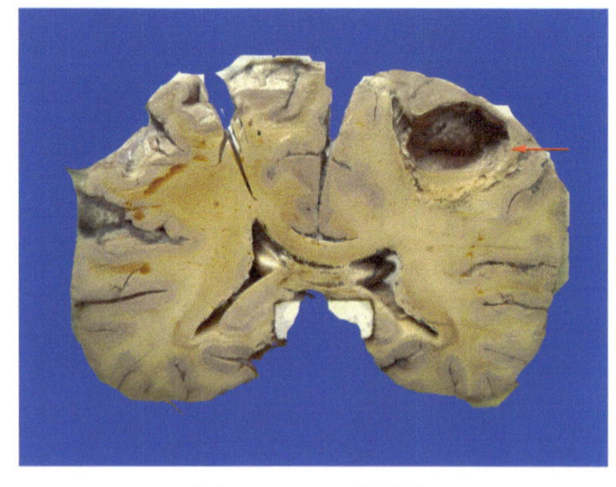

图 2.3.4-7　脑脓肿

（八）肾脓肿（abscess of the kidney）

肾表面及切面见多个粟粒至米粒大的灰黄色脓性病灶，病灶围绕以暗褐色的充血出血带（图 2.3.4-8）。此例为急性脓肿或慢性脓肿？诊断依据是什么？

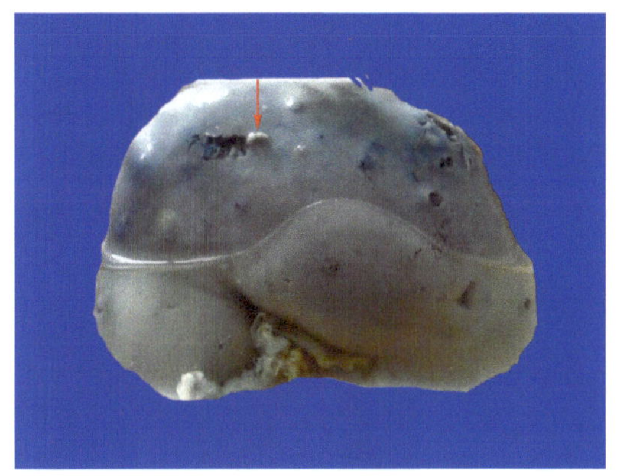

图 2. 3. 4-8 肾脓肿

(九) 钩端螺旋体病肺(leptospirosis of lung)

肺外形饱满,被膜紧张,边缘变钝,呈暗褐色或黑色。切面肺组织广泛出血呈暗褐色,出血区质地变实。

(十) 肠息肉(polyp of colon)

标本取自慢性血吸虫病肠。

肠壁增厚,部分黏膜因增生而形成多个息肉状突起,突入肠腔,并有蒂与肠壁相连(图 2. 3. 4-9)。此种肠息肉也可见于增生性肠结核等其他慢性肠道疾病。

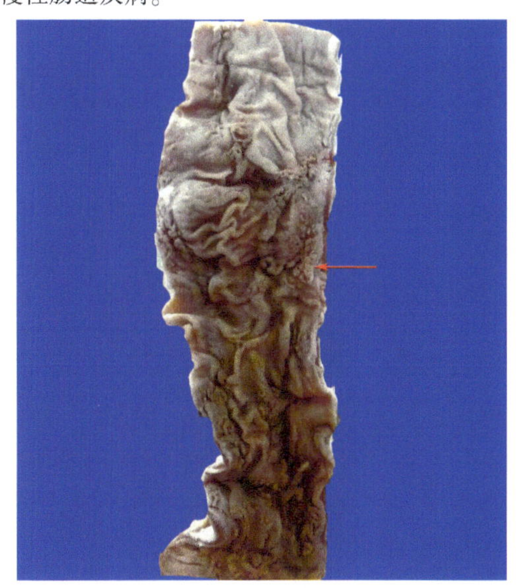

图 2. 3. 4-9 慢性血吸虫病肠(肠息肉)

三、组织切片观察

(一) 各型炎细胞

1. 中性粒细胞

〖低倍镜观察〗 体积比红细胞稍大,胞质淡红色,均匀一致,核呈分叶状。多见于急性炎症,特别是化脓性炎。

〖高倍镜观察〗 胞核有 2～5 个分叶(图 2. 3. 4-10)。

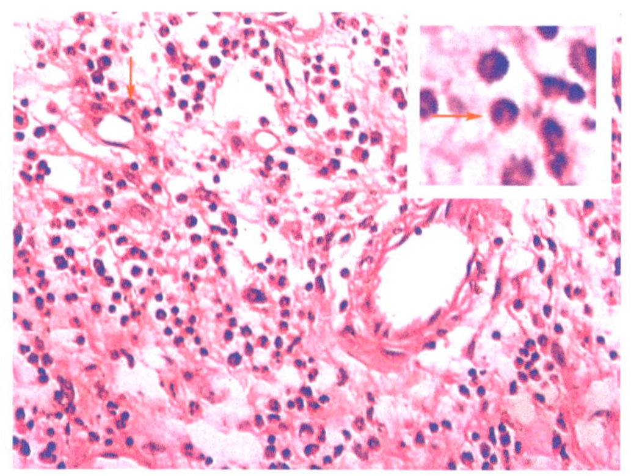

图 2. 3. 4-10 鼻息肉(HE,低倍)
→嗜中性粒细胞(插图 HE,高倍)

2. 嗜酸性粒细胞

〖低倍镜观察〗 体积与中性粒细胞相同或稍大,细胞核一般呈分叶状,胞质强嗜伊红。

〖高倍镜观察〗 细胞核分叶,以二叶者较多见。细胞质内有许多粗大的嗜伊红颗粒(借此可与中性粒细胞鉴别)。多见于寄生虫性和过敏性炎症,或亚急性炎症(图 2. 3. 4-11)。

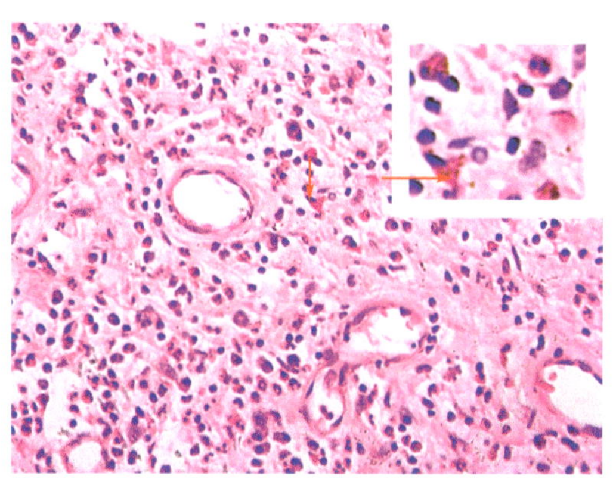

图 2. 3. 4-11 鼻息肉(HE,低倍)
→嗜酸性粒细胞(插图 HE,高倍)

3. 淋巴细胞

〖低倍镜观察〗 圆形,胞质极少。

〖高倍镜观察〗 核为圆形,核膜光滑。多见于慢性炎症(图 2.3.4-12)。

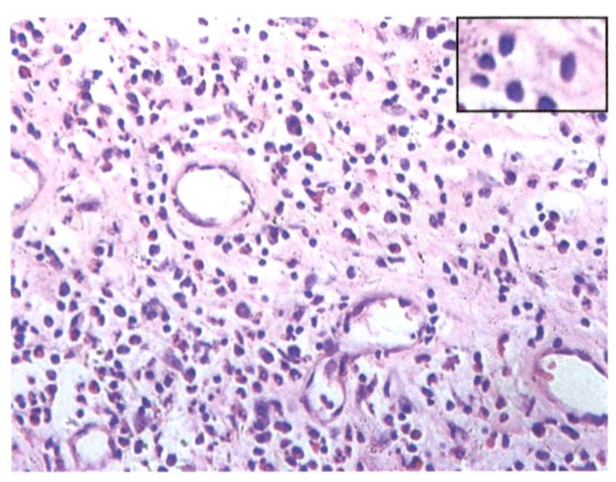

图 2.3.4-12　鼻息肉 (HE,低倍)
淋巴细胞(插图 HE,高倍)

4. 浆细胞

〖低倍镜观察〗 细胞卵圆形,细胞核常位于细胞的一端。

〖高倍镜观察〗 核圆,染色质分布如车轮状,胞质较多,略嗜碱性,核周常见透明带。多见于慢性炎症(图 2.3.4-13)。

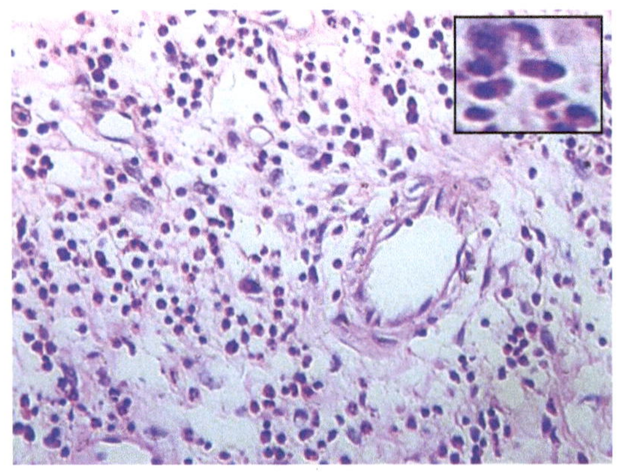

图 2.3.4-13　鼻息肉(HE,低倍)
浆细胞(插图 HE,高倍)

5. 大单核细胞(巨噬细胞)

〖低倍镜观察〗 细胞体积大,圆形、卵圆形或不定形,细胞质丰富,淡红色。

〖高倍镜观察〗 细胞核为圆形、卵圆形或肾形。多见于结核、麻风、伤寒病等特殊性传染病以及炎症的修复期(图 2.3.4-14)。

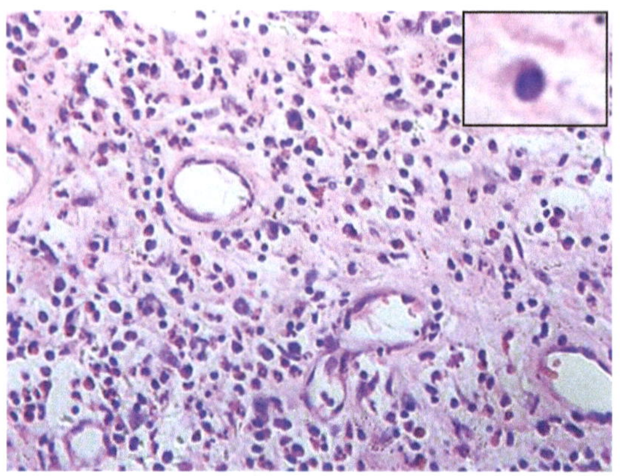

图 2.3.4-14　鼻息肉 (HE,低倍)
巨噬细胞 (插图 HE,高倍)

6. 多核巨细胞

〖低倍镜观察〗 细胞体积大,多角形或不定形。胞质丰富,呈粉红色。有多个细胞核。

〖高倍镜观察〗 核排列不规则或呈马蹄形排列。见于慢性炎症(图 2.3.4-15,图 2.3.4-16)。

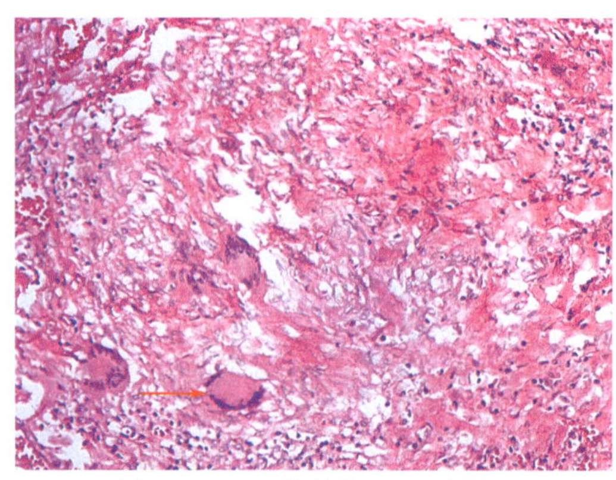

图 2.3.4-15　肺结核 (HE,低倍)
→Langhans 巨细胞

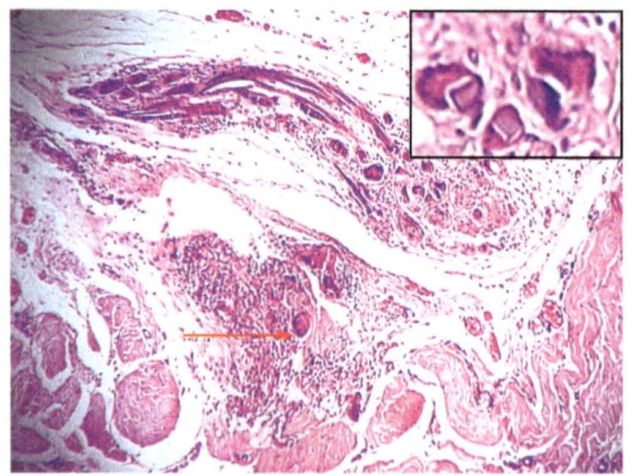

图 2.3.4-16　皮下异物肉芽肿(HE,低倍)
→吞噬异物的异物巨细胞(插图 HE,高倍)

（二）大叶性肺炎

〖低倍镜观察〗 切片中整块肺组织均有炎性改变，肺泡腔内均充满渗出物，肺泡壁毛细血管充血不明显。

〖高倍镜观察〗 渗出物主要为中性粒细胞及纤维蛋白，其中含有单核细胞。仔细观察可见纤维蛋白穿过肺泡孔，与另一肺泡腔内的纤维蛋白相连（图 2. 3. 4-17，图 2. 3. 4-18）。

请总结诊断依据：

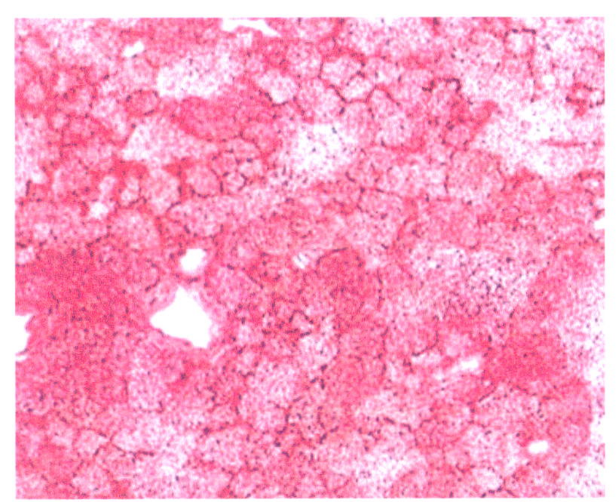

图 2. 3. 4-17 大叶性肺炎（灰色肝样变）（HE，低倍）

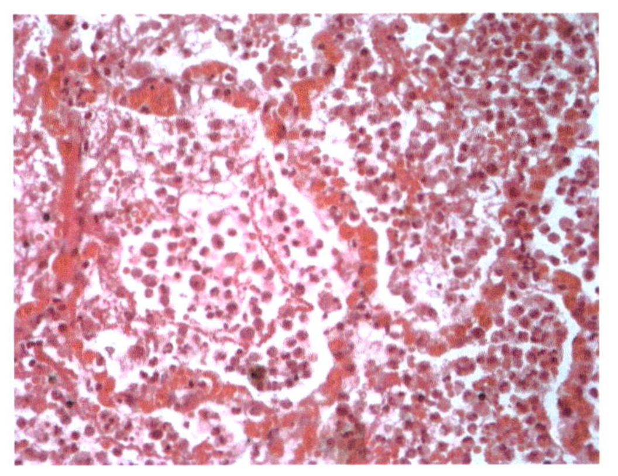

图 2. 3. 4-18 大叶性肺炎（灰色肝样变）（HE，高倍）

（三）纤维素性心包炎

〖低倍镜观察〗 组织取自心包膜。见心脏组织表面心包膜增厚，充血、水肿及炎细胞浸润，心包膜表面见嗜伊红的带状物，此即为渗出物。

〖高倍镜观察〗 渗出物由大量互相合并交错的嗜伊红色的纤维蛋白构成网状结构，网眼中含有少数中性粒细胞、淋巴细胞、细胞碎片等。心包膜表面原有间皮细胞消失或显著增生（图 2. 3. 4-19，图 2. 3. 4-20）。

请总结诊断依据：

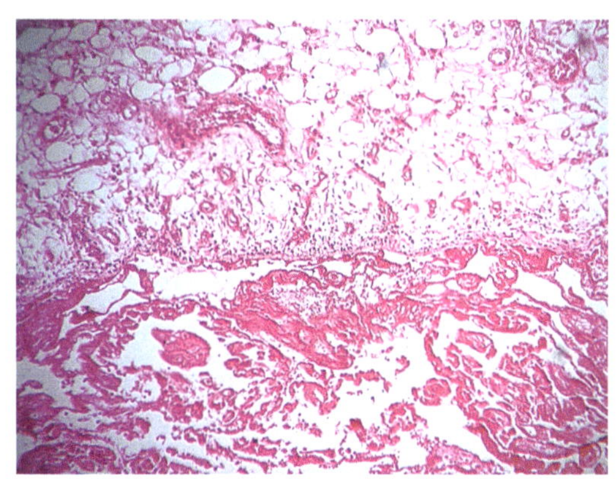

图 2. 3. 4-19 纤维素性心包炎（HE，低倍）

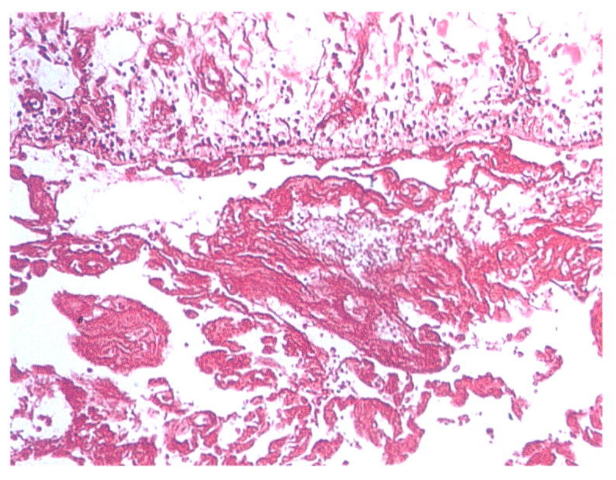

图 2. 3. 4-20 纤维素性心包炎（HE，高倍）

(四)急性化脓性阑尾炎

〖低倍镜观察〗 阑尾黏膜部分坏死脱落,管腔内有多少不等的中性粒细胞、脓性渗出物及坏死组织,管壁增厚。黏膜、黏膜下层、肌层至浆膜皆显著充血、水肿及大量炎细胞浸润。浆膜表面见渗出的纤维素和中性粒细胞组成的脓苔。

〖高倍镜观察〗 炎细胞以中性粒细胞为主(图 2. 3. 4-21,图 2. 3. 4-22)。

请总结诊断依据:

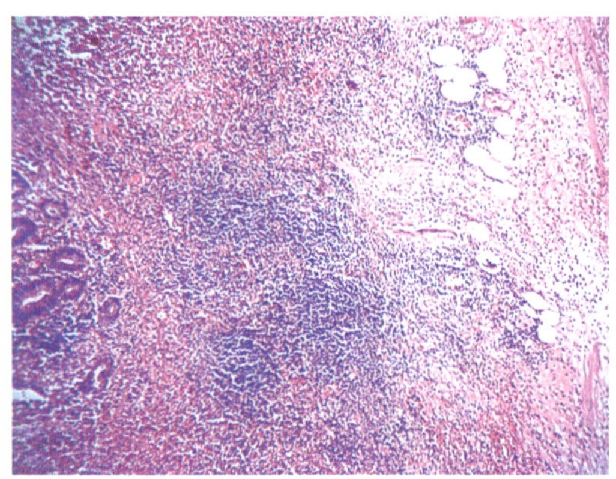

图 2. 3. 4-21 急性化脓性阑尾炎(HE,低倍)

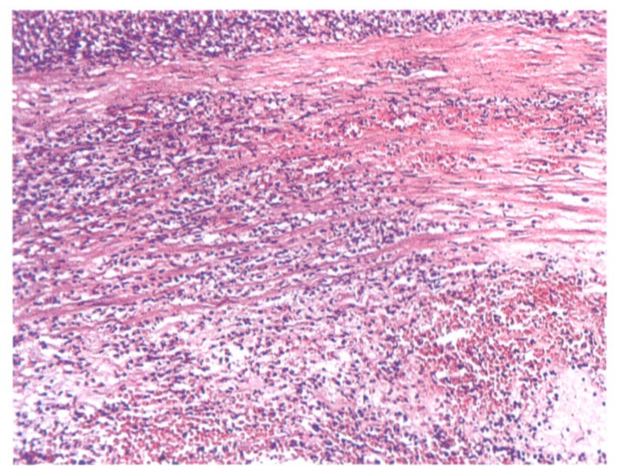

图 2. 3. 4-22 急性化脓性阑尾炎(HE,中倍)

(五)脓肿

〖低倍镜观察〗 组织取自肝或肾。病灶为椭圆形或圆形,呈局限性分布。病灶周围组织充血、水肿、出血以及炎细胞浸润。部分病灶周围有较多的纤维组织增生。为什么?

〖高倍镜观察〗 病灶中央充满大量变性坏死的中性粒细胞(即脓球)以及坏死组织碎片,其内可见蓝紫色的细菌菌落(图 2. 3. 4-23)。

请总结诊断依据:

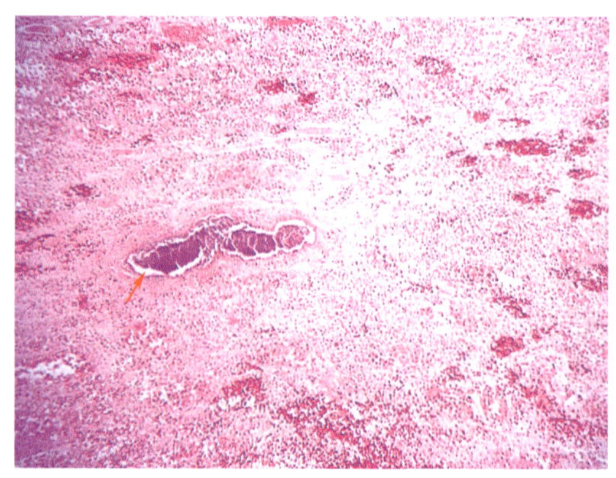

图 2. 3. 4-23 肾脓肿(HE,低倍)

→细菌菌落

(六)异物肉芽肿(foreign body granuloma)

〖低倍镜观察〗 注意观察是何种异物。

〖高倍镜观察〗 在异物的周围有多少不等的巨噬细胞、异物多核巨细胞(细胞核多个,数目不等,分布不规则)和成纤维细胞等包绕(图 2. 3. 4-24)。

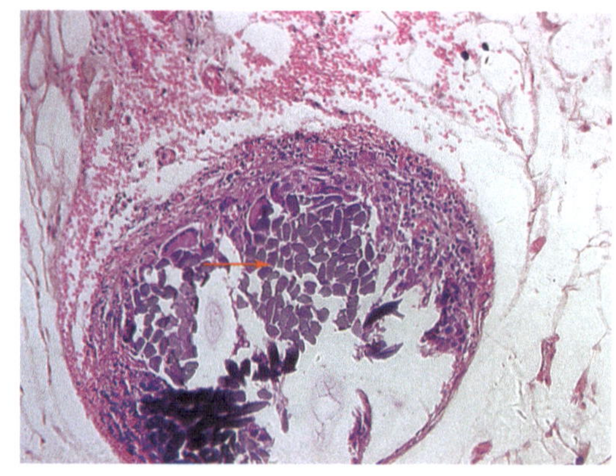

图 2. 3. 4-24 皮下异物肉芽肿(HE,低倍)

→缝线

请总结诊断依据：

(七) 结核性肉芽肿(tuberculous granuloma)

〖低倍镜观察〗 组织取自肺。见多个结节状病灶，其中央部往往有不同程度的干酪样坏死。其外周则为多少不等、呈放射状排列的上皮样细胞，上皮样细胞之间可见到一至数个Langhans巨细胞，并可见多少不等的淋巴细胞。

〖高倍镜观察〗 上皮样细胞胞核多呈圆形或卵圆形，染色较浅，胞质丰富，胞界不清。Langhans巨细胞核多少不等，一般呈马蹄形或花环状排列。(图2.3.4-25)

请总结诊断依据：

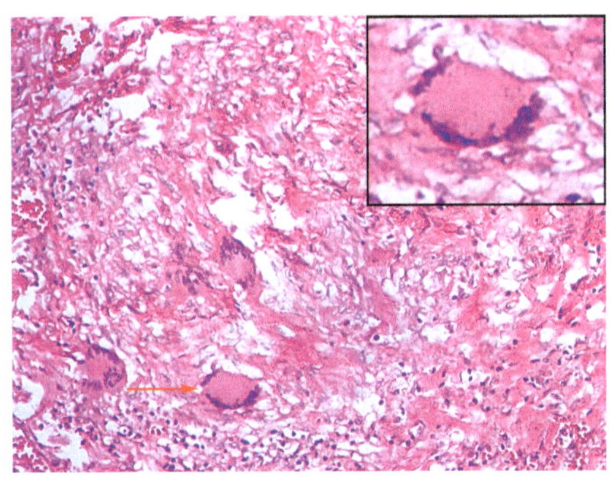

图2.3.4-25 结核性肉芽肿(HE，低倍)
→Langhan巨细胞(插图HE，高倍)

(孟 刚 郭乔楠)

第五节 肿 瘤

肿瘤是机体局部组织细胞由于各种致瘤因子的作用，在基因水平上失去了对细胞正常生长的调控，引起克隆性的异常增生所形成的新生物。肿瘤性增生与非肿瘤性增生具有本质上的区别。肿瘤的肉眼形状、体积、数目、颜色、质地多种多样，与其发生的部位、组织来源、性质和有无继发改变有关。几乎所有肿瘤都由实质(肿瘤细胞)和间质(结缔组织、血管等)两部分组成，其中实质细胞是判断肿瘤起源、进行肿瘤命名、分类的主要依据。肿瘤的异型性(包括肿瘤细胞的异型性和肿瘤组织结构的异型性)是诊断肿瘤并确定肿瘤良、恶性以及恶性程度高低的主要依据。肿瘤与其所起源的正常细胞、组织差异越大，异型性越大，分化程度越低，恶性程度也就越高，反之亦然。

良、恶性肿瘤具有不同的生物学行为，对机体的危害不同，正确判断肿瘤的良、恶性具有重要临床意义。根据肿瘤的异型性(或分化程度)、生长方式、生长速度、继发改变、转移和复发等，可判断肿瘤的良、恶性，而交界性肿瘤介于两者之间。

根据肿瘤组织的来源，可对肿瘤进行命名和分类。

上皮组织来源的恶性肿瘤(癌)和间叶组织来源的恶性肿瘤(肉瘤)在发病年龄、大体特点和组织学特点、转移途径方面都存在差别，目前，多用上皮内瘤变描述非典型增生，包括原位癌。正确区分癌和肉瘤对临床治疗具有重要指导意义。

癌前病变是指某些具有潜在恶变倾向的病变。非典型增生则是癌前病变的病理形态学表现。上皮的非典型增生累及全层，但尚未突破基底膜称为原位癌。目前，多用上皮内瘤变描述非典型增生包括原位癌。正确并及早发现非典型增生和原位癌是防治肿瘤的重要措施。

一、目的要求

(1) 掌握良性与恶性肿瘤的组织来源、分化程度、生长方式、生长速度、扩散方式以及对宿主的影响。

(2) 掌握常见各型肿瘤的病理形态特点。

(3) 掌握原位癌特点。

二、巨体标本观察

(一) 乳头状瘤(papilloma)

标本取自皮肤。

(1) 肿瘤向皮肤表面呈外生性生长，表面有许多小突起似桑葚状。

(2) 切面呈灰白色，表皮增生并向体表呈乳头状突起，以较窄的蒂与正常组织连接(图2.3.5-1)。

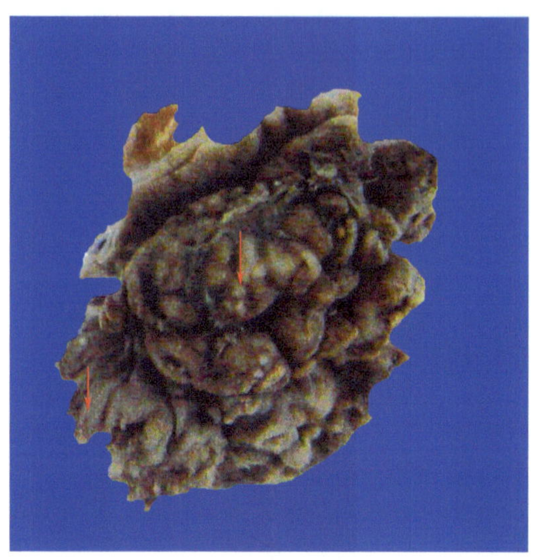

图 2. 3. 5-1　皮肤乳头状瘤
→皮肤表面小突起

(二) 鳞状细胞癌(squamous cell carcinoma)

(1) 标本取自头皮。皮肤表面有一溃疡,边缘隆起(图 2. 3. 5-2)。

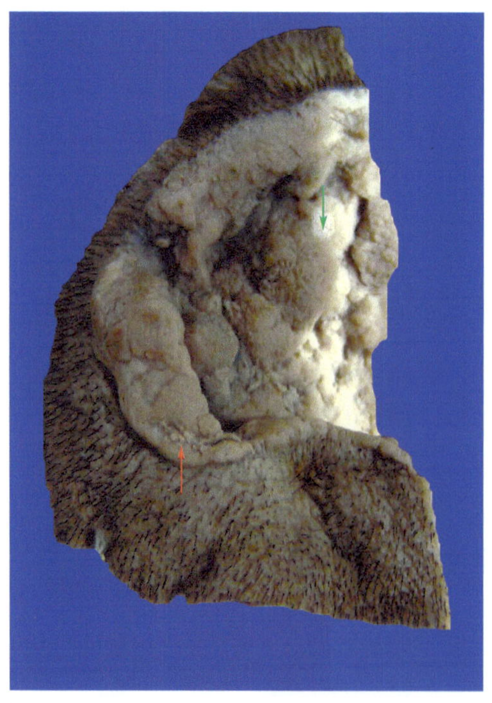

图 2. 3. 5-2　头皮鳞状细胞癌
→溃疡边缘;→溃疡底

(2) 切面肿瘤组织呈灰白色,向真皮及皮下组织浸润。

另一标本取自阴茎。阴茎龟头被灰白色菜花状癌组织代替(图 2. 3. 5-3)。切面见癌组织为灰白色,向表面生长,并向深部浸润。

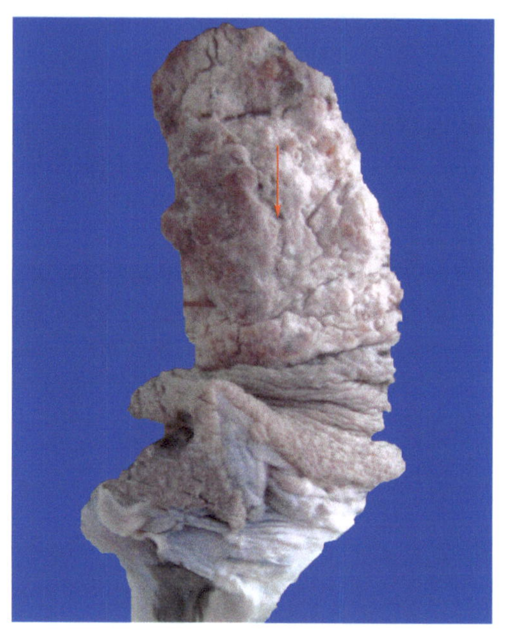

图 2. 3. 5-3　阴茎鳞状细胞癌
→癌组织

(三) 息肉状腺瘤(腺瘤性息肉)(polypoid adenoma, adenomatous poly)

(1) 标本取自结肠,为单发性息肉。黏膜面有一向肠腔突出的肿块,颜色和质地与肠黏膜相似,根部有细窄的蒂与肠黏膜相连(图 2. 3. 5-4)。

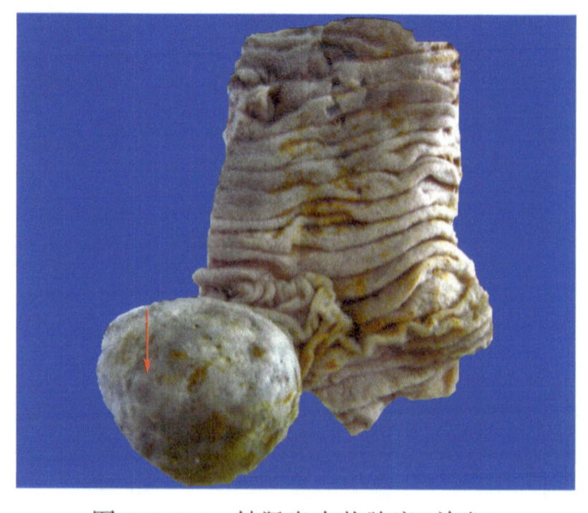

图 2. 3. 5-4　结肠息肉状腺瘤(单发)
→腺瘤

（2）切面肿块未向肠壁浸润生长。部分息肉切面有黏液样色泽。

（四）多发性肠息肉病（polyposis coli）

（1）标本取自结肠。结肠黏膜表面布满大小不等的多个息肉（图 2.3.5-5）。

（2）切面未见浸润性生长。

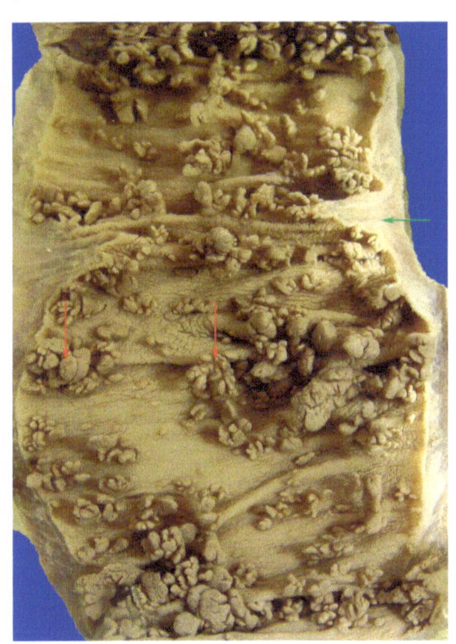

图 2.3.5-5 结肠多发性息肉病

→息肉；→切面无浸润

（五）腺癌（adenocarcinoma）

（1）标本取自结肠。黏膜面有一肿块。肿块呈溃疡状，形状不规则，边缘隆起。

（2）切面肿瘤组织呈灰白色，向黏膜下及肌层浸润生长（图 2.3.5-6）。

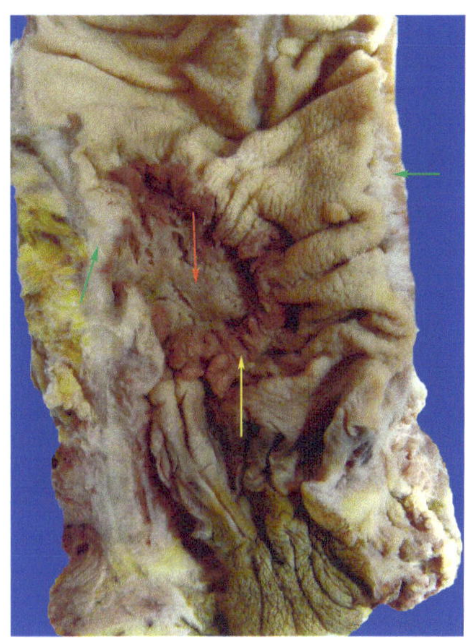

图 2.3.5-6 结肠腺癌

→溃疡底；→溃疡边缘；→浸润生长的肿瘤组织

（六）黏液性囊腺瘤（mucinous cystadenoma）

标本取自卵巢。肿瘤表面光滑，切面呈多房状，直径约 0.2～3cm，腔内充有灰白色黏液，因被福尔马林液固定呈胶冻状（图 2.3.5-7）。

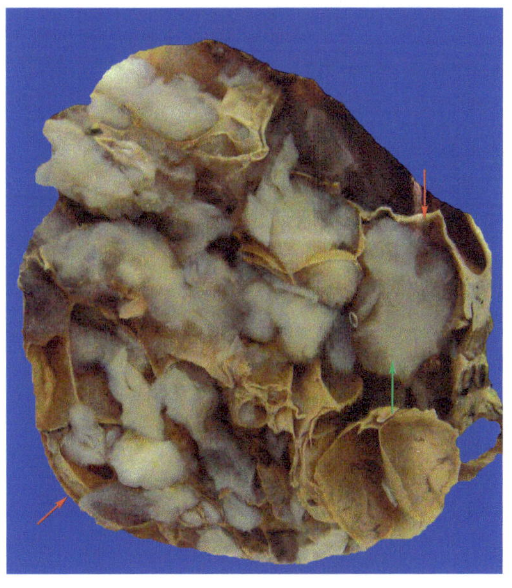

图 2.3.5-7 卵巢黏液性囊腺瘤

→囊壁；→囊内容物

（七）平滑肌瘤（leiomyoma）

（1）标本取自子宫。系多发性子宫平滑肌瘤。见多个肿瘤呈球形，位于子宫肌壁间，大小不等，界限清楚。

（2）肿瘤切面呈灰白色，肌纤维条索呈纵横交错或漩涡状，排列致密（图 2.3.5-8）。部分标本为单发性子宫平滑肌瘤。

（八）纤维瘤（fibroma）

（1）肿瘤呈结节状，边缘清楚，表面光滑。注意有无包膜。

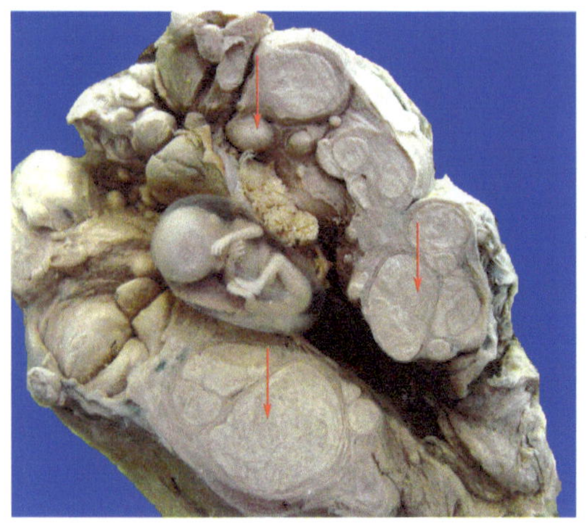

图 2. 3. 5-8　子宫多发性平滑肌瘤
→肿瘤

（2）肿瘤切面呈灰白色，并见纤维条索样组织纵横交错或呈漩涡状排列（图 2. 3. 5-9）。

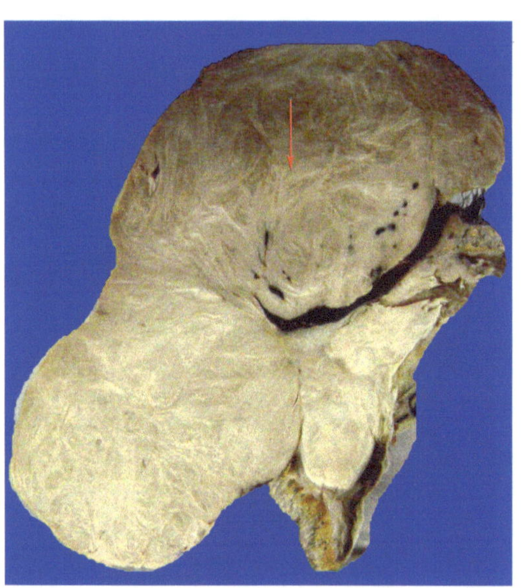

图 2. 3. 5-9　纤维瘤
→切面灰白编织状

（九）纤维肉瘤（fibrosarcoma）

（1）肿瘤呈卵圆形，边界清楚，似有包膜（假包膜），质软。

（2）肿瘤切面呈灰白色，均匀一致，似鱼肉状（图 2. 3. 5-10）。

（十）脂肪瘤（lipoma）

（1）肿瘤呈卵圆状或分叶状，颜色淡黄，表面有一层完整包膜。

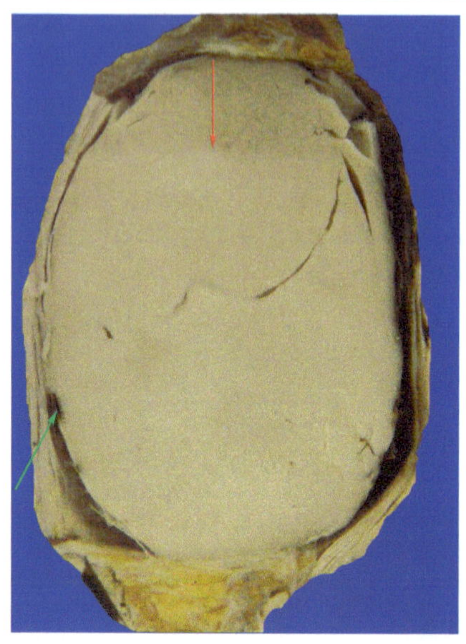

图 2. 3. 5-10　纤维肉瘤
→切面鱼肉状；→假包膜

（2）肿瘤切面呈淡黄色，质软（图 2. 3. 5-11）。

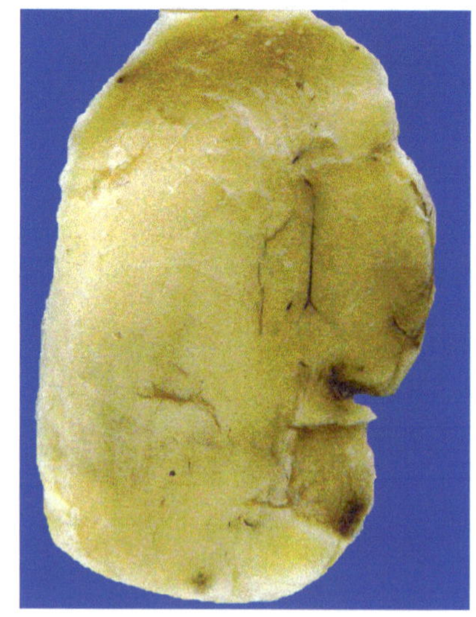

图 2. 3. 5-11　脂肪瘤

（十一）脂肪肉瘤（liposarcoma）

（1）肿瘤呈卵圆形或分叶状，边缘清楚，似有包膜（假包膜）。

（2）肿瘤切面呈淡黄色或灰白色鱼肉状，部分伴有出血，呈暗褐色，部分呈灰白色黏液样改变（图 2. 3. 5-12）。

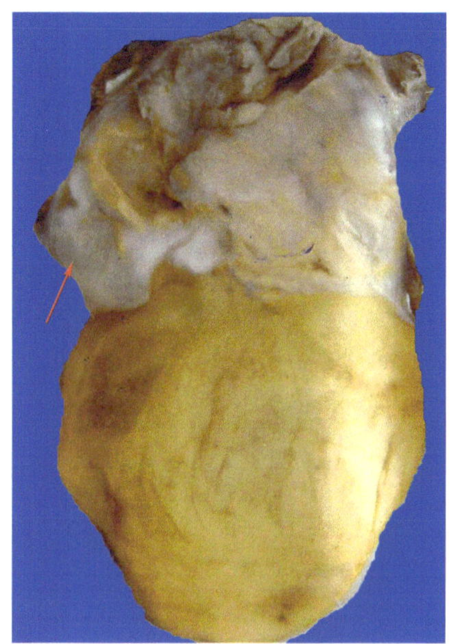

图 2.3.5-12 脂肪肉瘤
→黏液样改变

(十二) 黑色素瘤(melanoma)

肿瘤呈黑褐色(有的标本肿瘤发生于头皮,有的标本肿瘤发生于手指等),浸润至附近软组织(图 2.3.5-13)。

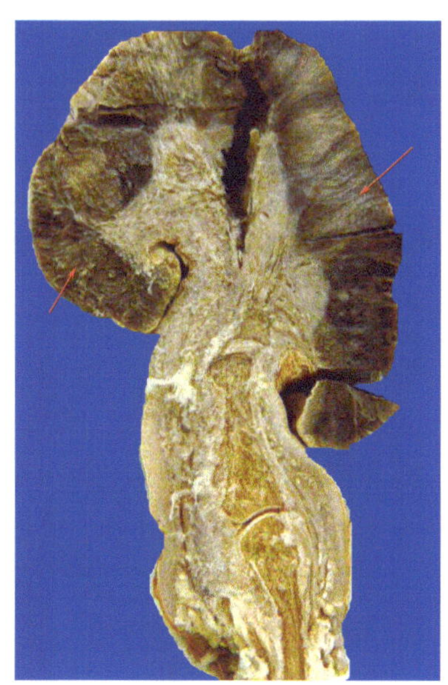

图 2.3.5-13 手指黑色素瘤
→肿瘤呈黑褐色

(十三) 成熟型囊性畸胎瘤(mature cystic teratoma)

(1) 标本取自卵巢。肿瘤呈囊性,表面光滑。有的标本可见输卵管附着。

(2) 肿瘤切面呈囊状,囊壁厚薄不均,囊内充满皮脂、毛发。局部区域可见牙齿、骨及脂肪组织(图 2.3.5-14)。

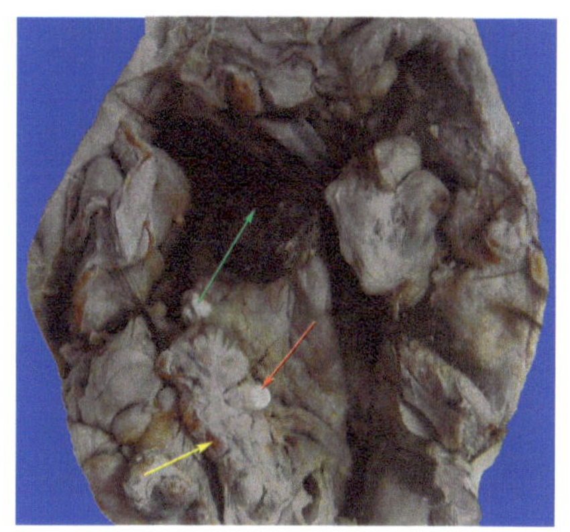

图 2.3.5-14 卵巢成熟型囊性畸胎瘤
→牙齿; →橘红色脂肪组织(苏丹Ⅲ染色); →毛发

(十四) 肺转移性癌(secondary lung carcinoma)

肺表面及切面均可见多个散在分布的球形结节,颜色灰白,大小较一致,界限清楚,无包膜,结节间的肺组织无明显病变(图 2.3.5-15)。

(十五) 肝转移性癌(secondary liver carcinoma)

肝脏切面可见散在分布的多个癌结节,注意观察结节的数量,大小,形状和颜色以及结节间肝组织是否正常(图 2.3.5-16)。

三、组织切片观察

(一) 乳头状瘤

〖**低倍镜观察**〗 组织取自皮肤乳头状瘤。皮肤的复层鳞状上皮增生,向表面突起形成乳头状结构,基底膜完整。每个乳头中央均有由血管纤维组织构成的轴心(图 2.3.5-17)。

〖**高倍镜观察**〗 乳头状增生的复层鳞状上皮

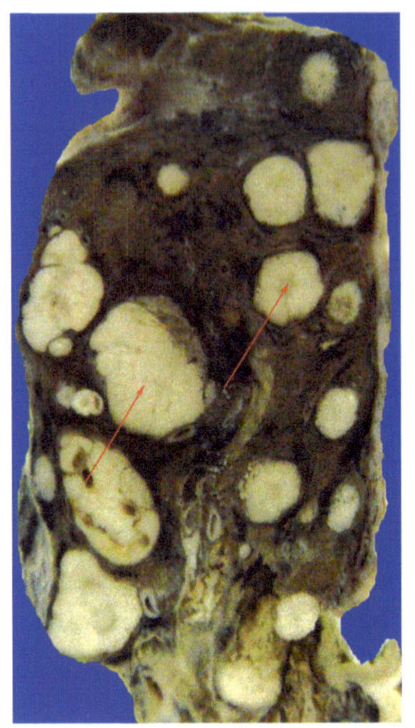

图 2. 3. 5-15　肺转移性癌
→转移性癌结节

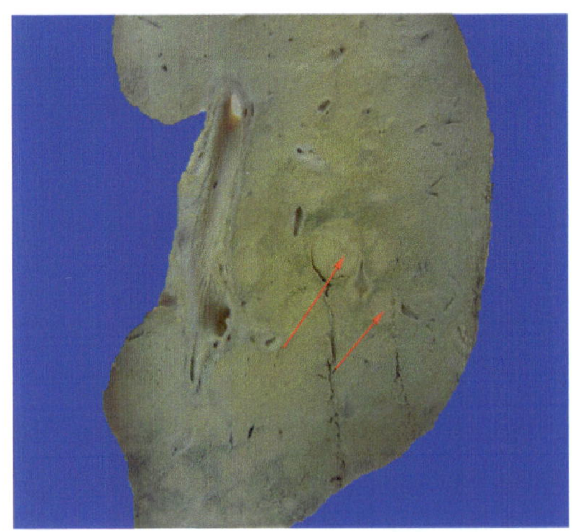

图 2. 3. 5-16　肝转移性癌
→转移性癌结节

分化高,与正常鳞状上皮相似。

请总结诊断依据:

(二) 鳞状细胞癌

〖**低倍镜观察**〗 组织取自食管。正常食管的黏膜为复层鳞状上皮。可见其中一段黏膜上皮逐渐移行至癌变细胞。细胞层次增多,有异型性。癌组织排列成巢状,向肌层浸润,并破坏肌层,癌巢之间为结缔组织间质。

〖**高倍镜观察**〗 癌细胞呈多边形,镶嵌排列,有的可见细胞间桥,但细胞核大小不一,形态不规则,染色深浅不一,可见病理性核分裂象,部分癌巢中央发生角化(角化珠)(图 2. 3. 5-18)。

请总结诊断依据:

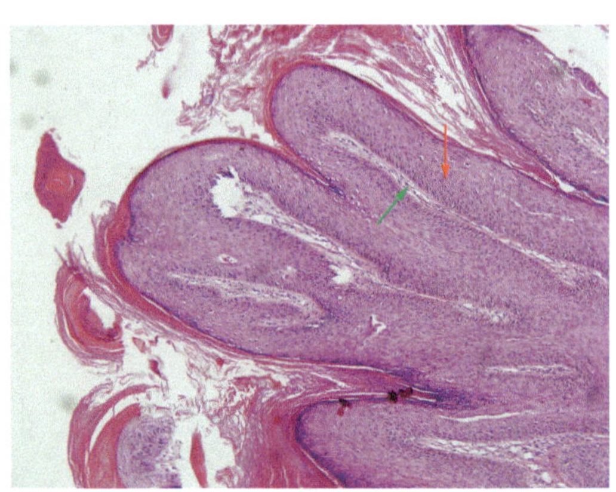

图 2. 3. 5-17　皮肤乳头状瘤 (HE,低倍)
→肿瘤细胞;→乳头轴心

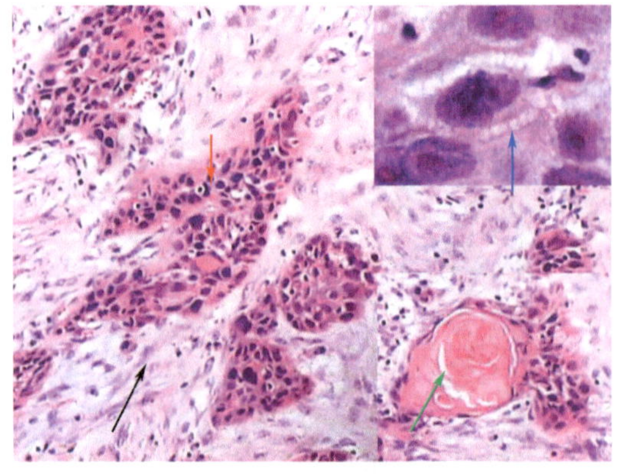

图 2. 3. 5-18　食管鳞形细胞癌(HE,低倍)
→癌巢(肿瘤实质);→肿瘤间质;→细胞间桥(高倍);→角化珠

(三) 腺瘤

〖**低倍镜观察**〗 组织取自结肠。腺瘤与正常肠黏膜连续,瘤组织含腺体数量增多,腺体形态不规则,大小不等,分布不均,其间是纤维结缔组织,伴有炎细胞浸润(图 2.3.5-19)。

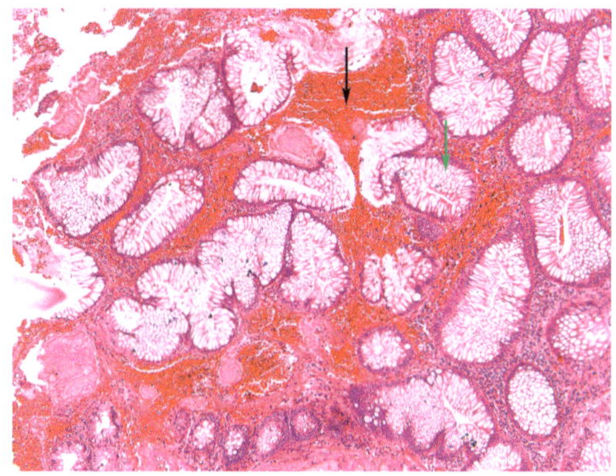

图 2.3.5-19 结肠腺瘤 (HE,低倍)
→肿瘤腺体(肿瘤实质);→肿瘤间质

〖**高倍镜观察**〗 腺上皮为高柱状的黏液细胞,细胞体积大小较一致,排列整齐,核位于基底部,可见杯状细胞,与正常结肠腺体相似。

请总结诊断依据:

(四) 腺癌

〖**低倍镜观察**〗 组织取自结肠。癌变区黏膜被腺癌组织替代。癌组织由不规则的腺管组成,其间有多少不等的纤维间质,并浸润至黏膜下及肌层。

〖**高倍镜观察**〗 癌细胞呈柱状或立方形,单层或复层排列,核大,深染,极向紊乱,可见病理性核分裂象(图 2.3.5-20)。

请总结诊断依据:

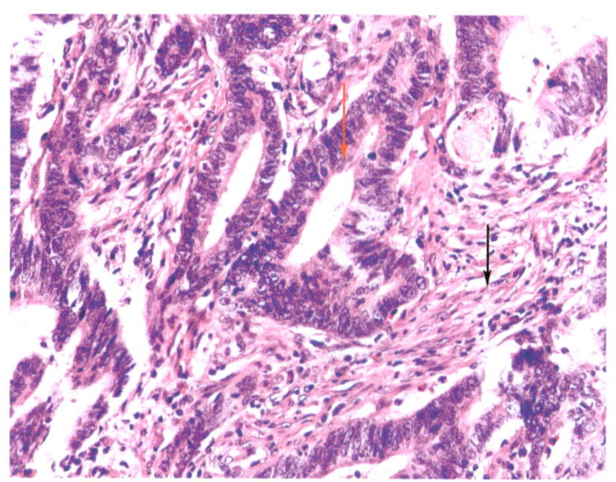

图 2.3.5-20 结肠腺癌(HE,低倍)
→肿瘤细胞排列成腺样结构;→肿瘤间质

(五) 纤维腺瘤(fibroadenoma)

〖**低倍镜观察**〗 组织取自乳腺。肿瘤组织中腺体和纤维组织均明显增生。腺体形态大小不等,增生的纤维组织围绕在腺管周围,多较疏松,可伴有黏液样变性。肿瘤组织周围可见纤维组织构成的包膜(图 2.3.5-21)。

〖**高倍镜观察**〗 腺上皮细胞形态与正常乳腺导管上皮细胞相似,并可见肌上皮细胞。

请总结诊断依据:

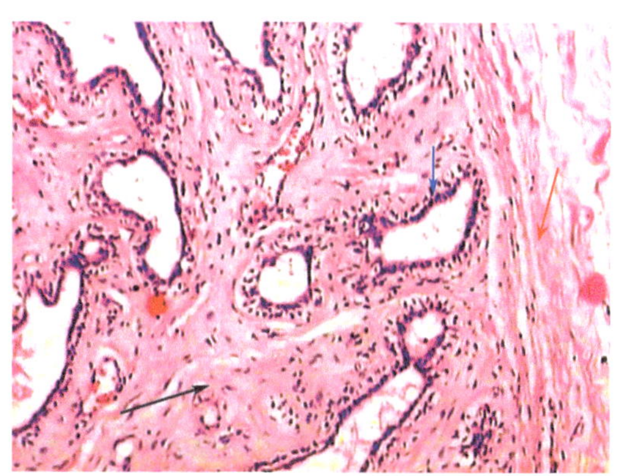

图 2.3.5-21 乳腺纤维腺瘤(HE,低倍)
→增生的腺体;→增生的纤维组织;→纤维组织包膜

（六）纤维瘤

〖低倍镜观察〗　肿瘤细胞（即纤维细胞）呈长梭形，与其周围的胶原纤维排列成束，纵横交错或呈漩涡状。

〖高倍镜观察〗　肿瘤细胞核呈长梭形，形态较一致，未见核分裂象（图 2.3.5-22）。

请总结诊断依据：

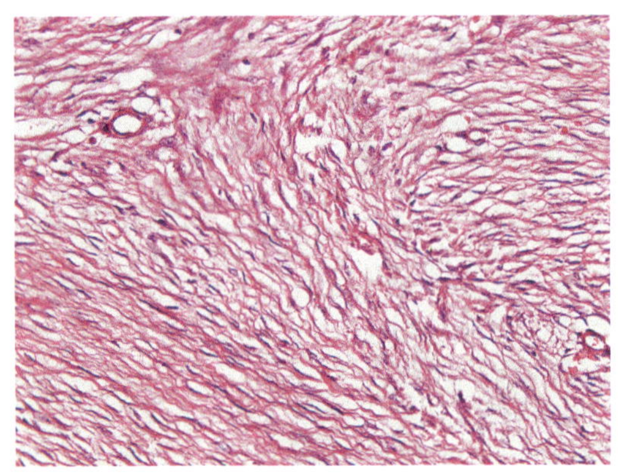

图 2.3.5-22　纤维瘤（HE，中倍）

（七）纤维肉瘤

〖低倍镜观察〗　肿瘤组织由弥漫排列的梭形细胞组成，细胞密集，局部排列呈交织束状，产生胶原纤维少。肿瘤组织无包膜，可见肿瘤细胞向皮下组织浸润。

〖高倍镜观察〗　肿瘤细胞为成纤维细胞样形态，核呈卵圆形、短梭形，大小及染色深浅不一，可见病理性核分裂象，异型性明显（图 2.3.5-23）。

请总结诊断依据：

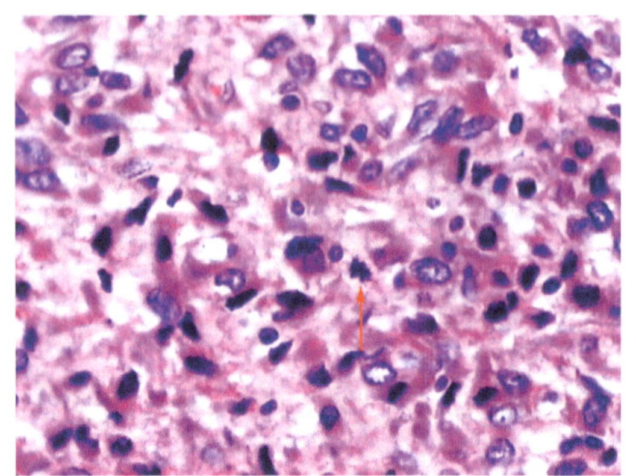

图 2.3.5-23　纤维肉瘤（HE，高倍）
→病理性核分裂

（八）平滑肌瘤

〖低倍镜观察〗　组织取自子宫。肿瘤与周围组织分界清楚。肿瘤细胞呈梭形，束状排列，互相交织。

〖高倍镜观察〗　肿瘤细胞呈梭形，核呈长杆状，两端钝圆。形态较一致，核分裂象少见（图 2.3.5-24）。

请总结诊断依据：

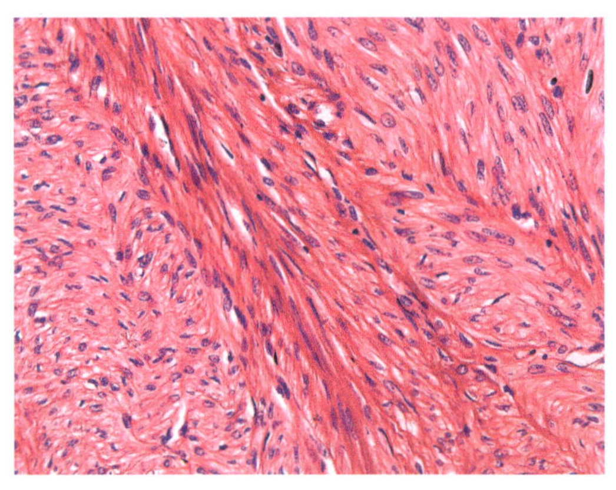

图 2.3.5-24　子宫平滑肌瘤（HE，高倍）

（九）平滑肌肉瘤（leiomyosarcoma）

〖低倍镜观察〗　组织取自子宫。肿瘤细胞排列紊乱，弥漫分布。

〖高倍镜观察〗　肿瘤细胞异型性明显。核呈卵圆形或短梭形，染色质多而深染，核分裂象多见，并见病理性核分裂（图 2.3.5-25）。

请总结诊断依据:

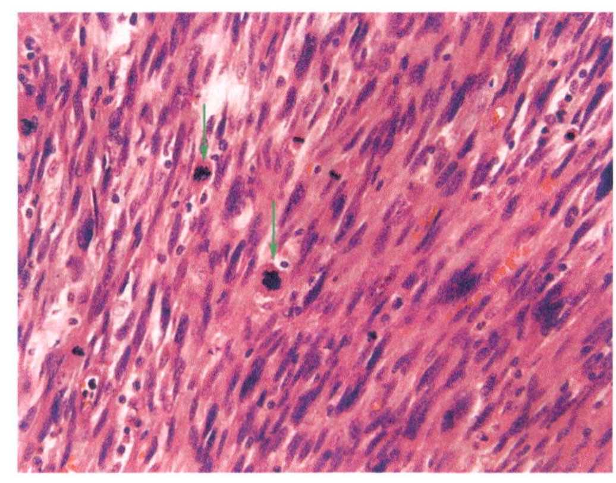

图 2.3.5-25 子宫平滑肌肉瘤(HE,高倍)
→病理性核分裂

(杨 炼 王娅兰)

第六节 心血管系统疾病

动脉粥样硬化(atherosclerosis,AS)是指血中脂质在弹力型动脉和弹力肌型动脉内膜沉积,引起内膜纤维性增厚,深部组织坏死、崩解形成粥样物质,使动脉壁变硬、管腔狭窄。高脂血症、高血压、吸烟、糖尿病为其发病的主要危险因素。其基本病变包括脂纹、纤维斑块、粥样斑块、继发性病变等。病变可累及全身大、中动脉,但以冠状动脉粥样硬化后果最为严重。左冠状动脉前降支为冠状动脉粥样硬化好发部位。冠状动脉粥样硬化可引起心绞痛、心肌梗死、心肌纤维化和冠状动脉性猝死。

高血压病 (hypertension)即原发性高血压,是指不明原因的以体循环动脉血压升高[收缩压≥140mmHg 和(或)舒张压≥90mmHg]为主要表现的独立性全身性疾病。病变累及全身细小动脉。可分为良性高血压和恶性高血压两类。

良性高血压病变分为功能紊乱期、动脉病变期和内脏病变期。功能紊乱期以全身细小动脉间隙性痉挛为主;动脉病变期以细动脉玻变和小动脉硬化为主要病变,细动脉硬化是病变特征;内脏病变期,心脏、肾脏、脑、视网膜是主要受累脏器。脑出血是最严重、致命性并发症。

恶性高血压以细小动脉纤维素样坏死为特征。主要累及肾脏、脑和视网膜,以肾脏入球动脉受累最为常见。

风湿病(rheumatism)是与A族乙型溶血性链球菌感染有关的变态反应性疾病。主要累及全身结缔组织,以心脏病变最严重。风湿热常反复发作,可形成慢性心瓣膜病。

基本病变分为变质渗出期、增生期和瘢痕期。

风湿性心内膜炎主要侵犯二尖瓣,其次为二尖瓣和主动脉瓣同时受累,在瓣膜闭锁缘形成小、不易脱落的疣状赘生物为特点。风湿性心肌炎主要累及心肌间结缔组织,常以风湿小体形成为主。风湿性心外膜炎主要累及心包脏层,形成心包积液或绒毛心。风湿性心内膜炎反复发作引起心瓣膜口的狭窄或者关闭不全,导致心瓣膜病。

风湿性心瓣膜病最常累及的瓣膜是二尖瓣,其次为二尖瓣和主动脉瓣同时受累。二尖瓣狭窄(metral stenosis)引起左心房肥大、扩张,继之出现肺动脉压力增高,右心室肥大、扩张和体循环淤血。二尖瓣关闭不全(mitral insufficiency)时,由于血液反流引起左心房肥大、扩张,肺淤血,继之出现肺动脉压力增高,右心室肥大、扩张和体循环淤血等,左心室因接受左房较多血容量,因此左心室也出现肥大、扩张。主动脉瓣狭窄(aortic valve stenosis)时,流出阻力增加,左心室肥大、扩张,出现左心衰、肺淤血、肺动脉压力增高,右心室肥大、扩张和体循环淤血。主动脉关闭不全(aortic valve insufficiency)时,血液反流,出现左心室肥大、扩张。

感染性心内膜炎(infective endocarditis)是由致病菌直接感染引起。急性感染性心内膜炎主要表现为瓣膜的急性化脓性炎症,瓣膜坏死穿孔,伴松脆含菌疣状赘生物形成。赘生物易脱落引起栓塞脏器的感染性梗死和脓肿。亚急性感染性心内膜炎主要由毒力较弱的细菌感染所致,常在已有瓣膜病变的基础上发生,亦形成松脆易脱落的含菌疣状赘生物形成,其可加重瓣膜损伤,也可引起栓塞和无菌性梗死、肾脏损害和败血症。

一、目的要求

（1）掌握急性和慢性风湿性心脏病的基本病变、发展过程、后果及其与临床表现的联系。

（2）掌握高血压病各期病变特点及心、脑、肾三个重要器官的病变及后果。

（3）掌握动脉粥样硬化症的基本病变，冠心病的类型、病变及其后果。

（4）了解亚急性和急性感染性心内膜炎的病变特点。

（5）了解心肌病的概念和克山病的基本病变及各型克山病的病变特点。

二、巨体标本观察

（一）急性风湿性心脏病（acute rheumatic heart disease）

（1）在二尖瓣或主动脉瓣的闭锁缘上有成串的疣状赘生物。赘生物直径 1～2mm，排列整齐，灰白色，与瓣膜黏附紧密，不易脱落（图 2.3.6-1）。

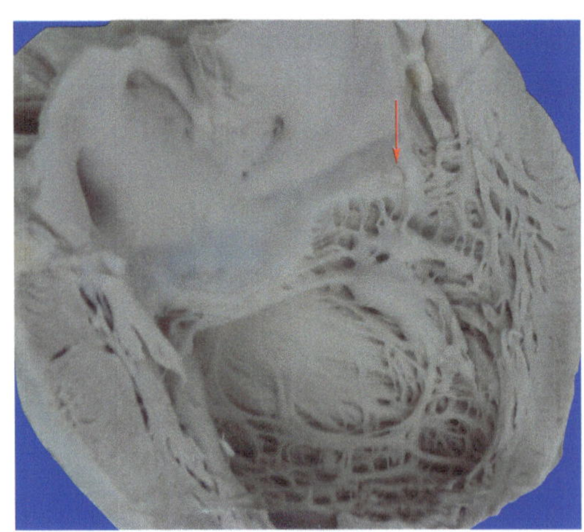

图 2.3.6-1　急性风湿性心内膜炎
→疣状赘生物

（2）心脏体积、心腔大小、心室壁的厚度一般没有明显改变。

（二）慢性风湿性心瓣膜病（chronic rheumatic valvular disease）

（1）心脏体积增大，左心房肥厚扩张。

（2）二尖瓣瓣膜增厚、缩短及粘连。腱索变粗、缩短并融合而致数目减少（图 2.3.6-2）。有的标本左心室有肥厚扩张。为什么？

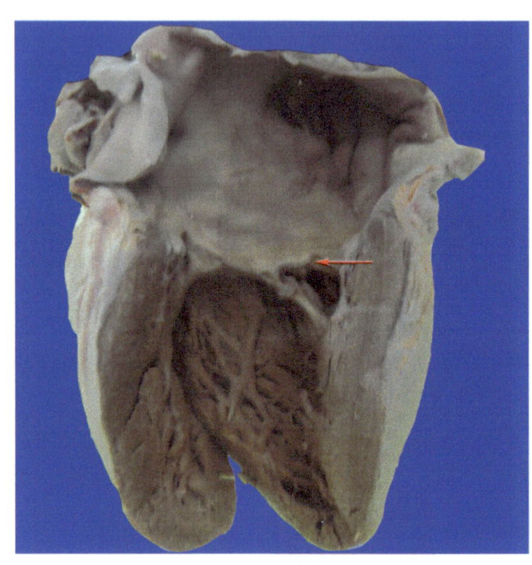

图 2.3.6-2　慢性风湿性心瓣膜病
→增厚变硬的二尖瓣

（三）亚急性感染性心内膜炎（subacute infective endocarditis）

（1）心脏体积明显增大。注意左心室肥厚扩张情况。

（2）主动脉瓣（或二尖瓣）常有基础病变，一般表现为慢性风湿性瓣膜病。

（3）在已有病变瓣膜上，溃疡伴赘生物形成，赘生物大，污秽，质脆（图 2.3.6-3）。

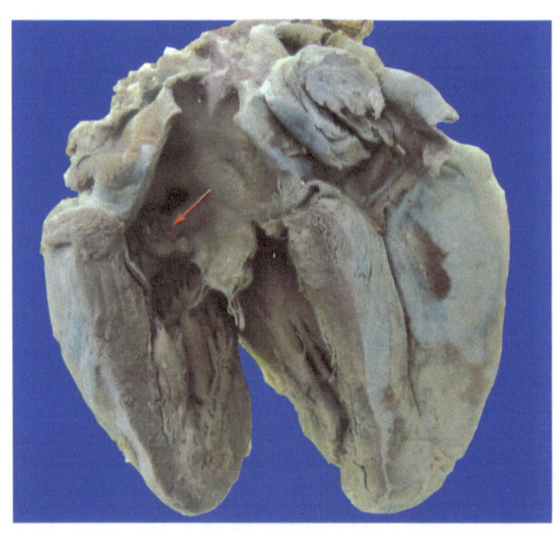

图 2.3.6-3　亚急性感染性心内膜炎
→增厚瓣膜上的赘生物

（四）急性感染性心内膜炎（acute infective endocarditis）

（1）病变常累及主动脉瓣或二尖瓣，瓣叶上有较大的赘生物，质地松脆易碎（图 2.3.6-4）。

（2）请注意比较急性感染性心内膜炎和亚急性感染性心内膜炎瓣膜及心脏形态的不同。

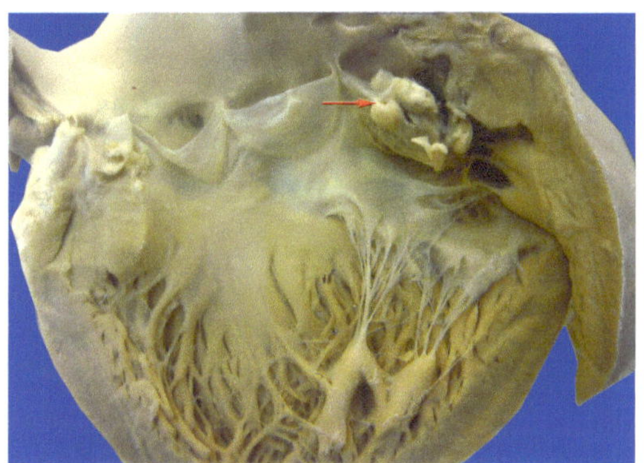

图 2.3.6-4 急性感染性心内膜炎

→正常瓣膜上的赘生物

（五）高血压病左心肥大（hypertensive left ventricular hypertrophy）

（1）心脏体积显著增大，重量明显增加。

（2）左心室肌层明显肥厚，乳头肌及肉柱均变粗（图 2.3.6-5）。

（3）功能失代偿时，左心室明显扩张。

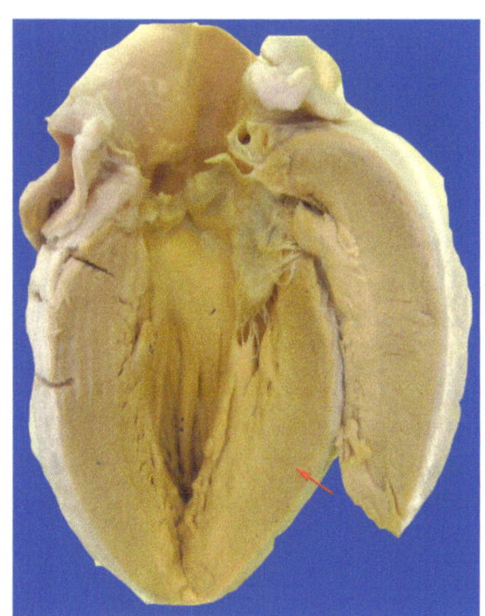

图 2.3.6-5 高血压心脏肥大

→左心室壁明显增厚

（六）高血压病脑出血（hypertensive cerebral hemorrhage）

（1）在脑的冠状或水平切面上，内囊及基底节见有黑褐色的出血区，该处脑组织破坏。有的出血破入脑室内（图 2.3.6-6）。

（2）病变侧大脑半球体积增大，大脑中线偏位。

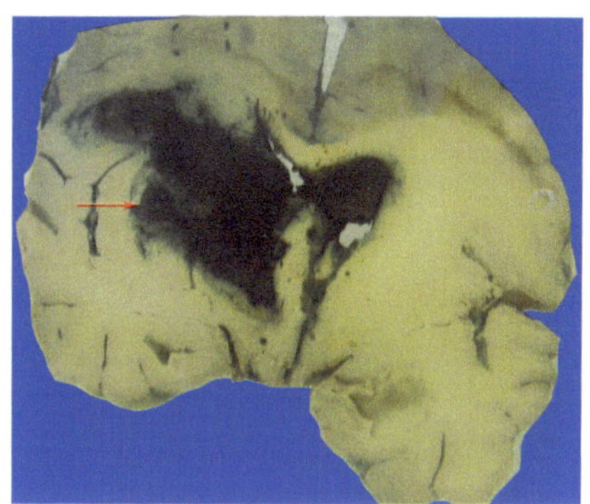

图 2.3.6-6 高血压脑出血

→基底节、内囊部位出血

（七）高血压病性肾（hypertensive kidney）

高血压病性肾又称原发性颗粒性固缩肾。

（1）肾脏体积明显缩小，重量减轻，表面呈均匀的细颗粒状（图 2.3.6-7）。

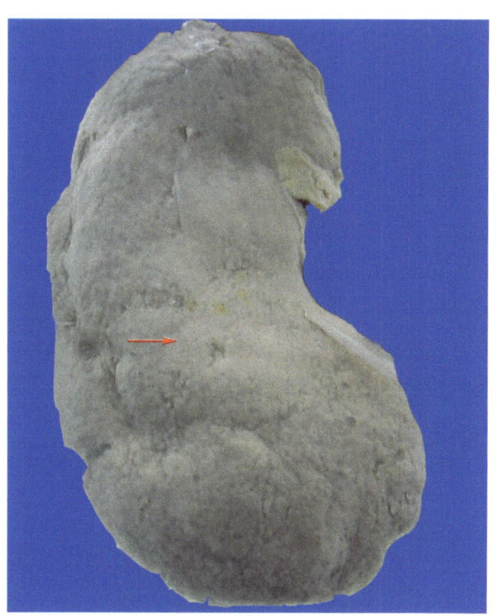

图 2.3.6-7 高血压病固缩肾

→肾脏表面弥漫的细小颗粒

(2) 切面肾皮质变薄,条纹不清。皮髓质交界处的小动脉管壁增厚、变硬。

(八) 主动脉粥样硬化(aortic atherosclerosis)

(1) 主动脉内膜面有多个淡黄色或灰白色的斑点或斑块,动脉分支开口处的病变更明显,有的斑块已溃破形成溃疡(图 2.3.6-8)。

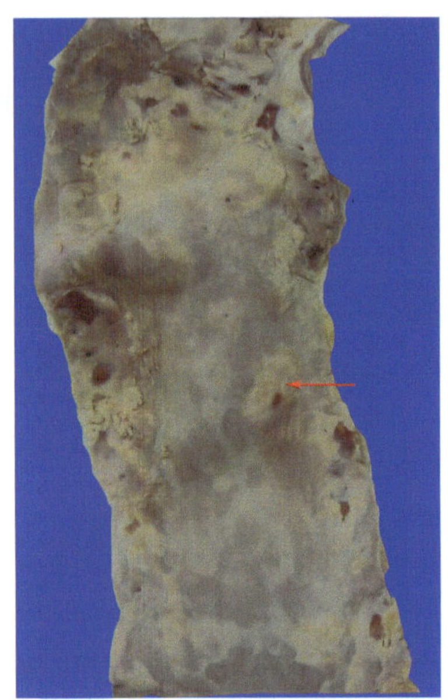

图 2.3.6-8　主动脉粥样硬化
→主动脉的粥样斑块

(2) 切面有的斑块成灰黄色粥糜样,动脉中膜受压变薄。

(九) 冠状动脉粥样硬化(coronary atherosclerosis)

(1) 切面上左冠状动脉增厚,动脉内膜斑块形成,灰黄色,管腔狭窄(图 2.3.6-9)。

(2) 有的标本左心室壁心肌发生梗死伴心室壁附壁血栓形成。

(十) 脑动脉粥样硬化(brain artery atherosclerosis)

(1) 脑底动脉(椎动脉、基底动脉和颈内动脉及其分支-大脑前、中、后动脉以及前、后交通动脉所组成的 Willis 动脉环)扭曲、粗细不一、僵硬。

(2) 透过血管外膜可见病变内膜的许多黄白色斑块,散在分布,切面上见斑块处的血管壁增厚,血管腔变狭窄(图 2.3.6-10)。

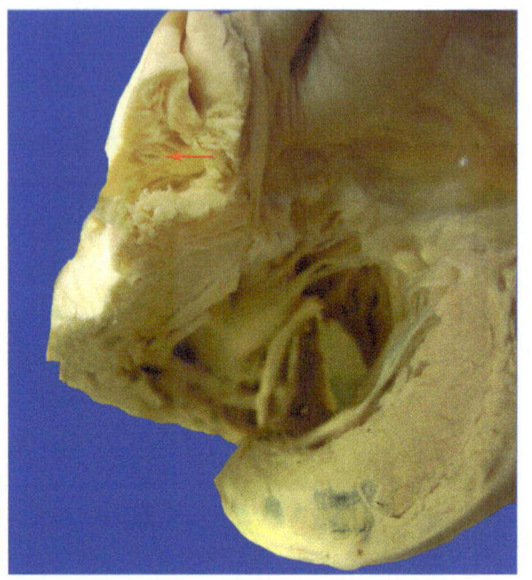

图 2.3.6-9　冠状动脉粥样硬化
→冠状动脉粥样斑块

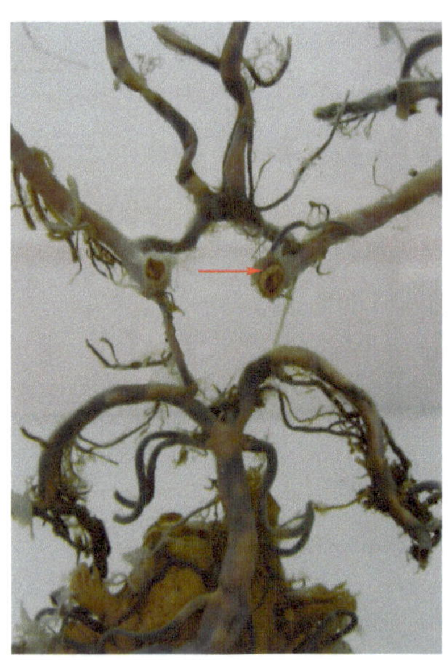

图 2.3.6-10　脑底动脉粥样硬化
→脑底动脉粥样斑块

(十一) 克山病(Keshan disease)

(1) 心脏体积增大,心腔扩张。

(2) 在肌层(特别是左心室),可见广泛分布、形状不规则的坏死灶和瘢痕灶,瘢痕呈灰白色(图 2.3.6-11)。

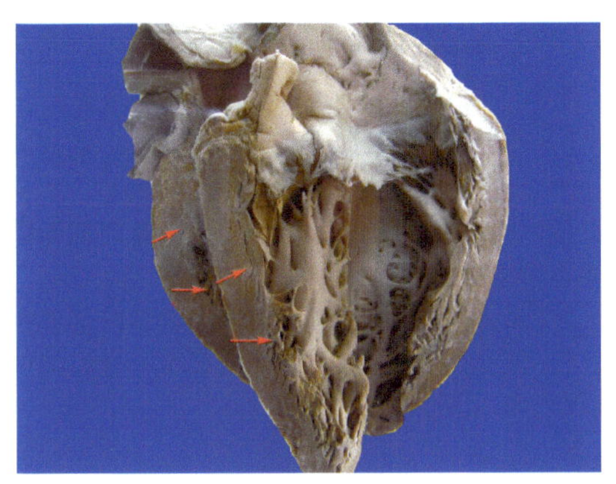

图 2.3.6-11　克山病
→心肌壁不规则瘢痕

三、组织切片观察

(一) 风湿性心肌炎(rheumatic myocarditis)

〖**低倍镜观察**〗　心肌间质内可见散在分布的风湿小体,多位于血管附近(图 2.3.6-12)。

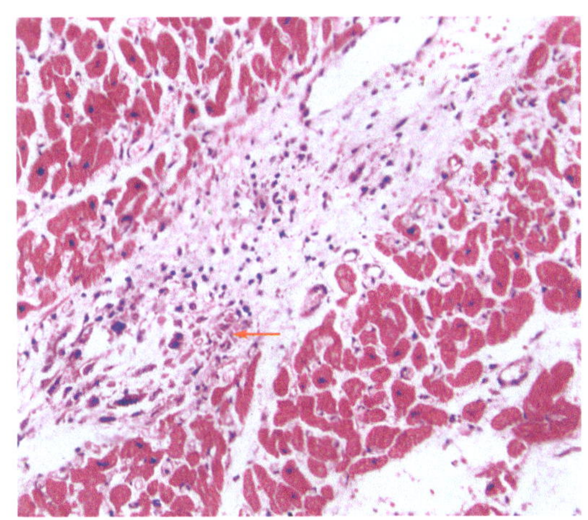

图 2.3.6-12　急性风湿性心肌炎(HE,低倍)
→风湿小体

〖**高倍镜观察**〗　风湿小体主要由风湿细胞构成。该细胞的特点是细胞较大,胞质丰富,胞质嗜碱性染色,单核或多核,核大,呈圆或椭圆形、空泡状,染色质多浓集在中央。纵切面上呈毛虫样,横切时核似猫头鹰眼睛(图 2.3.6-13)。风湿小体中可见少量淋巴细胞和单核细胞浸润,有时在中央尚可见纤维素样坏死及黏液样变性。

请总结诊断依据:

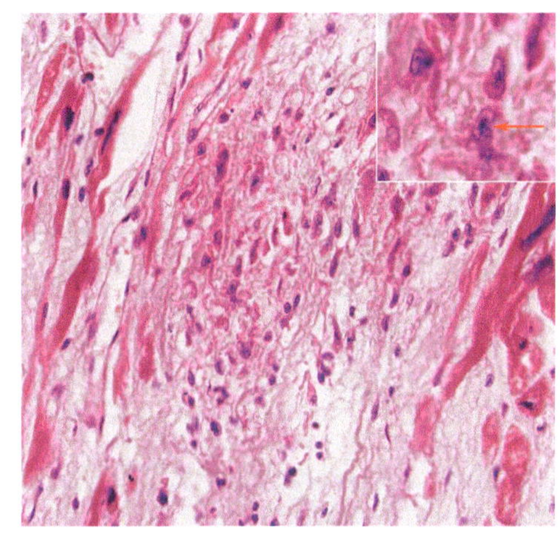

图 2.3.6-13　急性风湿性心肌炎(HE,中倍)
→风湿细胞(插图 HE,高倍)

(二) 风湿性心内膜炎

〖**低倍镜观察**〗　心瓣膜表面见伊红色赘生物(图 2.3.6-14)。

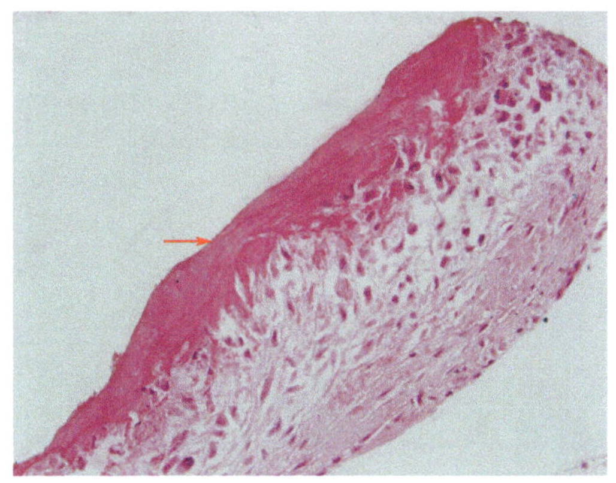

图 2.3.6-14　急性风湿性心内膜炎(HE,中倍)
→白色血栓

〖**高倍镜观察**〗　赘生物主要是由血小板和纤维素凝集形成的白色血栓。

请总结诊断依据：

（三）亚急性感染性心内膜炎

〖**低倍镜观察**〗　心瓣膜增厚并有不规则缺损，表面有较大的赘生物附着。

〖**高倍镜观察**〗　赘生物由大片伊红色粉尘状的血小板和网状的纤维蛋白所构成，其中可见较多的白细胞和蓝色的菌落，有时还可见到紫蓝色的钙盐沉着区（图 2. 3. 6-15，图 2. 3. 6-16）。

请总结诊断依据：

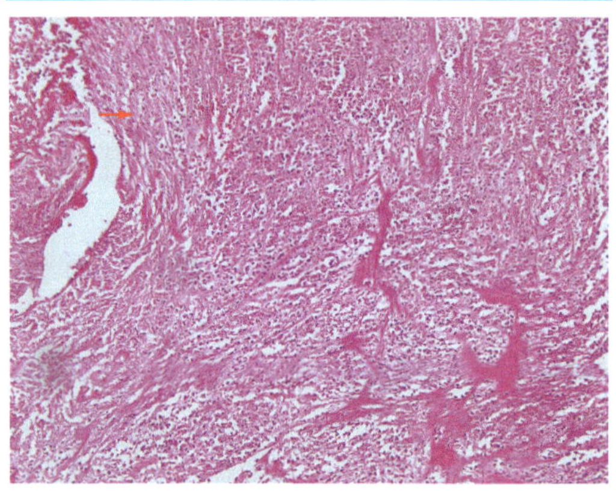

图 2. 3. 6-15　亚急性感染性心内膜炎（HE，低倍）
→瓣膜上血栓及炎细胞

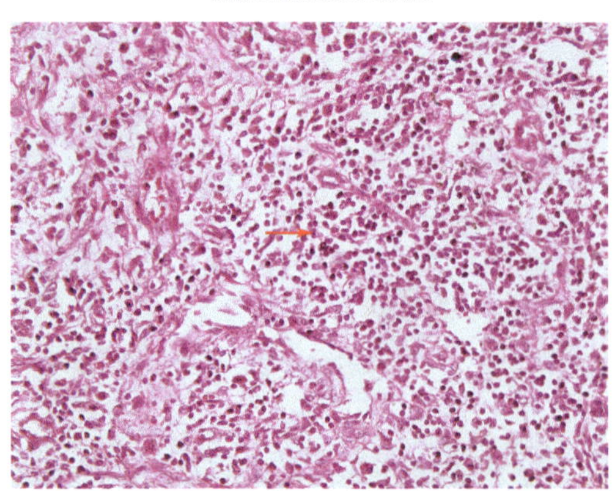

图 2. 3. 6-16　亚急性感染性心内膜炎（HE，中倍）
→中性粒细胞

（四）高血压病性肾

〖**低倍镜观察**〗　病变区的入球动脉管壁增厚，相应肾小球纤维化或玻变，所属肾小管萎缩或消失，肾单位萎缩区间质纤维组织增生。正常肾单位代偿性扩大。弓状动脉及小叶间动脉内膜也增厚，管腔狭窄。

〖**高倍镜观察**〗　病变入球小动脉壁均质伊红色（玻变），管腔变小，间质内有少量淋巴细胞浸润（图 2. 3. 6-17，图 2. 3. 6-18）。

请总结诊断依据：

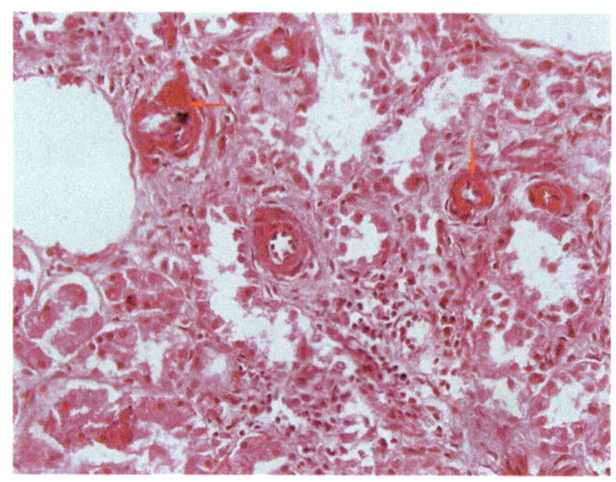

图 2. 3. 6-17　高血压性肾病变（HE，中倍）
→玻璃样变入球小动脉

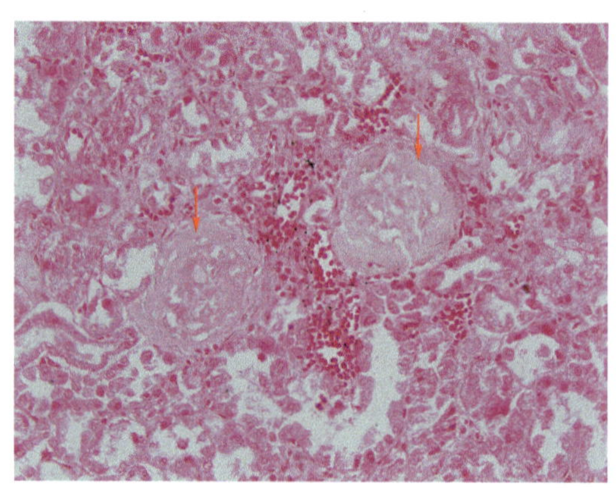

图 2. 3. 6-18　高血压性肾病变（HE，中倍）
→玻璃样变肾小球

（五）动脉粥样硬化（atherosclerosis）

〖低倍镜观察〗 病变主要在内膜，内膜有局限性斑块隆起，斑块处中膜萎缩变薄。

〖高倍镜观察〗 斑块表面为胶原纤维增生并发生玻变，其深部为粥样坏死组织及泡沫细胞，可见胆固醇结晶，表现为菱形或针状空隙。有的切片见紫蓝色的钙盐沉积。（图2.3.6-19～图2.3.6-21）。

请总结诊断依据：

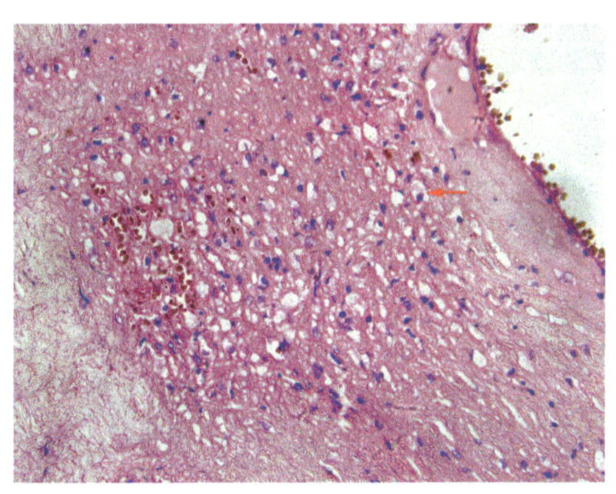

图2.3.6-19　动脉粥样硬化（HE，低倍）
→泡沫细胞

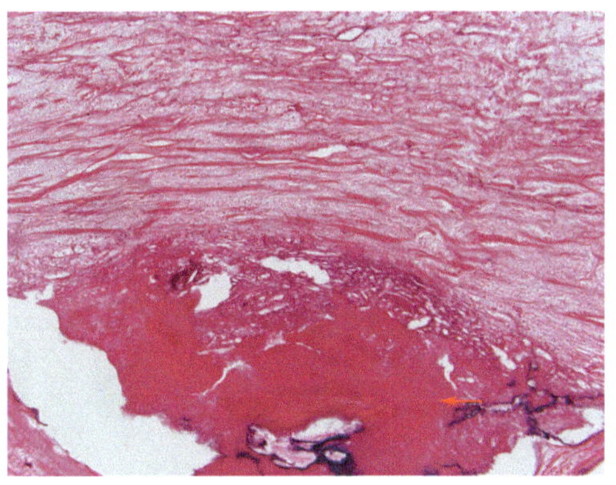

图2.3.6-20　动脉粥样硬化（HE，低倍）
→粥样坏死和钙化

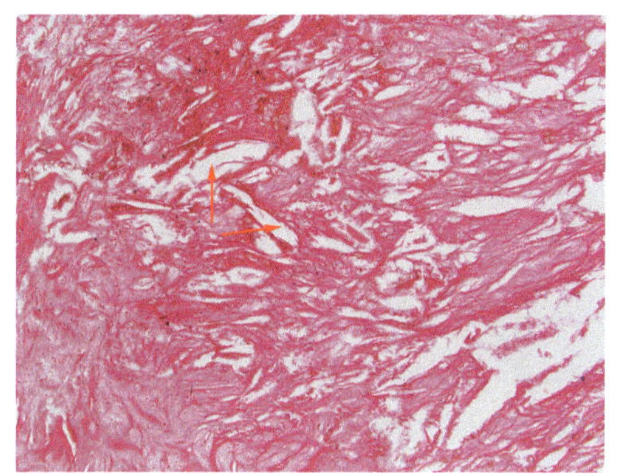

图2.3.6-21　动脉粥样硬化（HE，高倍）
→胆固醇结晶

（六）克山病

〖低倍镜观察〗 心肌有广泛分布的、大小不等的坏死灶。

〖高倍镜观察〗 坏死灶内的心肌纤维溶解消失，并可见单核细胞、淋巴细胞和嗜酸性粒细胞等炎细胞浸润。有的病灶内有程度不一陈旧疤痕形成（图2.3.6-22）。

请总结诊断依据：

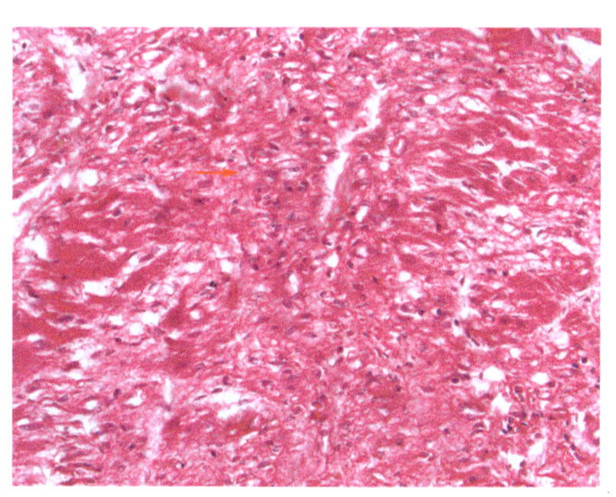

图2.3.6-22　克山病（HE，低倍）
→疤痕组织

（曹友德）

第七节　呼吸系统疾病

呼吸系统疾病是我国常见病和多发病。慢性支气管炎、支气管扩张症、支气管哮喘在病理改变上都表现为非特异性炎症，最终均可导致肺气肿。它们都属于慢性阻塞性肺疾病。包括慢性阻塞性肺疾病以及尘肺等在内的很多慢性肺部疾病、肺血管畸形和胸廓运动障碍性疾病均可逐渐发展引起肺动脉高压，导致慢性肺源性心脏病。

肺炎，通常是指肺的急性渗出性炎症。不同病因所引起的肺炎其病理特点各异。大叶性肺炎主要是由肺炎球菌引起的以纤维素性渗出性炎为特点的肺部炎症，其病变累及一个大叶或一个大叶的大部分，病变具有程期性（包括充血水肿期，红色肝样变期，灰色肝样变其和溶解消散期），并发症少见。小叶性肺炎则多是由细菌引起的以细支气管为中心的肺组织的化脓性炎症，常为其他疾病的并发症。

鼻咽癌好发于鼻咽顶部，非角化型鳞癌是最常见的病理组织学类型。肺癌是呼吸系统常见的恶性肿瘤之一，由于大气污染、吸烟、人口年龄老化等因素的影响，发病率也在不断增高，其组织学分型不同，预后也不尽相同，其中，以鳞状细胞癌最为常见，近年来，腺癌发病率显著上升，接近鳞癌发病率，小细胞癌恶性程度最高。

一、目的要求

（1）掌握大叶性肺炎、小叶性肺炎的病变特点、临床病理联系及二者之间的区别。

（2）掌握慢性支气管炎、支气管扩张症、肺气肿、慢性肺源性心脏病、肺硅沉着症的病变特点。

（3）掌握鼻咽癌、肺癌的病变特点。

二、巨体标本观察

（一）大叶性肺炎（lobar pneumonia）

（1）病变肺叶体积增大，质地变实。

（2）切面灰白，颗粒状，质实如肝。

（3）病变肺叶胸膜由于炎性充血及大量纤维素性渗出物而明显增厚，失去光泽（图 2.3.7-1）。

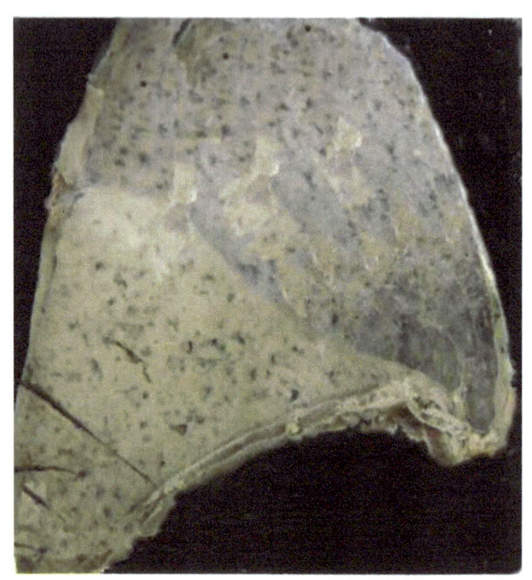

图 2.3.7-1　大叶性肺炎

（二）小叶性肺炎（lobular pneumonia）

（1）两肺表面和切面均可见散在分布的黄色或灰白色实变病灶。

（2）病灶大小不等，直径在 0.5～1cm，形状不规则。

（3）部分区域病变融合形成较大的实变区（图 2.3.7-2）。

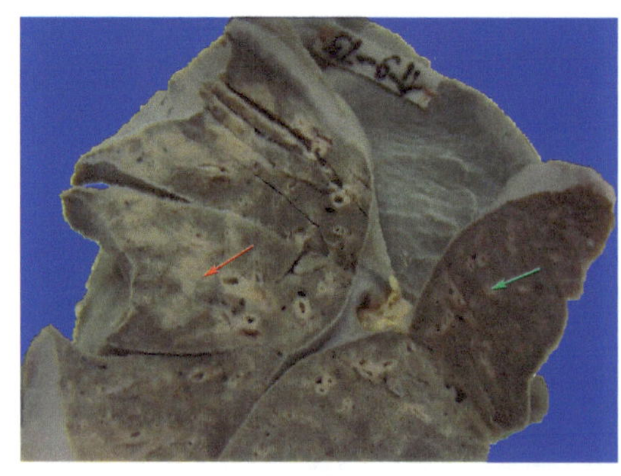

图 2.3.7-2　小叶性肺炎

→融合病灶；→病灶

（三）硅肺（silicosis）

（1）肺组织由于大量炭末沉着而呈黑色。

（2）肺内有散在针头或粟粒大小灰白色区域，为硅结节。

（3）肺组织有不同程度的肺气肿改变（图 2.3.7-3）。

(四) 支气扩张症(bronchiectasis)

(1) 标本为手术切除肺叶的冠状切面。

(2) 肺叶内见大量明显扩张呈圆柱状的支气管,有的已达肺边缘。

(3) 扩张支气管壁增厚,腔内有炎性渗出物(图 2. 3. 7-4)。

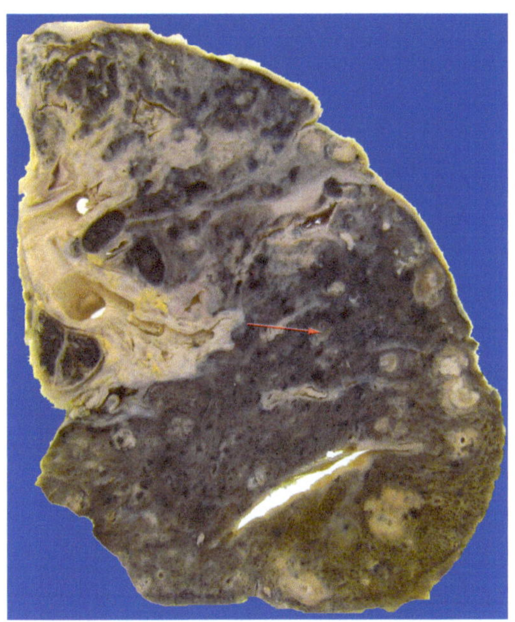

图 2. 3. 7-3 硅肺

→病灶

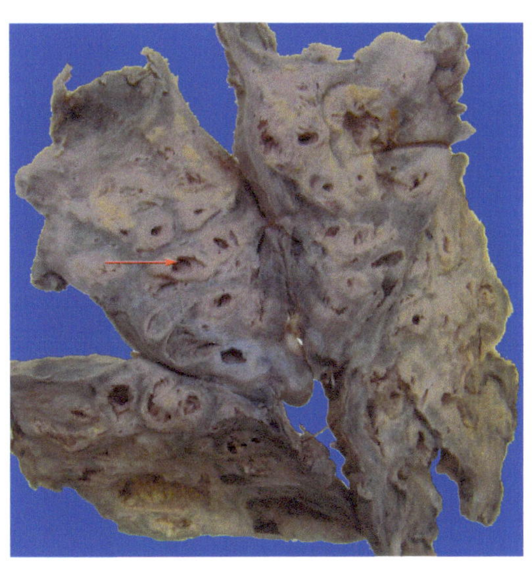

图 2. 3. 7-4 支气管扩张症

→扩张的支气管

(五) 肺气肿(pulmonary emphysema)

(1) 标本为慢性支气管炎、肺气肿、慢性肺源性心脏病死者的肺组织。

(2) 肺体积显著膨大,边缘钝圆。

(3) 切面见肺组织极为疏松,部分区域呈蜂窝状(图 2. 3. 7-5)。

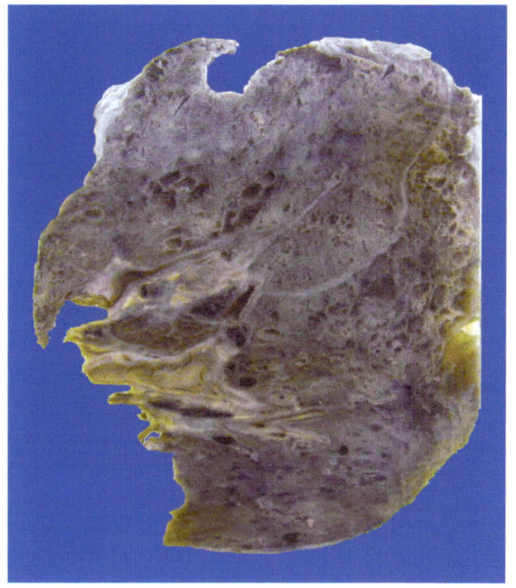

图 2. 3. 7-5 肺气肿

(六) 慢性肺源性心脏病(chronic cor pulmonale)

(1) 心脏体积增大,重量增加。

(2) 右心室扩张,右心室壁增厚约 0. 6cm(图 2. 3. 7-6)。

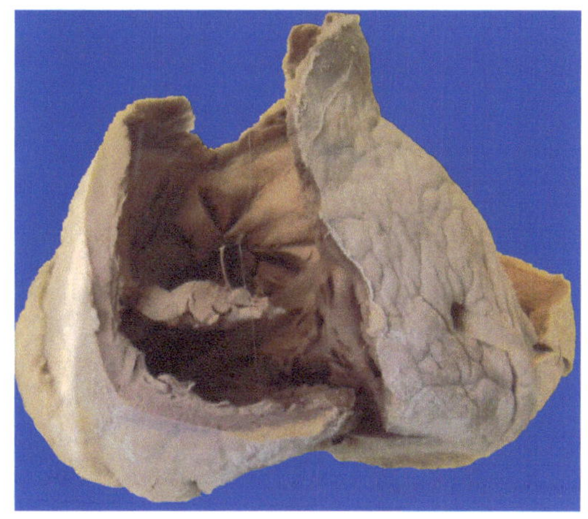

图 2. 3. 7-6 慢性肺源性心脏病

（七）肺癌（carcinoma of the lung）

（1）中央型肺癌：肿瘤发生在主支气管，癌组织无包膜呈灰白色并向周围肺组织浸润（图 2.3.7-7）。

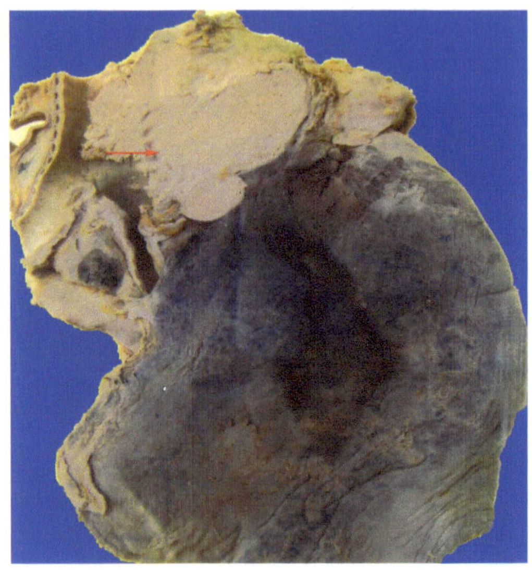

图 2.3.7-7　中央型肺癌
→癌组织呈灰白色

（2）周围型肺癌：标本为手术切除的肺叶组织，近胸膜处可见一灰白色边界较清的肿块（图 2.3.7-8）。

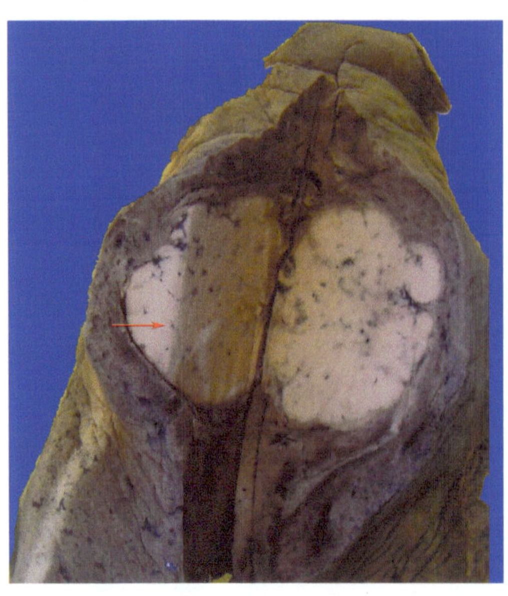

图 2.3.7-8　周围型肺癌
→癌组织呈灰白色

（3）弥漫型肺癌：肺叶内大部分区域均为灰白色的癌组织，肺叶内无明显孤立性肿块形成，癌组织在肺叶内弥漫浸润（图 2.3.7-9）。

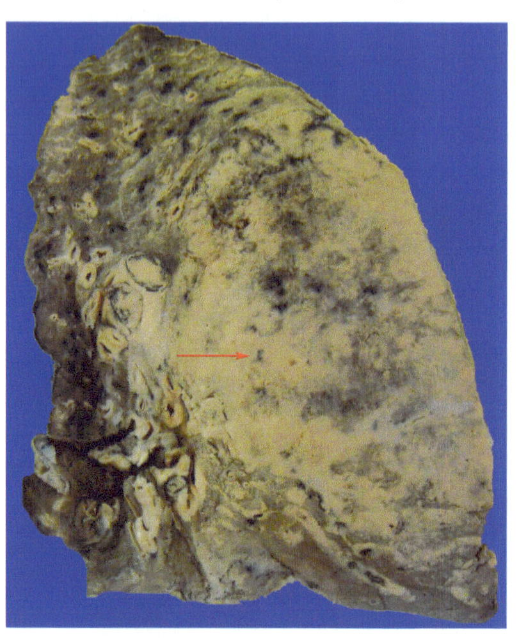

图 2.3.7-9　弥漫型肺癌
→癌组织呈灰白色

（八）鼻咽癌（nasophargngeal carcinoma）

（1）标本为矢状切面的头颅。

（2）鼻咽顶部鼻咽黏膜增厚，部分呈乳头状。

（3）颅底骨未见明显破坏（图 2.3.7-10）。

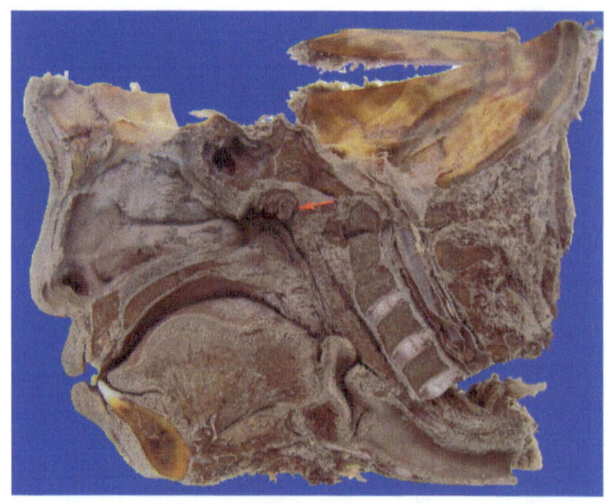

图 2.3.7-10　鼻咽癌
→病变处黏膜增厚

三、组织切片观察

(一) 大叶性肺炎

〖**低倍镜观察**〗 炎症几乎累及病变肺叶的所有的肺组织,肺组织实变。

〖**高倍镜观察**〗 肺泡壁毛细血管扩张充血不明显,肺泡腔内大量网状纤维素及中性粒细胞,并可见单核细胞(图 2.3.7-11)。

请总结诊断依据:

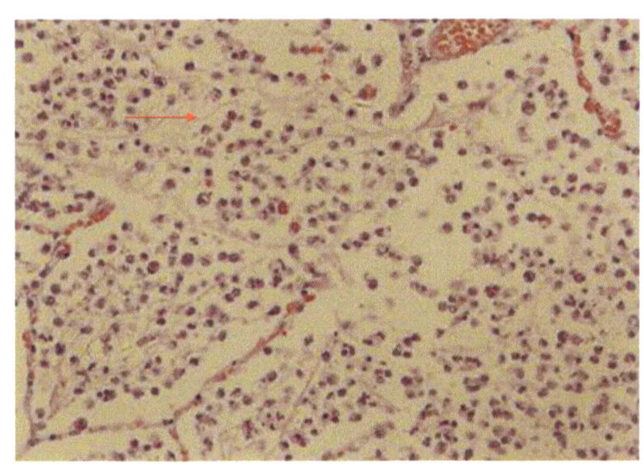

图 2.3.7-11 大叶性肺炎(HE,高倍)
→纤维蛋白

(二) 小叶性肺炎

〖**低倍镜观察**〗 肺组织结构大致正常,其内可见散在分布的小实变区,实变区周边肺组织炎症不明显。

〖**高倍镜观察**〗 在实变病灶区,中心常有细支气管,细支气管壁充血水肿,上皮坏死脱落,腔内大量脓性渗出物,周边肺泡壁(肺小叶范围)充血、水肿,肺泡壁和肺泡腔内有脓性渗出物(图 2.3.7-12)。

请总结诊断依据:

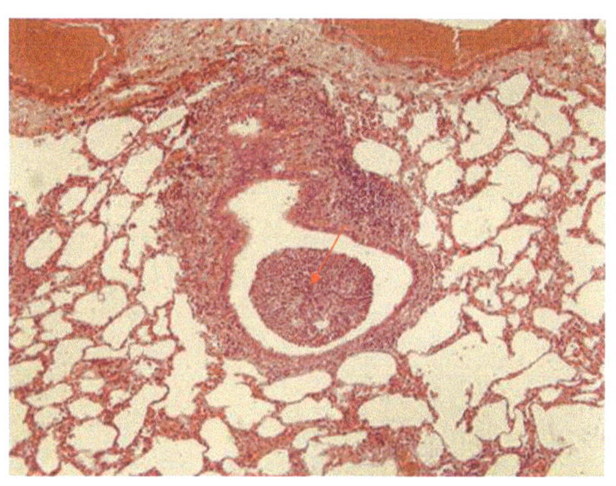

图 2.3.7-12 小叶性肺炎(HE,低倍)
→细支气管腔内脓性渗出物

(三) 矽肺

〖**低倍镜观察**〗 肺组织明显纤维化,部分区域为致密结缔组织,其余肺组织呈不同程度肺气肿改变。

〖**高倍镜观察**〗 肺纤维结缔组织增生,部分区域为淡红色致密区,即硅结节。硅结节由红染、同心圆排列、玻变的胶原纤维构成,结节中央常见厚壁小血管,边缘可见成纤维细胞(图 2.3.7-13)。

请总结诊断依据:

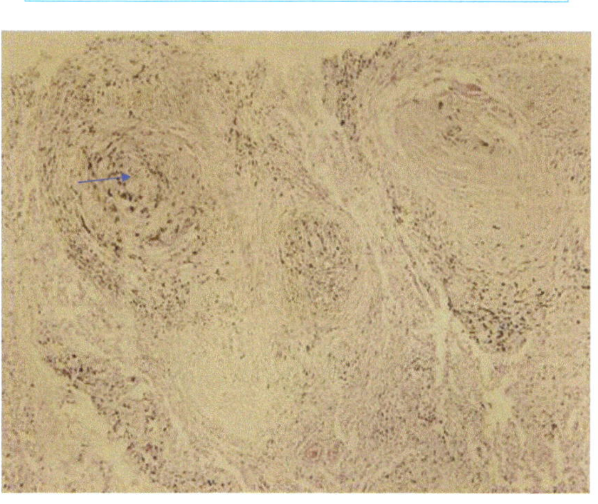

图 2.3.7-13 矽肺(HE,低倍)
→硅结节

（四）支气管扩张症

〖低倍镜观察〗　支气管呈不规则扩张，管壁慢性炎症改变。

〖高倍镜观察〗　支气管壁炎性充血、水肿，管壁内有以淋巴细胞为主的炎细胞浸润，软骨缺损，可有骨化（图 2.3.7-14）。

请总结诊断依据：

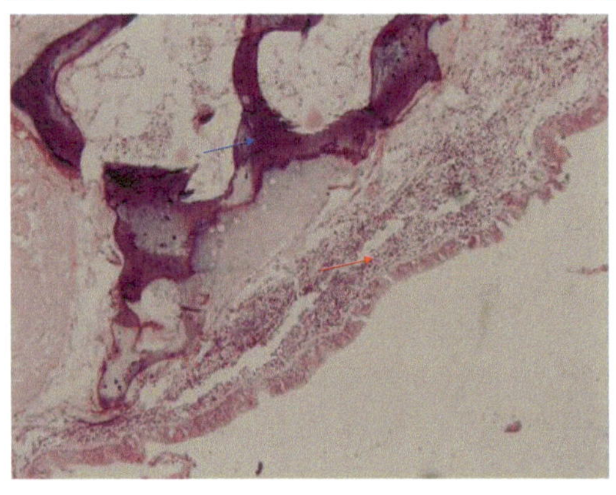

图 2.3.7-14　支气管扩张症（HE，低倍）
→管壁内浸润的炎细胞；→软骨骨化

（五）肺气肿

〖低倍镜观察〗　肺泡扩大、肺泡壁变薄，部分肺泡壁断裂融合。

〖高倍镜观察〗　肺泡壁毛细血管无明显扩张充血，肺泡内及肺泡壁未见炎细胞浸润（图 2.3.7-15）。

请总结诊断依据：

（六）鼻咽泡状核细胞癌

〖低倍镜观察〗　癌组织呈巢团状，间质内有淋巴细胞浸润。

〖高倍镜观察〗　癌细胞分界不清，呈合体状，核大圆形或卵圆形，染色质少，呈空泡状，核仁明显（图 2.3.7-16）。

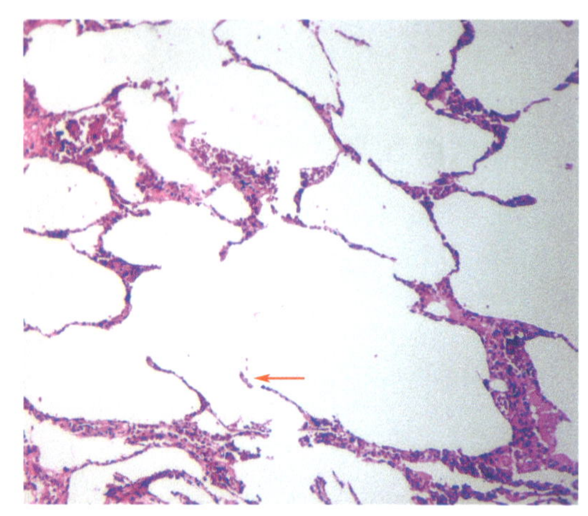

图 2.3.7-15　肺气肿（HE，低倍）
→扩张的肺泡及断裂肺泡壁

请总结诊断依据：

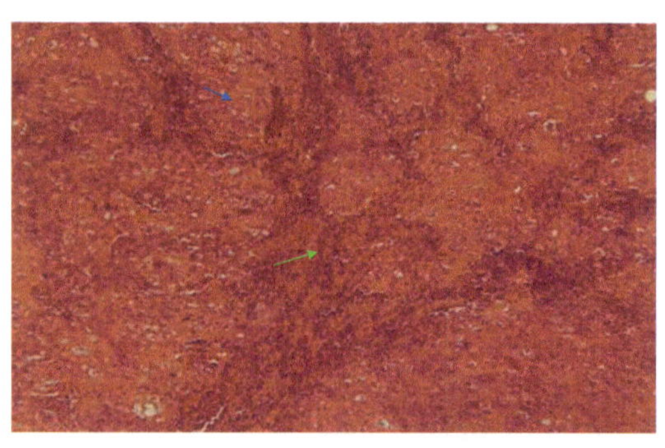

图 2.3.7-16　鼻咽泡状核细胞癌（HE，低倍）
→癌巢；→肿瘤间质

（七）肺鳞状细胞癌

〖低倍镜观察〗　癌组织呈巢团状，在肺内浸润生长，角化珠明显（图 2.3.7-17）。

〖高倍镜观察〗　癌细胞大小不等，核深染、核仁明显，核分裂象常见，并见部分坏死灶。

请总结诊断依据：

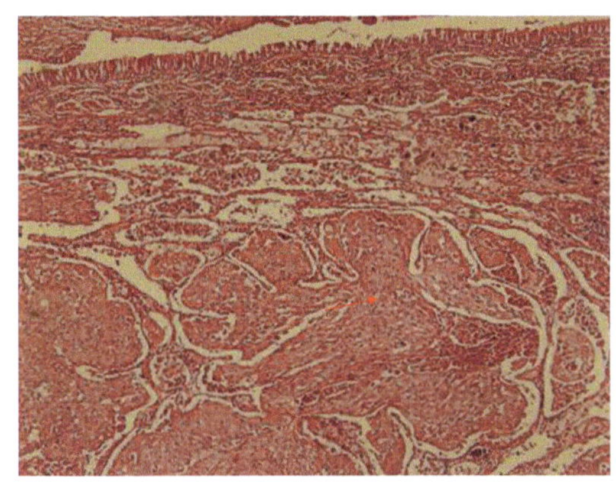

图 2.3.7-17 肺鳞状细胞癌（HE,低倍）
→癌巢

（八）小细胞肺癌

〖**低倍镜观察**〗 癌细胞小,呈圆形或卵圆形,癌细胞弥漫分布,部分呈片状或条索状。

〖**高倍镜观察**〗 癌细胞核深染,部分几乎呈裸核,核分裂常见,部分区域可见不典型菊形团（图 2.3.7-18）。

请总结诊断依据:

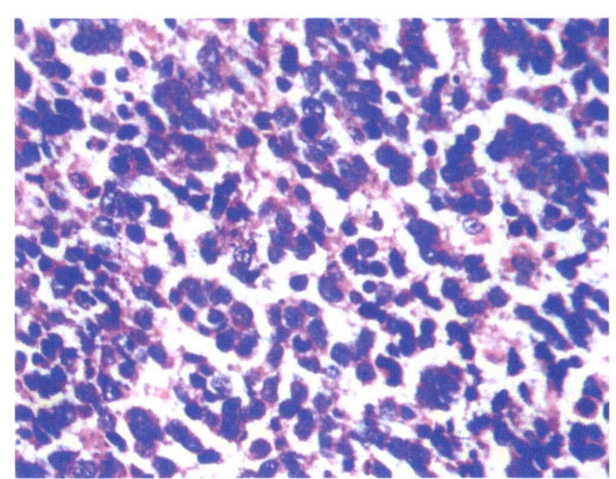

图 2.3.7-18 小细胞肺癌（HE,高倍）

（唐学清）

第八节 消化系统疾病

消化系统包括消化道和消化腺,前者包括口腔、食管、胃、肠及肛门组成的连续的管道系统,后者包括涎腺、肝、胰及消化道的黏膜腺体等,是人体最易发生疾病的系统之一。

慢性胃炎是胃黏膜的慢性非特异性炎症,多与幽门螺旋杆菌感染密切相关。按病变特征可分为慢性浅表性胃炎,慢性萎缩性胃炎,肥厚性胃炎和其他慢性胃炎(疣状胃炎、嗜酸性胃炎、肉芽肿性胃炎)。

消化性溃疡是指发生于胃或十二指肠的慢性溃疡。胃溃疡多位于胃小弯近幽门部(胃窦部多见),十二指肠溃疡则多位于球部前壁或后壁,二者病理改变的特点类似,溃疡底部由浅至深分为炎性渗出层、坏死层、肉芽组织层和瘢痕层。消化性溃疡可并发出血、穿孔、幽门狭窄以及癌变。

病毒性肝炎是由肝炎病毒引起的、以肝实质变性坏死为主要病变的一种传染病。不同型别肝炎病毒所导致的肝炎,其基本病理改变相同。根据不同的临床病理特点,可将病毒性肝炎分为急性普通型肝炎、慢性普通型肝炎、急性重型肝炎和亚急性重型肝炎。各型病毒性肝炎预后不同。

肝硬化是由多种原因引起的肝细胞弥漫变性坏死、继而肝细胞结节状再生和纤维组织增生,三种病变反复交错进行,导致肝小叶结构和血液循环被改建,肝脏变形、变硬而形成的慢性疾病。假小叶的形成是肝硬化最重要的病理改变。临床主要表现为门脉高压征和肝功能障碍。根据病因、病变特点及临床表现可分为门脉性肝硬化、坏死后性肝硬化和胆汁性肝硬化等,其中以门脉性肝硬化最为常见。

食管癌以食管中段最多见,鳞状细胞癌是其最常见的组织学类型。胃癌好发于胃窦小弯侧,以管状腺癌最为常见。结直肠癌的好发部位以直肠为最多,腺癌最常见。早期食管癌、胃癌、结直肠癌的预后较进展期为佳。原发性肝癌是由肝细胞或肝内胆管上皮发生的恶性肿瘤,与乙型肝炎和肝硬化关系密切。胰腺癌是消化系统少见肿瘤,好发于胰腺头部,非早期胰腺癌预后较差。

一、目的要求

(1) 掌握消化性溃疡病变特点、临床病理联系和并发症。

(2) 掌握病毒性肝炎的基本病理变化、各种类型肝炎的病变特点及转归。

(3) 掌握肝硬化的病因、发病机制、类型、病理变化和临床病理联系。

(4) 熟悉慢性胃炎的类型及病变特点。

(5) 熟悉食管癌、胃癌、结直肠癌、原发性肝癌、胰腺癌病理类型及病变特点。

(6) 了解慢性胆囊炎病变特点。

二、巨体标本观察

(一) 胃溃疡(peptic ulcer of stomach)

(1) 溃疡位于胃小弯近幽门部,单发。

(2) 溃疡呈圆形,直径约 1cm,边缘整齐,底部平坦干净,深达肌层。

(3) 溃疡周围黏膜皱襞呈放射状向溃疡集中,似车辐状(图 2.3.8-1)。

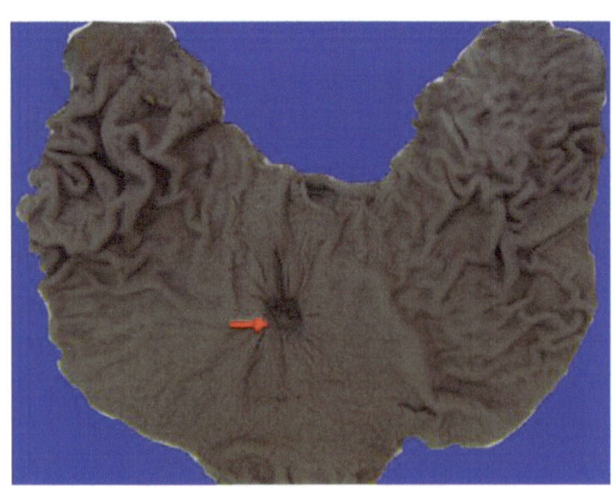

图 2.3.8-1　胃溃疡
→溃疡周围黏膜皱襞呈放射状向溃疡集中

(二) 急性重型肝炎(acute fulminating hepatitis)

(1) 肝脏体积显著缩小,重量减轻。

(2) 肝脏被膜皱缩,边缘变锐。

(3) 切面呈黄色或红褐色(图 2.3.8-2)。

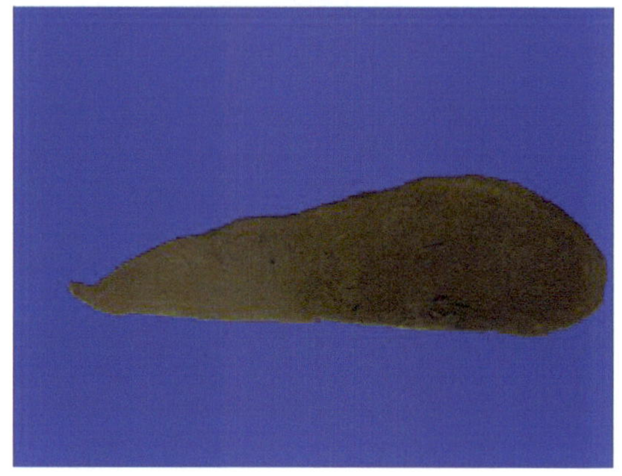

图 2.3.8-2　急性重型肝炎

(三) 亚急性重型肝炎(subacute fulminating hepatitis)

(1) 肝脏体积缩小,被膜皱缩,质地略硬。

(2) 表面及切面可见散在分布大小不等的结节。

(3) 切面可见坏死区呈灰黄色(图 2.3.8-3)。

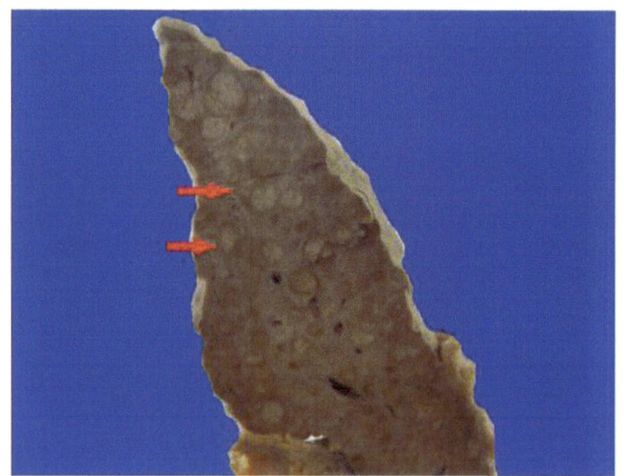

图 2.3.8-3　亚急性重型肝炎
→散在分布大小不等的结节

(四) 门脉性肝硬化(portal cirrhosis)

(1) 肝脏体积明显缩小、重量减轻,边缘变锐,质地变硬。

(2) 表面及切面见弥漫分布的结节。结节较小,大小较一致,直径多为 0.15~0.5cm,呈灰白色或黄绿色。

(3) 结节之间为纤细的纤维组织条索分隔(图 2.3.8-4)。

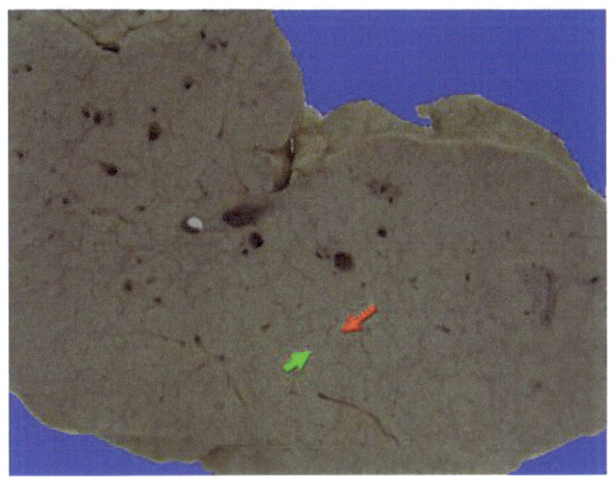

图 2.3.8-4 门脉性肝硬化
→结节;→纤维分隔

(五) 坏死后性肝硬化(postnecrotic cirrhosis)

(1) 肝脏体积缩小,重量减轻,质地变硬。

(2) 表面及切面见弥漫分布的结节。结节直径相对较大,大小不一致,直径多为 0.5~1cm。

(3) 结节间可见较宽且宽窄不一的纤维分隔(图 2.3.8-5)。

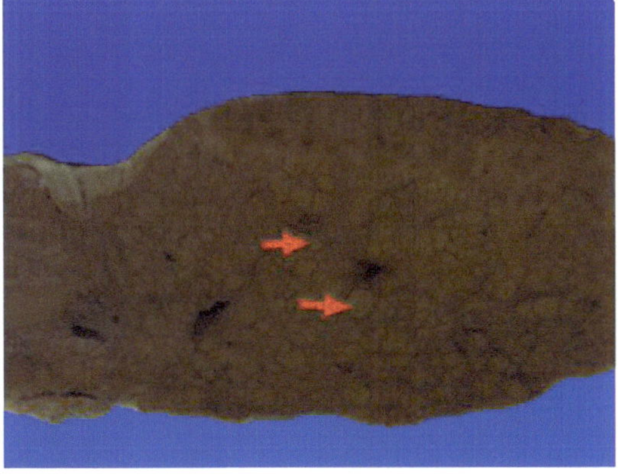

图 2.3.8-5 坏死后性肝硬化
→结节大小不一

(六) 胆汁性肝硬化(biliary cirrhosis)

(1) 肝脏体积缩小,质地中等。

(2) 表面及切面较为光滑或呈细颗粒状,无明显结节。

(3) 颜色呈深绿色(图 2.3.8-6)。

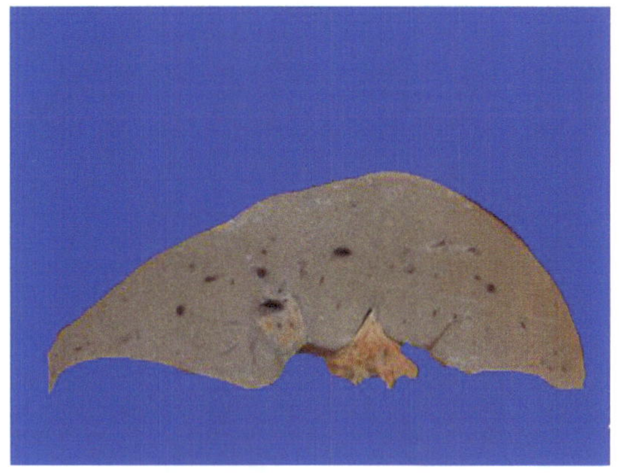

图 2.3.8-6 胆汁性肝硬化

(七) 慢性脾淤血(chronic spleen congestion)

(1) 脾脏体积显著增大。

(2) 包膜可增厚。

(3) 切面颜色呈暗红色(图 2.3.8-7)。

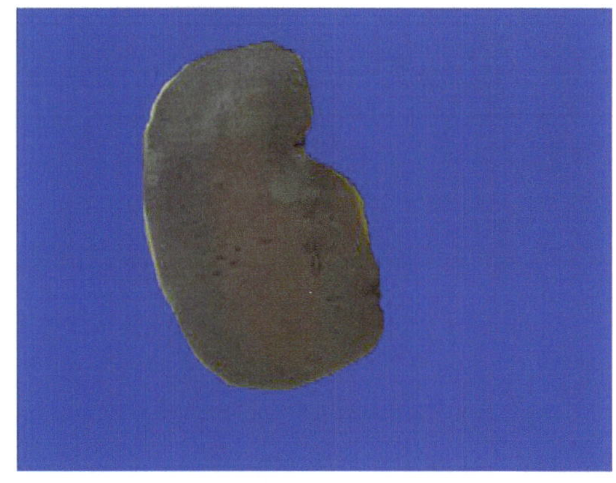

图 2.3.8-7 慢性脾淤血

(八) 食管下段静脉曲张(extensive esophageal varices)

食管下段黏膜下可见明显扩张的静脉,形如蚯蚓状。部分标本胃底也可见静脉曲张(图 2.3.8-8)。

(九) 慢性胆囊炎(chronic cholecystitis)

(1) 胆囊壁增厚,黏膜皱襞变平坦(图 2.3.8-9)。

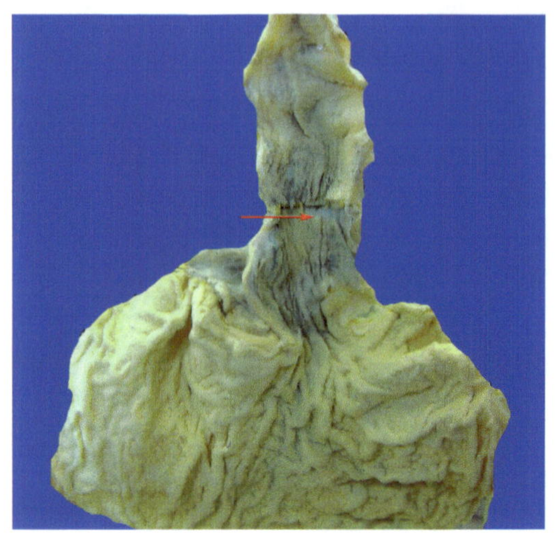

图 2. 3. 8-8　食管下段静脉曲张

→扩张弯曲的静脉

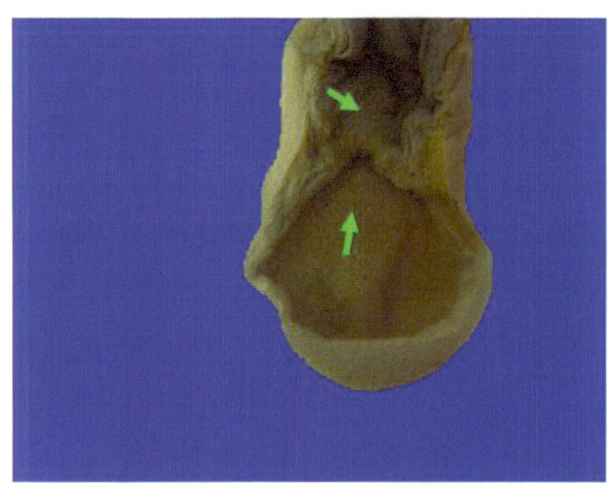

图 2. 3. 8-9　慢性胆囊炎

→胆囊壁增厚,黏膜皱襞变平

(2) 部分标本胆囊腔内见大量结石。

(十) 食道癌(carcinoma of esophagus)

(1) 食道壁明显增厚、变硬,管腔狭窄,壁内可见浸润性生长肿瘤组织。

(2) 切面呈灰白色,质地较硬(图 2. 3. 8-10)。

(十一) 胃癌(溃疡型)(gastric carcinoma, ulcerative type)

(1) 胃小弯幽门部见类圆形、溃疡型肿块。

(2) 溃疡边缘隆起,呈火山口状,底部凹凸

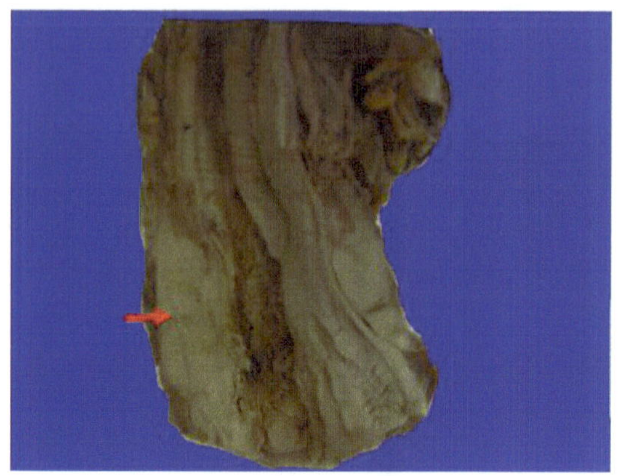

图 2. 3. 8-10　食管癌

→灰白色肿块呈浸润性生长

不平。

(3) 肿瘤切面灰白色,质脆,向胃壁肌层呈浸润性生长(图 2. 3. 8-11)。

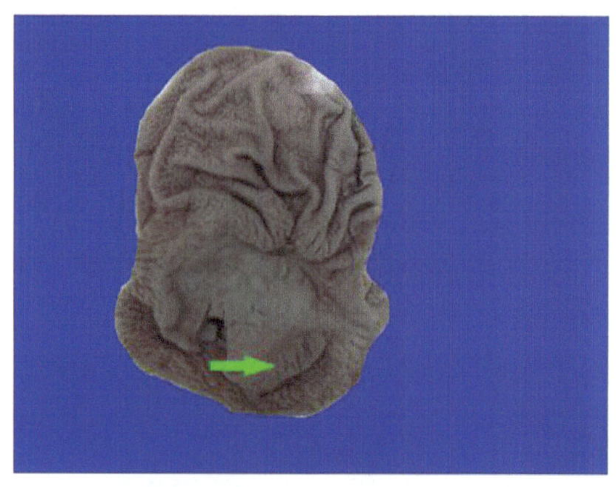

图 2. 3. 8-11　胃癌(溃疡型)

→溃疡边缘隆起呈火山口状

(十二) 原发性肝癌(primary carcinoma of the liver)

(1) 肝脏体积明显增大,肝右叶见一圆形巨大肿块。

(2) 肿块切面灰白色,质地较软,伴出血坏死(图 2. 3. 8-12)。

(3) 部分标本肿瘤周围肝组织呈肝硬化改变。

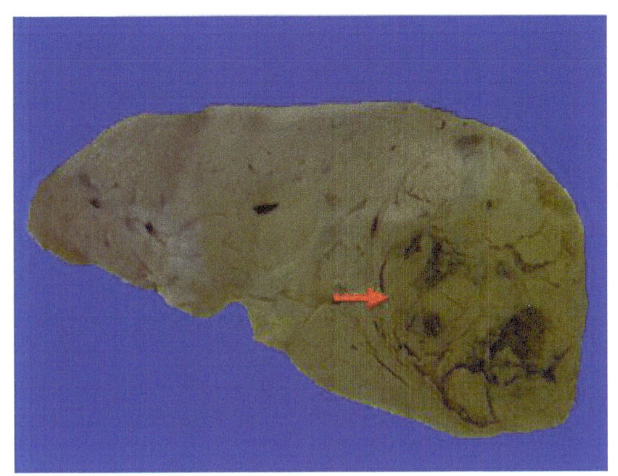

图 2.3.8-12 原发性肝癌
→灰白色肿块,伴出血

三、组织切片观察

(一) 慢性萎缩性胃炎(chronic atrophic gastritis)

〖低倍镜观察〗 胃黏膜萎缩变薄,腺体数目明显减少,部分腺体变小,局部腺体可呈囊性扩张。固有膜内见炎细胞浸润,可形成淋巴滤泡。

〖高倍镜观察〗 黏膜上皮有不同程度的肠上皮化生(出现杯状细胞、潘氏细胞等)。炎细胞主要为淋巴细胞,浆细胞(图 2.3.8-13)。

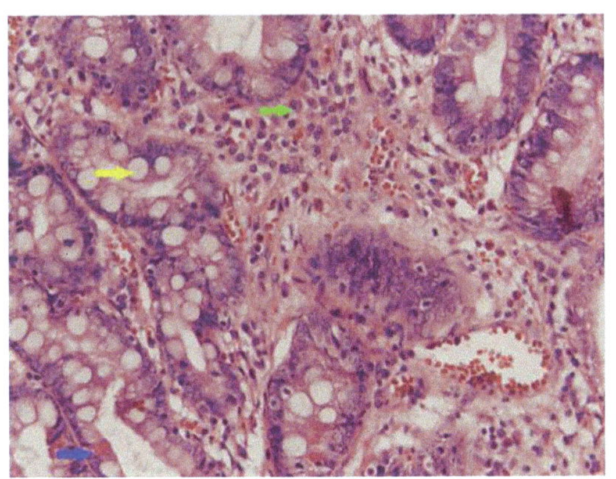

图 2.3.8-13 慢性萎缩性胃炎(HE,中倍)
→慢性炎细胞浸润;→潘氏细胞;→杯状细胞

请总结诊断依据:

(二) 胃溃疡

〖低倍镜观察〗 胃壁缺损处即为溃疡,深达肌层。

〖高倍镜观察〗 溃疡底部由里向外分为 4 层:①渗出层:由中性粒细胞和渗出的纤维素构成;②坏死层:为大量红染无结构的坏死组织;③肉芽组织层:为大量新生毛细血管及成纤维细胞,并见大量炎细胞;④瘢痕层:为玻变之纤维结缔组织。溃疡底部可见增生性小动脉内膜炎及神经纤维变性(图 2.3.8-14)。

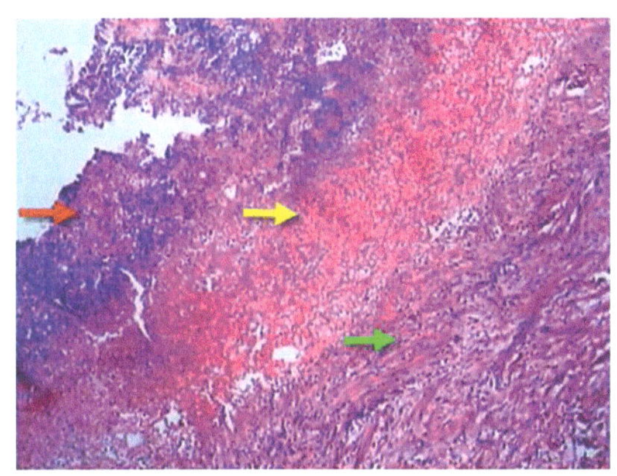

图 2.3.8-14 胃溃疡底部(HE,低倍)
→渗出层;→坏死层;→肉芽组织层

请总结诊断依据:

(三) 急性普通型肝炎(acute hepatitis)

〖低倍镜观察〗 肝细胞广泛变性,以胞质疏松化和气球样变多见。

〖高倍镜观察〗 肝细胞体积增大,胞质疏松半透明呈网状,部分肝细胞肿大呈圆形,胞质几乎完全透明,呈气球样变。肝小叶内散在点状坏死,坏死区内可见炎细胞浸润(图 2.3.8-15)。

请总结诊断依据:

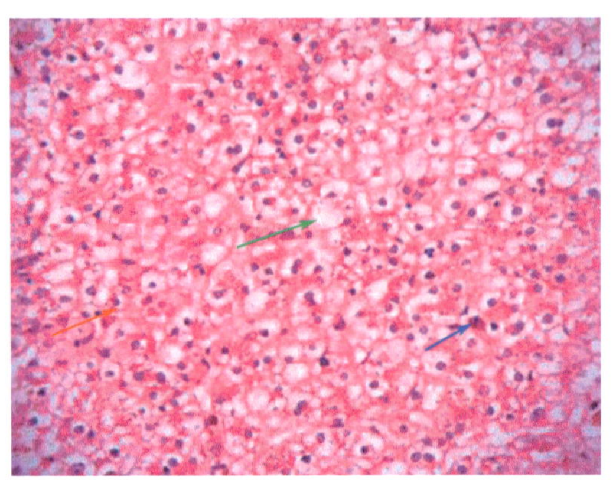

图 2. 3. 8-15　急性普通性肝炎(HE,中倍)
→肝细胞体积增大,胞质疏松;
→点状坏死区见炎细胞浸润

(四) 重度慢性肝炎(severe chronic hepatitis)

〖**低倍镜观察**〗 肝细胞坏死广泛而严重,可见大范围的桥接坏死和碎片状坏死,并可见再生肝细胞,纤维组织增生并开始分隔肝小叶。

〖**高倍镜观察**〗 坏死区肝细胞溶解,炎细胞浸润。

请总结诊断依据:

(五) 急性重型肝炎

〖**低倍镜观察**〗 肝细胞坏死广泛而严重,呈大块或亚大块坏死,累及肝小叶大部甚至整个肝小叶,导致肝小叶结构破坏。

〖**高倍镜观察**〗 肝血窦扩张充血、出血,肝细胞溶解,肝索解离,小叶周边残存少量变性的肝细胞。汇管区及肝小叶内见淋巴细胞和单核细胞为主的炎细胞浸润(图 2. 3. 8-16)。

请总结诊断依据:

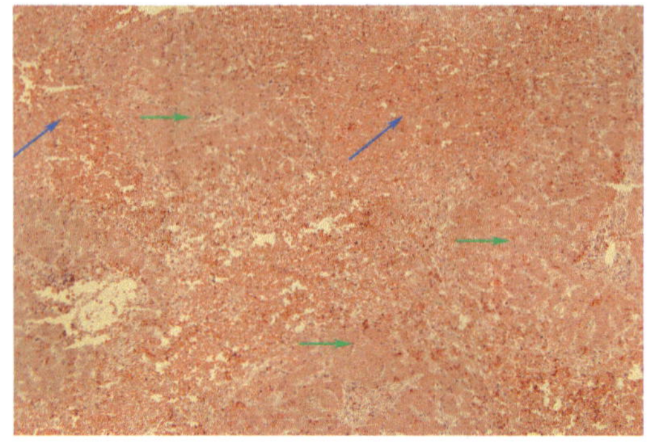

图 2. 3. 8-16　急性重型肝炎(HE,中倍)
→肝细胞坏死、崩解,肝索解离;→残留肝细胞

(六) 亚急性重型肝炎

〖**低倍镜观察**〗 既有大片的肝细胞坏死,又有肝细胞结节状再生。

〖**高倍镜观察**〗 肝细胞大片坏死,纤维组织增生。再生的肝细胞呈不规则的结节状,肝小叶失去原有结构。汇管区及小叶内可见明显的炎细胞浸润。小叶周边小胆管增生(图 2. 3. 8-17)。

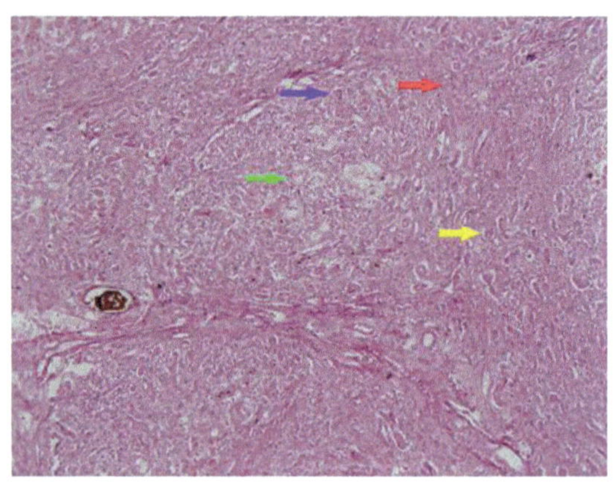

图 2. 3. 8-17　亚急性重型肝炎(HE,中倍)
→肝细胞坏死;→再生肝细胞;→增生小胆管;
→增生的纤维组织

请总结诊断依据:

（七）门脉性肝硬化(portal cirrhosis)

〖低倍镜观察〗 肝脏正常肝小叶结构消失，由增生的纤维组织重新分隔包绕肝细胞形成假小叶。假小叶大小相对一致，呈圆形或椭圆形，周边为纤维间隔。

〖高倍镜观察〗 假小叶内肝细胞排列紊乱，可有不同程度的变性、坏死及肝细胞再生。中央静脉缺如、偏位或有2个以上。假小叶间的纤维间隔较窄且宽窄较为一致，可有少量慢性炎细胞浸润。汇管区小胆管增生，并见无管腔的假胆管(图2.3.8-18)。

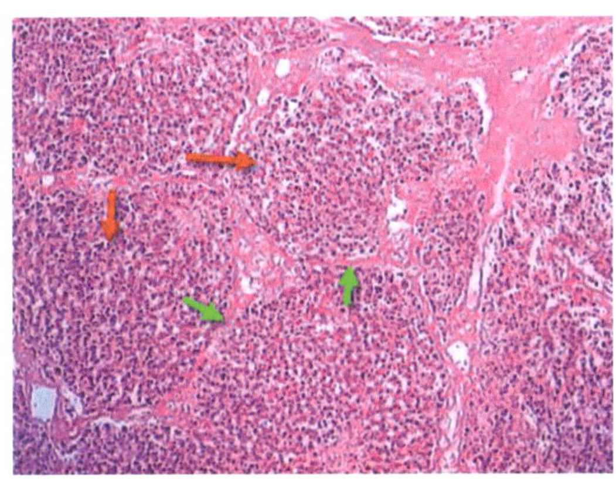

图2.3.8-18 门脉性肝硬化(HE，中倍)
→假小叶；→假小叶间的纤维间隔

请总结诊断依据：

（八）坏死后性肝硬化(postnecrotic cirrhosis)

〖低倍镜观察〗 肝脏正常肝小叶结构消失，由增生的纤维组织重新分隔包绕肝细胞形成假小叶。假小叶大小悬殊，形态各异。

〖高倍镜观察〗 假小叶内的肝细胞可有不同程度的变性和坏死。假小叶周围的纤维组织间隔较宽且宽窄不均，间隔内有较多的慢性炎细胞浸润及小胆管增生(图2.3.8-19)。

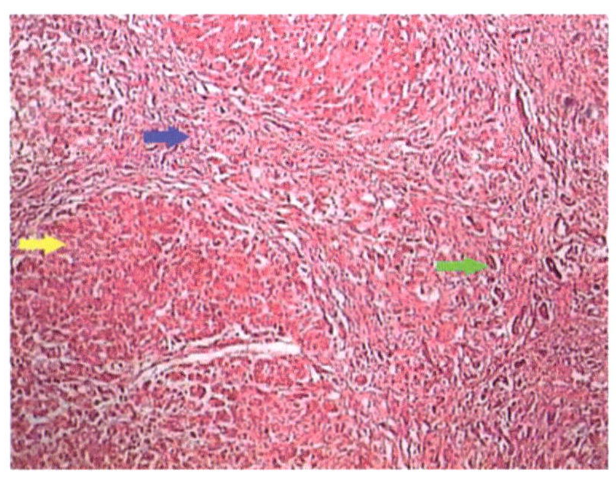

图2.3.8-19 坏死后性肝硬化(HE，中倍)
→假小叶周围的纤维结缔组织间隔；→假小叶内的肝细胞；→增生的小胆管

请总结诊断依据：

（九）慢性胆囊炎(chronic cholecystitis)

〖低倍镜观察〗 胆囊黏膜变薄，腺体萎缩、数量减少，纤维组织增生，胆囊壁各层均见炎细胞浸润，部分区域可见罗-阿(Rokitansky-Aschoff)窦(由黏膜腺体伸入肌层而成)。

〖高倍镜观察〗 胆囊各层浸润的炎细胞主要为淋巴细胞、浆细胞、单核细胞(图2.3.8-20)。

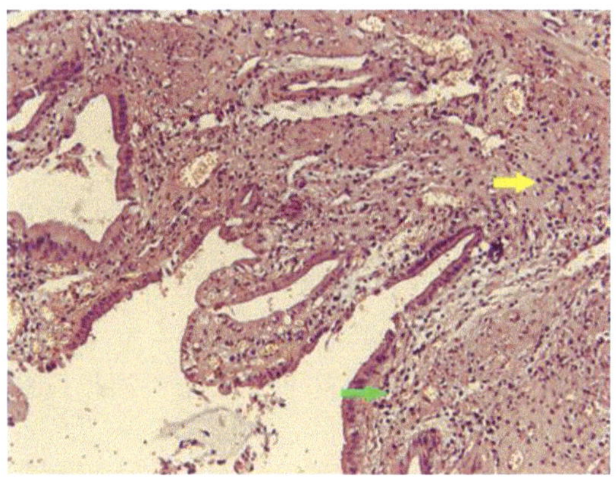

图2.3.8-20 慢性胆囊炎(HE，中倍)
→黏膜腺体减少；→炎细胞浸润

请总结诊断依据：

(十) 胃腺癌(adenocarcinoma of the stomach)

〖低倍镜观察〗 癌细胞排列成腺管状结构，腺体数量明显增多，排列拥挤，其大小、形状和排列很不规则，并浸润至胃壁肌层。

〖高倍镜观察〗 癌细胞呈明显异型性，可见较多病理性核分裂(图 2.3.8-21)。

请总结诊断依据：

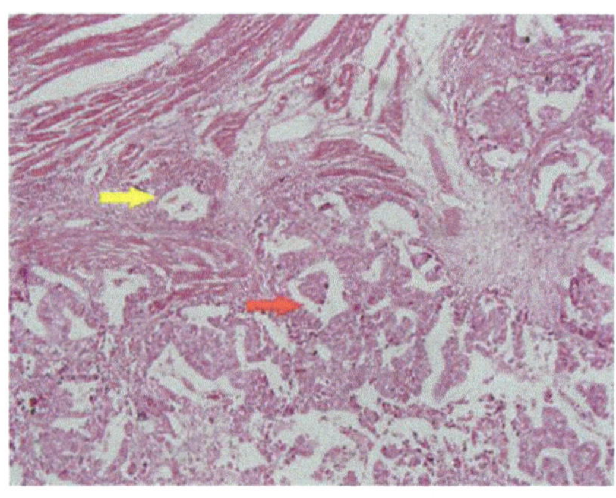

图 2.3.8-21 胃腺癌(HE,中倍)
→癌细胞排列成腺管状结构；→癌组织浸润至肌层

(十一) 胃印戒细胞癌(signet-ring cell carcinoma of the stomach)

〖低倍镜观察〗 癌细胞成片状分布，在胃壁中浸润性生长。间质内可见大量黏液形成黏液湖。

〖高倍镜观察〗 癌细胞胞质内充满黏液，将核挤向一侧，使细胞呈印戒状。印戒细胞也可漂浮于黏液湖中(图 2.3.8-22)。

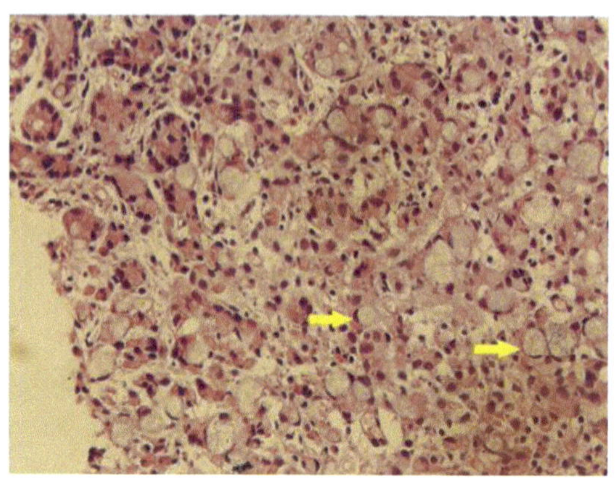

图 2.3.8-22 胃印戒细胞癌(HE,高倍)
→癌细胞呈印戒状

请总结诊断依据：

(十二) 肝细胞肝癌(hepatocellular carcinoma)

〖低倍镜观察〗 癌组织与正常肝组织分界不清。癌细胞排列成条索状或小梁状，偶呈腺管状。癌细胞条索间为血窦。

〖高倍镜观察〗 分化好的癌细胞类似正常肝细胞，呈多边形，胞浆丰富，核大而深染，可分泌胆汁。分化差的癌细胞异型性明显，病理性核分裂多见，可见巨核及多核瘤巨细胞(图 2.3.8-23)。

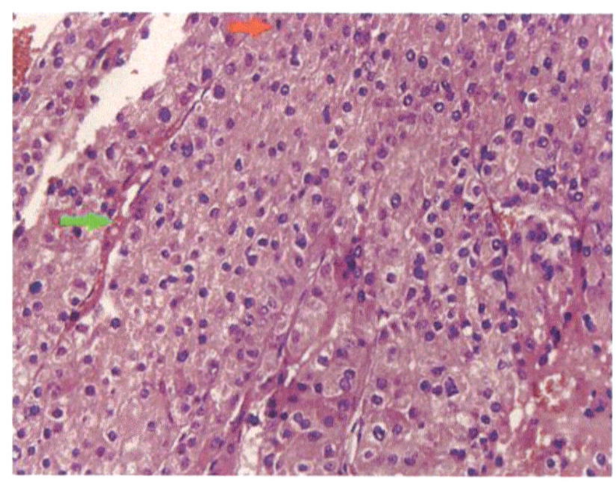

图 2.3.8-23 肝细胞性肝癌 (HE,高倍)
→血窦；→病理性核分裂

请总结诊断依据：

（十三）胰腺癌(carcinoma of pancreas)

〖低倍镜观察〗 癌细胞排列呈腺样结构，腺体数量明显增多，排列拥挤，腺体形状不规则，呈浸润性生长。部分癌细胞分泌黏液（图2.3.8-24）。

〖高倍镜观察〗 癌细胞异型性大，病理性核分裂多见。

请总结诊断依据：

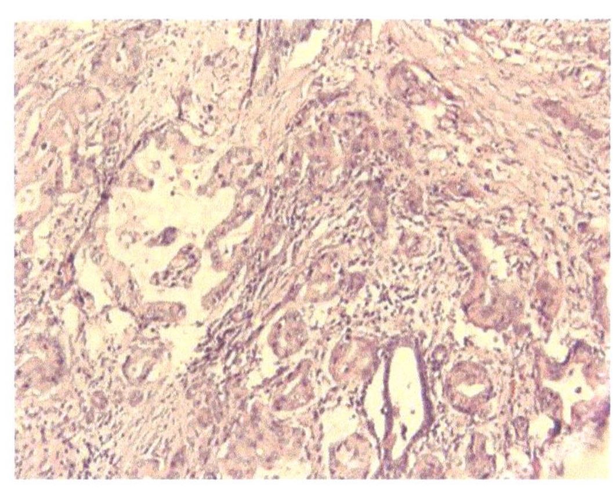

图 2.3.8-24 胰腺癌（HE，低倍）

（杨雅莹）

第九节 淋巴造血系统疾病

淋巴造血系统包括髓系统和淋巴系统，前者包括骨髓和血液，后者包括胸腺、脾脏及淋巴结等淋巴器官。淋巴造血系统肿瘤根据细胞来源，分为淋巴组织肿瘤、髓性肿瘤、组织细胞和树突状细胞肿瘤。恶性淋巴瘤，包括霍奇金淋巴瘤和非霍奇金淋巴瘤，为本节重点介绍内容，二者在组织形态学、免疫表型、分子遗传学改变、临床特征和生物学行为等方面有所不同。

一、目的要求

掌握霍奇金淋巴瘤及非霍奇金淋巴瘤的变特点。

二、巨体标本观察

（一）恶性淋巴瘤(malignant lymphoma)

标本取自结肠系膜淋巴结。

（1）淋巴结高度肿大，包膜增厚。

（2）多个淋巴结相互粘连，融合成巨大结节状肿块。

（3）切面呈灰白色，质嫩，鱼肉状。（图2.3.9-1）

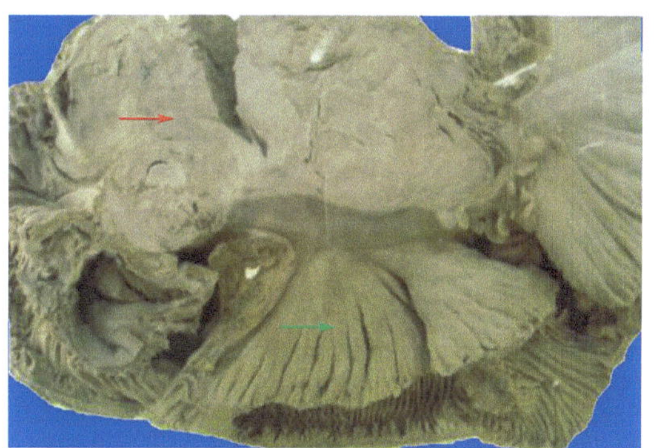

图 2.3.9-1 结肠系膜淋巴结恶性淋巴瘤

→高度肿大融合之淋巴结；→结肠

三、组织切片观察

（一）经典型霍奇金淋巴瘤(classical Hodgkin lymphoma)

〖低倍镜观察〗 淋巴结正常结构破坏，被增生的、散在分布的大肿瘤细胞及背景多量非肿瘤性的炎细胞及组织细胞等所取代。

〖高倍镜观察〗 大量炎细胞背景中见少量散在大肿瘤细胞，即各种R-S细胞。其中可见到有诊断价值的典型R-S细胞，直径20～50μm或更大；胞质稍嗜酸性或嗜碱性，呈均质性或颗粒性，缺乏高尔基区的浅染区；细胞核呈双叶或多叶，核膜厚而清楚，核染色质细而分散(泡状核)，有的有粗糙的染色质块，单个中位嗜酸性大圆核仁(大小与红细胞相当);可见病理性核分裂象。双叶核者,双核并列排列,状如镜影,称镜影细胞。另可见单叶核R-S细胞、木乃伊细胞、腔隙型R-S细胞等。大量背景细胞包括组织细胞、淋巴细胞、浆细胞、嗜酸性细胞和中性粒细胞等。此为经典型霍奇金淋巴瘤的混合细胞型霍奇金淋巴瘤(图2.3.9-2,图2.3.9-3)。

〖主要免疫表型〗　肿瘤细胞:CD30(+),CD15(+),PAX5(+),CD45(-),CK(-),EMA(-),CD20(-),CD3(-)。

请总结诊断依据:

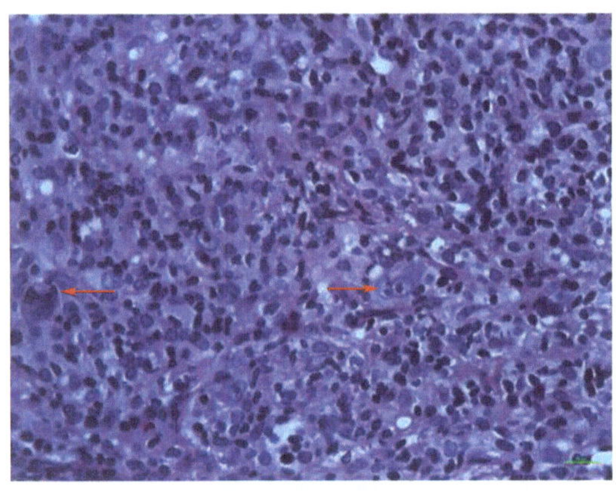

图2.3.9-2　经典型霍奇金淋巴瘤(HE,高倍)
→典型R-S细胞

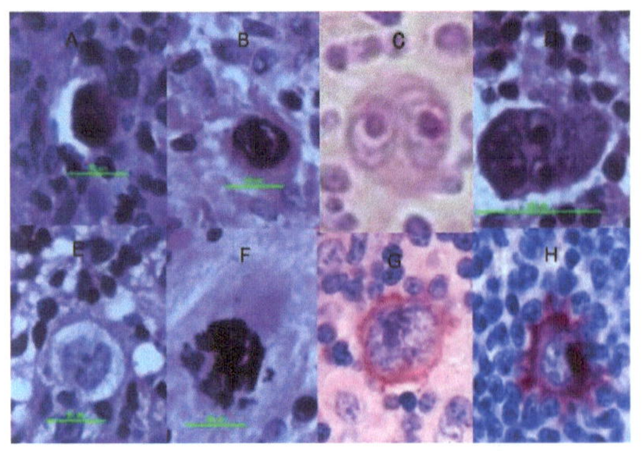

图2.3.9-3　各种R-S细胞及其免疫表型(高倍)
A 木乃伊细胞(HE);B 单叶核R-S细胞(HE);C 典型R-S细胞,镜影细胞(HE);D 典型R-S细胞,多叶核R-S细胞(HE) E 腔隙型R-S细胞(HE);F 病理性核分裂象(HE);G 肿瘤细胞膜和胞质阳性表达CD30(免疫组化染色);H 肿瘤细胞膜和胞质阳性表达CD15(免疫组化染色)

(二) 非霍奇金淋巴瘤(non-Hodgkin lymphoma)

1. 前体淋巴细胞肿瘤(淋巴母细胞性淋巴瘤/淋巴母细胞性白血病)[precursor lymphocyte neoplasms (lymphoblastic lymphoma/lymphoblastic leukaemia)]

〖低倍镜观察〗　淋巴结结构破坏,被弥漫一致淋巴样细胞取代,可见肿瘤细胞侵犯血管,局部肿瘤细胞呈列兵样排列。

〖高倍镜观察〗　肿瘤细胞较为一致,小~中等大小。核圆形或卵圆形,核染色质细腻,可见小核仁,病理性核分裂象常见(>10个/10HPF)。细胞质很少。(图2.3.9-4)

〖主要免疫表型〗　肿瘤细胞:TDT(+),CD20(+),PAX5(+),Ki67 80%,CD45(+),MPO(-),CD3(-)。

请总结诊断依据:

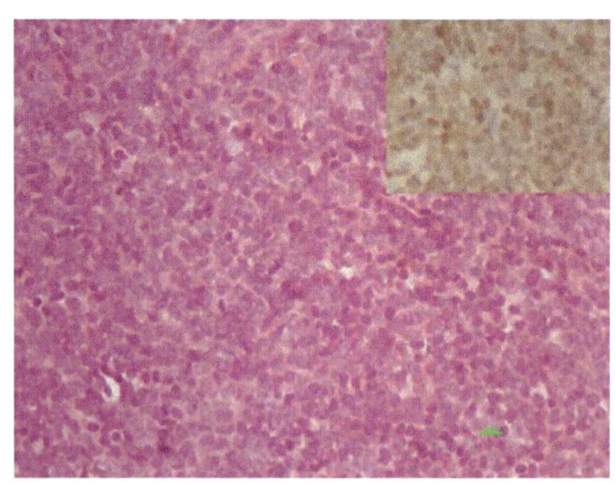

图2.3.9-4　B细胞淋巴母细胞性淋巴瘤(HE,高倍)
(插图　免疫组化染色,TdT瘤细胞核阳性表达)

2. 成熟B细胞肿瘤(mature B-cell neoplasms)

(1) 弥漫大B细胞淋巴瘤(diffuse large B-cell lymphoma)

〖低倍镜观察〗　淋巴结被膜下窦和髓窦闭塞消失,淋巴结正常结构全部破坏,由大量弥漫成片增生的形态一致的大淋巴样细胞(中心母细胞样细胞)取代。

〖高倍镜观察〗　瘤细胞核大,超过正常小淋巴细胞核的两倍以上,核呈泡状,圆形或椭圆形,可见多个嗜酸性小核仁，靠近核膜，病理性核分裂象多见（>5个/10HPF）。瘤细胞胞质少，嗜碱性或嗜双色性。（图2.3.9-5）

〖**主要免疫表型**〗 肿瘤细胞：CD20（+），PAX5（+），Ki67 60%，Bcl-2（+），CD30（-），Cyclin D1（-），TDT（-），CD3（-）。

请总结诊断依据：

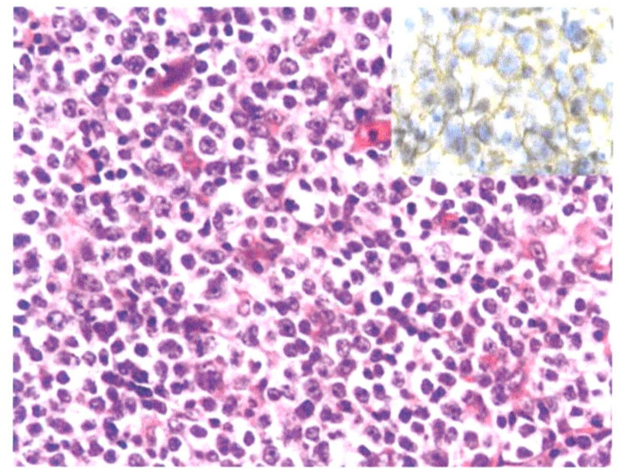

图2.3.9-5 弥漫大B细胞淋巴瘤（HE，高倍）
（插图 免疫组化染色，CD20瘤细胞膜阳性表达）

（2）滤泡性淋巴瘤（follicular lymphoma）

〖**低倍镜观察**〗 淋巴结皮质区、副皮质区和髓质区见大量滤泡样结节增生，滤泡增生密集呈“背靠背”现象。滤泡生发中心扩大。滤泡套细胞区变薄甚至消失。

〖**高倍镜观察**〗 扩大的滤泡生发中心巨噬细胞消失，瘤细胞与正常生发中心的中心细胞相似，体积略比残留的淋巴细胞大，核弯曲，可见明显的核裂，核仁不明显，与数量不等的中心母细胞样细胞混合存在。中心母细胞样细胞体积较大，核呈空泡状，有多个核仁，常靠近核膜，可见核分裂象。（图2.3.9-6）

〖**主要免疫表型**〗 滤泡肿瘤细胞：CD20（+），Bcl-2（+），Ki67 15%，CD10（+），Bcl-6（+），CD3（-）。

请总结诊断依据：

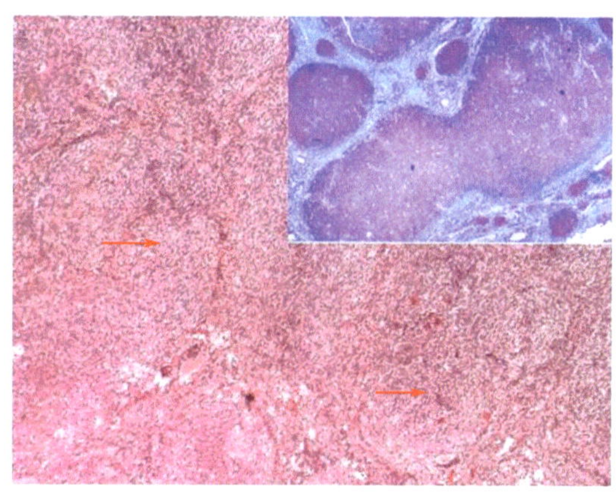

图2.3.9-6 滤泡性淋巴瘤（HE，低倍）
→肿瘤细胞排列成滤泡状
（插图 免疫组化染色，滤泡肿瘤细胞胞质Bcl-2阳性表达）

（3）伯基特淋巴瘤（Burkitt lymphoma）

〖**低倍镜观察**〗 淋巴结结构完全破坏，被大量增生的肿瘤细胞取代，其中可见“星空现象”。

〖**高倍镜观察**〗 肿瘤细胞弥漫分布，大小、形态一致，相嵌状排列。瘤细胞中等大小，可见小核仁。胞质嗜碱性或嗜双色性。核分裂象常见，一些肿瘤细胞凋亡，被散在的巨噬细胞吞噬。（图2.3.9-7）

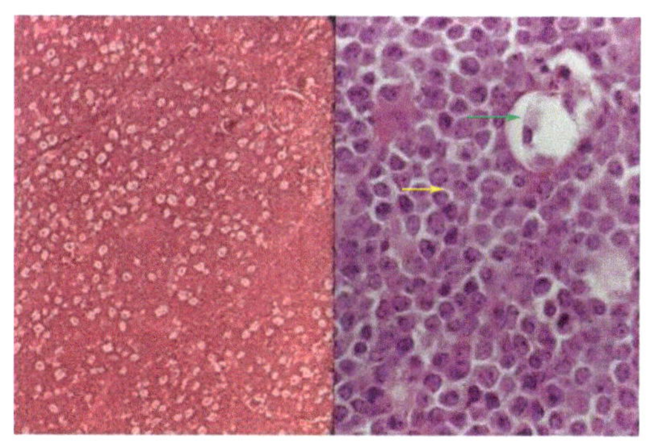

图2.3.9-7 伯基特淋巴瘤（HE）
左图：“星空”现象（低倍）；右图（高倍）
→肿瘤细胞较为一致，中等大小，相嵌状排列；→巨噬细胞

〖**主要免疫表型**〗 肿瘤细胞：CD20（+），Ki67近100%，CD10（+），Bcl-6（+），Bcl-2（-），CD3（-）。EB病毒原位杂交（即EBER）（+）。

请总结诊断依据：

3. 成熟 T 和 NK 细胞肿瘤　结外 NK/T 细胞淋巴瘤，鼻型

〖**低倍镜观察**〗　鼻腔黏膜组织局部凝固性坏死，上皮下和腺体间大量异型淋巴样细胞增生。

〖**高倍镜观察**〗　瘤细胞大小不一致，部分细胞较小，部分为中等大小，部分为大细胞。多数瘤细胞核形状一致，核扭曲如水母样或胚胎样，病理性核分裂象多见。瘤细胞胞质浅染。瘤细胞常侵及黏膜上皮、腺体上皮或血管壁。背景可见数量不等的炎症细胞，如嗜酸性粒细胞和中性粒细胞等。(图 2.3.9-8)

〖**主要免疫表型**〗　肿瘤细胞：CD3ε(+)，CD56(+)，Granzyme B(+)，TIA-1(+)，Perfolin(+)，Ki67 50%，CK(-)，EMA(-)，CD20(-)。EB 病毒原位杂交(即 EBER)(+)。

请总结诊断依据：

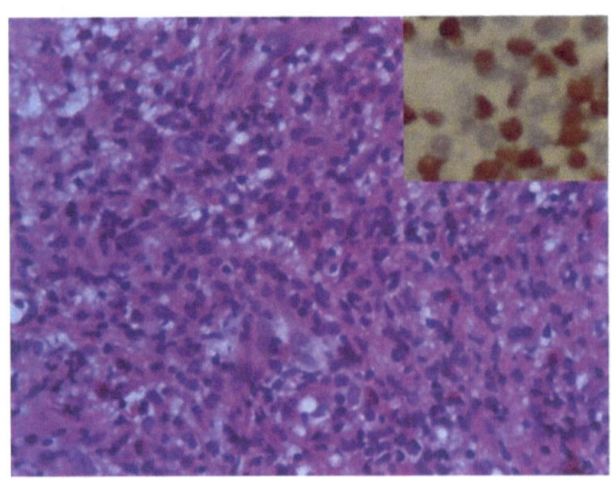

图 2.3.9-8　结外 NK/T 细胞淋巴瘤，鼻型(HE，高倍)

(插图　EBER 瘤细胞核阳性)

(李　丹)

第十节　泌尿系统疾病

肾小球肾炎由免疫机制引起。病变性质是以肾小球损害为主的变态反应引起的非化脓性炎症。其基本病理变化为：肾小球细胞增多；基膜增厚和系膜基质增多；炎性渗出和坏死；肾小球玻璃样变和硬化；肾小管和间质的改变。肾小球肾炎可分为原发性与继发性两大类，原发性肾小球肾炎的病理类型包括：急性弥漫性增生性肾小球肾炎；快速进行性(新月体性)肾小球肾炎；膜性肾小球肾炎(膜性肾病)；微小病变性肾小球肾炎(脂性肾病)；局灶节段性肾小球硬化；膜增生性肾小球肾炎；系膜增生性肾小球肾炎；IgA 肾病；慢性硬化性肾小球肾炎。由于病理改变的不同，临床可表现为急性肾炎综合征、快速进行性肾炎综合征、肾病综合征、无症状性血尿或蛋白尿、慢性肾炎综合征。

肾盂肾炎是感染引起的以肾盂、肾间质和肾小管病变为主的炎性疾病。包括急性和慢性两类。急性肾盂肾炎是由细菌引起的肾盂、肾间质和肾小管的化脓性炎症。上行性感染为其主要的感染途径。临床表现为急性感染的全身症状、膀胱及尿路刺激征以及尿液改变(脓尿、菌尿、蛋白尿、管型尿等)。患者预后较好。慢性肾盂肾炎是双侧肾脏非对称性损害，其病变特点是慢性间质性炎症、纤维化和瘢痕形成，常伴有肾盂、肾盏的纤维化和变形。临床上多表现为间歇性菌尿、多尿、夜尿，低钠、低钾及代谢性酸中毒，X 线肾盂造影有诊断价值。

肾细胞癌是肾小管上皮起源的恶性肿瘤，包括透明细胞癌、乳头状癌及嫌色细胞癌等类型。腰痛、肾区肿块和血尿为具有诊断价值的三联征。肾细胞癌具有广泛转移的特点。

膀胱尿路上皮癌是泌尿系统最常见的恶性肿瘤，常呈乳头状生长。根据肿瘤细胞有无浸润，可以分为浸润性和非浸润性两种。根据肿瘤细胞分化程度，各自又可以分为低级别和高级别尿路上皮癌。无痛性血尿是其最常见的症状。肿瘤术后易复发。

一、目的要求

(1) 掌握急性弥漫性增生性肾小球肾炎、新

月体性肾小球肾炎和慢性硬化性肾小球肾炎的病变特点及临床病理联系。

(2) 掌握急性肾盂肾炎、慢性肾盂肾炎的病变特点、发展过程及临床病理联系。

(3) 了解肾脏及膀胱常见肿瘤。

二、巨体标本观察

(一) 急性弥漫性增生性肾小球肾炎(acute diffuse proliferative glomerulonephritis)

(1) 肾脏轻到中度肿大,包膜紧张,表面光滑、充血,称为“大红肾”。部分病例肾脏表面有散在粟粒大小出血点,称为“蚤咬肾”(图 2. 3. 10-1)。

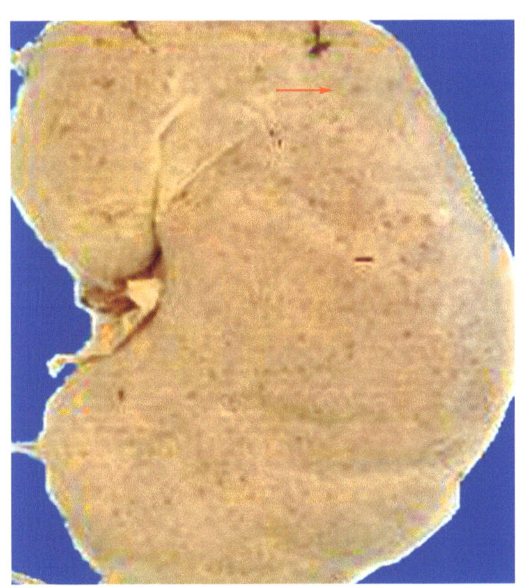

图 2. 3. 10-1 急性肾小球肾炎

→肾表面点状出血灶

(2) 切面见肾皮质增厚,皮质及髓质分界清楚。

(二) 新月体性肾小球肾炎(crescentic glomerulonephritis)

(1) 肾脏体积肿大,颜色苍白(图 2. 3. 10-2)。

(2) 切面肾皮质增厚,皮髓质分界清楚,可见点状出血。

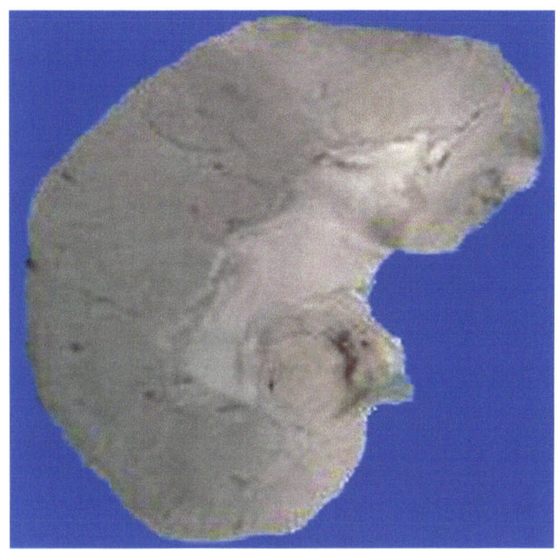

图 2. 3. 10-2 新月体性肾小球肾炎

→肾皮质增厚

(三) 膜性肾小球肾炎(membranous glomerulonephritis)

肾脏体积肿大,颜色苍白,有“大白肾”之称(图 2. 3. 10-3)。

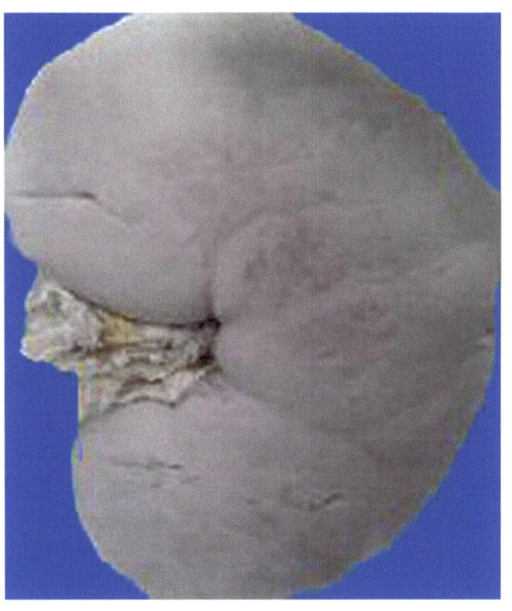

图 2. 3. 10-3 膜性肾小球肾炎

（四）慢性硬化性肾小球肾炎（chronic sclerosing glomerulonephritis）

（1）双侧肾脏对称性缩小，肾被膜与肾实质粘连，表面呈弥漫性细颗粒状，称为颗粒性固缩肾（图 2.3.10-4）。

（2）肾切面见实质变薄，皮髓质分界不清，肾盂周围脂肪组织增多。

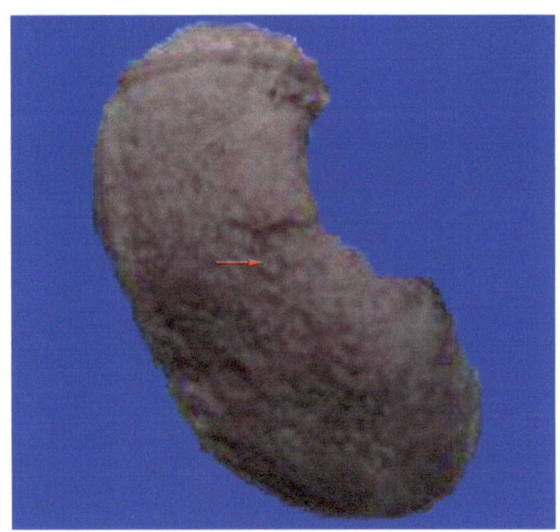

图 2.3.10-4　慢性肾小球肾炎
→表面弥漫分布细小颗粒

（五）急性肾盂肾炎（acute pyelonephritis）

（1）肾脏体积增大、充血，表面可见多个散在稍隆起的黄白色小脓肿，周围有紫红色充血带环绕（图 2.3.10-5）。多个病灶可融合形成大的脓肿。

（2）切面肾髓质内有黄色条纹，并向皮质延伸，条纹融合处有脓肿形成。

（3）肾盂黏膜充血水肿，可有散在出血点，黏膜表面可有脓性渗出物，严重时，肾盂内可有积脓。

（六）慢性肾盂肾炎（chronic pyelonephritis）

（1）病变可限于一侧肾脏，也可为双侧性。

（2）肾脏表面出现不规则的瘢痕，双侧病变不对称。

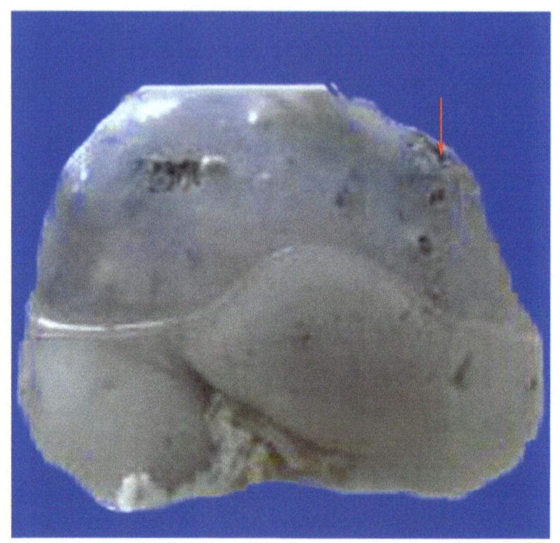

图 2.3.10-5　急性肾盂肾炎
→散在脓肿病灶

（3）切面皮髓质分界不清，肾乳头萎缩，肾盂、肾盏变形，肾盂黏膜粗糙（图 2.3.10-6）。

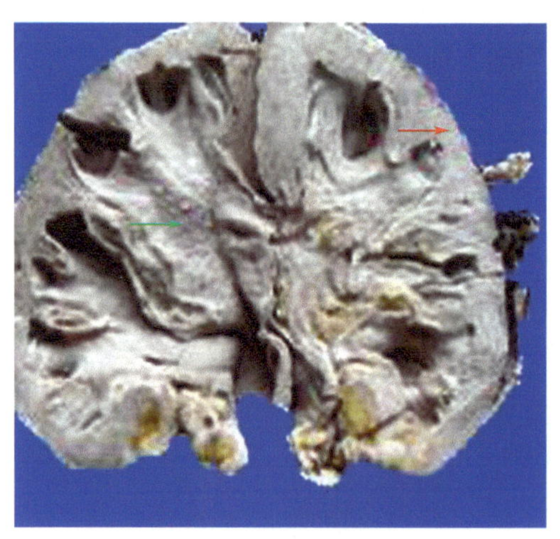

图 2.3.10-6　慢性肾盂肾炎
→肾盂黏膜粗糙；→皮髓质分界不清

（七）肾细胞癌（renal cell carcinoma）

（1）肿瘤可发生于肾的任何部位，以上下两极多见。

（2）肿瘤常为实质性圆形肿物，直径 3～15cm。切面肿瘤组织淡黄色或灰白色，常有灶性出血、坏死、软化或钙化等改变，表现为红、黄、灰、白等多种颜色交错的多彩状（图 2.3.10-7）。

（3）肿瘤边缘常有假包膜形成，有时肿瘤周围有小的瘤结节。

（八）膀胱尿路上皮癌（urotheliae carcinoma of the bladder）

（1）肿瘤好发于膀胱侧壁或膀胱三角区近输尿管开口处，可单个或多发性，大小不等，直径数毫米至数厘米。

（2）可呈乳头状或息肉状，此常有蒂与膀胱黏膜相连，多见于分化好者（图 2.3.10-8）；也可呈扁平状突起，此常基底宽，无蒂，肿瘤切面灰白色，可有坏死等改变。多见于分化差者。

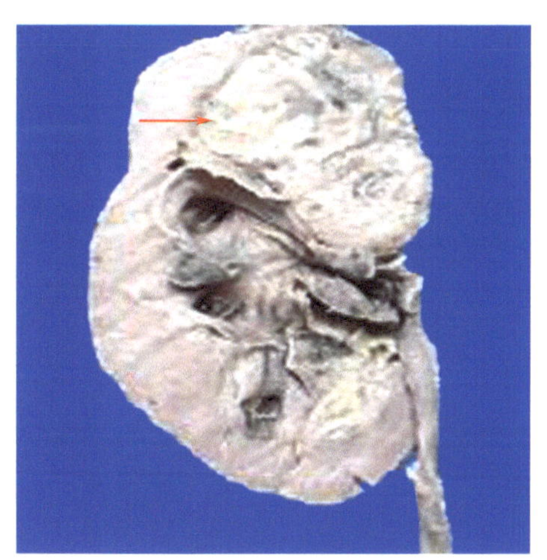

图 2.3.10-7 肾细胞癌

→两个肿瘤结节

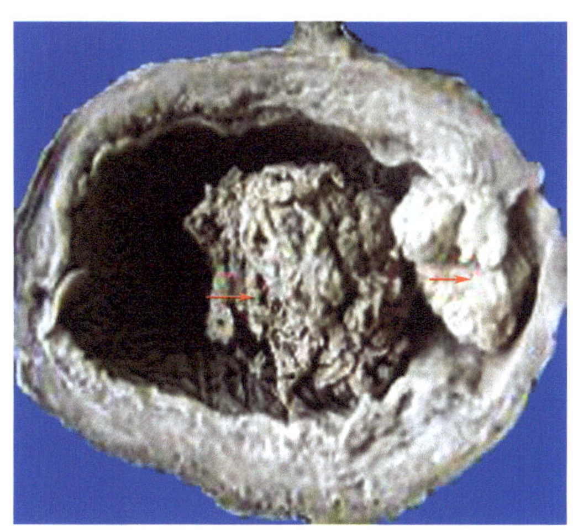

图 2.3.10-8 膀胱尿路上皮癌

→两个肿瘤结节呈乳头状突向膀胱腔

三、组织切片观察

（一）急性弥漫性增生性肾小球肾炎

〖**低倍镜观察**〗 病变弥漫分布，绝大多数肾小球广泛受累。肾小球体积增大，细胞数量增多。近曲小管上皮细胞变性，管腔内可见管型（蛋白管型、细胞管型、颗粒管型）。肾间质充血、水肿。少量炎细胞浸润（图 2.3.10-9）。

〖**高倍镜观察**〗 肾小球内增生的细胞主要为内皮细胞和系膜细胞，还可见中性粒细胞和单核细胞浸润。

请总结诊断依据：

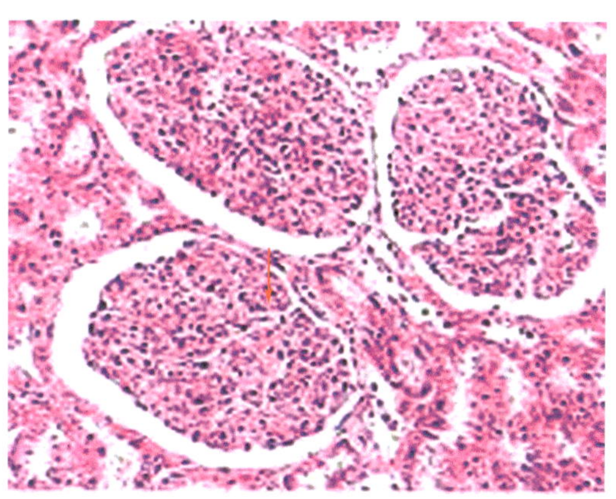

图 2.3.10-9 急性弥漫性增生性肾炎（HE，低倍）

→肾小球细胞数量增多，毛细血管腔狭窄

（二）新月体性肾小球肾炎

〖**低倍镜观察**〗 多数肾小球内有新月体或环形小体形成，肾小球球囊腔变窄，毛细血管丛萎缩，部分肾小球纤维化、透明变性。肾小管上皮细胞变性，腔内可见管型，部分肾小管萎缩。间质淋巴细胞浸润，纤维组织增生。

〖**高倍镜观察**〗 肾小球囊壁层上皮细胞增生，突向肾小球囊腔，呈新月体状或环形体状。可表现为细胞性、纤维-细胞性、纤维性新月体（图 2.3.10-10）。

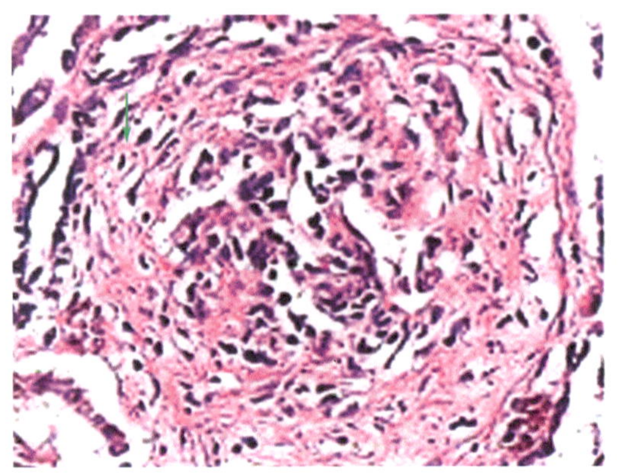

图 2.3.10-10　新月体性肾小球肾炎（HE，中倍）
→肾小球囊内新月体形成

请总结诊断依据：

（三）膜性肾小球肾炎

〖低倍镜观察〗　肾小球毛细血管壁弥漫性增厚，血管腔狭窄（图 2.3.10-11）。六胺银染色显示增厚的基膜及与之垂直的钉突形如梳齿，钉突向沉积物表面延伸并将其覆盖，使基膜明显增厚（图 .2.3.10-12）。

请总结诊断依据：

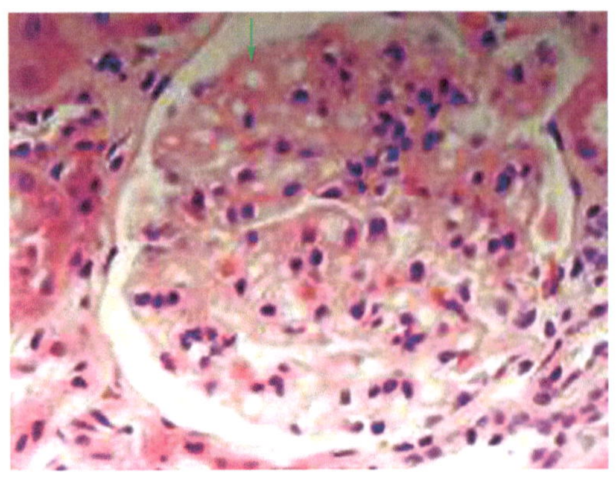

图 2.3.10-11　膜性肾小球肾炎（HE，高倍）
→肾小球基底膜弥漫性增厚

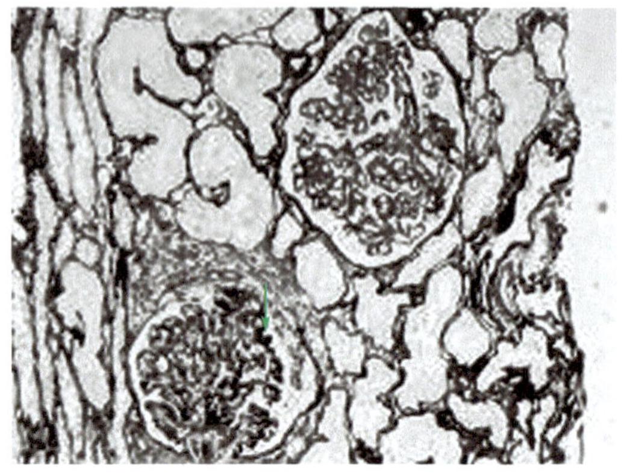

图 2.3.10-12　膜性肾小球肾炎（银染，低倍）
→肾小球基膜增厚

（四）慢性硬化性肾小球肾炎

〖低倍镜观察〗　肾被膜明显增厚，大多数肾小球不同程度纤维化、玻变，相应肾小管萎缩、纤维化或消失（图 2.3.10-13）。残存肾小球代偿性肥大，肾小管扩张，可见管型。间质纤维组织增生，淋巴细胞、浆细胞浸润。病变肾小球相互靠拢、集中。

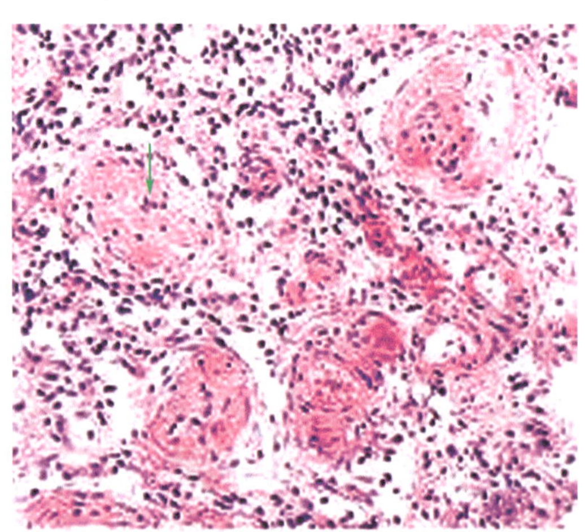

图 2.3.10-13　慢性硬化性肾小球肾炎（HE，低倍）
→肾小球纤维化、玻变

请总结诊断依据：

（五）急性肾盂肾炎

〖低倍镜观察〗 病变呈灶性分布，主要累及肾间质，呈化脓性炎，可伴脓肿形成（图 2. 3. 10-14）。部分肾小管内见渗出性改变。

〖高倍镜观察〗 肾间质及肾小管内见大量中性粒细胞、脓细胞及细菌。

请总结诊断依据：

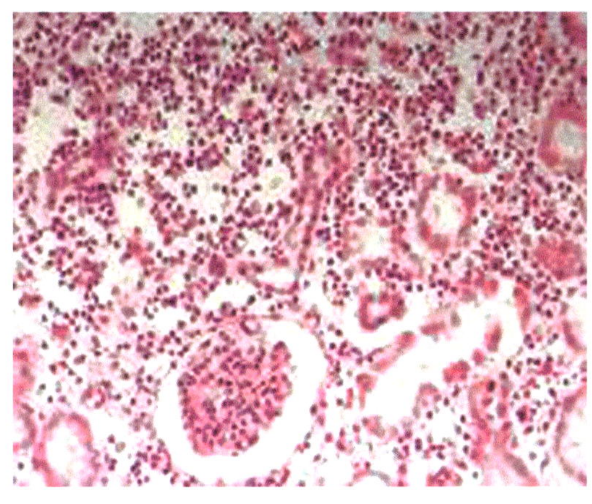

图 2. 3. 10-14 急性肾盂肾炎（HE，低倍）
肾间质内大量中性粒细胞浸润

（六）慢性肾盂肾炎

〖低倍镜观察〗 肾间质不规则灶性纤维组织增生，球囊周围纤维化显著，病变严重处肾小管萎缩；代偿区肾小管扩张，管腔内见均质红染的胶样管型，似甲状腺滤泡。早期肾小球改变不明显，晚期肾小球纤维化、玻璃样变（图 2. 3. 10-15）。瘢痕内弓形动脉和小叶间动脉出现闭塞性动脉内膜炎。

〖高倍镜观察〗 病变区域浸润的炎细胞以淋巴细胞、浆细胞为主。炎症急性发作时，可见大量中性粒细胞浸润及小脓肿形成。

请总结诊断依据：

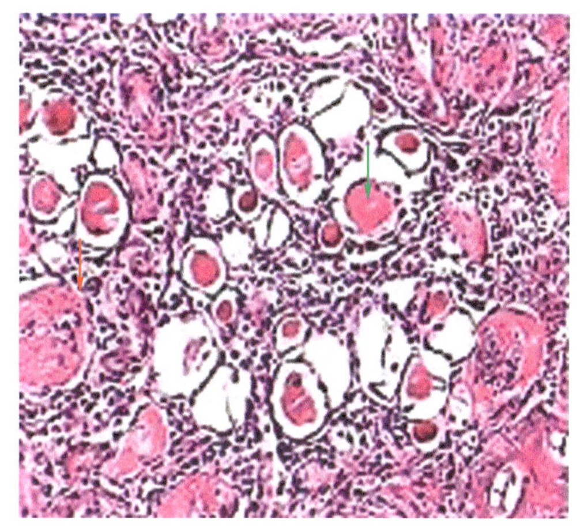

图 2. 3. 10-15 慢性肾盂肾炎（HE，低倍）
→肾小球纤维化；→小管内见胶样管型

（七）膀胱尿路上皮癌

根据肿瘤有无浸润及细胞的分化程度可以分为浸润性低级别、高级别尿路上皮癌和非浸润性低级别、高级别尿路上皮癌。

〖低倍镜观察〗 低级别尿路上皮癌：具有典型的乳头状结构，细胞层次增多，超过 5~7 层，极性尚存（图 2. 3. 10-16）。高级别尿路上皮癌：细胞层次明显增多，超过 10 层，排列紊乱。浸润性者可侵及膀胱壁各层。

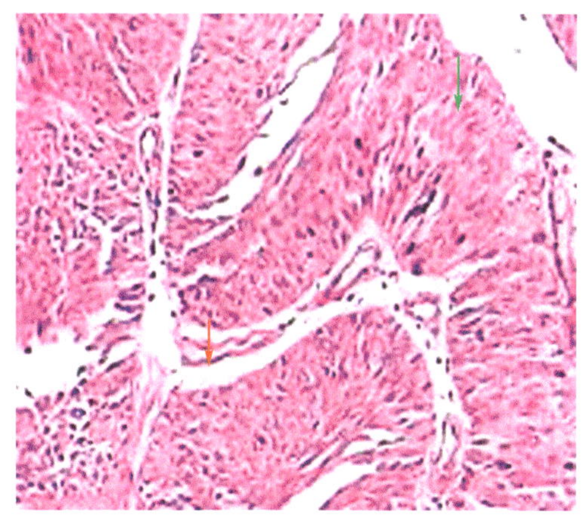

图 2. 3. 10-16 膀胱尿路上皮癌（HE，中倍）
→肿瘤性乳头；→结缔组织轴心

〖高倍镜观察〗 低级别尿路上皮癌，肿瘤细胞异型性小，核分裂象少见；高级别尿路上皮癌：肿瘤细胞异型性明显，极性消失，病理性核分裂多见。

请总结诊断依据：

(八) 肾细胞癌

〖低倍镜观察〗 瘤细胞圆形或多角形，胞质透明，核小，深染位于中央。瘤细胞呈巢状、梁索状或管状排列（图 2.3.10-17）。肿瘤间质少，血管丰富，常有出血、坏死和钙化。

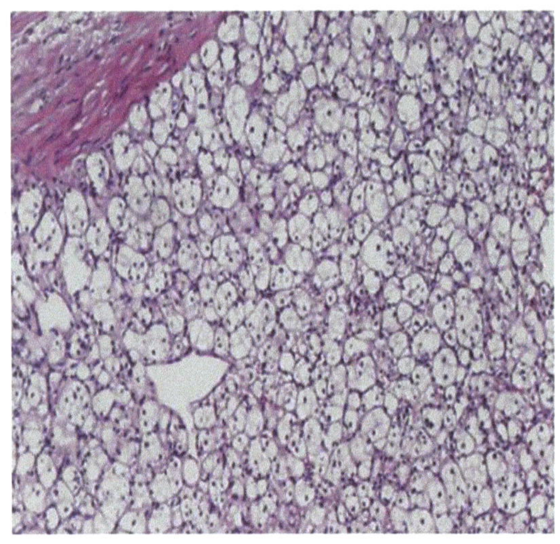

图 2.3.10-17　肾透明细胞癌(HE，低倍)
肿瘤细胞胞质透明，呈巢状或腺样排列

〖高倍镜观察〗 肿瘤细胞异型性小，体积较大，轮廓清晰，胞浆丰富、透明，核小而深染。

请总结诊断依据：

（文　彬）

第十一节　骨关节疾病

骨肿瘤分为原发性和继发性两大类。原发性骨肿瘤指骨组织本身发生的肿瘤。继发性骨肿瘤则指骨外的恶性肿瘤转移到骨。原发性骨肿瘤依据瘤细胞形态及其产生的基质，结合临床表现及 X 线改变分类。骨软骨瘤、骨巨细胞瘤、骨肉瘤均属原发性骨肿瘤。

骨软骨瘤又称骨软骨外生性骨疣。为最常见的骨肿瘤。好发于四肢长骨干骺端，以股骨下端及胫骨上端最为多见。11～20 岁为好发年龄。本瘤可以恶变。

骨巨细胞瘤是一种具有侵袭性和复发倾向的骨肿瘤。20～40 岁青壮年多见。长骨干骺端为好发部位，可致病理性骨折。传统上根据肿瘤中多核细胞的多少和基质细胞形态，可分为三级。但无论分级高低，都可发生转移。故现已逐步放弃对其进行病理学分级。

骨肉瘤在原发性骨恶性肿瘤中最常见。多发于 11～20 岁。四肢长骨干骺端为常见部位，尤其以股骨下端或胫腓骨上端为最常见部位。肿瘤位于骨髓腔中央或偏心性。四周的骨皮质被浸润、破坏。X 线检查见 Codman 三角和日光放射状阴影，对诊断具有重要意义。骨肉瘤恶性程度高，早期即可发生血道转移。

一、目 的 要 求

（1）熟悉骨肉瘤的临床及病理特点。

（2）了解骨软骨瘤、骨巨细胞瘤的临床及病理特点。

二、巨体标本观察

(一) 骨软骨瘤(osteochondroma)

（1）肿瘤从骨表面呈半球状隆起(图 2.3.11-1)。

（2）切面见三层结构：表面为软骨膜，即薄层纤维组织；中层为软骨帽，即软骨组织；基底部为骨组织，由海绵状松质骨构成，此为肿瘤的主体。

(二) 骨肉瘤(osteosarcoma)

（1）肿瘤位于股骨下段，为梭形肿块。

（2）切面见瘤组织呈灰白色及淡红色，侵犯骨皮质、骨髓及周围软组织，可见灶性出血、坏死（图 2.3.11-2）。

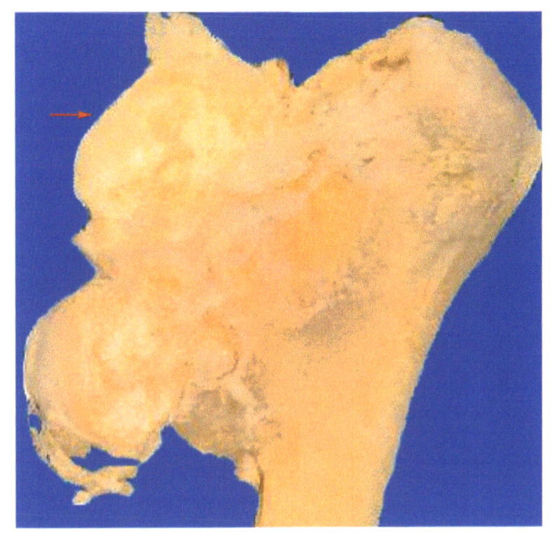

图 2.3.11-1 骨软骨瘤

→由表及里可见三层结构

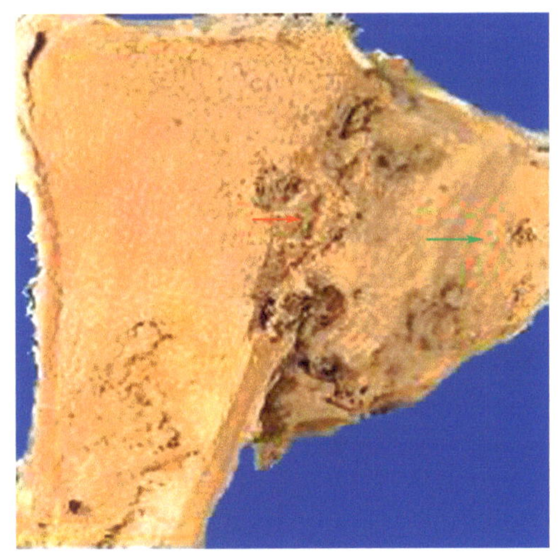

图 2.3.11-2 骨肉瘤

→肿瘤破坏骨皮质；→骨膜外形成肿块

(三) 骨巨细胞瘤(giant cell tumor of bone)

肿瘤周围有薄骨壳，合并出血、坏死并伴有囊性变(图 2.3.11-3)

三、组织切片观察

(一) 骨肉瘤

〖**低倍镜观察**〗 骨组织正常结构破坏。瘤细胞大小形态不一，弥漫分布，无巢状结构。

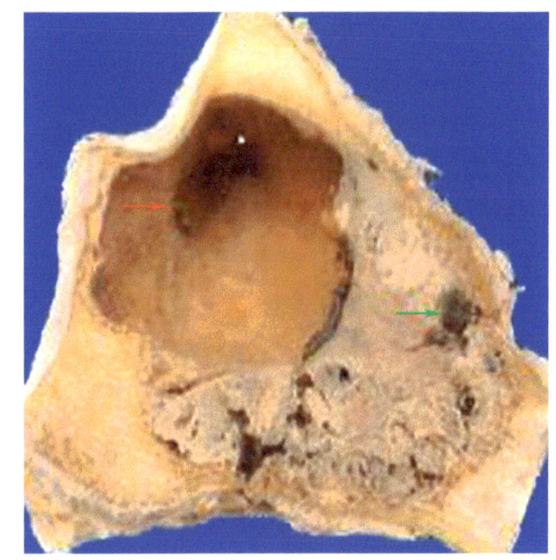

图 2.3.11-3 骨巨细胞瘤

→肿瘤继发囊性变；→灶性坏死、出血

〖**高倍镜观察**〗 瘤细胞形态多样，呈梭形、圆形，核大、深染，核仁明显，有瘤巨细胞，核分裂象易见。瘤细胞间可见红染、均质肿瘤性骨样组织形成(图 2.3.11-4)。

请总结诊断依据：

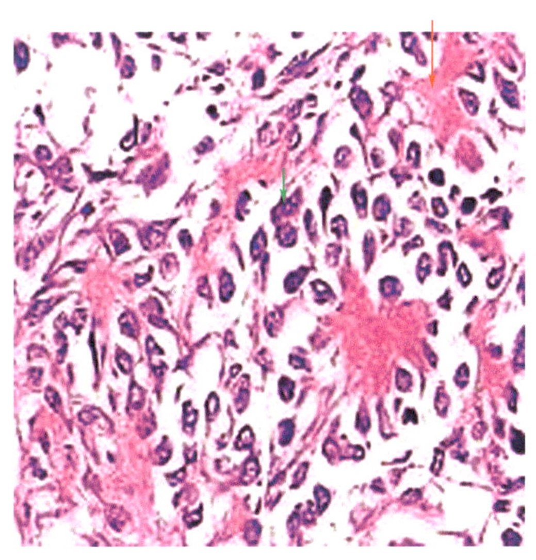

图 2.3.11-4 骨肉瘤(HE，高倍)

→肉瘤细胞；→骨样组织

（二）骨软骨瘤

〖低倍镜观察〗　肿瘤组织分为三层。

〖高倍镜观察〗　表层为薄层纤维组织，中层为软骨帽（由透明软骨构成），基底部为肿瘤主体（由海绵状松质骨构成）（图 2.3.11-5）。

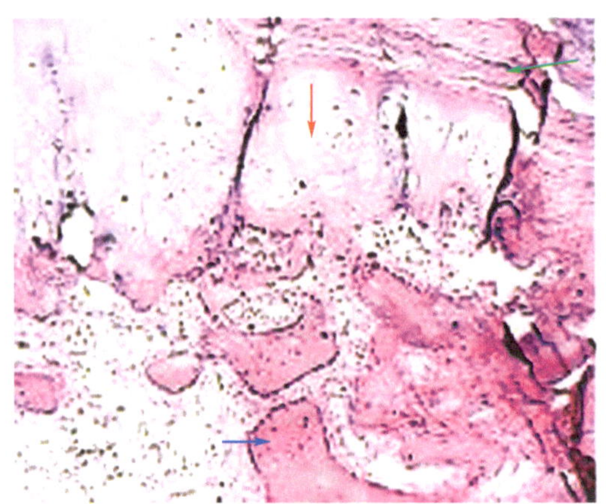

图 2.3.11-5　骨软骨瘤（HE，低倍）
→表面为纤维组织；→中层为透明软骨；→基底肿瘤主体（骨组织）

请总结诊断依据：

（三）骨巨细胞瘤

〖低倍镜观察〗　肿瘤由单核基质细胞和多核巨细胞组成，间质血管丰富（图 2.3.11-6）。

〖高倍镜观察〗　基质细胞为梭形、卵圆形或圆形，细胞境界不清，核大深染。多核巨细胞均匀散在于基质细胞之间，多核，可达 15～20 个或更多，聚集于细胞中央。

请总结诊断依据：

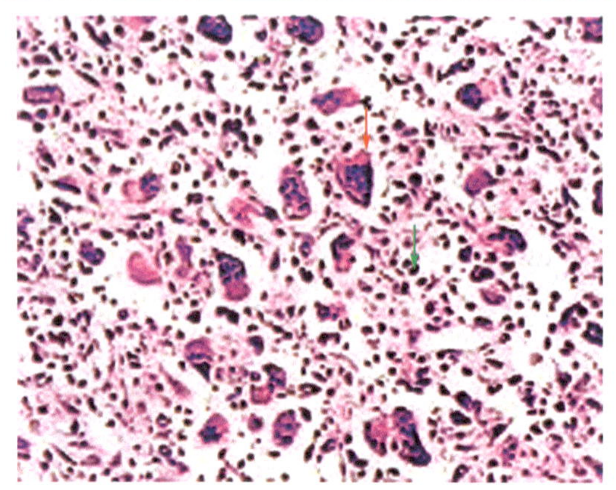

图 2.3.11-6　骨巨细胞瘤（HE，低倍）
→单核基质细胞；→多核巨细胞

（文　彬）

第十二节　生殖系统和乳腺疾病

生殖系统和乳腺疾病种类很多，包括各部位的炎症、肿瘤、内分泌功能失调引起的疾病以及与妊娠有关的疾病等。

子宫内膜异位症（endometriosis）是指子宫以外的部位出现子宫内膜腺体和间质。其多发生于卵巢，其他部位也可发生。病因不明。若子宫内膜异位发生在子宫肌层中，称为子宫腺肌病（adenomyosis）。

子宫内膜增生症（endometrial hyperplasia）指子宫内膜腺体和间质由于内、外源性雌激素增高而导致的增生。可发生于育龄期和更年期妇女。根据病理改变可分为单纯性增生、复杂性增生和非典型性增生。

子宫颈癌是女性生殖系统常见恶性肿瘤之一。40～60 岁为高发年龄。其组织学类型以鳞状细胞癌为主，其次为腺癌。

葡萄胎、侵袭性葡萄胎、绒毛膜癌是滋养层细胞疾病的常见类型。葡萄胎是一种良性病变，绝大多数发生在子宫。临床表现出血和尿中绒毛膜促性腺激素水平显著增高。其经过彻底清宫后，多可痊愈，少数可转变为侵袭性葡萄胎，极少数可转变为绒毛膜癌。侵袭性葡萄胎与葡萄胎比较，主要区别在于侵袭性葡萄胎的水肿绒毛侵入子宫肌层内。绒毛膜癌则是具有高度恶性的滋养层细胞肿瘤，肿瘤中无绒毛（这是与侵袭性葡萄胎的主要区别），无间质。早期即可经血道转移。肺和阴道是最常见的转移部位。

乳腺纤维腺瘤是乳腺最常见的良性肿瘤。预后良好。

乳腺癌是女性最常见的恶性肿瘤。其组织学形态非常复杂,根据形态学特点可分为非浸润性癌(包括导管内原位癌、小叶原位癌)、浸润性癌(包括浸润性导管癌、浸润性小叶癌)和特殊类型癌(如髓样癌、小管癌、黏液癌等)。

卵巢肿瘤也是女性生殖系统常见肿瘤。但分类非常复杂,主要根据肿瘤的组织发生进行。一般可分为上皮性肿瘤、生殖细胞肿瘤和性索间质肿瘤三大类。

一、目的要求

(1) 掌握子宫肿瘤和乳腺肿瘤的病理形态特点和临床病理联系。

(2) 掌握滋养层细胞疾病的病理形态特点和临床病理联系。

(3) 熟悉子宫内膜异位、子宫内膜增生症的病理变化。

(4) 了解卵巢肿瘤的常见类型和大体形态。

二、巨体标本观察

(一) 子宫颈癌(cervical carcinoma)

(1) 外生菜花型:癌组织向子宫颈表面生长,形成菜花状突起,表面出血坏死,形成溃疡。切面灰白色癌组织破坏子宫颈组织(图 2. 3. 12-1)。

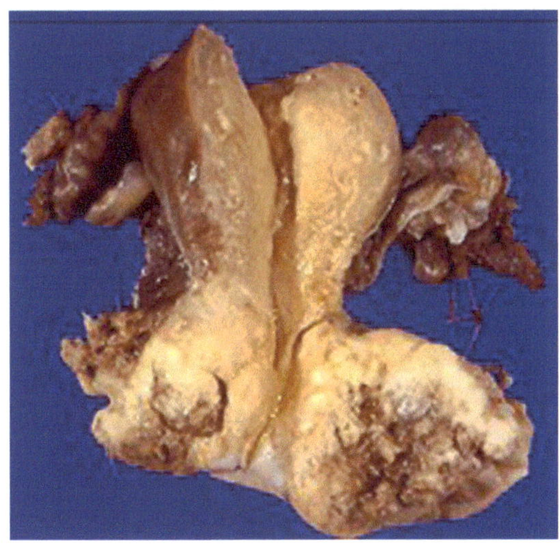

图 2. 3. 12-1 子宫颈癌(外生菜花型)
癌组织菜花状突起,表面出血坏死,溃疡形成

(2) 溃疡型:癌组织表面有大块组织坏死脱落,形成溃疡。切面见灰白色癌组织向深部浸润(图 2. 3. 12-2)。

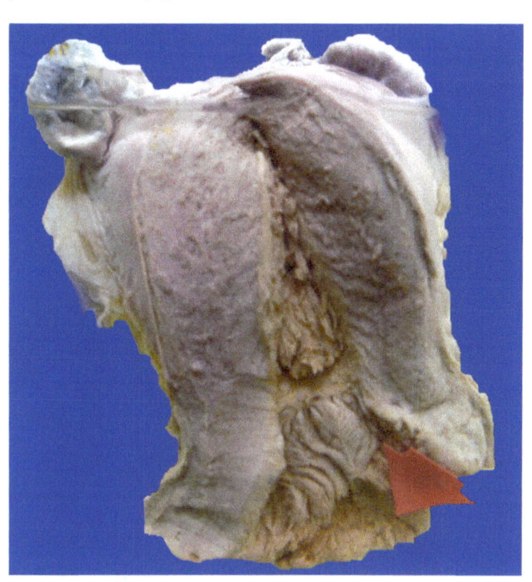

图 2. 3. 12-2 子宫颈癌(溃疡型)
→癌组织表面溃疡形成

(3) 内生浸润型:子宫颈表面光滑,前后唇增厚变硬。切面见癌组织向子宫颈深部浸润生长(图 2. 3. 12-3)。

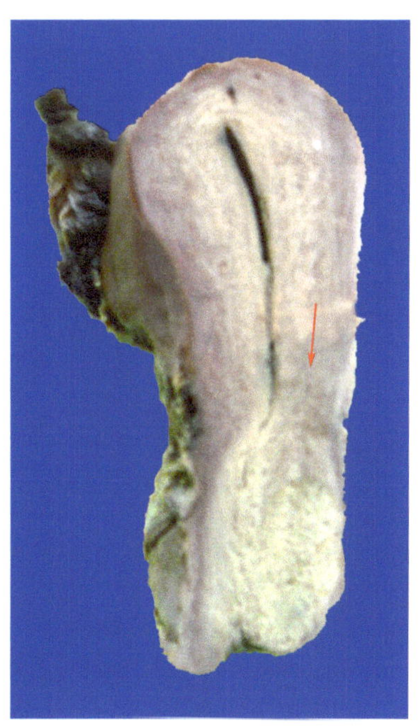

图 2. 3. 12-3 子宫颈癌(内生浸润型)
→子宫颈后唇增厚,变硬

（二）子宫内膜腺癌（endomertrial adenocarcinoma）（弥漫型）

（1）子宫内膜弥漫性增厚，表面粗糙不平，灰白质脆。

（2）切面癌组织不同程度地浸润子宫肌层（图 2. 3. 12-4）。

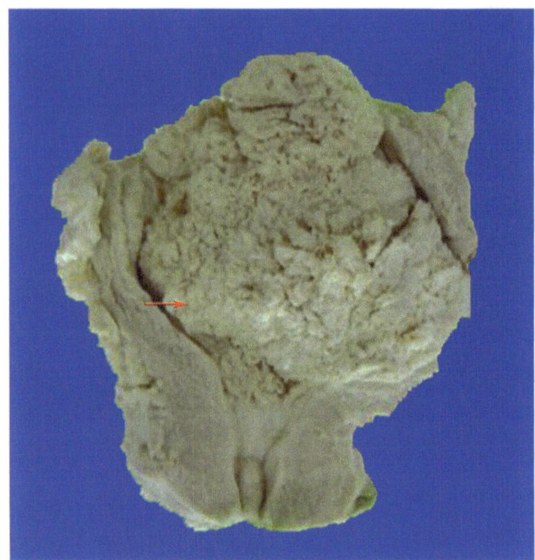

图 2. 3. 12-4　子宫内膜腺癌（弥漫型）
→癌组织灰白，质实，充满宫腔

（三）葡萄胎（hydatidiform mole）

（1）宫腔内绒毛水肿，呈透明或半透明的水泡，大小不一，有细蒂相连，形似葡萄。

（2）病变局限于宫腔内，不侵入肌壁（图 2. 3. 12-5）。

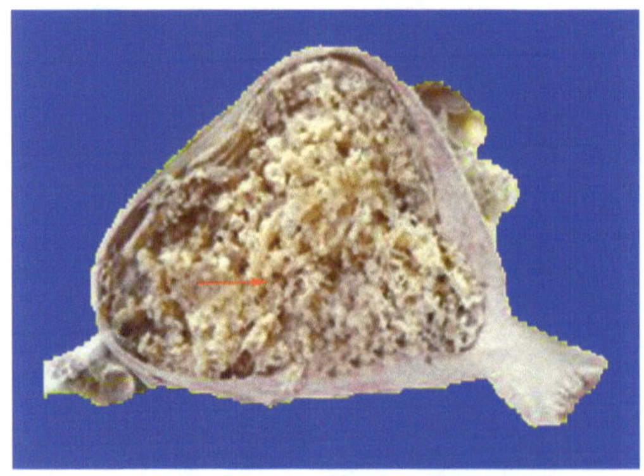

图 2. 3. 12-5　葡萄胎
→子宫腔内充满肿胀成葡萄状的胎盘绒毛

（四）侵袭性葡萄胎（invasive mole）

（1）宫腔内充满水肿的绒毛，呈葡萄状。

（2）水泡状绒毛侵入子宫肌壁（图 2. 3. 12-6）。

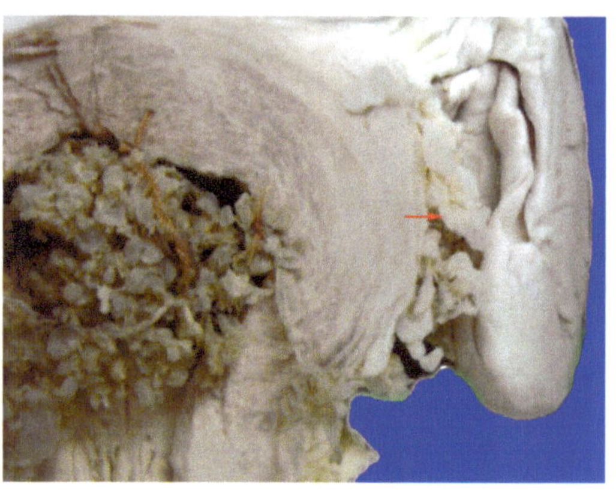

图 2. 3. 12-6　侵袭性葡萄胎
→水泡状绒毛侵入子宫肌壁

（五）绒毛膜癌（choriocarcinoma）

（1）癌组织位于子宫底部，结节状突入宫腔，呈暗紫红色，似血凝块。

（2）切面肿瘤组织侵入肌层（图 2. 3. 12-7）。

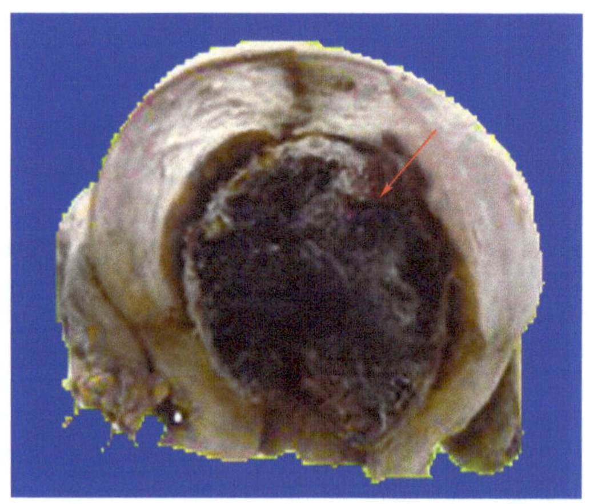

图 2. 3. 12-7　绒癌
→似血凝块的癌组织

（六）卵巢癌（carcinoma of ovary）

标本为卵巢黏液性腺癌。

（1）卵巢组织全部被肿瘤组织占据 。

（2）切面呈多房性，囊实性，可见灰白色胶冻状黏液（图 2. 3. 12-8）。

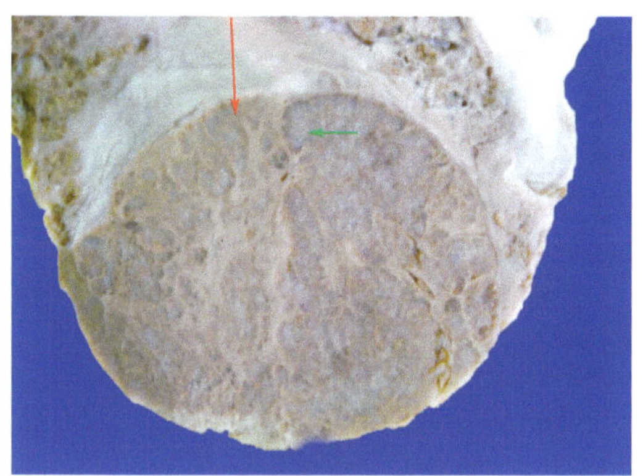

图 2.3.12-8 卵巢黏液性腺癌
→实性区域;→胶冻状黏液

(七)乳腺纤维腺瘤(fibroadenoma of breast)

(1)瘤体呈圆形或卵圆形结节状,与周围组织分界清楚,有完整包膜。

(2)切面见纵横交错的灰白色纤维束和不规则的小裂隙(增生和扩张的小导管)(图 2.3.12-9)。

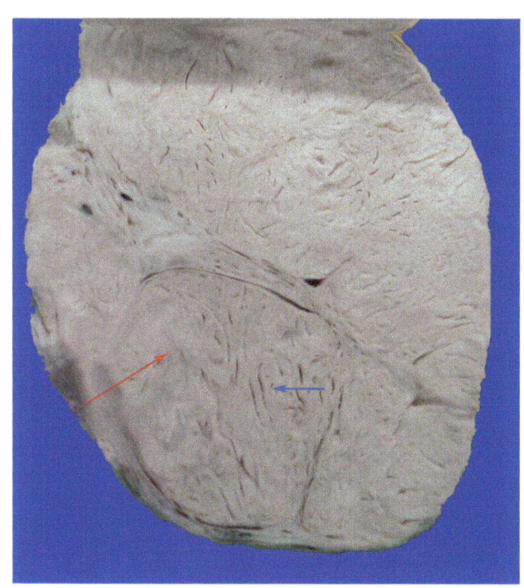

图 2.3.12-9 乳腺纤维腺瘤
→纤维束;→小裂隙

(八)乳腺癌(carcinoma of breast)

肿块呈灰白色 ,无包膜,呈浸润性生长,质硬(图 2.3.12-10)。

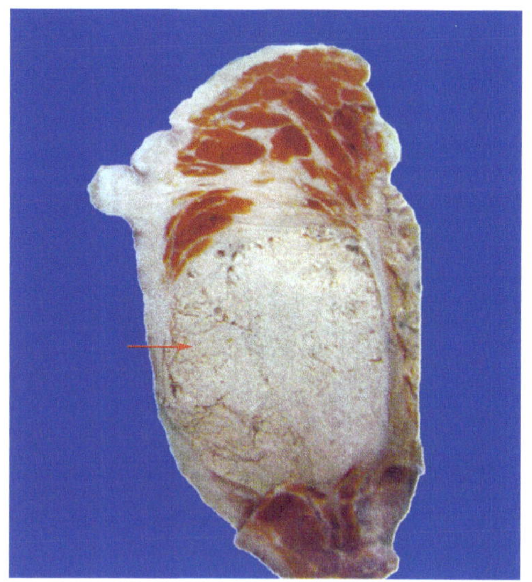

图 2.3.12-10 乳腺癌
→灰白色结节状肿块

三、组织切片观察

(一)子宫颈原位癌(cervical carcinoma in situ)

〖低倍镜观察〗 病变处癌细胞累及上皮全层,但基底膜完整。局部癌细胞沿基底膜伸入到腺体,将全部或部分腺上皮取代,但腺体轮廓存在,基底膜完整(原位癌累及腺体)。

〖高倍镜观察〗 癌细胞占据上皮全层,细胞大小不等,染色深,排列紊乱,极性消失,可见核分裂象(图 2.3.12-11,图 2.3.12-12)。

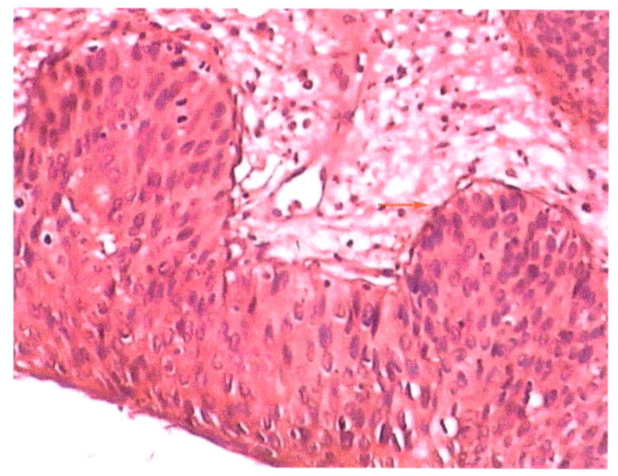

图 2.3.12-11 子宫颈原位癌(HE,中倍)
→基底膜完整

请总结诊断依据：

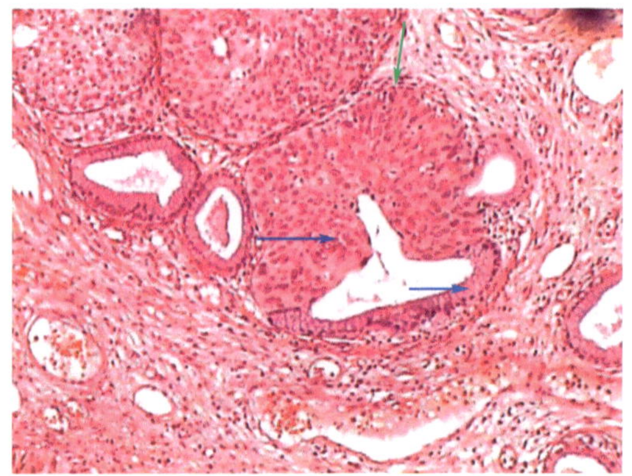

图 2.3.12-12 原位癌累及腺体（HE，中倍）
→腺体部分受累；→残留腺体上皮；→基底膜完整

（二）子宫颈浸润癌（invasive carcinoma of cervix）

〖低倍镜观察〗 癌组织突破基底膜向间质内浸润性生长，浸润深度超过基底膜下 5mm。

〖高倍镜观察〗 癌细胞呈巢状分布，与间质界限清楚，细胞异型性明显，可见核分裂象（图 2.3.12-13）。

请总结诊断依据：

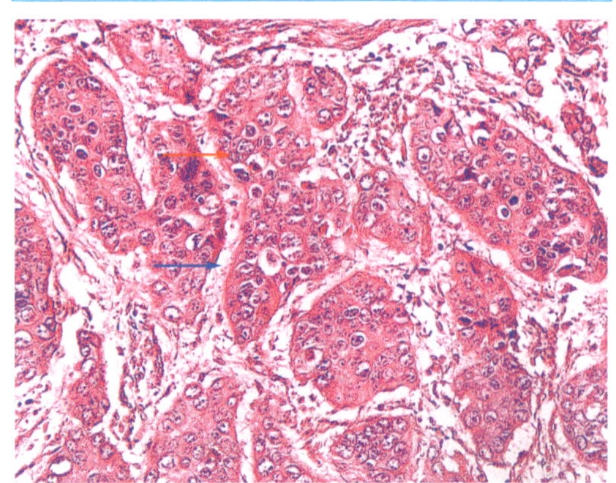

图 2.3.12-13 子宫颈浸润癌（HE，中倍）
→癌巢；→间质

（三）子宫内膜增生症（endometrial hyperplasia）（单纯性增生）（simple hyperplasia）

〖低倍镜观察〗 腺体和间质弥漫性增生，腺体稍密集。部分腺体囊状扩张。

〖高倍镜观察〗 腺上皮位单层或假复层，无异型性（图 2.3.12-14）。

请总结诊断依据：

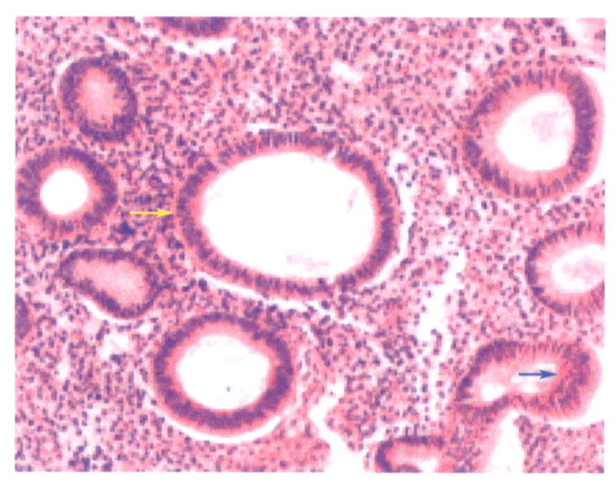

图 2.3.12-14 子宫内膜单纯性增生（HE，中倍）
→腺体囊状扩张；→上皮细胞复层化

（四）子宫腺肌病（adenomyosis）

〖低倍镜观察〗 子宫肌层中出现子宫内膜腺体及间质。

〖高倍镜观察〗 子宫肌层内见子宫内膜腺体和间质（图 2.3.12-15）。

请总结诊断依据：

（五）子宫内膜腺癌

〖低倍镜观察〗 肿瘤由腺管样结构组成，排列拥挤、紊乱，局部见“背靠背”和腺体共壁现象。

〖高倍镜观察〗 肿瘤细胞异型性明显，核大、深染，见核分裂象（图 2.3.12-16）。

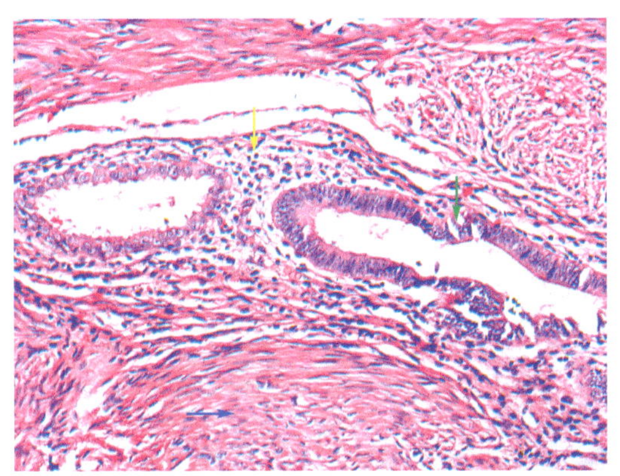

图 2. 3. 12-15 子宫腺肌病(HE,中倍)
→子宫肌层;→子宫内膜腺体;→子宫内膜间质

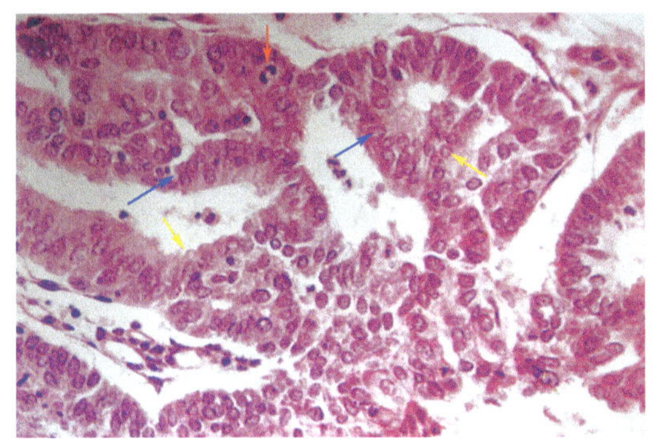

图 2. 3. 12-16 子宫内膜腺癌(HE,高倍)
→腺体“背靠背”;→腺体共壁;→核分裂像

请总结诊断依据:

(六) 葡萄胎

〖低倍镜观察〗 绒毛间质高度水肿,疏松淡染。绒毛间质内的血管消失。被覆绒毛表面的两种滋养层细胞不同程度的增生。

〖高倍镜观察〗 细胞滋养层细胞呈圆或多角形,胞质丰富,疏松、淡染,细胞界限清楚,核空泡状,核膜清楚,可见核仁。合体细胞体积大,形状不规则,胞质红染,多核,核大深染(图 2. 3. 12-17)。

请总结诊断依据:

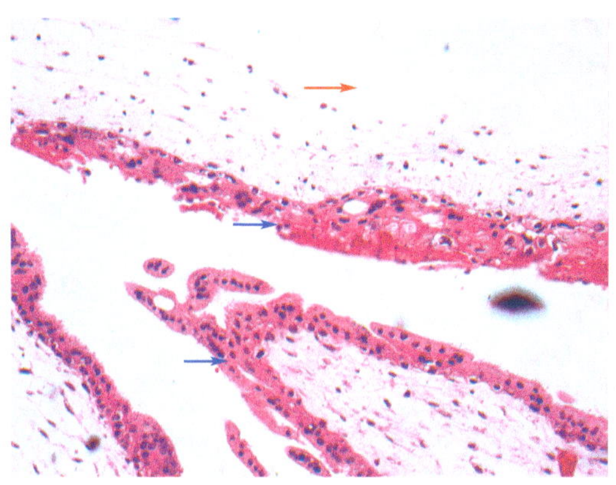

图 2. 3. 12-17 葡萄胎(HE,中倍)
→绒毛间质高度水肿;→两种滋养层细胞不同程度增生

(七) 绒毛膜癌

〖低倍镜观察〗 癌组织内不见绒毛,无间质和血管,伴有出血坏死及炎细胞浸润。

〖高倍镜观察〗 癌组织由两种细胞组成。合体细胞样癌细胞胞质融合成片,形态不规则,多核,体积较大。细胞滋养层细胞样癌细胞为多角形,细胞界限清楚,核圆,核膜清楚(图 2. 3. 12-18)。

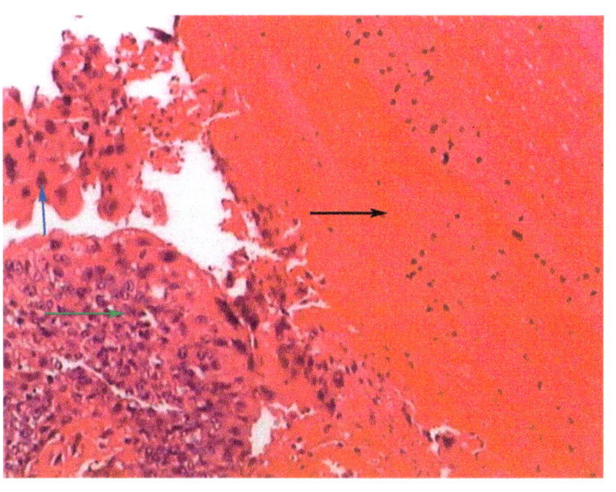

图 2. 3. 12-18 绒癌 (HE,中倍)
→细胞滋养层细胞样癌细胞;→合体细胞样癌细胞;
→坏死出血

请总结诊断依据：

（八）乳腺癌

〖低倍镜观察〗　癌细胞呈巢状分布，其间有纤维结缔组织间质。

〖高倍镜观察〗　癌细胞较大，呈多角形或梭形，核深染，可见核分裂象（图 2. 3. 12-19）。

请总结诊断依据：

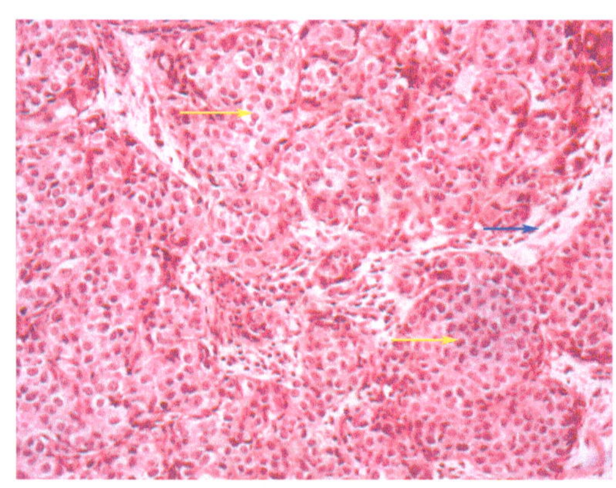

图 2. 3. 12-19　乳腺癌（HE，中倍）
→癌细胞呈巢状；→间质

（王　燮　郭　萍　申丽娟）

第十三节　内分泌系统疾病

甲状腺位于颈前方，分左右两叶，由峡部连接。甲状腺组织由大小不一的滤泡构成，滤泡上皮通常为立方形，核呈圆形。滤泡上皮呈单层排列形成内含均匀胶质的滤泡。

甲状腺肿是甲状腺的既非炎症性、也非肿瘤性增生引起的甲状腺体积增大。根据有无甲状腺功能亢进分为毒性和非毒性甲状腺肿。

甲状腺腺瘤是甲状腺良性肿瘤，该瘤常发生囊性变；甲状腺腺癌则是甲状腺恶性肿瘤，乳头状癌是最常见的组织学类型，预后较好。

脑垂体位于颅骨蝶鞍区，大小约 0. 5cm×1cm×1cm，借垂体柄与下丘脑相连，可分为腺垂体和神经垂体两部分。腺垂体前叶腺细胞肿瘤性增生形成垂体腺瘤。虽然 HE 切片中可将肿瘤分为嗜酸性细胞、嗜碱性细胞和嫌色细胞腺瘤，但现在垂体肿瘤主要依据瘤细胞分泌的激素来进行分类（表 2. 3. 13-1）。

表 2. 3. 13-1　垂体腺瘤的功能分类

肿瘤名称	分泌激素	免疫组化
生长激素细胞腺瘤（GH cell adenoma）	生长素	GH（+）
催乳素细胞腺瘤（PRL cell adenoma）	催乳素	PRL（+）
促肾上腺皮质激素细胞腺瘤（ACTH cell adenoma）	促肾上腺皮质素	ACTH（+）
促性腺激素细胞腺瘤（gonadotroph cell adenoma）	促性腺素	FSH/LH（+）
促甲状腺细胞腺瘤（TSH cell adenoma）	促甲状腺素	TSH（+）
多种激素细胞腺瘤（plurihormonal cell adenoma）	主要为生长素和催乳素	GH（+）、PRL（+）
无功能性细胞腺瘤（nonfunctional cell adenoma）	无	

胰岛细胞瘤又称为胰岛细胞腺瘤，多数具有内分泌功能，根据分泌激素的不同而分类。HE 染色切片不能分类。

一、目的要求

（1）掌握弥漫性毒性甲状腺肿、甲状腺腺瘤、甲状腺腺癌的病理形态特点。

（2）了解垂体肿瘤、胰岛肿瘤的病理形态特点和功能分类。

二、巨体标本观察

（一）弥漫性非毒性甲状腺肿（diffuse nontoxic goiter）

（1）甲状腺弥漫性肿大，表面光滑无明显结节，包膜完整。

(2) 切面呈淡褐色或褐色半透明状,富有胶质光泽(图 2.3.13-1)。

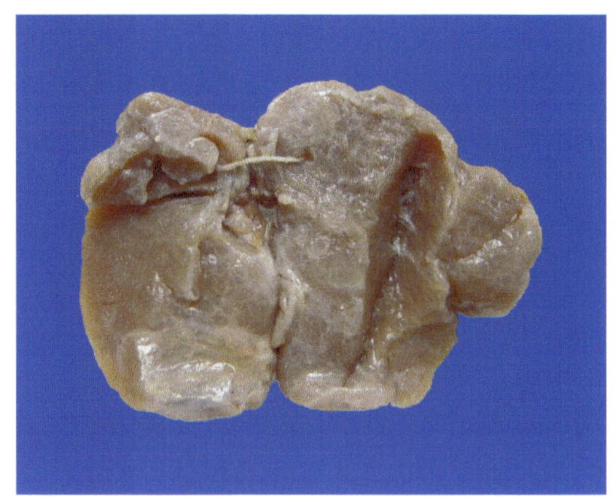

图 2.3.13-1 弥漫性非毒性甲状腺肿

(二) 结节性甲状腺肿 (nodular goiter)

(1) 甲状腺体积增大,质地较坚实,表面光滑呈结节状,结节大小不一。

(2) 切面呈淡褐色或褐色,纤维组织将甲状腺分隔成大小不等的结节(图 2.3.13-2)。

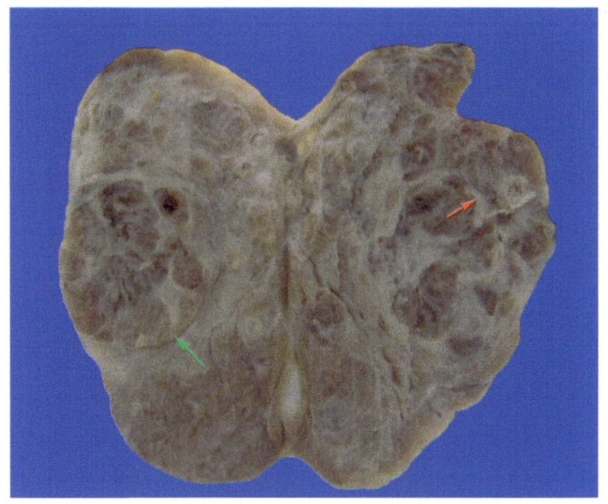

图 2.3.13-2 结节性甲状腺肿
→结节;→纤维间隔

(三) 甲状腺腺瘤(thyroid adenoma)

(1) 部分切除的甲状腺叶,棕褐色,局部肿大。

(2) 切面见一个边界清楚、有完整包膜的卵圆形实性肿块,呈灰褐色(图 2.3.13-3)。

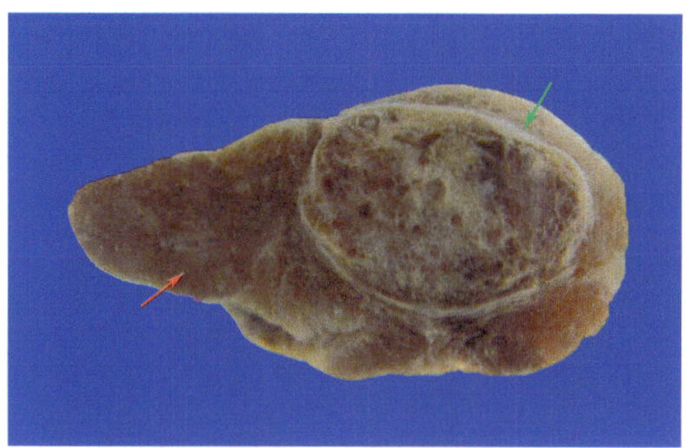

图 2.3.13-3 甲状腺腺瘤
→瘤结节;→甲状腺组织

(四) 甲状腺腺瘤囊性变(cystic degeneration of thyroid adenoma)

(1) 部分切除的甲状腺叶,棕褐色,局部肿大。

(2) 切面见一囊性肿块,边界清楚,有完整包膜,囊内胶质流失后只留下一个囊腔。有的标本有出血(图 2.3.13-4)。

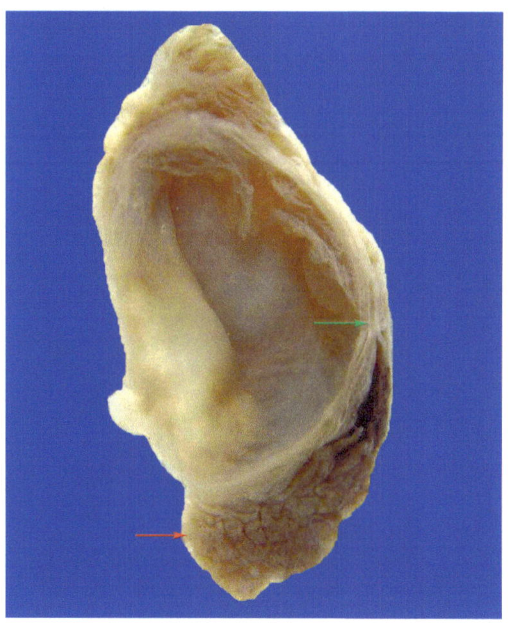

图 2.3.13-4 甲状腺腺瘤囊性变
→囊壁;→甲状腺组织

(五) 弥漫性毒性甲状腺肿(diffuse toxic goiter)

(1) 甲状腺弥漫性对称性肿大,表面光滑。

(2) 切面结构致密,略呈分叶状,新鲜组织呈棕红色，似肌肉组织(图 2.3.13-5)。

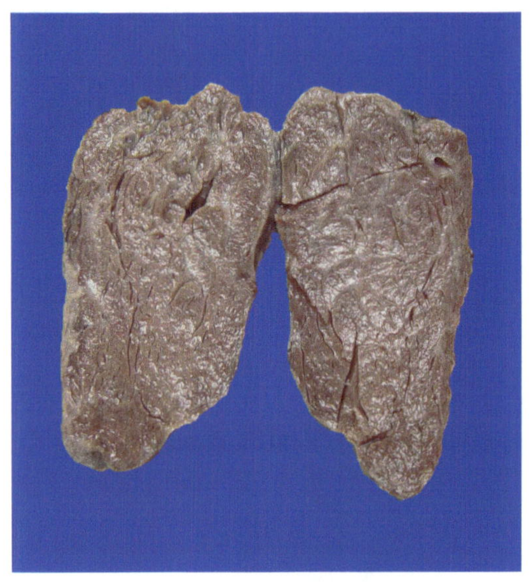

图 2.3.13-5　弥漫性毒性甲状腺肿

(六) 甲状腺腺癌(thyroid carcinoma)

(1) 甲状腺肿大。

(2) 切面肿瘤为实性肿块，灰白色，包膜不完整，质地较硬。有的标本有出血坏死；有的标本呈囊性变，可见乳头状突起(图 2.3.13-6)。

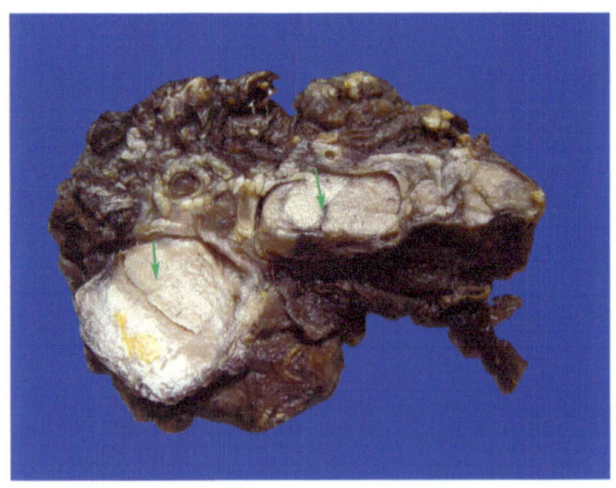

图 2.3.13-6　甲状腺腺癌

→癌结节

(七) 垂体腺瘤(pituitary adenoma)

(1) 垂体被肿瘤取代，瘤结节呈球形，包膜完整，质软。

(2) 切面肿瘤呈浅棕褐色，实性，有的伴局灶出血(图 2.3.13-7)。

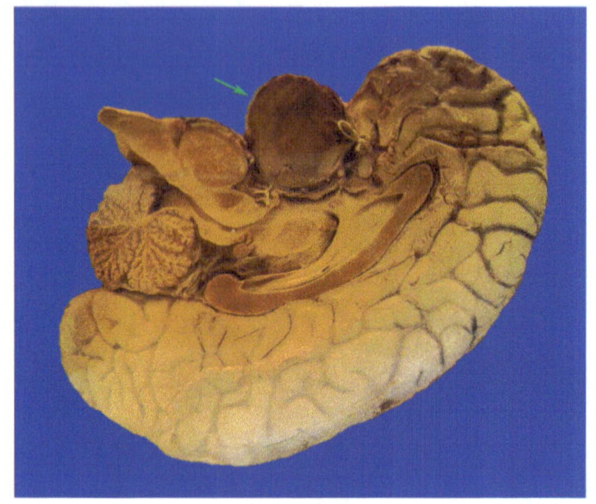

图 2.3.13-7　垂体腺瘤

→瘤结节

三、组织切片观察

(一) 弥漫性胶样甲状腺肿(diffuse colloid goiter)

〖低倍镜观察〗　甲状腺滤泡腔扩大，大小不一，充满均匀红染的胶质。滤泡间间质少(图 2.3.13-8)。

〖高倍镜观察〗　滤泡上皮呈低立方状或受压变扁平，偶见滤泡上皮向腔内呈乳头状生长。

请总结诊断依据：

(二) 毒性甲状腺肿(toxic goiter)

〖低倍镜观察〗　甲状腺滤泡腔小，大小不一，滤泡腔内胶质稀薄，胶质边缘可见多量吸收空泡(图 2.3.13-9)。

〖高倍镜观察〗　滤泡上皮细胞呈高柱状，部分上皮形成乳头突向滤泡腔。间质有不同程度的血管充血，伴淋巴细胞浸润。

请总结诊断依据：

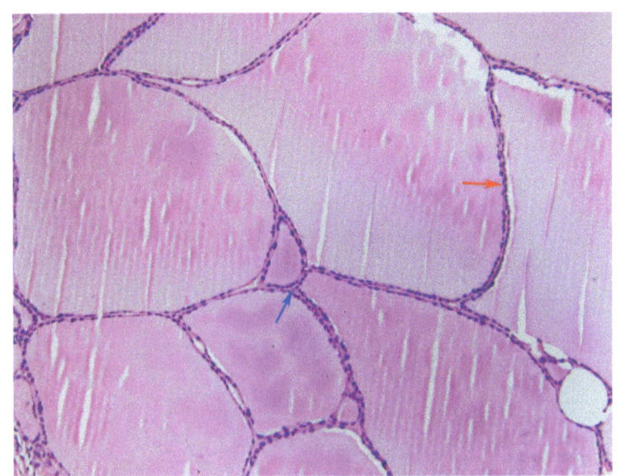

图 2.3.13-8 弥漫性胶样甲状腺肿(HE,低倍)
→滤泡上皮受压变扁平;→间质少

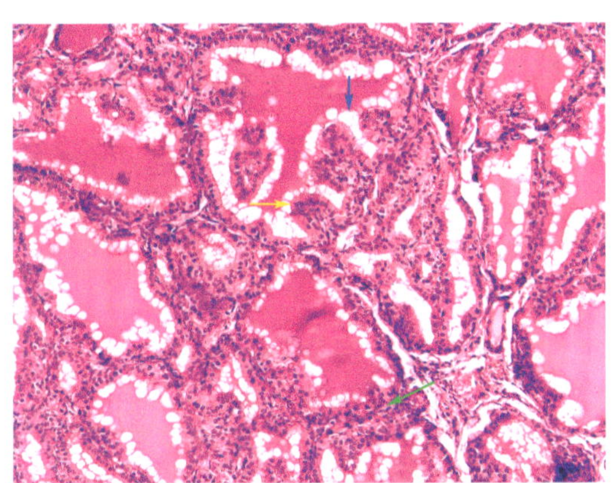

图 2.3.13-9 毒性甲状腺肿(HE,中倍)
→滤泡上皮呈乳头状增生;→吸收空泡;→间质

(三) 甲状腺腺瘤(simple adenoma)

1. 单纯型甲状腺腺瘤(simple adenoma)

〖**低倍镜观察**〗 瘤组织与正常甲状腺组织之间有包膜分隔。瘤组织由大小不一、排列拥挤的滤泡构成,一些滤泡腔内含有少量胶质(图 2.3.13-10)。

〖**高倍镜观察**〗 滤泡上皮为立方形,无明显异型性。

请总结诊断依据:

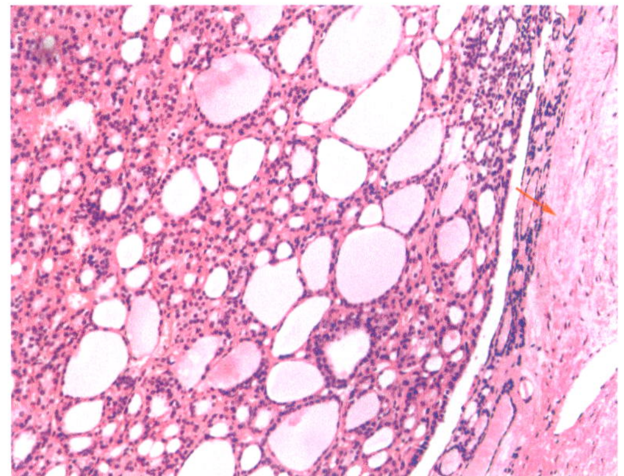

图 2.3.13-10 甲状腺腺瘤(单纯型)(HE,低倍)
→纤维包膜

2. 胎儿型甲状腺腺瘤 (fetal adenoma)

〖**低倍镜观察**〗 瘤组织与正常甲状腺间有包膜分隔。瘤细胞构成小而一致的滤泡,不含胶质或含少量胶质(图 2.3.13-11)。

〖**高倍镜观察**〗 滤泡上皮为立方形,无明显异型。间质水肿(疏松)。

请总结诊断依据:

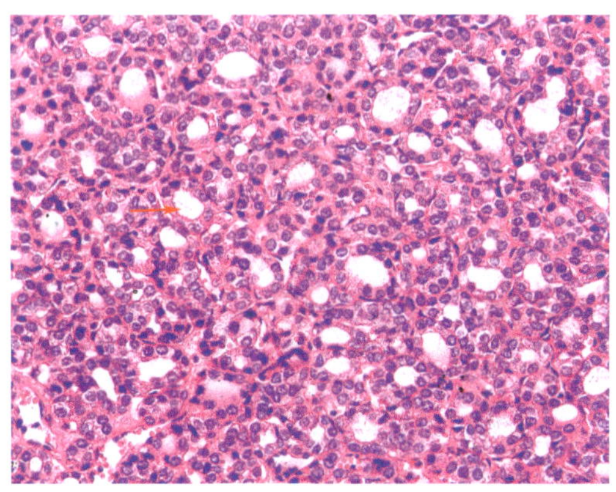

图 2.3.13-11 甲状腺腺瘤(胎儿型)(HE,中倍)
→小滤泡

3. 胶样型甲状腺腺瘤(colloid adenoma)

〖**低倍镜观察**〗 肿瘤有完整包膜。滤泡多扩张形成大滤泡,滤泡腔内充满胶质(图 2.3.13-12)。

〖**高倍镜观察**〗 滤泡上皮为立方形或受压变扁,局部滤泡上皮呈乳头状增生并突入滤泡腔内。

请总结诊断依据：

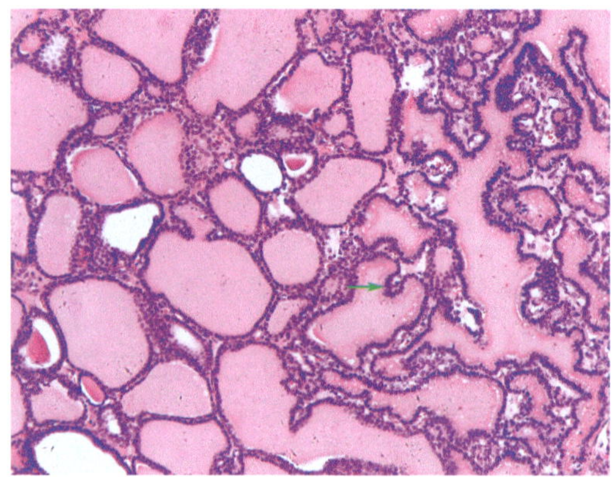

图 2. 3. 13-12　甲状腺腺瘤(胶样型)(HE,低倍)
→乳头

(四) 甲状腺乳头状癌(papillary carcinoma)

〖低倍镜观察〗　肿瘤无包膜,呈浸润性生长,可见砂粒体及纤维化。瘤细胞围绕纤维血管中轴呈乳头状排列,乳头可多级分支。

〖高倍镜观察〗　乳头被覆上皮呈立方形或低柱状,瘤细胞轻度异型性,核常呈毛玻璃样改变,核沟多见,并见核内包涵体(图 2. 3. 13-13)。

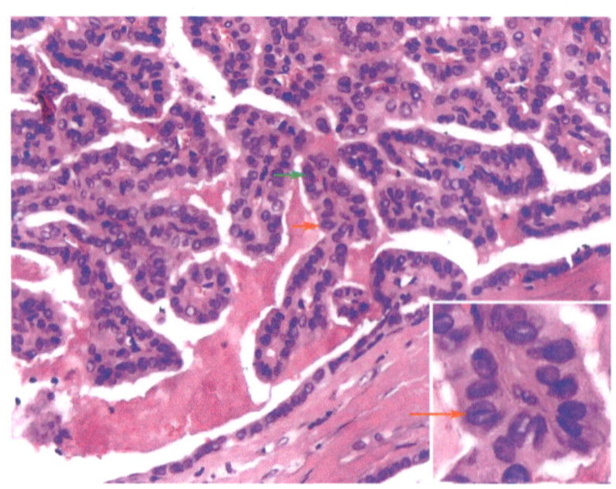

图 2. 3. 13-13　甲状腺乳头状癌(HE,中倍)
→乳头;→核沟;→毛玻璃样核

请总结诊断依据：

(五) 垂体嗜酸性细胞腺瘤(pituitary adenoma)

〖低倍镜观察〗　瘤细胞呈小梁状、岛状或片状排列。间质少,含有较多的血窦(图 2. 3. 13-14)。

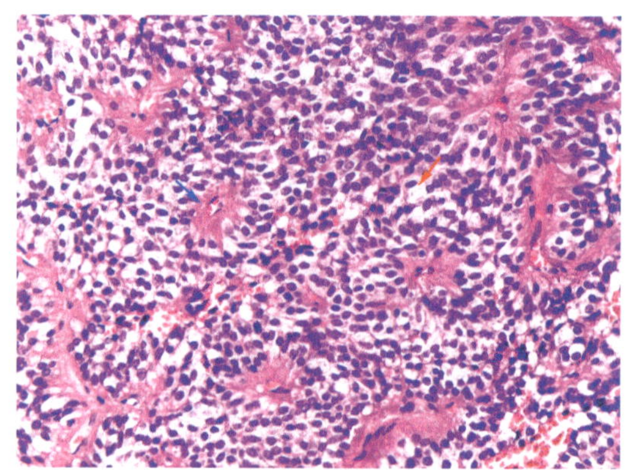

图 2. 3. 13-14　垂体腺瘤(HE,低倍)
→瘤细胞;→血窦

〖高倍镜观察〗　瘤细胞大小较一致,胞质较透明,均匀浅淡着色或不着色,核圆形或椭圆形。

请总结诊断依据：

(六) 胰岛细胞瘤(islet cell tumor)

〖低倍镜观察〗　瘤细胞可排列呈岛片状、梁状、索条状、乳头状、腺泡状或菊形团样(图 2. 3. 13-15)。

〖高倍镜观察〗　瘤细胞小,圆形、短梭形或多角形,形态较一致,核圆形或椭圆形、短梭形,核分裂象少见。

请总结诊断依据：

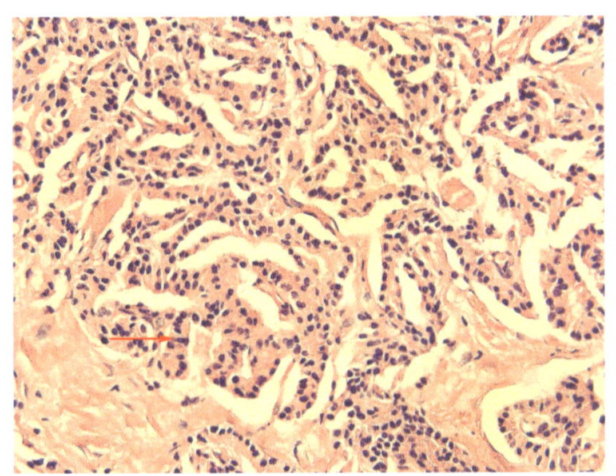

图 2.3.13-15 胰岛细胞瘤(HE,低倍)
→瘤细胞

(徐 曼)

第十四节 神经系统疾病

神经系统的常见传染病是流行性脑脊髓膜炎和乙型脑炎。两者的基本病变性质都是炎症,但因其病因、致病机制和发病部位不同,因而有不同的病理改变和临床表现。前者主要由脑膜炎双球菌感染引起,表现为脑脊髓膜的化脓性炎,后者是由乙型脑炎病毒所引起,主要表现为脑实质的变质性炎症。

中枢神经系统的肿瘤常见有胶质瘤和脑膜瘤等。胶质瘤分类复杂。脑膜瘤则来源于蛛网膜颗粒的内皮细胞和成纤维细胞,其组织学类型也非常多。儿童中枢神经系统肿瘤的常见类型是胶质瘤和髓母细胞瘤。由于颅脑解剖生理结构的特点,决定了这些肿瘤不论其良恶性,均可产生相同的定位表现和严重后果。恶性肿瘤的生物学常表现为生长迅速,出血坏死明显,易于复发,在显微镜下往往可见到肿瘤细胞丰富,核分裂象多,血管增生和出血坏死等现象。

一、目的要求

(1) 了解神经系统疾病的常见类型。

(2) 掌握流行性脑脊髓膜炎的病变特点。

(3) 掌握流行性乙型脑炎的病变特点。

(4) 熟悉神经系统肿瘤常见类型的好发部位、主要临床病理特点。

二、巨体标本观察

(一) 流行性脑脊髓膜炎(epidemic leptomeningitis)

(1) 蛛网膜、软脑膜血管扩张充血,蛛网膜下腔有灰黄色脓性渗出物,以脑沟、血管周围较显著;在病变严重的区域,脑的沟回结构因大量的脓液掩盖而模糊不清(图 2.3.14-1)。

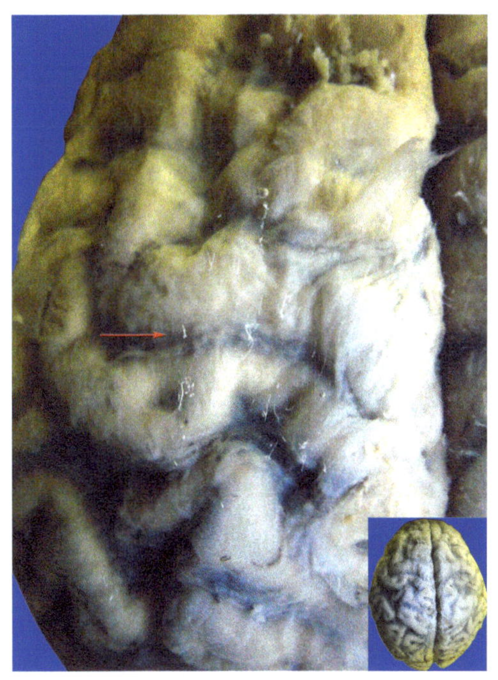

图 2.3.14-1 流行性脑脊髓膜炎
→灰白色脓性渗出物沿脑沟以及血管分布

(2) 脑底部的视交叉池、脑桥池、脚间池也常有较多脓性渗出物。

(二) 流行性乙型脑炎(epidemic Japanese B encephalitis)

(1) 蛛网膜、软脑膜血管扩张充血,脑沟变浅,脑回增宽。

(2) 切面可见大脑皮质或神经核处散在分布针尖大小的出血点及粟粒至米粒大的软化灶(图 2.3.14-2)。

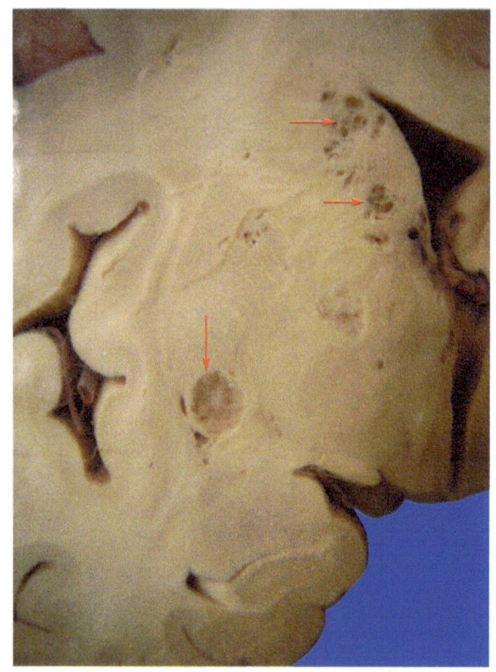

图 2.3.14-2 流行性乙型脑炎
→软化灶

（三）间变性星形细胞瘤（anaplastic astrocytoma）

（1）患侧大脑半球膨大，皮质区巨大肿物向内压迫脑组织，肿瘤境界较清楚，无包膜，切面可见大片出血和坏死。

（2）周围脑实质受压向对侧移位，侧脑室受压变狭窄（图 2.3.14-3）。

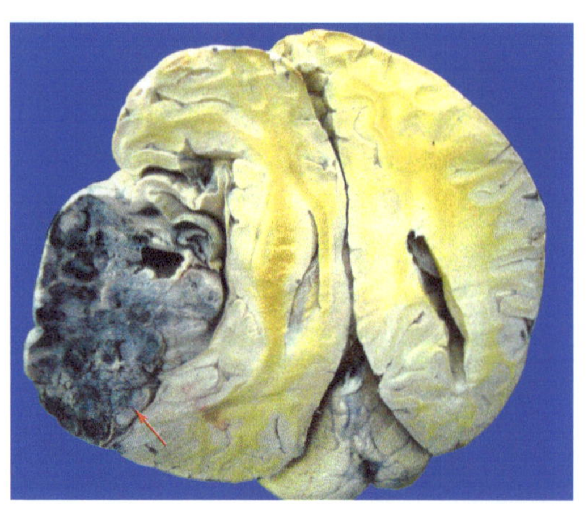

图 2.3.14-3 间变性星形细胞瘤
→肿瘤

（四）脑膜瘤（meningioma）

（1）小脑表面可见一个境界清楚的结节，底部与小脑蛛网膜相连，包膜薄而完整。肿瘤灰白色，质地较韧，表面凹凸不平呈结节状，血管丰富。

（2）周围脑组织受压略有萎缩，血管扩张（图 2.3.14-4）。

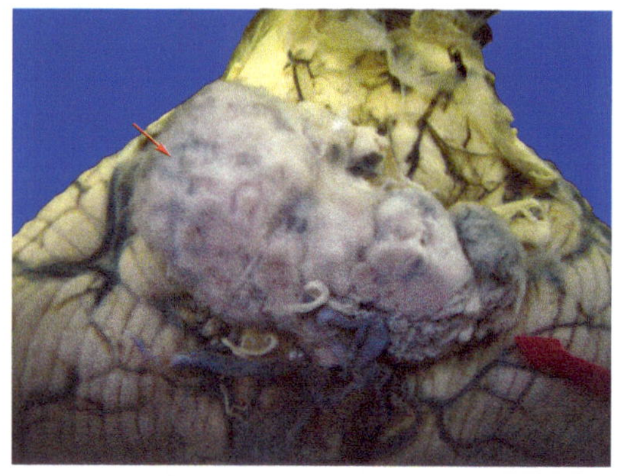

图 2.3.14-4 脑膜瘤
→肿瘤

（五）脑积水（继发于颅咽管瘤）（craniopharyngioma complicated with hydrocephalus）

（1）侧脑室显著扩张，伴脑积水（液体已流失）。脑实质受压萎缩。

（2）脑室内可见境界清楚的灰白色囊状肿物。（图 2.3.14-5）

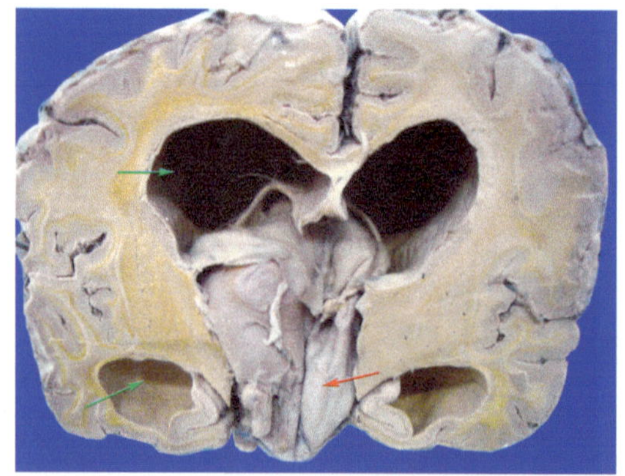

图 2.3.14-5 脑积水
→肿瘤；→扩张的侧脑室

三、组织切片观察

（一）流行性脑脊髓膜炎

〖**低倍镜观察**〗 病变位于蛛网膜下腔，并可沿蛛网膜和软脑膜伸入脑沟内。蛛网膜下腔增宽，其中血管扩张充血，有大量脓液集聚。脑实质表现为血液循环障碍：皮质浅层血管扩张，脑组织疏松，染色浅，神经细胞和血管周隙增宽（脑水肿）（图 2. 3. 14-6）。

〖**高倍镜观察**〗 蛛网膜下腔中的渗出物以中性粒细胞为主，混合有纤维蛋白；病程较长者可有淋巴细胞、单核细胞出现（图 2. 3. 14-7）。

请总结诊断依据：

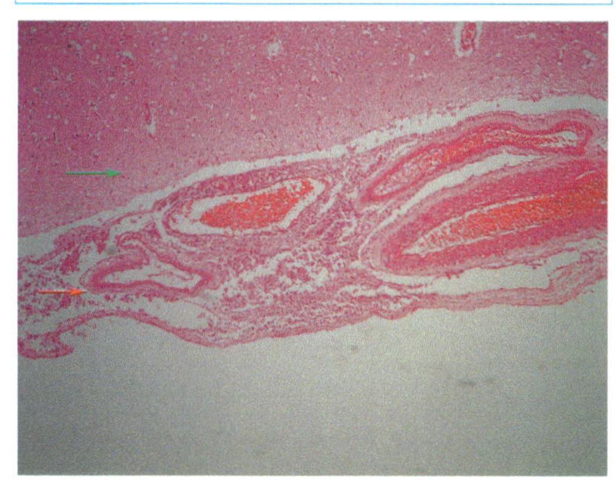

图 2. 3. 14-6 流脑（HE，低倍）
→蛛网膜下腔增宽，血管扩张充血，大量渗出物；→脑实质

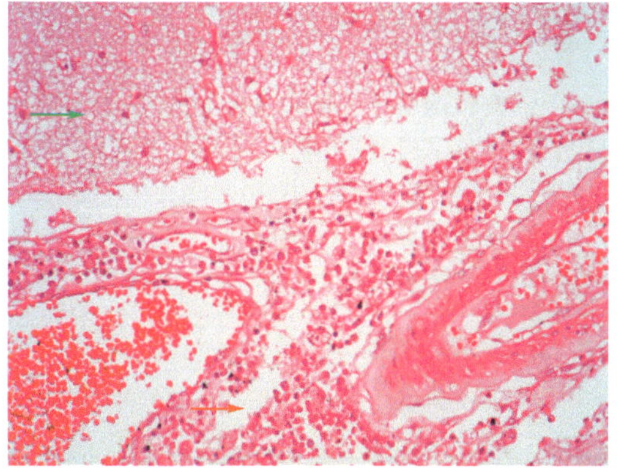

图 2. 3. 14-7 流脑（HE，中倍）
→脓液；→脑水肿

（二）流行性乙型脑炎

〖**低倍镜观察**〗 病变位于脑实质。可见灶性、散在分布的不完全液化性坏死。坏死灶境界清楚，染色浅，圆形或卵圆形，其中还残留神经纤维和少数胶质细胞（筛状软化灶）（图 2. 3. 14-8）。胶质细胞数量增多，并常三五成群聚集于神经细胞周围（神经细胞卫星现象）（图 2. 3. 14-9），有时小胶质细胞聚集成堆形成小胶质细胞结节（胶质小结）。脑组织血管扩张，充血，水肿，血管周围有炎细胞围绕（血管套袖或围管浸润）（图 2. 3. 14-10）。

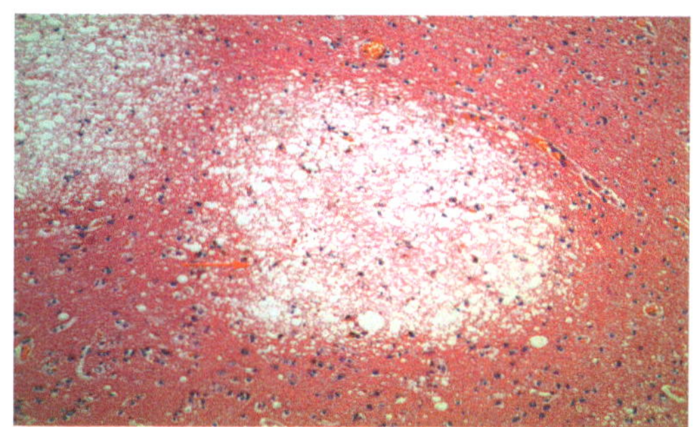

图 2. 3. 14-8 流行性乙型脑炎（HE，低倍）
→筛状软化灶

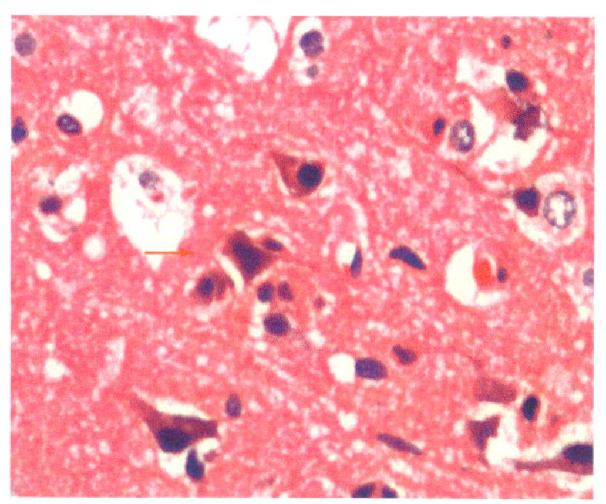

图 2. 3. 14-9 流行性乙型脑炎（HE，高倍）
→神经细胞卫星现象

〖**高倍镜观察**〗 变性神经细胞胞质呈深红色，胞体缩小或肿胀变圆，尼氏体消失；变性坏死的神经细胞可被小胶质细胞包围和吞噬，称噬神经细胞现象（图 2. 3. 14-11）。小胶质细胞体积小，胞质少，核形状不规则，杆状或分叶状。

请总结诊断依据：

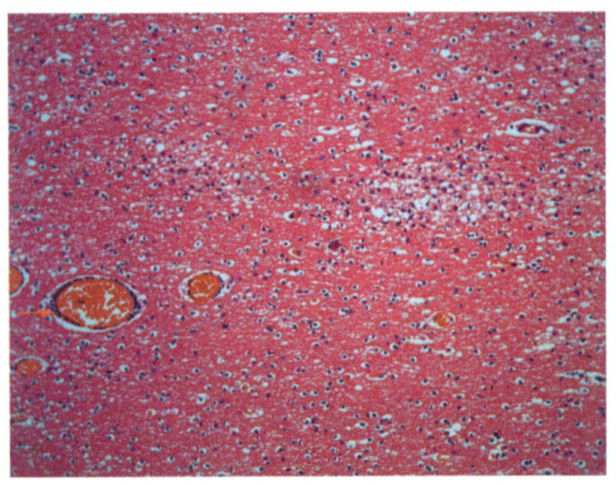

图 2.3.14-10　流行性乙型脑炎(HE,低倍)
→围管浸润

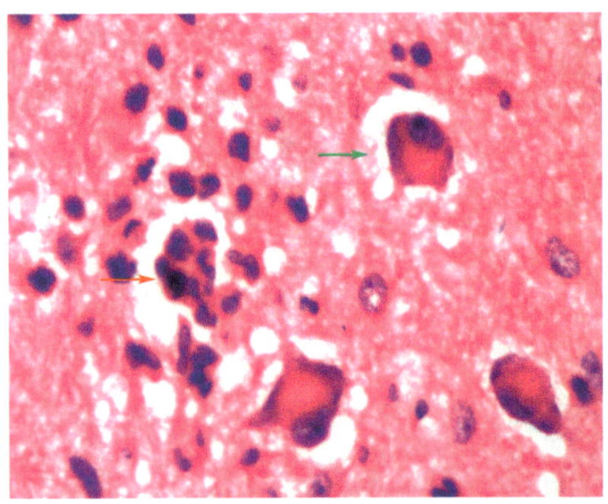

图 2.3.14-11　流行性乙型脑炎　(HE,高倍)
→噬神经细胞现象;→肿胀变性的神经细胞

(三) 星形细胞瘤(astrocytoma)

〖低倍镜观察〗　切片中细胞数量较正常明显增多(2 倍以上)。有时可见水肿、囊性变以及钙化等继发改变。

〖高倍镜观察〗　分化高者可见瘤细胞分布不均匀,胞质少,核圆形,染色浅,核分裂象罕见;瘤细胞间有丰富的胶质纤维成细网状;组织内血管不丰富。(图 2.3.14-12)。分化低的病例(间变型)见瘤细胞密度明显增加,排列紧密;细胞核大,染色深,有异型性,核分裂象易见;血管丰富,血管内皮细胞增生(图 2.3.14-13)。

请总结诊断依据：

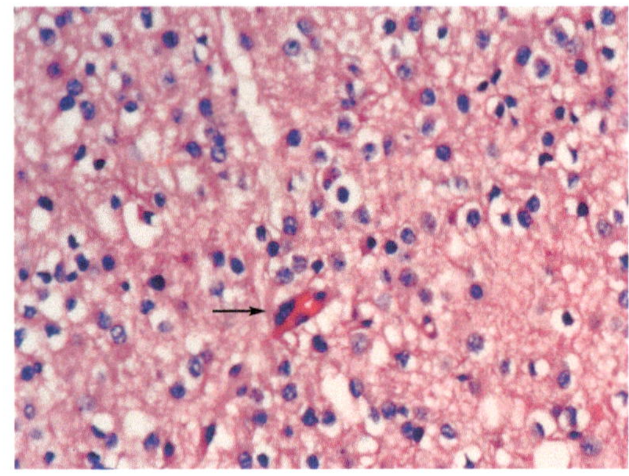

图 2.3.14-12　星形细胞瘤Ⅱ级 (HE,高倍)
→间质毛细血管

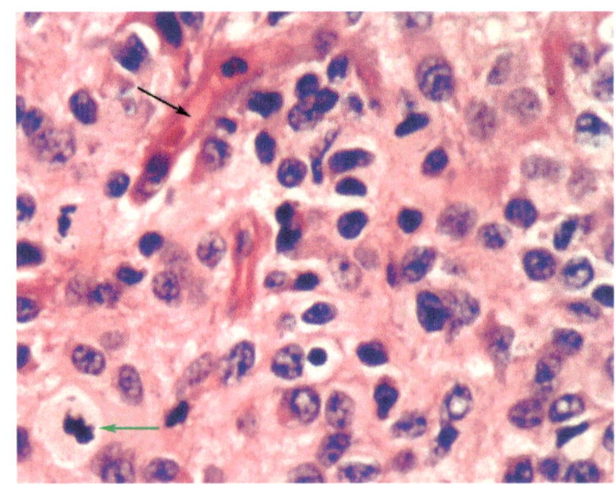

图 2.3.14-13　间变型星形细胞瘤 (HE,高倍)
→核分裂;→增生血管

(四) 髓母细胞瘤(medulloblastoma)

〖低倍镜观察〗　瘤细胞高度密集,1 至数层瘤细胞围绕红染的纤维丝排列成环状结构(菊形团),是其诊断特征(图 2.3.14-14)。

〖高倍镜观察〗　瘤细胞体积小,胞质少,核短梭形,染色质浓密(图 2.3.14-15)。

请总结诊断依据：

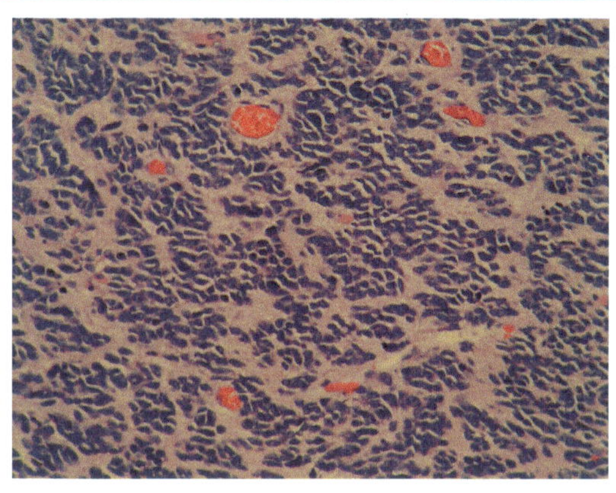

图 2.3.14-14 髓母细胞瘤(HE,低倍)

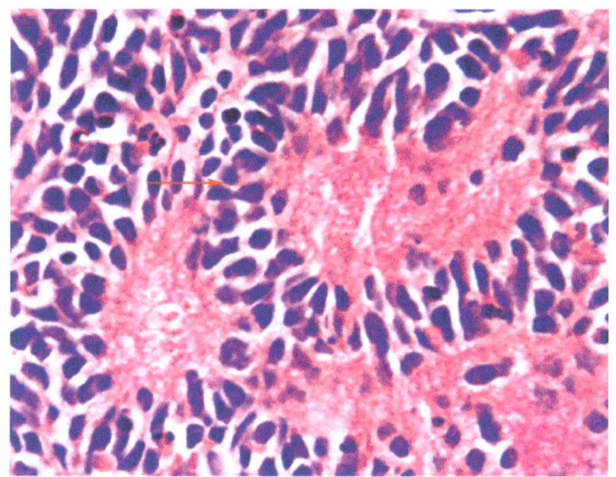

图 2.3.14-15 髓母细胞瘤(HE,高倍)
→菊形团

(五) 脑膜瘤

〖低倍镜观察〗 瘤细胞梭形,漩涡状排列成片,细胞境界不清,胞质丰富,染色浅,瘤组织内有多少不等的层状钙化小体(砂粒体)(图 2.3.14-16)。

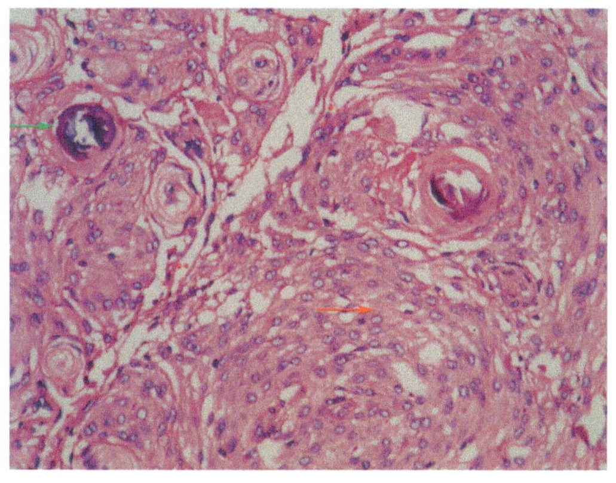

图 2.3.14-16 脑膜瘤(HE,中倍)
→肿瘤细胞漩涡状排列;→砂粒体

〖高倍镜观察〗 瘤细胞核圆形或卵圆形,着色浅,空泡状。

请总结诊断依据:

(六) 神经鞘瘤(schwannoma/neurilemoma/neurimoma)

〖低倍镜观察〗 瘤细胞长梭形,境界不清。肿瘤细胞排列成两种形式:①较紧密的 Antoni A 型:细胞核排列成整齐的栅栏状或漩涡状;②较疏松的 Antoni B 型:间质黏液变性,瘤细胞排列疏松成网状(图 2.3.14-17)。

〖高倍镜观察〗 核长圆形,染色质细。

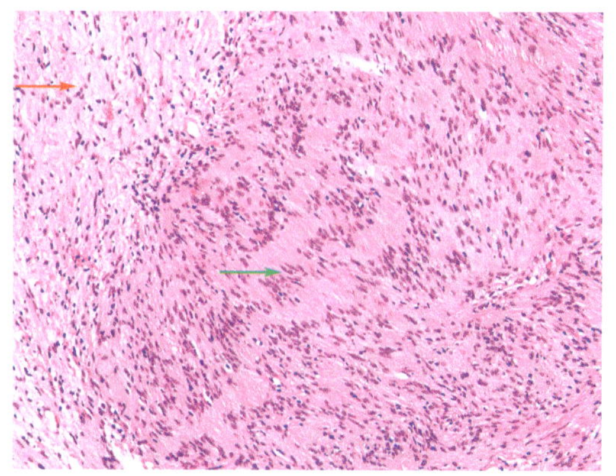

图 2.3.14-17 神经鞘瘤(HE,低倍)
→Antoni B 区;→Antoni A 区,瘤细胞核排列呈栅栏状

请总结诊断依据:

(顾永耀 吕自力 马 韵)

第十五节 传 染 病

传染病是由具有传染性的病原体侵入人体造成组织损伤所致。各种传染病的病理变化受病原体的种属特性、进入人体的途径,以及机体免疫反应等因素影响而各有不同,但其基本病理

特征均为炎症。病原体的毒力、免疫损伤和炎症局部血液循环障碍是造成炎症局部组织变性和坏死的原因；病变所在组织的解剖、生理特点影响病人的临床表现和继发改变（例如脑炎有定位表现，易出现脑疝；肠道炎症可引起腹泻，其溃疡可继发穿孔等）；病原体的毒力、机体的免疫反应、超敏反应和抵抗力均可影响炎症的经过和结局（例如原发性与继发性肺结核不同的发展过程和表现形式）。

结核病是由感染结核杆菌所引起的可累及全身各器官组织的一种慢性肉芽肿性炎症，临床上以肺结核最多见。原发性和继发性肺结核具有不同的病理特征和临床表现。

伤寒是由伤寒杆菌引起的急性增生性炎症，以全身单核巨噬细胞系统的巨噬细胞增生为病变特点。伤寒肉芽肿具有病理诊断价值。

细菌性痢疾是由痢疾杆菌引起的肠道传染病，临床上有急性、慢性、中毒型等多种表现形式。急性期病变以乙状结肠和直肠为著，病变特点是以假膜形成为特点的纤维素性炎症。

性传播性疾病是通过性接触传播的一组疾病，其中最常见的为淋病，尖锐湿疣则多与人类乳头状瘤病毒感染有关。

一、目的要求

（1）掌握结核病的基本病变和转化规律。

（2）掌握原发性肺结核的病变特点。

（3）掌握继发性肺结核常见类型的病变特征。

（4）掌握肺结核病血源播散所致病变、肺外器官结核病的病变特点。

（5）掌握伤寒、细菌性痢疾的病理特点及临床病理联系、并发症。

（6）熟悉性传播性疾病的基本病理改变特点。

二、巨体标本观察

（一）原发性肺结核（primary pulmonary tuberculosis）

原发性肺结核又称肺原发综合征（primary complex）。

（1）一侧肺上叶下部的肺膜下有一境界清楚的干酪样坏死病灶，切面灰黄色，质地细腻。

（2）肺门淋巴结肿大，切面性状与原发灶相同（图 2.3.15-1）。

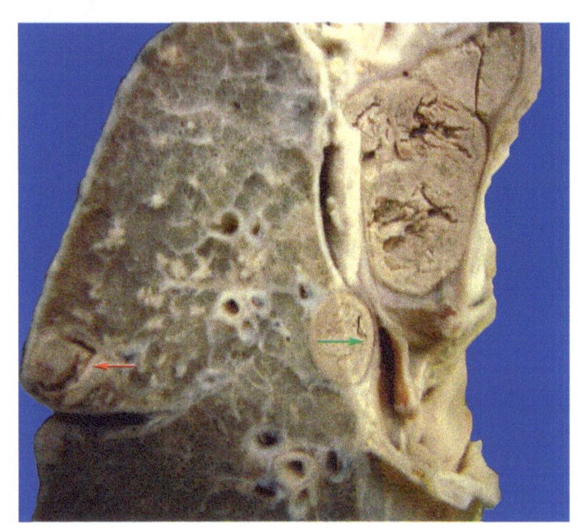

图 2.3.15-1 肺原发综合征

→肺原发病灶；→肺门淋巴结结核

（二）粟粒性肺结核（miliary pulmonary tuberculosis）

（1）肺表面和切面弥漫均匀分布灰白略带黄色的小结节，大小较一致（如粟粒大），境界清楚，略向表面突出。

（2）同时可见肺门和支气管淋巴结肿大和干酪样坏死。肿大淋巴结压迫支气管致肺中叶肺不张（图 2.3.15-2）。

（三）干酪样肺炎（caseous pneumonia）

（1）肺切面大片灰黄色干酪样坏死，部分区域已形成急性空洞。

（2）肺门淋巴结肿大，切面呈干酪样坏死（图 2.3.15-3）。

（四）局灶型肺结核（focal pulmonary tuberculosis）

（1）肺尖部见一个或多个灰黄色病灶（如已钙化则呈灰白色，形似石灰），边界清楚，病灶周围有纤维组织增生。

（2）局部肺膜粗糙增厚（结核性胸膜炎）（图 2.3.15-4）。

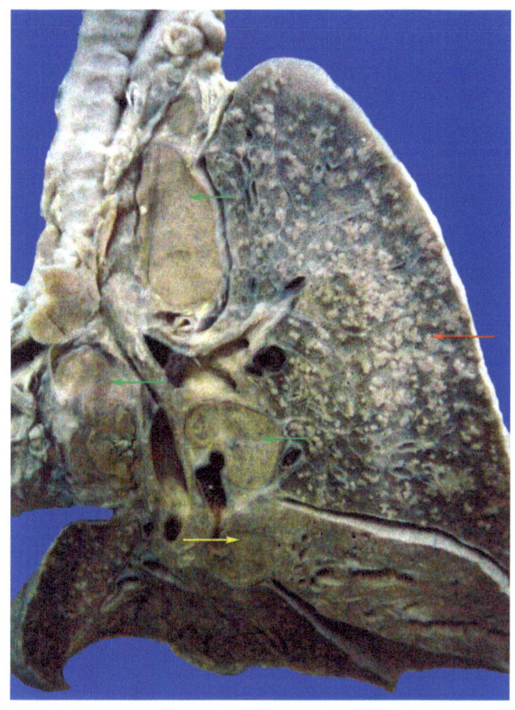

图 2.3.15-2 粟粒性肺结核
→粟粒样结节;→肺门淋巴结结核;→左肺中叶肺不张

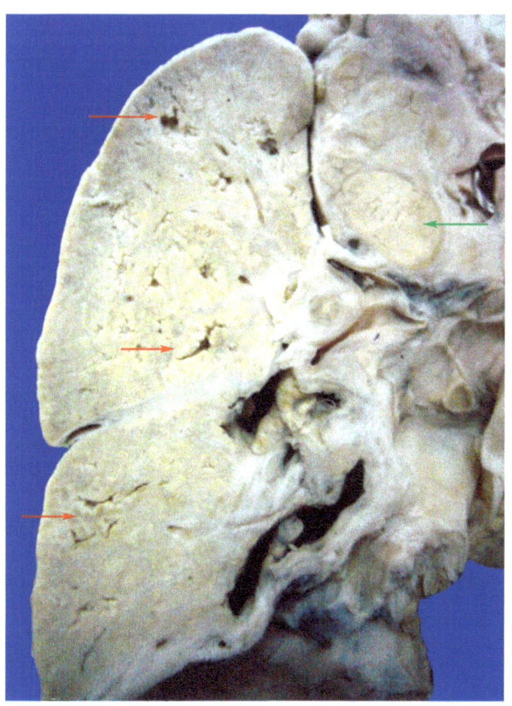

图 2.3.15-3 干酪性肺炎
→干酪样坏死和急性空洞;→肺门淋巴结结核

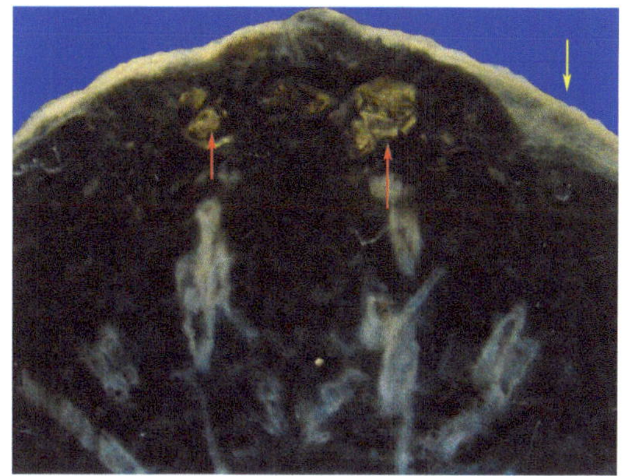

图 2.3.15-4 局灶型肺结核
→肺尖病灶;→局部肺膜增厚

(五) 慢性纤维空洞型肺结核(chronic fibro-cavitation pulmonary tuberculosis)

(1) 肺上部组织破坏,形成一个厚壁空洞,洞壁内侧壁有干酪样坏死物,其外有较厚的纤维组织增生。有的标本空洞内还可见僵硬的条索状物悬挂(血栓机化性脉管炎)。

(2) 空洞下方肺组织散在分布大小不一、新旧不同的结核病灶。

(3) 胸膜纤维性增厚(图 2.3.15-5)。

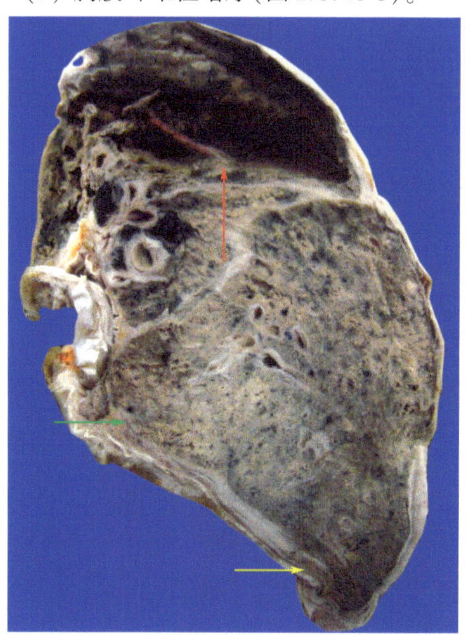

图 2.3.15-5 慢性纤维空洞型肺结核
→肺上部厚壁空洞;→局部肺膜增厚;→散在新旧不一结核病灶

（六）肺结核球（tuberculoma）

肺上叶见一孤立性纤维包裹、境界分明的球形干酪样坏死灶，切面呈黄白色，直径大于 2 厘米（图 2.3.15-6）。

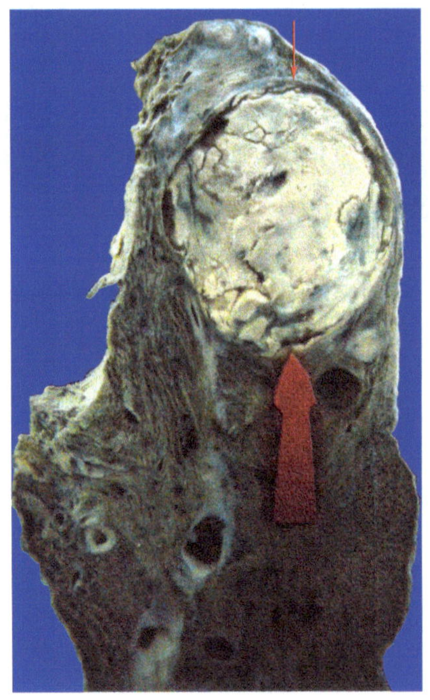

图 2.3.15-6　肺结核瘤

→肺上叶球形干酪样坏死灶

（七）结核性胸膜炎（tuberculous pleuritis）

（1）胸膜脏壁层弥漫性增厚、纤维化及玻璃样变；部分互相粘连，不能分离，胸膜腔变窄，部分消失。

（2）肺组织活动受限，萎陷；肺内可见黄白色结核病灶（图 2.3.15-7）。

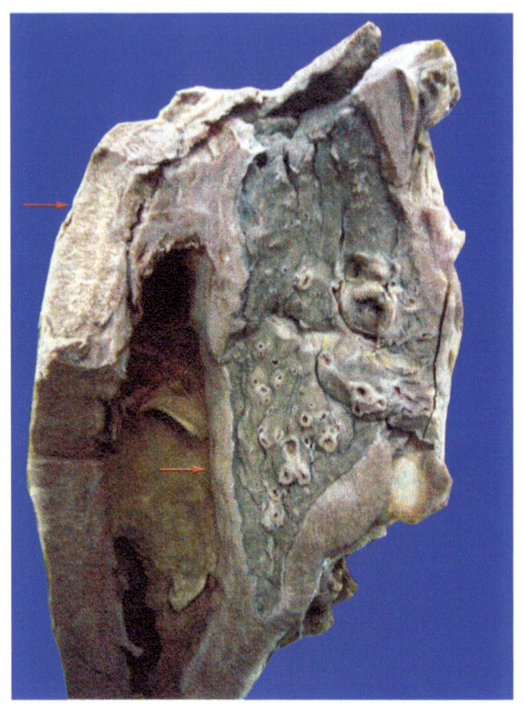

图 2.3.15-7　结核性胸膜炎

→胸膜弥漫性增厚

（八）淋巴结结核病（lymph node tuberculosis）

一组相邻的淋巴结不同程度肿大，互相融合形成巨大肿块。切面干酪样坏死（图 2.3.15-8）。

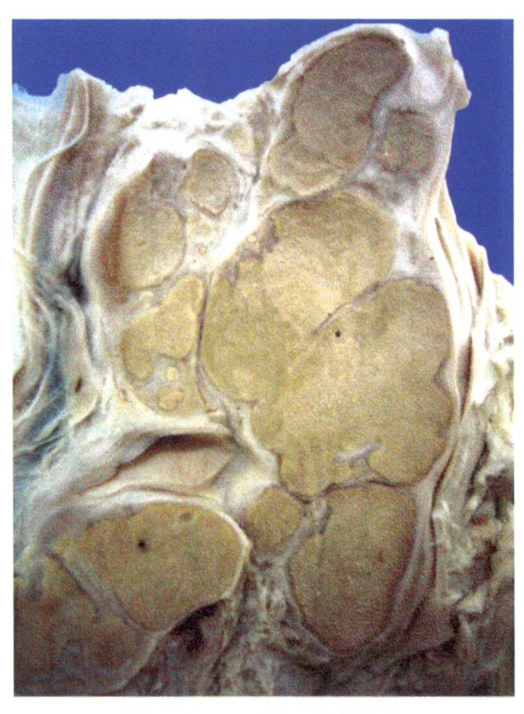

图 2.3.15-8　淋巴结结核病

（九）肠结核病（intestinal tuberculosis）

（1）回肠或回盲部黏膜面出现多发性腰带状

溃疡,溃疡长径与肠道长轴垂直;溃疡边缘不整齐,底部凹凸不平。

(2) 肠管浆膜面可见纤维性增厚,有时还见灰白色粟粒大小的结核病灶(结核性腹膜炎)(图 2. 3. 15-9)。

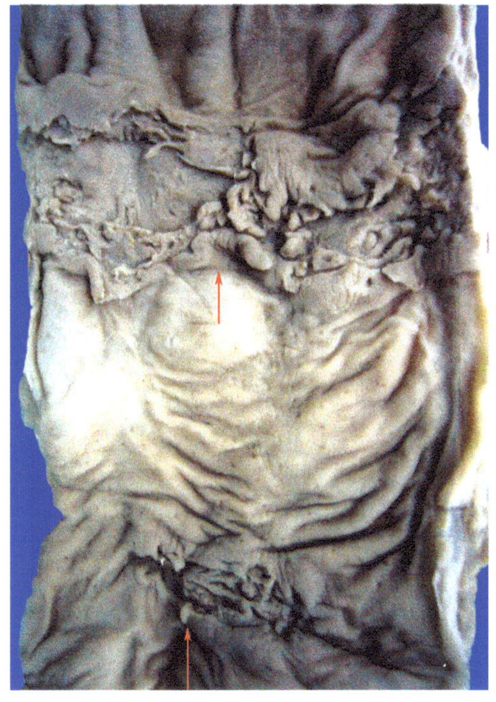

图 2. 3. 15-9 肠结核病

→腰带状溃疡

(十) 结核性腹膜炎(tuberculous peritonitis)

小肠肠管互相粘连成团,浆膜纤维性增厚,伴有灰白色结核病灶弥漫分布(图 2. 3. 15-10)。

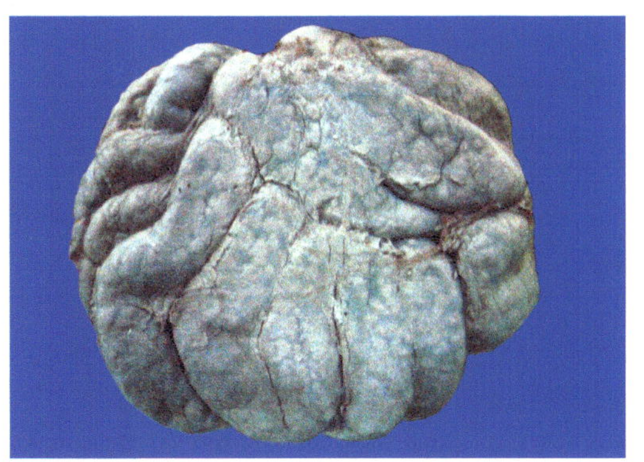

图 2. 3. 15-10 结核性腹膜炎

(十一) 肾结核病(tuberculosis of kidney)

(1) 肾被膜增厚,不能剥离,表面有不规则粗大瘢痕。

(2) 切面皮髓质结构破坏,有大块干酪样坏死病灶,有些已有钙化;部分区域空洞形成,洞壁粗糙、不整齐,腔内残留有干酪样坏死物;有的标本输尿管粗大,管壁增厚,管腔内亦有干酪样坏死物质(图 2. 3. 15-11)。

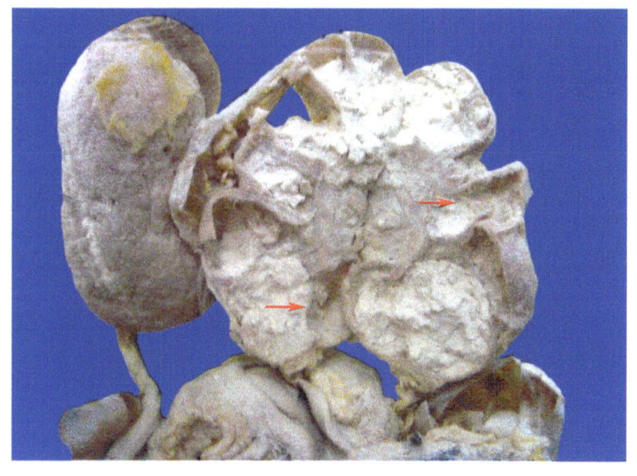

图 2. 3. 15-11 肾结核病

→结核性空洞

(十二) 结核性脑膜炎(tuberculous meningitis)

(1) 脑膜病变以脑底部为重。

(2) 脑底部软脑膜浑浊不透明,有时可见其下方散在灰黄色粟粒大小病灶。

(3) 脑组织血管充血,伴脑沟变浅,脑回变平(脑水肿)(图 2. 3. 15-12)。

(十三) 脊椎结核(tuberculosis of spinal column)

脊柱纵切面观见结核病变累及数个椎体。病变椎体、棘突及椎间盘发生干酪样坏死,脊柱向后凸起,压迫脊髓及马尾(图 2. 3. 15-13)。

(十四) 骨及关节结核(tuberculosis of bone and joint)

骨和关节矢状面上见骨皮质破坏,骨髓腔内充满干酪样坏死物;相邻关节软骨破坏显著,关节面粗糙,部分粘连,关节囊内有多量干酪样坏

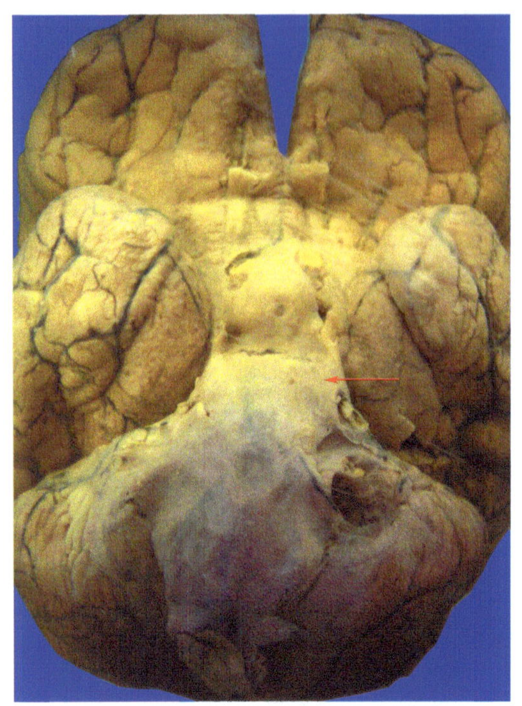

图 2.3.15-12　结核性脑膜炎
→脑底部灰白色浑浊似毛玻璃样

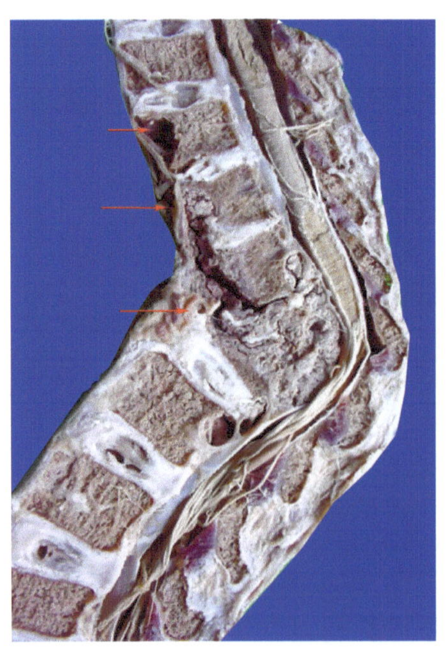

图 2.3.15-13　脊椎结核
→椎体和棘突破坏

死物(图 2.3.15-14)。

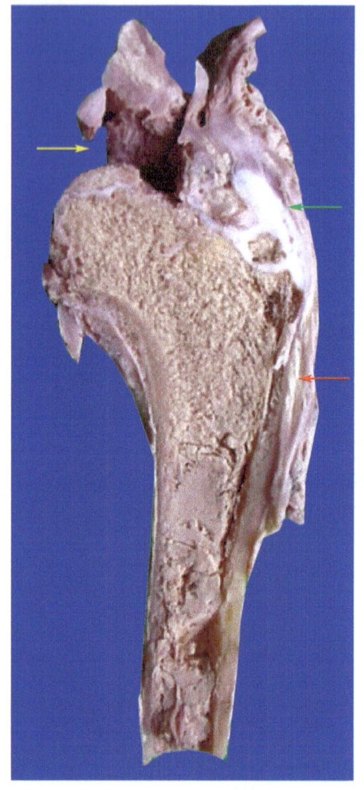

图 2.3.15-14　骨关节结核
→骨皮质破坏;→关节软骨破坏;
→关节囊内干酪样坏死

(十五) 肠伤寒(typhoid fever of small intestine)

(1) 回肠下段淋巴小结显著肿胀,突出于肠黏膜面,质地软,境界清楚,部分肿胀的集合淋巴小结表面凹凸不平,形如脑回。部分黏膜已开始出现坏死(图 2.3.15-15)。

(2) 坏死物脱落后形成边缘整齐的溃疡,溃疡较深,圆形或椭圆形(与淋巴小结形状一致),溃疡长轴与肠管的长轴平行(图 2.3.15-16)。

(十六) 细菌性痢疾(shigellosis)

(1) 大肠黏膜充血水肿,肠壁增厚,黏膜皱襞消失。

(2) 黏膜表面覆盖灰白或灰红色粗糙的糠皮样假膜,假膜脱落后形成大小不等、边缘不规则的地图状浅溃疡(图 2.3.15-17)。

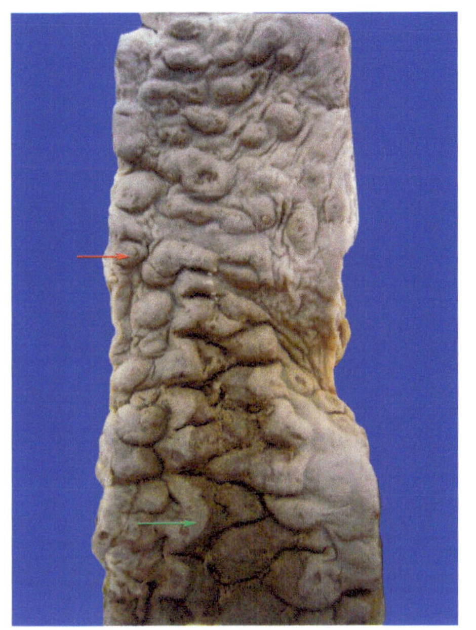

图 2.3.15-15 肠伤寒髓样肿胀和坏死期
→孤立淋巴小结呈圆形肿胀;→肿胀的集合淋巴小结中心处开始出现坏死

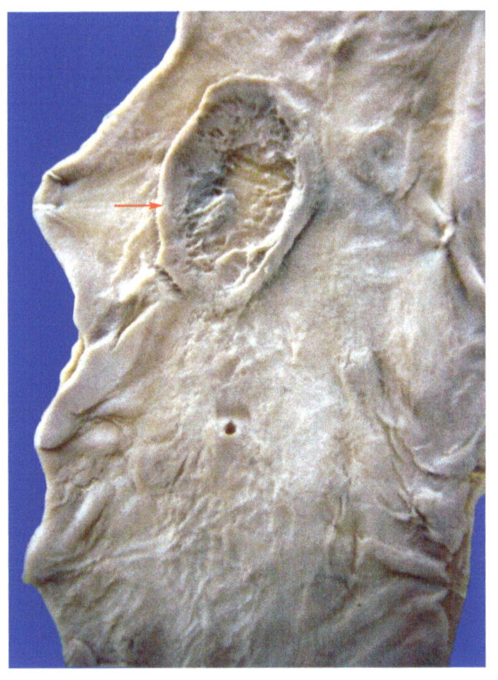

图 2.3.15-16 肠伤寒溃疡期
→边缘整齐、长轴与肠管长轴平行的溃疡

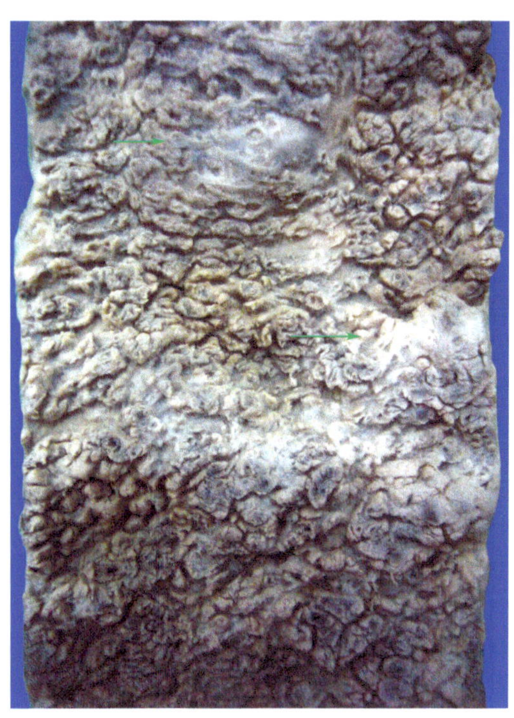

图 2.3.15-17 细菌性痢疾之肠
→地图状溃疡

三、组织切片观察

(一)结核病基本病变—结核结节

〖**低倍镜观察**〗 注意观察各种组织(肺、肾、脑膜、淋巴结等)中的结核病基本病变:正常组织结构破坏,代之以结核结节。其中央为红染无结构颗粒状干酪样坏死区,周边是成片的上皮样细胞,其中还可见 Langhans 巨细胞。病灶最外侧为淋巴细胞、巨噬细胞、成纤维细胞环绕(图 2.3.15-18)。

〖**高倍镜观察**〗 上皮样细胞梭形或多边形,细胞界限不清,胞质淡染,其中可含空泡,核圆形或椭圆形,染色质细或空泡状;Langhans 巨细胞体积大,胞质丰富,核数量多,聚集于细胞一侧,排列成环状或马蹄状;有时细胞核排列也可以杂乱无章(图 2.3.15-19)。

请总结诊断依据：

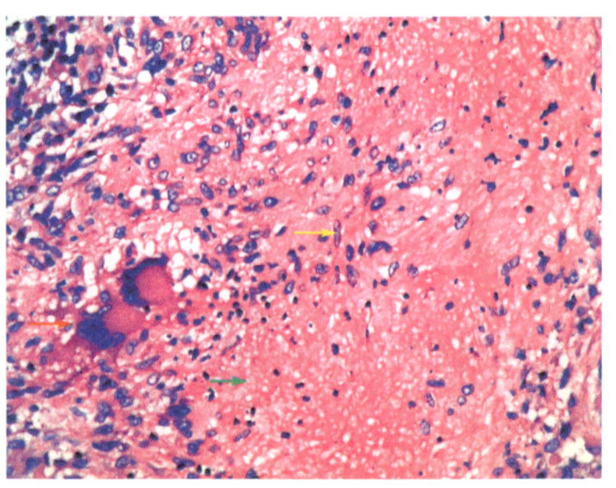

图 2. 3. 15-18　结核结节(HE,中倍)
→Langhans 巨细胞;→干酪样坏死;→上皮样细胞

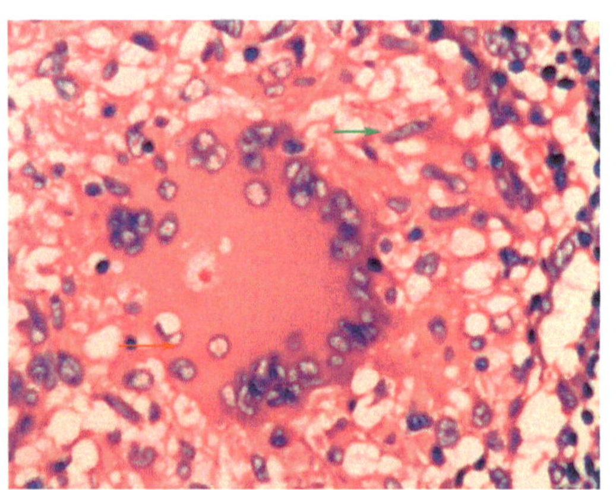

图 2. 3. 15-19　结核结节(HE,高倍)
→Langhans 巨细胞;→上皮样细胞

(二) 粟粒性肺结核

〖低倍镜观察〗　肺组织中散在分布实性病灶(巨体观为粟粒大小)。由 1 至数个结核结节组成。病灶周围肺泡间隔充血,肺泡扩张(代偿性肺气肿)(图 2. 3. 15-20)。

〖高倍镜观察〗　结核结节由上皮样细胞和 Langhans 巨细胞构成,有些结节中心出现小灶干酪样坏死。结节外围由少量淋巴细胞围绕。

请总结诊断依据：

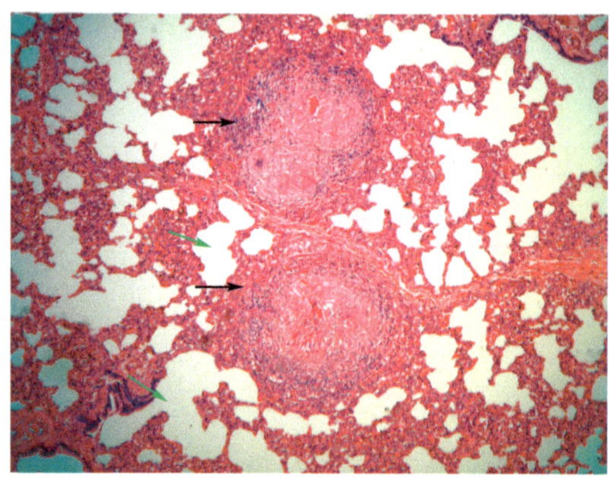

图 2. 3. 15-20　粟粒性肺结核 (HE,低倍)
→结核结节;→代偿性肺气肿

(三) 肠伤寒

〖低倍镜观察〗　回肠固有膜淋巴组织中大量巨噬细胞增生,形成界限不甚清楚的结节状病灶(伤寒小体),结节中心开始出现坏死(图 2. 3. 15-21)。伤寒小体也可以出现在肝、脾、骨髓、淋巴结等单核巨噬细胞系统各组织中。

〖高倍镜观察〗　伤寒细胞体积较淋巴细胞大,圆形或椭圆形,胞质红染,可见吞噬有红细胞或淋巴细胞或坏死组织碎片等;细胞核偏于一侧,圆形,染色质细颗粒状(图 2. 3. 15-22)。

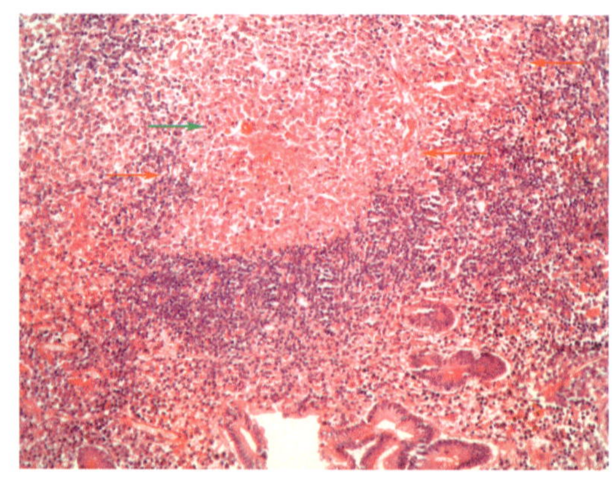

图 2. 3. 15-21　肠伤寒 (HE,低倍)
→伤寒小体;→坏死灶

请总结诊断依据：

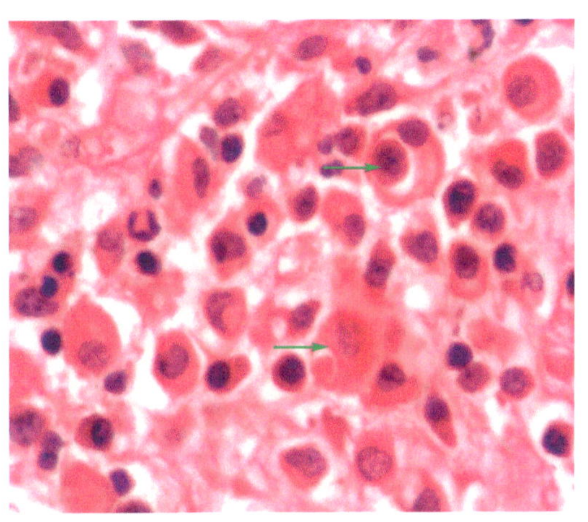

图 2.3.15-22 伤寒细胞
→吞噬红细胞/淋巴细胞的伤寒细胞

（四）细菌性痢疾

〖**低倍镜观察**〗 炎症浸润局限于黏膜层，黏膜浅层组织坏死，表面覆盖粉红色假膜。各层血管扩张充血，水肿（图 2.3.15-23）。

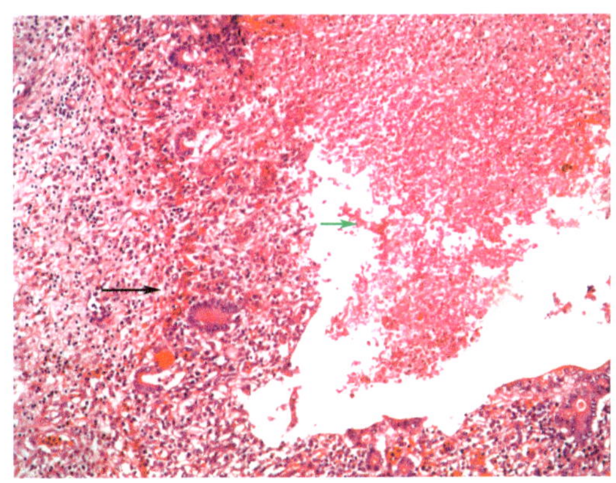

图 2.3.15-23 细菌性痢疾（HE，低倍）
→固有膜炎症；→假膜

〖**高倍镜观察**〗 固有膜血管充血，间质中性粒细胞浸润；黏膜浅层组织坏死，坏死物呈粉红色无结构颗粒状，混合有中性粒细胞、脓细胞等覆盖于黏膜表面（图 2.3.15-24）。

请总结诊断依据：

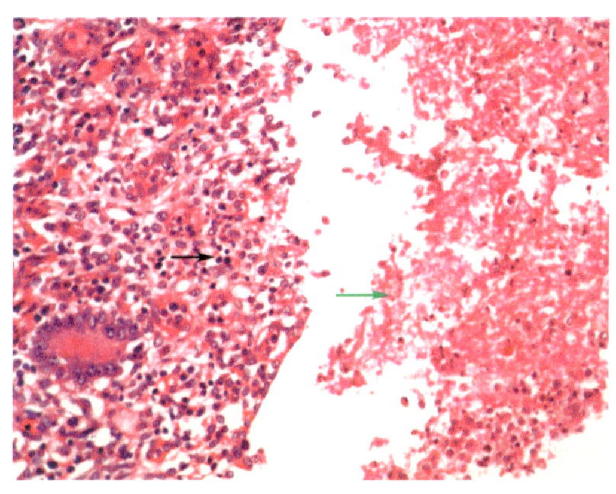

图 2.3.15-24 细菌性痢疾（HE，中倍）
→固有膜炎症；→假膜

（五）尖锐湿疣（condyloma acuminatum）

〖**低倍镜观察**〗 鳞状上皮呈细乳头状增生，伴角化不全，上皮脚增厚延长，上皮中上部可见数量不等的挖空细胞，呈个别散在或成群分布。乳头纤维组织轴心毛细血管扩张充血，炎细胞浸润（图 2.3.15-25）。

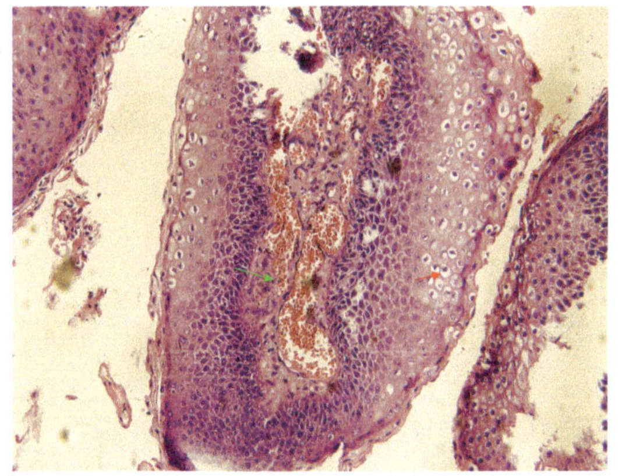

图 2.3.15-25 尖锐湿疣（HE，低倍）
→挖空细胞；→纤维轴心毛细血管扩张充血；炎细胞浸润

〖**高倍镜观察**〗 乳头状结构中，棘细胞增生明显。挖空细胞胞质透亮,核大深染,且大小不一,偶见核分裂象。该细胞的出现有助于本病的诊断。乳头纤维组织轴心慢性炎细胞浸润。

(顾永耀　马　韵)

第十六节　寄生虫病

阿米巴病(amoebiasis)由溶组织阿米巴引起。因食入含阿米巴包囊的食物或水而感染。传染源为慢性阿米巴患者或包囊携带者。病变部位主要是结肠,少数在肝、肺、脑、皮肤、宫颈等。病变以组织溶解性坏死为特征。肠阿米巴病主要累及盲肠、升结肠。急性期烧瓶状溃疡的形成对诊断具有意义。慢性期病变多样,新旧病变共存,可致肠壁增厚肠腔狭窄、梗阻。肠外阿米巴病以肝、肺和脑常见。阿米巴肝脓肿是肠阿米巴病的最重要和最常见的并发症。

血吸虫病(schistosomiasis)是由血吸虫引起的地方性疾病,因接触疫水尾蚴进入皮肤黏膜而感染。其尾蚴、童虫、成虫、虫卵均可引起机体损伤,但以虫卵引起的病变最严重。虫卵所致的损害以特征性的虫卵结节为特征。根据疾病发展过程可分为急性虫卵结节(嗜酸性脓肿)和慢性虫卵结节(假结核结节)。血吸虫病可引起肠道、肝、脾、肺等脏器的损害。肠道主要累及直肠、乙状结肠和降结肠。累及肝脏者,可引起血吸虫性肝硬化。

华支睾吸虫病(clonorchiasis sinensis)由中华分支睾吸虫所致,主要寄生于人体肝内胆管系统,重者可见于肝外胆管、胆囊和胰腺导管。经食入含有活囊蚴的鱼或虾而感染。可合并胆石症、胆管炎、胆囊炎,少数可癌变。

一、目的要求

(1) 掌握血吸虫病的肠道病变特点、并发症,进而理解病变与主要临床表现之间的关系。

(2) 熟悉华支睾吸虫病及肺吸虫病的病因、发病机制,病变及临床病理联系。

(3) 了解阿米巴痢疾、丝虫病和棘球蚴病的病因和病变。

二、巨体标本观察

(一) 血吸虫病肠

(1) 早期病变标本,显示结肠黏膜皱襞之突起部有许多针头帽大或粟粒大的溃疡,溃疡很浅,且底部有时可见黄色颗粒(即虫卵堆积处)。

(2) 晚期病变标本,显示肠壁增厚、变硬,黏膜面可见密集及散在的息肉形成,肠腔狭窄(图 2.3.16-1)。

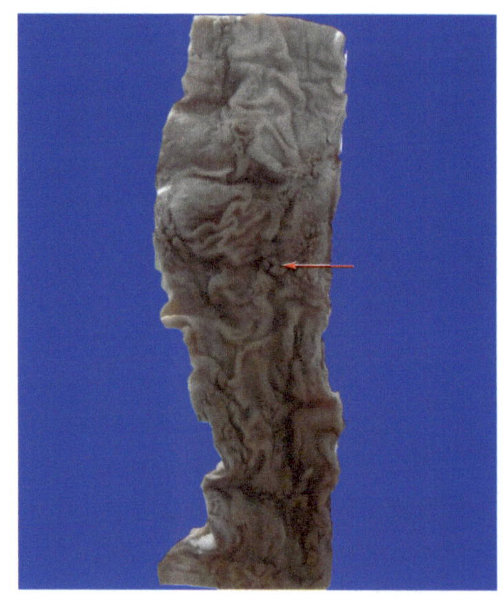

图 2.3.16-1　慢性血吸虫病(肠息肉)

(二) 血吸虫病肝硬化

(1) 肝体积缩小,表面高低不平。

(2) 切面见宽阔的灰白色纤维间隔。

(3) 质地变硬(图 2.3.16-2)。

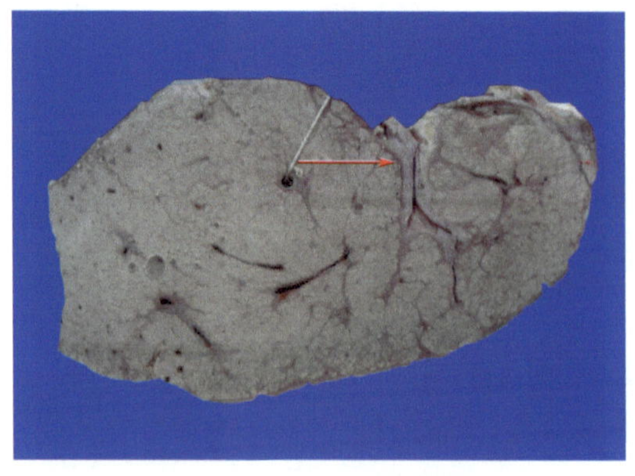

图 2.3.16-2　血吸虫病肝硬化

→灰白色纤维间隔

(三) 肠阿米巴病(intestinal amoebiasis)

(1) 结肠黏膜见多灶性溃疡,溃疡边缘不整齐,溃疡呈口小底大的烧瓶状。

(2) 有的溃疡边缘互相沟通,呈隧道状,底部有破絮状坏死物质,溃疡深达肌层。

(3) 溃疡之间黏膜正常(图 2.3.16-3)。

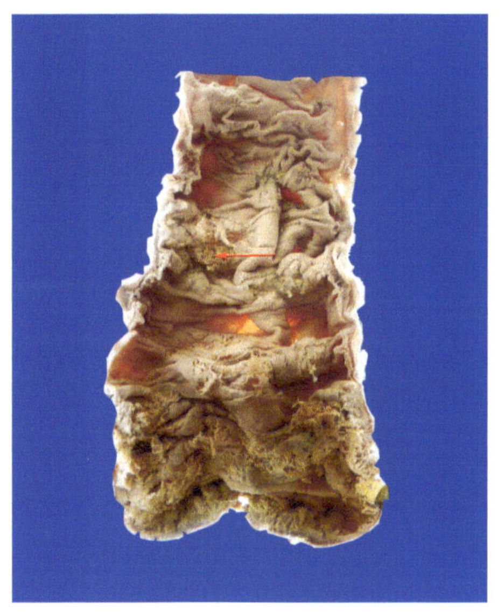

图 2.3.16-3　肠阿米巴病

(四) 阿米巴肝脓肿(amoebic liver abscess)

在肝的右叶(或左叶)有一个或数个较大的腔,其中充满灰褐色坏死物质,部分已流失。腔边缘粗糙不平,残留破絮状物。周围有较厚的纤维组织包绕(图 2.3.16-4)。

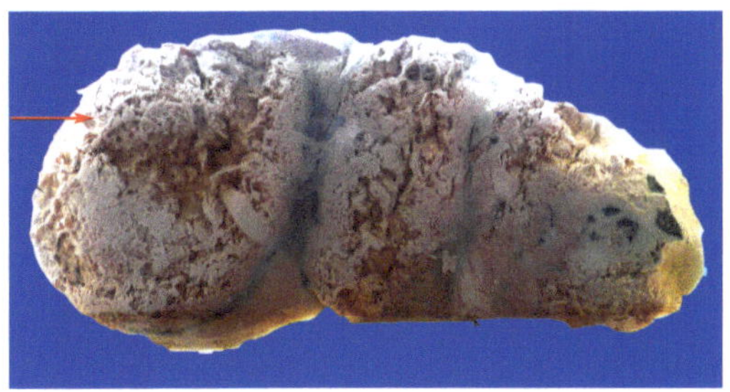

图 2.3.16-4　阿米巴肝脓肿

三、组织切片观察

(一) 血吸虫病肠

〖低倍镜观察〗　肠黏膜及黏膜下层组织内见大量血吸虫卵堆积,部分虫卵钙化(呈紫蓝色)。虫卵沉积处纤维组织增生(图 2.3.16-5)。

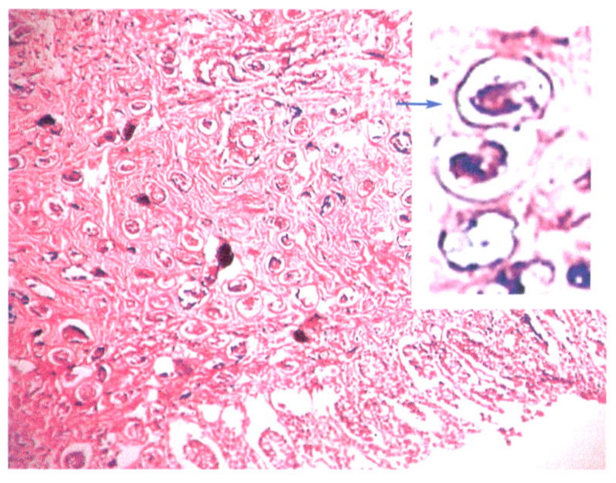

图 2.3.16-5　血吸虫病肠(HE,低倍)
→虫卵(插图 HE,高倍)

〖高倍镜观察〗　部分虫卵上可见伊红染色火焰状物质。周围有大量嗜酸性粒细胞聚集并伴坏死,形成典型的嗜酸性脓肿。坏死钙化虫卵周围有上皮样细胞及多核巨细胞围绕,形成不规则的假结核结节(图 2.3.16-6)。

请总结诊断依据:

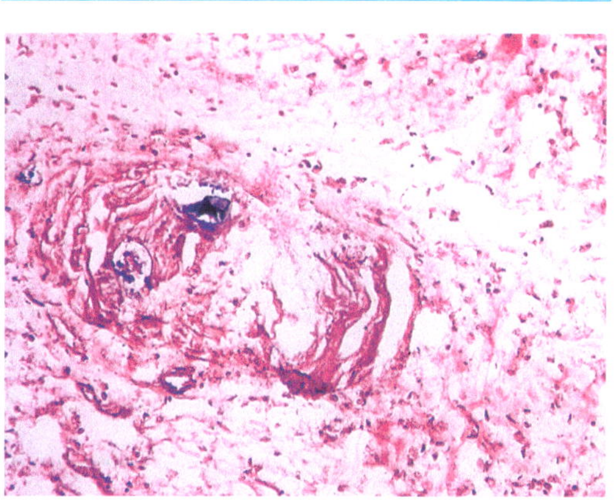

图 2.3.16-6　血吸虫病肠(虫卵结节)(HE,低倍)

（二）血吸虫病肝

〖低倍镜观察〗　早期病变标本中，见汇管区及肝小叶中有散在的病灶。

〖高倍镜观察〗　有的病灶主要由嗜酸性粒细胞构成，病灶中常见血吸虫卵；有的病灶主要由上皮样细胞及多核巨细胞构成，其中亦常有坏死钙化的血吸虫卵，形成假结核结节。病灶附近肝细胞变性，汇管区纤维组织增生（图 2. 3. 16-7，图 2. 3. 16-8）。

请总结诊断依据：

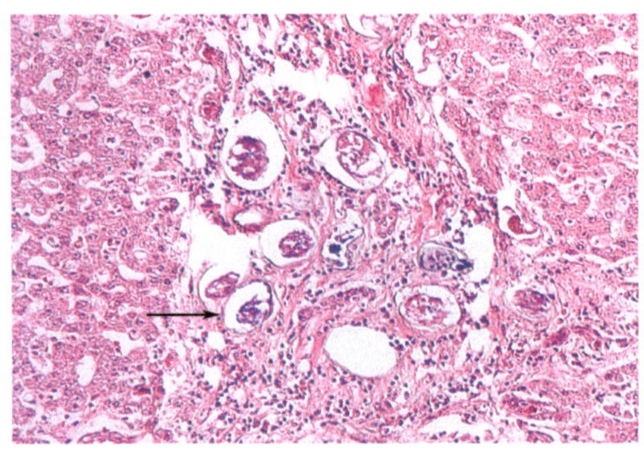

图 2. 3. 16-7　血吸虫病肝（HE，低倍）
→虫卵

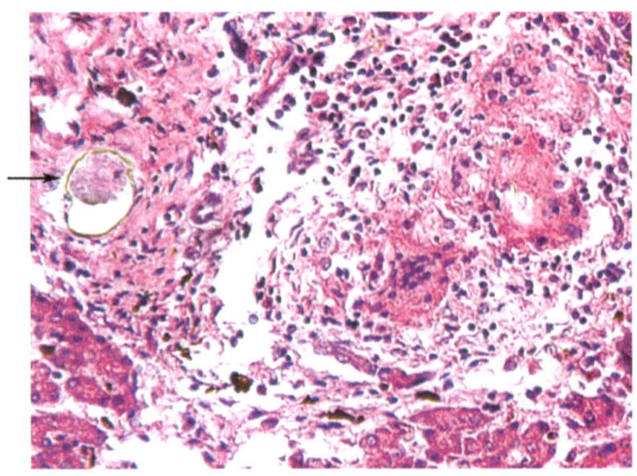

图 2. 3. 16-8　血吸虫病肝（HE，中倍）
→虫卵

（三）阿米巴病肠

〖低倍镜观察〗　黏膜缺损处呈烧瓶状。在溃疡坏死组织和正常组织交界处或小血管内可见阿米巴大滋养体。

〖高倍镜观察〗　阿米巴大滋养体大致呈圆形，体积为红细胞的 6～7 倍，核小，胞质嗜碱，可见小空泡和红细胞，其周常有一空晕（图 2. 3. 16-9，图 2. 3. 16-10）。

请总结诊断依据：

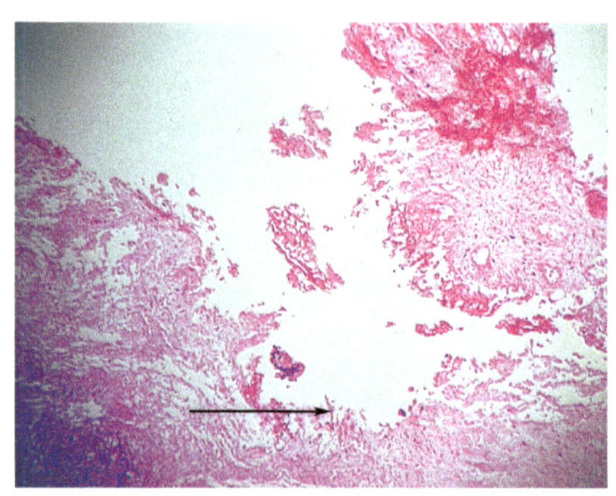

图 2. 3. 16-9　阿米巴病肠（HE，低倍）
→溃疡底

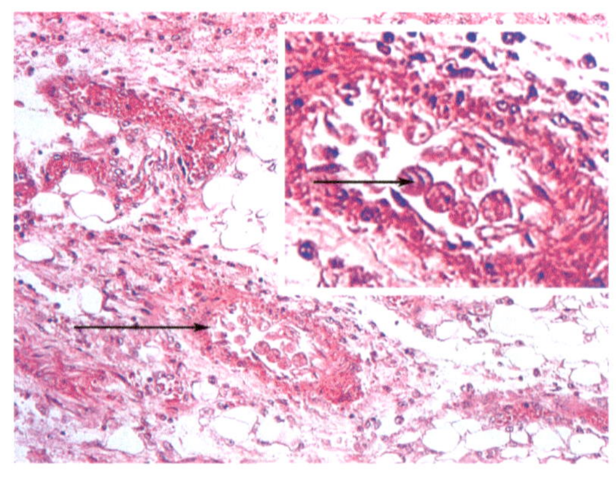

图 2. 3. 16-10　阿米巴病肠（HE，高倍）
→溶组织阿米巴滋养体（插图 HE，高倍）

（四）阿米巴病肝

〖低倍镜观察〗　脓肿壁上可见坏死组织和渗出。慢性者脓肿壁肉芽组织和纤维组织增生（图 2. 3. 16-11）。

〖高倍镜观察〗　坏死组织和正常组织交界处可查见阿米巴大滋养体。

请总结诊断依据：

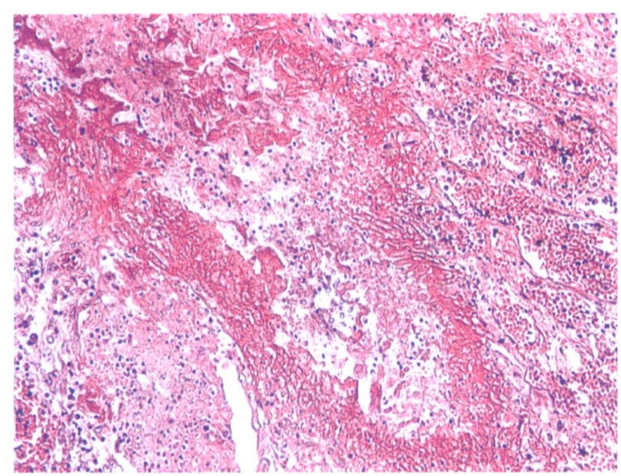

图 2. 3. 16-11　阿米巴病肝(HE,低倍)

(五) 肺吸虫病(paragonimiasis)

〖**低倍镜观察**〗　组织取自皮下组织。可见虫体,周围大量炎细胞浸润。

〖**高倍镜观察**〗　浸润的炎细胞以嗜酸性粒细胞为主(图 2. 3. 16-12,图 2. 3. 16-13)。

请总结诊断依据：

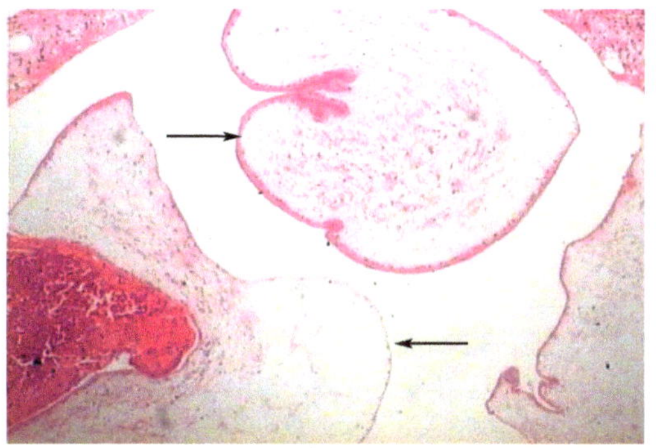

图 2. 3. 16-12　卫氏并殖吸虫(HE,低倍)
→虫体

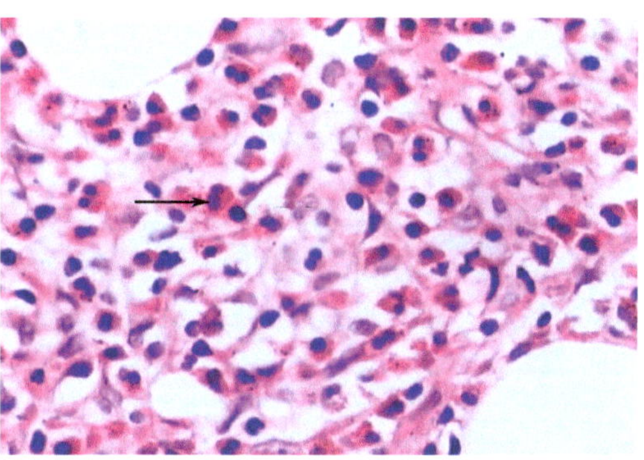

图 2. 3. 16-13　卫氏并殖吸虫皮下结节(HE,中倍)
→嗜酸性粒细胞

(孟　刚　蒋雪峰　郭乔楠)

第4章 医学遗传学

遗传学(genetics)是研究生物遗传与变异的科学,医学遗传学(medical genetics)则是研究人类疾病与遗传关系的科学。以下经典实验可以观察和分析人类的部分遗传性状及其传递规律,学习人类遗传物质的载体——染色体的研究方法,加深理解遗传与疾病的关系,有助于培养对于人类遗传病发病机制的综合分析和实验动手的能力。

第一节 人类皮肤纹理观察与分析

皮肤纹理(dermatoglyph)简称皮纹,是指人体某些特殊部位,如手指、手掌、脚趾和脚掌等处皮肤上出现的纹理图形。人体皮肤由表皮和真皮构成,真皮乳头向表皮突起形成一条条整齐凸起的乳头线,其上有汗腺开口,称为嵴纹(ridge)。各嵴纹之间凹下的部分为沟,这些凹凸的沟和嵴便形成人的皮纹(图 2.4.1-1)。

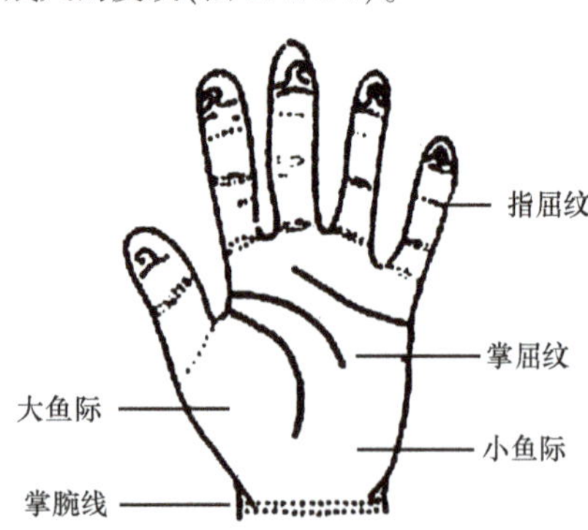

图 2.4.1-1 指、掌纹示意图

皮纹形成于胚胎发育的早期(14~19 周),出生后终生不变,而且每个人都有其特定的皮纹。因此,长期以来皮纹是侦破案件的手段之一。大量研究表明,某些遗传病,特别是一些染色体病和先天畸形常伴有皮纹异常,所以皮纹检查可以作为某些遗传病的辅助诊断指标。

【实验目的】

(1) 掌握人类皮肤纹理的测定和分析方法。

(2) 了解人类皮肤纹理检查的临床意义。

【实验器材】

放大镜、量角器、铅笔、直尺、红色印油(或黑色油墨)、人造海绵垫、白纸、2.5% 亚铁氰化钾[$KFe(CN)_4$]水溶液、2% 三氯化铁($FeCl_3$)水溶液。

【实验方法】

1.皮纹印取——印油或油墨印取法

(1) 将红色印油适量倒入盒内的海绵垫上,涂抹均匀,再把白纸平铺于桌上,准备取印。

(2) 受检者洗净双手,擦干后将手掌按在海绵垫上,使掌面获得均匀的印油(注意不要来回涂抹,印油量要适中)。

(3) 按压法印取掌纹:先将掌腕线印在白纸上,然后从后向前依掌、指顺序逐步轻轻放下,手指自然分开,适当用力按压手背,尤其是腕部、掌心及手指基部,以免漏印。提起手掌时,先将指头翘起,尔后是掌和掌腕面,这样便可获得满意的掌纹。注意不可加压过重,不可移动手掌和白纸,以免使皮纹重叠或模糊不清。

(4) 滚动法印取指纹:在对应的掌纹下方,由左至右依次印取 10 个手指的指纹。印时,将手指由一侧向另一侧轻轻滚动一次(切勿来回滚动,以免图像重叠),注意印出手指两侧的皮纹,记下 10 个手指的顺序。

2.皮纹印取——普鲁士蓝反应法

(1) 先将印纸用 2.5% 亚铁氰化钾水溶液浸湿晾干,印棉用 2.5% 三氯化铁溶液浸湿。

(2) 受检者洗干净双手,擦干,然后用印棉涂手,涂抹要均匀,既不能过湿,也不能太干,立即印在准备好的印纸上,印纸上立即显示出蓝色指掌纹(亚铁氰化钾可与三氯化铁反应生成普鲁士蓝)。

(3) 其他部位印取要求同印油印取法。

3.指纹的分析

(1) 指纹的类型:指纹主要有弓形纹、箕形纹和斗形纹三种类型。

1) 弓形纹(arch, A):脊纹线由手指的一侧走向另一侧,中部隆起呈弓形。纹理彼此平行无三叉点(若纹线呈三方走向,其中心点称为三叉点,图 2.4.1-2)。弓形纹又分为简单弓形纹(simple arch, A^S)和帐幕状弓形纹(tented arch, A^T)两种亚型,前者由若干平行的弧形嵴线构成,后者嵴线中部弯曲较大,呈帐篷状(图 2.4.1-3)。

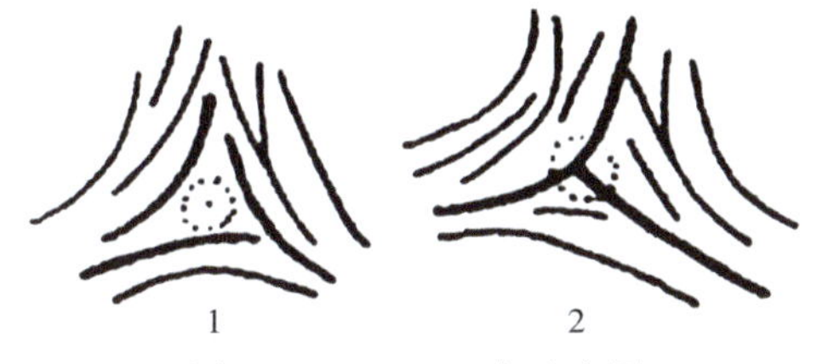

图 2.4.1-2　三叉点示意图

2) 箕形纹(loop,L):俗称簸箕。因嵴纹由指尖一侧发出,斜向上弯曲后中途折回原侧,形似簸箕故名。在箕头的下方有一个三叉点。按箕形开口的方向分尺箕(ulnar loop, L^U)和桡箕(radial loop,L^R)。尺箕口朝向本手小指侧,即尺骨方向。桡箕口朝向本手拇指侧(图 2.4.1-3)。

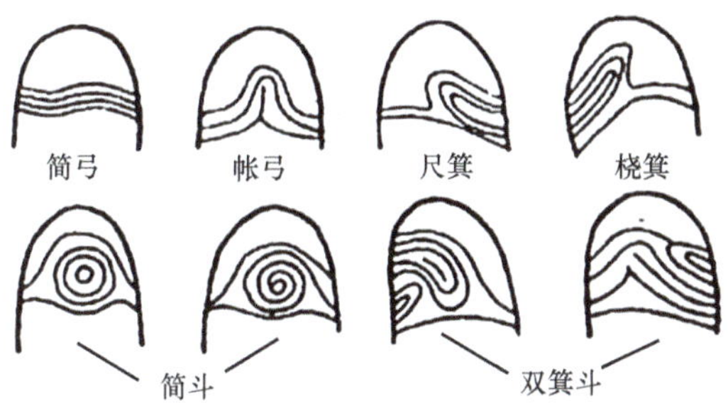

图 2.4.1-3　指纹类型示意图

在正常人的指纹中,桡箕一般少见,尤其不出现于第四指上。若见到较多的桡箕,特别是在第四、五指上时,则提示可能有遗传学上的异常。

3) 斗形纹(whorl, W):一般有两个三叉点,分别位于尺侧和桡侧。依嵴线走向可分为下列三类(图 2.4.1-3)。

A.同心斗形纹(circular whorl, W^C):嵴线呈同心圆状。

B.螺旋斗形纹(spiral whorl, W^S):嵴线呈螺旋形走向。

C.双箕斗形纹(double loop whorl, W^{DL}):由两个箕形纹互相绞结而成。按箕口方向分同侧双斗和反向双斗,左右下方各有一个三叉点。

此外,还有其他各种变异斗形纹。

指纹分布频率因人种而异。东方人多尺箕和斗形纹,弓形纹和桡箕较少。此外还存在性别差异,女性较男性多弓形状,斗形纹略少。

(2) 嵴纹计数(ridge count):计数箕形纹或斗形纹的纹心到三叉点的中心连线通过的嵴线数。方法如下:弓形纹因没有纹心和三叉点,故嵴纹计数为零;箕形纹按上述方法计数,注意连线起止点处的嵴纹数不计在内;斗形纹因有两个三叉点,须计数两次,但按较大的数计算。双箕斗先分别计算两纹心与各自的三叉点连线所通过的嵴线数,再计算两纹心连线所通过的嵴线数,然后将三者之和除以 2,即为该指纹的嵴纹数(图 2.4.1-4)。

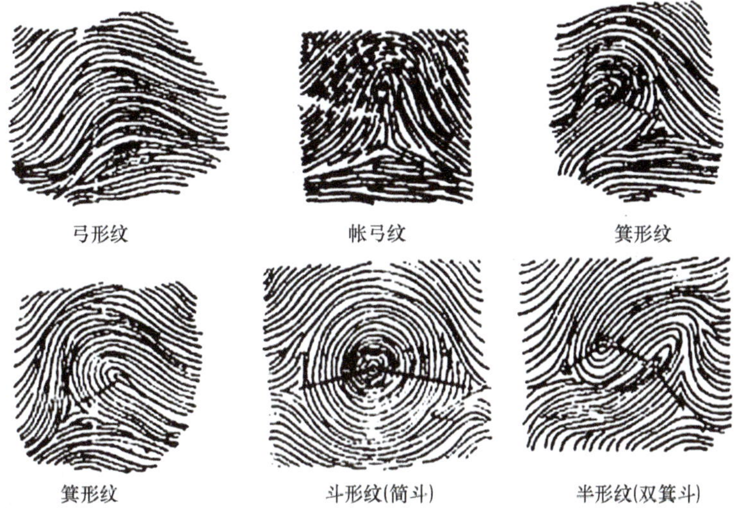

图 2.4.1-4　指纹的嵴线计数示意图

(3) 指嵴纹总数(total finger ridge count, TFRC):将10个手指的嵴纹数相加所得之和即为TFRC。我国正常人斗纹较多,故TFRC较高。欧美人斗形纹较少,TFRC较低。有报道,我国汉族男性TFRC值平均约为148.80条,女性平均约为138.46条。TFRC有随X染色体增多而递减的趋向。

(4) 掌纹的观察

1) 掌纹可分为三个构形区(图2.4.1-5):

A.大鱼际(thenar, Th)区:位于拇指下方,此区无真实花纹嵴线(箕形纹和斗形纹为真实花纹,而弓形纹不属),只是沿着拇指基部微弯曲。

B.小鱼际(hypothenar, Hy)区:位于小指下方,真实花纹出现率约为13%。以箕形纹、斗形纹居多。

C.指间区(interdigital region, I):指五个手指根部间的区域,$I_1 \sim I_4$,其中将大鱼际区和第一指间区合为Th/I_1区。真实花纹为箕形纹,偶为斗形纹或空旷区。在食指、中指、无名指和小指基部的掌面上各有一个三叉点,称指三叉点,以a、b、c、d表示;而由指三叉点发出的主要掌纹线,相应地分别称为A、B、C、D(图2.4.1-5)。

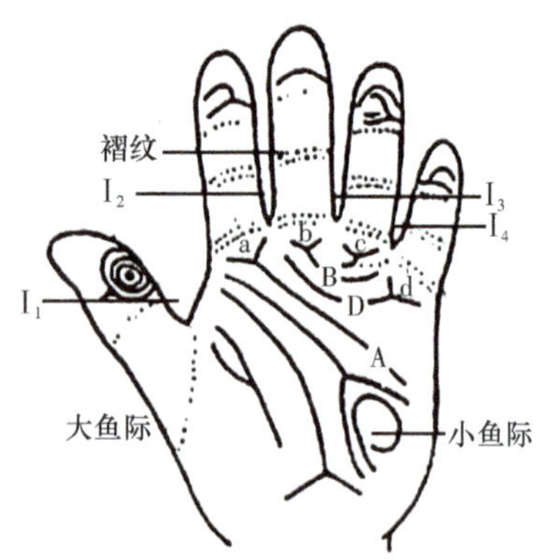

图2.4.1-5　正常人掌纹特点

2) a-b嵴线计数(a-b ridge count):计算a、b两个三叉点连接线上所通过的嵴纹数。

3) atd角的测量:在手掌基部大、小鱼际之间,有一个三叉点,称轴三叉(以t表示)。由t向a、d做连线形成atd角,用量角器测量其角度。有的手掌可出现两个t点,测量时应以最远端的t点测量atd角。我国正常人atd角的平均值在40°~45°。若t位置移近掌心,则atd角增大。智能发育不全者或染色体病患者,atd角可超过50°,甚至达60°以上。一般atd角<45°称为t,在45°~56°的用t′表示,>56°以t″表示。

4) t距比(t diatance ratio, TDR):是指由t三叉到远端腕关节褶纹的距离占手掌长度的百分比,手掌长度指中指掌面基部褶纹线至远端腕关节褶纹间的垂直距离(图2.4.1-6)。

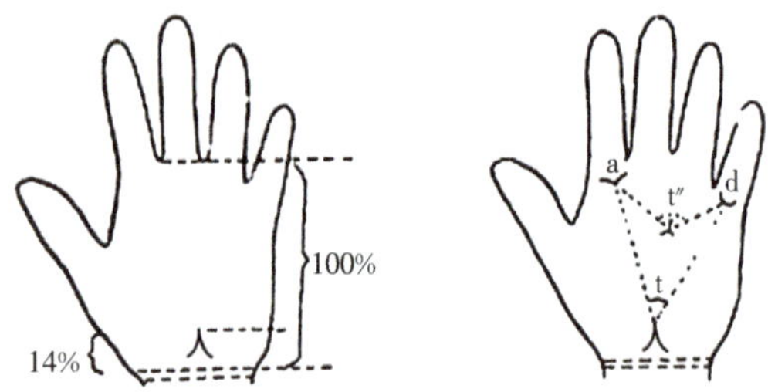

图2.4.1-6　t距掌距图解及atd角示意图

我国正常人t距比在14%左右;21三体患者为15%~39%;13三体患者>40%。

5) 褶线:褶线是手指和手掌各关节弯曲活动处形成的明显可见的皱褶,分别称为指褶线和掌褶线。它们虽不属皮肤纹理,但在某些遗传病如13三体、18三体等患者常有特异性改变。

A.指褶线(digital flexion crease):除拇指仅一条指褶线外,其余四指均有两条褶线。某些染色体病患者,如21-三体、18-三体患者其第五指仅有一条指褶线。

B.掌褶线(palmal flexion crease):正常人的手掌褶纹有三条呈"爪"字形的褶纹,分别称为大鱼际纵褶线、近端横褶线和远端横褶线(图2.4.1-7)。有时近、远两横褶纹连成一条直线横贯手掌称为猿线(simian line),具有这种特殊褶线的手掌称为通贯手。它在21三体、18三体患者出现率约为25%~40%,而我国正常人群中猿线发生率仅为3.53%~4.87%。

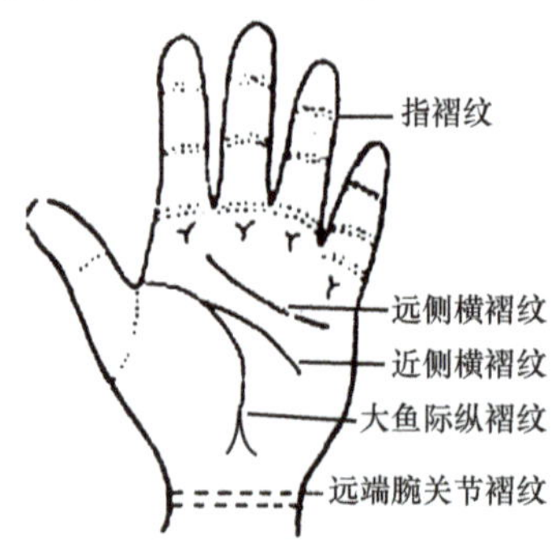

图2.4.1-7　正常人的指、掌褶纹

通贯手有多种变异型。其中近端横褶纹横贯全掌,而远端横褶纹仍呈正常走向者称为悉尼线(Sydney line),是一种较常见的变异型。在21-三体、白血病患者中出现率增高。近、远端横褶纹虽未连成一条线,但仍有分支相连,称过渡Ⅰ型;在通贯手的横纹上,有向上和向下的分支,称过渡Ⅱ型(图2.4.1-8)。

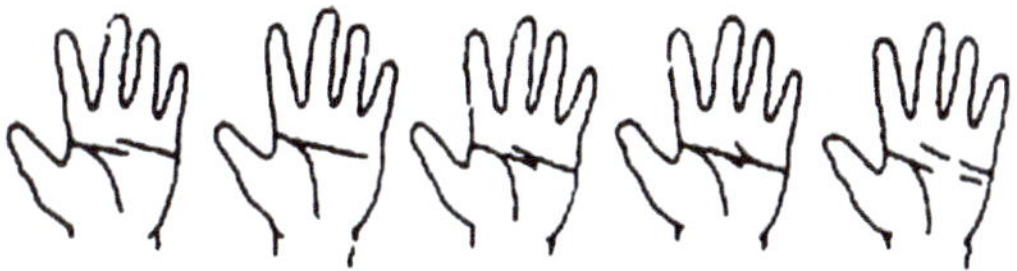

图2.4.1-8　掌褶纹变异型

【实验结果】

将本人皮肤纹理的各项调查结果(含指纹类型、atd角、掌褶纹、a-bTRC)整理并填入表格中。统计全班同学的指纹数据,完成实验报告。

(彭惠民)

第二节　人类遗传性状的观察分析

苯硫脲(phenylthiocarbamide,PTC)是一种白色结晶状药物,因其有N—C═S基团而有苦涩味。对人无毒副作用。人类对PTC尝味能力是受一对等位基因(T和t)控制。基因型为TT者能尝出1/750 000~1/3 000 000浓度PTC溶液的苦涩味,称为纯合尝味者;基因型为Tt者尝味能力稍低,只能尝出1/40 000~1/50 000浓度PTC溶液的苦涩味,称为杂合尝味者;基因型为tt者尝味能力很低,只能尝出1/24 000及以上浓度PTC溶液的苦涩味,有的人甚至连PTC粉末也不能尝出苦涩味,称为PTC味盲。因此,人类对PTC尝味能力属于不完全显性遗传。我国汉族人群中,PTC味盲约占10%。

人类血型是基因控制的遗传性状,其中ABO血型受1组复等位基因(I^A、I^B、i)控制。人类红细胞表面有A、B两种抗原,而血清中有抗A(α)和抗B(β)两种天然抗体。依据不同个体抗原和抗体存在的情况,可将人类的血型分为A、B、AB、O共4种血型。A抗原受控于I^A基因,B抗原受控于I^B基因,i基因不产生抗原。I^A和I^B对于i为显性,I^A和I^B之间则为共显性。因此,I^A、I^B、i复等位基因共组成6种基因型,决定4种表现型。由于A抗原只能和抗A抗体结合、B抗原只能和抗B抗体结合,因此可以利用已知的A型标准血清(即A型人的血清,又叫抗B血清)和B型标准血清(即B型人的血清,又叫抗A血清)来鉴定未知血型。两种标准血清内所含的每一种抗体将凝聚含有相应抗原的红细胞。因此,某种血液中红细胞在A型标准血清中凝聚者为B型,在B型标准血清中凝聚者为A型,在两种血清中都凝聚者为AB型,在两种血清中都不凝聚者为O型。

【实验目的】

(1)掌握人类某些遗传性状的观察和分析方法。

(2)了解人类某些遗传性状的遗传规律。

【实验器材】

显微镜、双凹玻片(或普通载玻片)、采血针、青霉素小瓶、试管、吸管、记号笔、胶布、牙签或小玻棒、试管架、小镜子、棉球、A型和B型标准血清、70%乙醇、0.9%生理盐水、苯硫脲粉末及各种浓度的苯硫脲溶液。

【实验方法】

1.苯硫脲尝味试验　受试者按照从低浓度到高浓度的顺序,依次分别用吸管吸1~2滴不同浓度的PTC溶液滴在舌后根部,然后徐徐下咽品味,测出自己对PTC尝味能力的阈值并做好记录。为了准确起见,最好重复测定1次,视2次阈值相同为准。

2. ABO血型检测　一般实验室常用的方法有试管法和玻片法。本实验用玻片法,其优点为简便易行,但如果控制不好,易发生不规则的凝聚现象。

(1)取清洁载玻片1张,其两端用记号笔画格并在上方分别标明抗A和抗B,相应位置上分别滴加抗A和抗B标准血清各1滴。

(2)采血:用75%乙醇棉球消毒受试者指端,用消毒针刺破出血,用吸管取1~2滴血放入盛有生理盐水0.5ml的小试管中,摇匀。

(3)在每一玻片格中分别滴加1滴制好的红细胞悬液,立即分别用牙签搅拌使血球和标准血清混匀,在室温下静置5~15分钟,观察血球凝聚与否。如果混匀的血清逐渐由混浊变为透明,出现大小不等的颗粒,表示红细胞已凝聚;如仍呈混浊状,不出现颗粒,则没有凝聚。如观察不清,可在光学显微镜下观察识别。

(4) 根据ABO血型检查结果,判断血型。

3. 达尔文结节观察 耳轮边缘上的1个小凸起称为达尔文结节(Darwinian point)(见图2.4.2-1)。有人两个耳朵都有此结节,有人仅1个耳朵都有此结节,也有人无此特征。

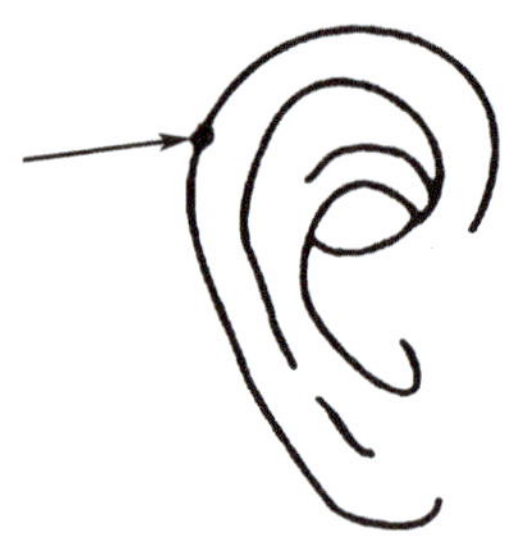

图2.4.2-1 达尔文结节

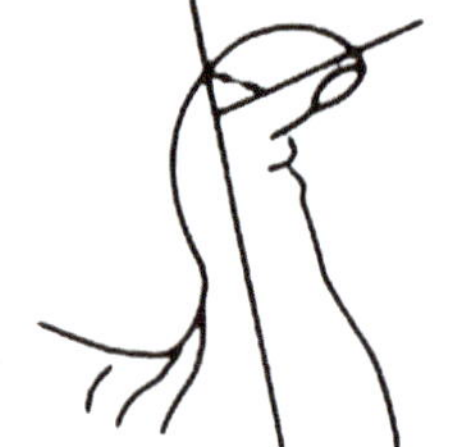

图2.4.2-2 拇指关节远端超伸展

4.拇指关节远端超伸展观察 人类群体中有的人拇指的最后1节能弯向桡侧与拇指垂直轴呈60°角(图2.4.2-2),该性状为隐性遗传。调查班级中出现此性状的频率。

5. 发式与发旋观察 人类的发式有卷发和直发之分,东方人多为直发,为隐性遗传;卷发则为显性遗传。每个人头顶稍后方的中线处有1个螺纹(有的人不止1个),其螺纹方向因人而异,顺时针方向为显性遗传,逆时针方向为隐性遗传。

6.额发前突观察 在人群中,有的人额前发际基本上属于平线,而有的人额前发际中央部分明显向前突出,形成"V"形发尖(Widow's peak)(图2.4.2-3),这种性状属于显性遗传。

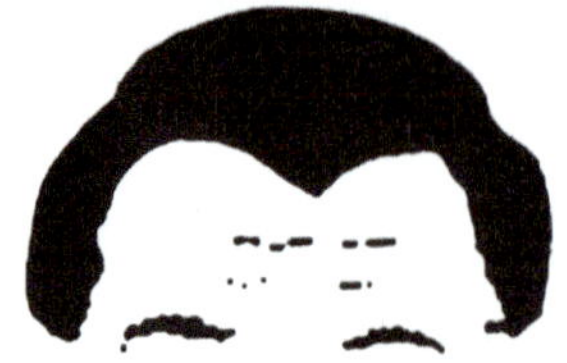

图2.4.2-3 额发前突

7. 耳垂观察 耳垂(ear lobe)可明显分为有耳垂(显性遗传)和无耳垂(隐性遗传)2种性状。

8. 卷舌和翻舌观察 卷舌即舌的两侧能在口腔中向上卷成槽形,甚至卷成筒状(图2.4.2-4A),多数人有此特征,呈显性遗传。有的人则不能卷舌。翻舌即舌尖伸出口腔外能后翻面对上颌门齿(图2.4.2-4B),翻舌出现的频率约为0.1%,属隐性遗传。

舌的活动在人群中可有3种类型:能卷又能翻、能卷不能翻、卷翻都不能。能翻不能卷者则从未见过。

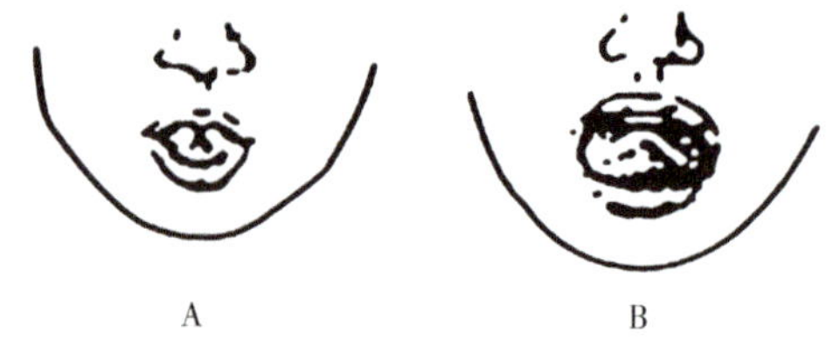

图2.4.2-4 卷舌和翻舌

9. 眼睑观察 人群中的眼睑有双层和单层之分,即俗称双眼皮(显性遗传)和单眼皮(隐性遗传)。

【实验结果】

列表统计全班同学的以上性状的表现型、基因型、遗传方式并计算各基因频率。

(彭惠民)

第三节 人类染色体标本的制备

一、人类外周血淋巴细胞染色体标本制备

由于人体外周血淋巴细胞(主要是T淋巴细胞)能够在有丝分裂原(如植物血球凝聚素,简称PHA)的作用下发生转化而进行有丝分裂活动。因此,当该类细胞在人体外经PHA刺激并培养至某一时刻,在培养基中加入适量秋水仙碱后便可将细胞阻止于分裂中期。然后,对培养细胞再做特殊处理后,就可获得中期染色体标本。

【实验目的】

(1) 掌握人类外周血淋巴细胞培养技术。

(2) 掌握人类淋巴细胞染色体标本制备技术。

【实验器材】

刻度离心管(10ml)、注射器(5ml)、培养瓶(25ml)、移液管(5ml)、量筒、吸管、G6玻璃滤器、酒精灯、消毒棉缸、火柴、大小镊子、剪刀、试管架、试纸(pH 6.5~9.0)。超净工作台、普通离心机、恒温培养箱、恒温水浴锅、高压灭菌锅、天平、显微镜、载玻片、盖玻片、镜油、擦镜纸;RPMI 1640培养基、小牛血清、PHA、秋水仙素(5μg/ml)、固定液(甲醇与冰醋酸按3∶1配制)、低渗液(0.075mol/L氯化钾)、1% Giemsa染液。

【实验方法】

1.取材与细胞培养　细胞培养过程中所涉及的一切溶液试剂和玻璃器材必须保证严格无菌。实验前取冻存的RPMI 1640培养基瓶子在37℃水浴箱中解冻升温15分钟。无菌条件下抽取静脉血0.5ml,在超净工作台上或酒精灯火焰旁,向培养瓶中接种13~15滴。登记受检查者姓名、年龄、临床症状及受检目的,在培养瓶上注明姓名及编号。轻轻摇匀后放在37℃恒温培养箱中培养。细胞培养过程中,每天至少要摇瓶一次,以利于细胞良好生长。培养至69小时后加入秋水仙碱(5μg/ml)6~8滴,继续培养2~3小时,即可收获细胞。

2.染色体标本的制备

(1) 终止培养,将培养物吸入离心管内,配平,以1000r/min离心8分钟,用吸管小心吸去上清液。

(2) 将预温37℃的低渗液8ml加入离心管内,用吸管混匀后放入37℃水浴箱中低渗处理20~30分钟。

(3) 预固定:取出离心管,加固定液1ml,缓慢混匀,以1000r/min离心8分钟,吸去上清液。

(4) 固定:加入固定液4ml,缓慢混匀,室温下静置20分钟,以1000r/min离心8分钟,吸去上清液。

(5) 再固定:加入固定液4ml,缓慢混匀,室温下静置15分钟,以1000r/min离心8分钟,吸去上清液。

(6) 制备细胞悬液:去上清液,根据离心管底部沉积的细胞多少加入适量固定液(约4~6滴),用吸管轻轻反复充分混匀,将细胞悬液轻吸保存在吸管下端备用。

(7) 制片:将细胞悬液于5~6cm高度滴在冰玻片上,轻吹开,火焰轻过3~5次,玻片边缘写上编号或姓名。

(8) 染色:1% Giemsa工作染液染色8分钟,用自来水流水冲去染液,晾干。

【实验结果】

镜检,初步观察制片效果。如果染色体分散不好,可先将载玻片用45%的冰醋酸液浸湿,然后立即将细胞悬液滴在载玻片上,并立即在酒精灯火焰上来回通过3~5次,这可在很大程度上改善染色体的分散状况。

二、人类恶性肿瘤染色体标本的制备

染色体异常是人类恶性肿瘤细胞的重要特征,应用实体瘤细胞制备染色体标本并进行细胞遗传学分析,是近年来建立的肿瘤研究新方法。对手术前的癌患者使用长春新碱等化疗药物,可使部分肿瘤细胞停止有丝分裂。因而可用瘤组织直接进行分散、低渗和固定,制备肿瘤细胞的染色体标本。也可对未用化疗药物的瘤组织做短期培养,在瘤细胞增殖旺盛的时期收获细胞,制备染色体标本。对实体瘤细胞的染色体观察和分析,有助于对肿瘤发生发展和恶性程度的了解。

【实验目的】

(1) 掌握实体瘤染色体标本制备方法。

(2) 了解实体瘤染色体异常情况。

【实验器材】

超净工作台、二氧化碳培养箱、普通显微镜、离心机、恒温水浴箱、镊子、$15cm^2$培养瓶、培养皿、表面皿、眼科剪、吸管、吸管橡皮头、刻度离心管、橡皮瓶塞、细胞刮、酒精灯、换药碗、记号笔、冰玻片。人类实体性肿瘤组织。RPMI 1640培养液(含小牛血清20%)、0.8%胶原酶、1μg/ml秋水仙胺、0.56% KCl溶液、Carnoy固定液。

【实验方法】

1. 直接法制备实体瘤染色体标本

(1) 对已经确诊的恶性肿瘤患者手术前用长春新碱化疗两天,使部分肿瘤细胞停止在有丝分裂中期。

(2) 手术中剪取新鲜瘤组织一小块，放入含 RPMI 1640 培养液的无菌小瓶，立即送到实验室。

(3) 将瘤组织置表面皿中，加入 1ml 0.56% KCl 溶液，去除脂肪等非瘤组织，用眼科剪将其充分剪碎至匀浆状，用吸管转移至刻度离心管中，往管中加入 0.56% KCl 液 8ml，混匀，静置 2 分钟，吸弃沉淀到管的底层细小组织块，37℃ 继续低渗 30 分钟。

(4) 离心(1000 r/min，8 分钟)弃上清液。

(5) 缓慢加入 Carnoy 固定液 1～2ml。打匀悬液，再加该固定液 7ml，放置 20 分钟。

(6) 离心，弃上清液，再次固定 20 分钟。

(7) 离心，制细胞悬液，滴于冰玻片，过火，气干。

(8) 用 1∶10 Giemsa 染液染色 5 分钟，用流水冲去染液，晾干待检。

2.体外培养法制备实体瘤染色体标本

(1) 手术中剪取小块瘤组织(约 1g 重)立即送入超净工作台。

(2) 将瘤组织置无菌平皿中，加入 0.8% 胶原酶液 1ml，用眼科剪反复剪细，再加胶原酶液 3ml，放入二氧化碳培养箱 2～3 小时。用吸管检查细胞分散程度，当瘤细胞团块能通过吸管口时，分散程度即可。

(3) 培养皿中加入 7ml 预温 37 ℃的含血清 RPMI 1640 培养液以终止酶作用，反复吹打细胞，并将细胞悬液吸入两只离心管，无菌条件下离心(800r/min，8 分钟)，弃上清液，加入上述培养液 1～2ml，制成细胞悬液。

(4) 将细胞悬液接种于三只 15cm 培养瓶(各含 10ml 预温培养液)，放入二氧化碳培养箱。待细胞及细胞团块贴壁培养一夜后，吸去含漂浮细胞碎片和坏死组织的旧培养液，加新鲜培养液继续培养。每天检查生长情况，当细胞增殖最旺盛时即可收获。

(5) 加入 1μg/ml 秋水仙胺 6～8 滴(终浓度 0.01μg/ml)，继续培养 17 小时。

(6) 吸去旧培养液，加入预温的 0.56% KCl 溶液 15ml，在 37℃ 水浴中低渗 30 分钟。用细胞刮剥离细胞，将细胞悬液移入两只离心管。离心，吸弃上清液。Garnoy 液固定细胞两次，制备细胞悬液，滴于冰玻片，过火，气干，1∶10 Giemsa 染液染色 5 分钟，细水冲去染液，晾干待检。

【实验结果】

取实体瘤染色体标本片置普通显微镜载物台上，先在低倍镜下观察，可见大量处于间期的肿瘤细胞。缓慢移动玻片，寻找染色体分散适度的分裂象，于视野正中转换油镜观察。先计数染色体数目，每一分裂象数两遍，记下染色体数。再观察染色体形态，分析各组染色体，观察染色体长、短臂的相对比例，着丝粒位置有无变化，有无形态特殊的标记染色体(如巨大亚中部着丝粒染色体、巨大近端部着丝粒染色体、环状染色体等)按上述方法，每例标本分析 10～20 个分裂象，算出染色体众数，描述标记染色体，并记录在实验报告单上。

三、羊水细胞培养及染色体标本的制备

羊水细胞培养是胎儿产前诊断中最基本的方法之一。对羊水细胞进行细胞遗传学、生化遗传学和分子遗传学的分析，可以判断胎儿的染色体或基因是否正常。若属异常，则可及时终止妊娠，或采取其他预防和治疗措施，达到优生目的。

胎儿在母体子宫的羊水中生长发育，故羊水中含有胎儿的某些代谢产物及羊水细胞。羊水细胞是从羊膜和胎儿身上脱落下来的，其中胎儿脱落细胞来源于口腔黏膜、阴道上皮、皮肤、脐带和胎尿。对羊水细胞进行遗传分析，可进行产前诊断。在怀孕 16 周时，羊水量可达 170ml，采集比较方便，而且此期羊水内有活力细胞的比例较高；孕 20 周以后，活细胞量相对减少，最晚不要超过 24 周。从细胞类型来看，此期(16～20 周)羊水细胞既有上皮样细胞，又有成纤维样细胞，易于生长，亦适于作酶活性测定。但羊水中的脱落细胞大部分已经角化，失去分裂能力，因此欲进行染色体分析，必须经过体外培养，使细胞大量增殖。

【实验目的】

(1) 熟悉羊水细胞染色体制备的基本方法。

(2) 了解羊水细胞培养及染色体标本制备在产前诊断中的应用价值。

【实验器材】

刻度离心管(10ml)、注射器(1μl、1ml、20ml)、培养瓶(25ml)、移液管(5ml)、量筒、吸管、

溶液瓶、G6玻璃滤器。各种橡皮塞、工作服、口罩、帽子、棉球、21号长腰穿针头(带针芯);酒精灯、消毒棉缸、火柴、大小镊子、剪刀、试管架、试纸(pH5.5~9.0)。超净工作台、普通离心机、恒温培养箱(或CO_2培养箱)、恒温水浴锅、倒置(或普通)显微镜、高压灭菌锅、天平。载玻片、盖玻片、镜油、擦镜纸。人羊水。D-Hanks液、5% $NaHCO_3$溶液、双抗(各10万单位/ml青、链霉素)溶液、200mmol/L谷氨酸胺溶液、TC199培养液、磷酸盐缓冲液(PBS)、0.25%胰蛋白酶溶液、10μg/ml秋水仙碱溶液、0.07mol/L KCl溶液、1/15mol/L磷酸缓冲液、Giemsa染液。

【实验方法】

1. 羊水细胞培养

(1) 羊水采集:对符合产前诊断的对象,一般在妊娠16~20周,由有经验的妇产科医师在无菌条件下,用配有21号长腰穿针头(带针芯)的20ml注射器经过腹壁穿刺抽取羊水(最好在B超的引导下进行)。为了防止污染,最先抽取的2~3ml弃去,更换一支注射器,再抽取15~20ml分装于两个刻度离心管中加盖。如第一次穿取羊水失败,可隔7天再穿取第二次。登记受检查者姓名、年龄、受检目的等。

(2) 羊水细胞培养:将抽取的羊水,在无菌条件下,取5ml留作X染色质和Y染色质检查,以诊断胎儿性别,其余10~15ml用于羊水细胞培养(整个过程需无菌操作)。

1) 原代培养

A.将抽取的羊水以1000 r/min离心5分钟,在超净工作台的酒精灯火焰上方打开塞盖,用吸管吸出上清液(可送做其他检查),管底留0.5~1ml羊水及细胞团。

B.用吸管轻轻吹成悬液,每份标本一般可分装接种2~4个培养瓶(含TC199培养液2ml),塞紧瓶盖,平放于37℃恒温箱中进行培养。

C.培养至第5~6天时,将培养瓶翻转,用倒置显微镜(或普通显微镜)进行观察,可见瓶壁上有成堆生长的梭形、多角形及椭圆形细胞,说明细胞已经贴壁。如尚未贴壁,加入1ml新鲜培养液继续培养2~3天。

D.有贴壁细胞时,吸去旧培养液,换加预温的新培养液2ml,置37℃下继续培养。

E.隔天镜检细胞生长情况,如培养液变黄,更换新培养液。

一般培养至第7天,细胞即生长成"小岛",如不进行传代培养,第9~15天左右即可制备染色体标本。

2) 原瓶传代培养:当培养瓶中的细胞生长成4~5个克隆(孤立的"小岛")时,为了使细胞分散,生长旺盛,必要时可作原瓶传代培养。

A.在无菌条件下,弃去培养瓶中的培养液,用无菌D-Hanks液或生理盐水冲洗两遍,然后加入预温至37℃的0.25%胰酶0.5ml,消化3~5分钟,翻瓶,让胰蛋白酶脱离细胞表面,此时残留在细胞表面的胰蛋白酶可继续消化细胞。一般经3~5分钟,待细胞表面出现肉眼可见的皱形变化或倒置显微镜下看到有裂缝时,说明细胞层已开始脱壁,此时可倒去胰蛋白酶,加入2ml完全培养液。

B.用滴管反复冲洗瓶壁,使细胞从瓶壁上脱落并均匀地散开。制成细胞悬液,置37℃静置培养。

C.一般在4小时开始贴壁,24小时贴壁完毕。第二天镜检,如细胞贴壁,轻轻吸去培养液,另加入2ml新培养液,置37℃继续培养。

D.以后每2~3天换一次培养液,培养10~14天时,如出现接触抑制,或在贴壁的背景上出现较多的圆形细胞时,即可准备收获制片。

在密闭式培养中,维持培养基酸碱度在pH 6.6~6.8是羊水细胞贴壁成功的关键,pH7.0以上不利于细胞的贴壁。如有CO_2培养箱,可采用开放式培养,效果更好。

2. 羊水细胞染色体标本的制备

(1) 当原代培养到9~15天,或经原瓶传代培养细胞生长旺盛,在贴壁细胞层的背景上出现圆形细胞时,即可加入10μg/ml秋水仙碱0.01ml,使其终浓度为0.05μg/ml,仍置37℃下培养2小时。在倒置显微镜下观察,可见细胞呈圆形,核增大明显,分裂象细胞增多。当细胞较多时,培养1小时后即可收获。

(2) 收获细胞:从恒温箱中取出培养瓶,摇动培养瓶,将培养液移入离心管中,用D-Hanks液冲洗培养瓶1~2遍,洗下的细胞倒入同一离心管中,加入预温至37℃的0.25%的胰蛋白酶0.5~1ml,消化5分钟,用滴管反复冲洗瓶壁,使贴壁细胞消化脱落,将酶解下来的细胞倒入同一离心管中,用倒置显微镜检查瓶壁贴壁细胞,并用生理盐水冲洗培养瓶。洗下的细胞也倒入上述离心管中,用吸管充分吹打成细胞悬液。

(3) 1500 r/min 离心 10 分钟,去上清液。

(4) 加入预温的 0.075mol/L KCl 溶液 5ml,轻轻混匀,在 37℃低渗 10~15 分钟。

(5) 加入 1ml 新配制的甲醇：冰醋酸(3：1)固定液混匀,1000 r/min 离心 10 分钟。

(6) 去上清液,加入新配固定液 5ml,轻轻混匀,室温下固定 30 分钟后离心(1000 r/min),更换固定液。重复固定 2~3 次。

(7) 1000 r/min 离心 10 分钟,吸去上清液,视细胞多少酌情加入固定液 0.3~0.5ml,混成细胞悬液,滴片,晾干。

(8) Giemsa 染液常规染色或 G 显带处理。

【实验结果】

镜检及染色体分析。

四、人精子染色体标本制备

应用体外获能的人精子,可以穿透去透明带的金黄地鼠卵,形成含有人类和地鼠染色体的杂交受精卵。培养受精卵并阻止纺锤丝微管的形成,可使受精卵停留在第一次有丝分裂中期,得到人精子的单倍染色体。对精子染色体的观察可以直观了解有毒物质对人类生殖细胞遗传物质的损伤效应。

【实验目的】

(1) 了解人精子染色体标本的制备方法。

(2) 练习显微操作技术。

【实验器材】

超净工作台、恒温培养箱、二氧化碳培养箱、普通光学显微镜、实体解剖镜、倒置相差显微镜、分析天平、离心机、普外解剖剪及解剖镊、眼外解剖剪及解剖镊、解剖针、微型滤器及滤膜、巴氏吸管、毛细吸管、微细吸管、凹玻板、试管、离心管、小表面皿、小培养皿、注射器(0.25ml、1ml、5ml、20ml)、注射用针头(4#、6#、7#、9#)。人精液、雌性金黄地鼠。BWW 培养液、卵培养液、精子获能液、精子洗涤液、人血清白蛋白、10μmol/L inoephore 液、30IU/ml 孕马血清促性腺激素、30IU/ml 绒毛膜促性腺激素、0.1%透明质酸酶、灭菌液体石蜡、0.06mol/L KCl 溶液,固定液 A、固定液 B、固定液 C。

【实验方法】

1.试剂配制

(1) BWW 培养液(100ml):NaCl 554.0mg,KCl 35.6mg,KH_2PO_4 16.2mg,$MgSO_4 \cdot 7H_2O$ 29.4mg,葡萄糖 100.0mg,$NaHCO_3$ 210.6mg,丙铜酸钠 2.8mg,乳酸钠 0.97ml,$CaCl_2 \cdot 2H_2O$ 25.0mg,庆大霉素 5.0mg,0.2%酚红 2 滴。

(2)精子获能液:实验当天,取 BWW 培养液 0.5ml,加入人血清白蛋白 17.5mg 混匀。

(3) BWW 精子洗涤液:实验当天,取 BWW 培养液 70ml,加入人血清白蛋白 210mg。

(4) 卵培养基(100ml):$CaCl_2 \cdot 2H_2O$ 13.2mg,KCl 20.0mg,KH_2PO_4 20.0mg,$MgCl_2 \cdot 6H_2O$ 10.0mg,Na_2HPO_4 115.0mg,牛血清白蛋白 400.0mg,葡萄糖 100.0mg,丙酮酸钠 3.6mg,卡那霉素 2.5mg,酚红 0.5mg。

(5) 固定液

A. 甲醇 5 份：冰醋酸 1 份：蒸馏水 2.5 份。

B. 甲醇 3 份：冰醋酸 1 份：蒸馏水 0 份。

C. 甲醇 3 份：冰醋酸 3 份：蒸馏水 1 份。

2.金黄地鼠促排卵　选择动情周期第 1 天的雌鼠(手指轻压鼠腹部,阴道有淡黄色或乳白色分泌物),肌内注射孕马血清促性腺激素(60IU/只),56 小时后注射绒毛膜促性腺激素(45IU/只),17 小时后用于取卵。

3.获能液滴和受精液滴制备　在实验当天,用 0.25ml 注射器吸取精子获能液 0.05ml,在小培养皿内制备 1 个获能液滴。另取 BWW 精子洗涤液 0.1ml,在获能液滴旁制备 2 个受精液滴,覆盖液体石蜡。

4.人精子标本制备　供精者手淫法取精液,37℃液化 30 分钟。将液化精液均量加入分别盛有 2ml 精子洗涤液的 10 支小试管底部,放入二氧化碳培养箱 1 小时。收集上层高活力精子,离心(2000 r/min,8 分钟,下同),去上清液。加入精子洗涤液洗涤 1 次,离心后用 10μmol/L inophore 液处理 5~10 分钟,其间在倒置显微镜下观察,当精子有 20%左右停止运动时中止处理,用精子洗涤液洗涤,离心,去上清液。加精子获能液少许,制成精子悬液。用毛细吸管吸取精子悬液,加入培养血中获能液滴内,镜下观察,精子密度很大,以尾部能摆动为宜。置二氧化碳培养箱中 4 小时,让其充分获能。

5.鼠卵标本制备　颈椎脱位法处死地鼠，取出输卵管于精子洗涤液中，在实体解剖镜下用解剖针刺破输卵管腹壶膨大部，挤压出云雾状卵丘，将卵丘吸入凹玻板的0.1%透明质酸酶液中，用微细吸管吹打，使卵丘散开。用洗涤液洗涤两次后，吸入盛有0.1%胰酶液的凹玻板内，镜下观察，透明带消失或卵变扁而又复圆时，用微细吸管将卵吸至洗涤液中洗涤两次。

6.受精　在解剖镜下，用微细吸管将卵移至1个受精液滴内，使卵在液滴内均匀分布。从获能液滴的上层吸取高活力精子，注入含卵受精液滴内，其密度约为每卵周围20~30个精子游动，放入二氧化碳培养箱。每间隔2~3分钟观察1次卵表面精子数目，当大多数卵表面附着15~20个精子时，用微细吸管将卵转移至另1受精液滴内，继续孵育30分钟。

7.受精后培养　受精后的卵细胞用精子洗涤液洗涤两次，分散移入预温37℃的卵培养液内，二氧化碳培养箱中继续培养6小时，加入长春新碱或鬼臼毒素，使最终浓度为0.05μg/ml，再培养11小时。

8.人精子染色体标本制备

（1）方法一：将培养后的卵移入预温37℃的0.06mol/L KCl溶液中低渗处理30分钟。每次将4~6个低渗后的卵转移至固定液A中，马上覆盖少许低渗液。约4~6分钟，卵体积增大，颜色由棕褐色变白，开始浮动，立即用微细吸管吸出，在载玻片上铺开，微细吸管中取固定液B少许，吸管端部接近卵，使固定液B的蒸气熏卵30秒钟，再将固定液B轻轻滴在卵上。5分钟后，将玻片轻轻放入固定液C，1分钟后缓慢取出，4% Giemsa液染色30分钟后镜检。

（2）方法二：将人精子与金黄地鼠卵一起培养（37℃）17小时后，甩BWW洗涤受精卵，以除去贴附在卵表面的精子。再将卵转移至含有秋水仙胺（浓度为0.5μg/ml）的BWW液中继续培养5小时。然后，将受精卵转入装有0.075mol/L的KCl液表面皿中低渗处理10~15分钟，同时在实体解剖镜下密切注意受精卵体积的变化，一旦发现受精卵极度膨胀，胞膜将要破裂时，立即用小吸管将卵移至干净的载玻片上，每张载玻片上置卵10个左右。用吸管吸取新配的Carnoy固定液，在距载玻片15cm的高处滴至受精卵上，使卵破裂、染色体分散并贴附于载玻片上。晾干后用Giemsa染液染色。

（彭惠民）

第四节　人类染色体非显带核型分析

一、人类染色体非显带照片核型分析

人类染色体非显带照片核型分析是染色体研究的一项基本内容。其一般程序是先利用显微照相装置拍摄人类非显带染色体的图像，并将其放大成染色体照片，然后根据国际统一标准，按染色体的长短、着丝粒的位置、随体的有无等指标，将人类的46条染色体分成7个组并编上号。然后再将染色体剪贴到专门的实验报告单上，从而制成染色体核型图，并检查正常与否，这个过程称为核型分析。利用核型分析可以检查人体的染色体数目是否正常，并可发现较大的染色体结构畸变以及判定性别。

人类细胞遗传学命名的国际体制（ISCN）规定，人类46条染色体中的44条男女共有的常染色体（autosome），可以相互配成22对，每一对染色体互称为同源染色体。它们按1~22进行编号，按其染色体的长度和着丝粒的位置可以分为A、B、C、D、E、F、G 7个组。对于另外的一对性染色体（sex chromosome），根据形态大小归类，X染色体归到C组，Y染色体归到G组。

为准确反映每条染色体的特征，常用相对长度（relative length）、臂比（arm ratio）和着丝粒指数（centromeric index）等参数来描述每条染色体。相对长度是单条染色体长度与22条常染色体及X染色体长度之和的比值，臂比是短臂长度与长臂长度的比值，着丝粒指数是短臂长度与该染色体全长的比值。

【实验目的】

（1）熟悉人类染色体照片核型分析的方法。

（2）掌握正常人染色体的数目及各组染色体的形态特征。

【实验器材】

核型分析纸、光学显微镜、剪刀、小镊子、圆规、三角板、胶水、擦镜纸、香柏油。常规制备的正常人染色体标本、正常人中期染色体照片或图片。

【实验方法】

1. 染色体形态观察　取正常人染色体照片仔细观察。中期细胞染色体都已纵裂成2条染色单体,称为姊妹染色单体,由着丝粒相连。每条染色体以着丝粒为界分为长、短两臂。根据着丝粒位置的不同,可将人类的染色体分为中央着丝粒染色体(着丝粒位于1/2~5/8处)、亚中央着丝粒染色体(着丝粒位于5/8~7/8处)和近端着丝粒染色体(着丝粒位于7/8以远处)3类(见图2.4.4-1)。正常人的每一体细胞都含有46条染色体,其中22对是男女共有的,称为常染色体。另外1对则男女差异很大,称为性染色体。每个同学对同一分裂象的染色体连续计数2次,要求计数一致。可在计数前先按染色体自然分布的图形大致分为几个区域,分别计数每区的染色体条数,然后相加即为该细胞的染色体总数。

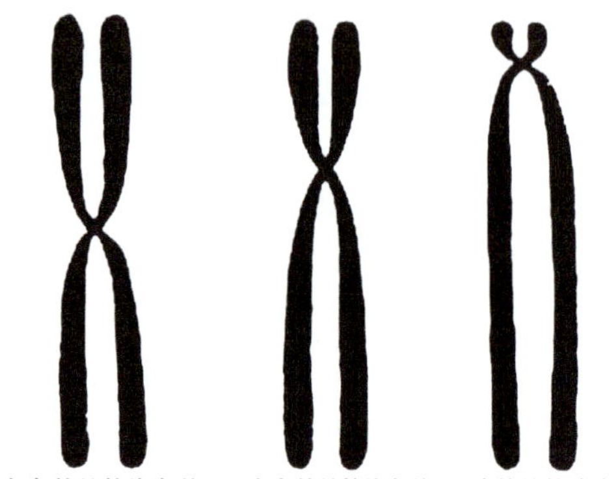

图2.4.4-1　人类染色体的类型

2.染色体分组　按下述各组染色体的特征,对染色体进行分组分析(图2.4.4-2)。

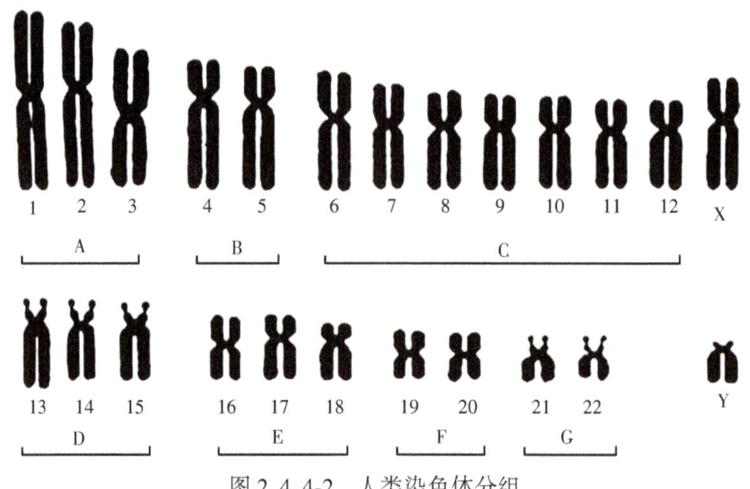

图2.4.4-2　人类染色体分组

A组:包括1、2、3号染色体,是最大的一组染色体,在长度上略有区别。1号最大,中央着丝粒染色体,长、短臂差别不大。长臂有时可见一狭窄的次缢痕,位置大约在离着丝粒1/3处,往往导致长臂的长度发生变化。2号较1号小,为亚中央着丝粒染色体,长臂和短臂易区分开。3号是第二大的中央着丝粒染色体,是A组中最小的一对,这条染色体大约比1号染色体短20%。

B组:包括2对染色体,即4号和5号。这是两对最大而又特别明确的亚中央着丝粒染色体,着丝粒位于近7/8处,短臂较短。4号和5号在非显带标本上不易区分。

C组:包括7对常染色体和1对X染色体。该组染色体数目多,它们的大小相差不大,都是亚中央着丝粒染色体,在常规标本中难以将它们一一识别。一般说,6、7、8和11号染色体更接近于中央着丝粒染色体,而9、10和12号则更接近于亚中央着丝粒染色体。9号染色体的长臂有一次缢痕,从着丝粒处延伸到长臂的中部。有时11号染色体的长臂也会发现有一次缢痕,位置在长臂的1/4~1/3处。12号是C组中最小的一对,不易与组内其他较短的相互区别。X染色体的大小在6、7号之间。

D组：包括3对染色体，即13、14、15号，是一组大的近端着丝粒染色体。常规标本中不易将这3对染色体加以区分。本组染色体的短臂上，有时可见到随体。

E组：包括3对染色体，即16、17、18号。在较好的标本中，这3对染色体很容易相互区分。16号为中央着丝粒染色体，着丝粒位近于5/8处。它的长度约为1号的1/3，其长臂常有明显的次缢痕。由于次缢痕的存在，使16号染色体的长度有相当大的变异。17号中等大小的亚中央着丝粒染色体，其短臂能看得很清楚。18号是E组中最小的一 对染色体，其短臂很小，较易与17号相区别。

F组：包括2对染色体，即19、20号。是最小的一组中央着丝粒染色体，这两对染色体之间不易区分。

G组：包括2对常染色体(21、22号)和1个Y染色体，是最小的一组近端着丝粒染色体。21、22号有随体，Y染色体无随体。Y染色体通常着色较深，长臂端部模糊不清，长臂较合拢，不明显分叉。从真实的大小来看，21和22号在长度上有差异，但考虑到习惯仍把较小的一对作为21号。

3. 照片核型分析

(1) 编号：仔细辨认每条染色体，并用铅笔在其旁边注明序号或组别，依次找出A、B、D、G、F、E组，最后辨认C组。

(2) 将照片上的染色体逐个剪下，使短臂朝上，长臂朝下，依次排列在预先画好分组横线的报告单上，并使着丝粒在一条直线上。

(3)校对调整。

(4)粘贴：用牙签挑取少许胶水小心地将每条染色体依次贴在报告单上。

(5)分析结果：辨别该个体的性别，并记录核型。

(6)用分规、直尺测量每条染色体的总长度、短臂和长臂的长度，计算每条染色体的相对长度、臂比和着丝粒指数。

二、人类染色体非显带镜下核型分析

在临床和科研工作中，常需要在光学显微镜下对所研究的非显带染色体进行初步的观察分析。镜下观察染色体是核型分析的第一步，首先在低倍镜下了解中期染色体的分散状况及标本质量的好坏，然后寻找适合分析的分裂象，在油镜下通过染色体的逐个观察分析，可以判定性别，筛选出染色体数目异常，也可以初步发现较大的染色体结构畸变。染色体镜下核型分析也是对标本进行显微摄影的一个必不可少的步骤。因此，染色体镜下核型分析是初学者的一项基本训练内容。

【实验目的】

(1) 掌握人类染色体非显带镜下核型分析的方法。

(2) 进一步掌握正常人各组染色体的形态特征。

【实验器材】

核型分析纸、光学显微镜、擦镜纸、香柏油。正常人中期染色体照片，常规制备的正常人染色体标本。

【实验方法】

1. 正常人体细胞染色体显微镜下观察和计数　取正常人染色体玻片标本在显微镜下观察。先用低倍镜寻找染色体分散良好的中期分裂象，在高倍镜下再检查一下中期分裂象的质量。要求染色体形态及分散程度良好，即可见染色体染成紫红色，染色体由两条染色单体组成，着丝粒明显，染色体之间无重叠，蓝色胞质隐约可见。然后转换油镜仔细观察。

镜下观察姊妹染色单体，观察每条染色体的长、短两臂。根据着丝粒位置的不同，镜下练习将染色体分组。然后进行镜下染色体计数，每个同学对同一分裂象的染色体连续计数2次，要求计数一致。可在计数前先按染色体自然分布的图形大致分为几个区域，分别计数每区的染色体条数，然后加起来即是该细胞的染色体总数。

2. 染色体镜下分组　按各组染色体的特征，对油镜下每一条染色体进行分组，找出分裂象中不具有A～G组中典型特征的染色体进行重点观察分析。

3. 镜下核型分析　将一个合格的分裂象移至视野正中，进行下述分析：

(1) 按油镜下看到的染色体图像，遵照从上到下，从左至右的顺序，在实验报告纸上绘出各条染色体。要求图中绘出的染色体与镜下染色体在原有方位、相对长度、长短臂比例上保持一致。

(2) 对实验报告纸的染色体计数,必须保证与镜下的染色体数目一致。

(3) 仍按从上到下,从左至右的顺序,对实验报告纸上绘出的各条染色体与镜下的染色体进行比对,更正画得不准确的染色体图像,并判断每一条染色体的组别,将代表组别的英文大写字母写在染色体图旁边。

(4) 按照 A、B、D、E、F、G、C 组的顺序,将实验报告纸上的染色体配对或分组,经与镜下染色体核对确认后将染色体画圈。首先进行 1、2、3 号染色体配对,然后确认 B 组的 4 条染色体(短臂在染色体长度中占比例较小),D 组的 6 条近端着丝粒染色体,E 组的 6 条染色体(16 号为中央着丝粒染色体,17、18 号为亚中央着丝粒染色体)并对 16 号染色体配对,F 组的 4 条小型中央着丝粒染色体,G 组为 4 条或 5 条小型近端着丝粒染色体(Y 染色体比 21、22 略长,但 Y 染色体有长度多态性),最后对符合 C 组条件的染色体计数(15 或 16 条)。如果 G 组为 4 染色体,C 组染色体为 16 条,可判断为女性;如果 G 组为 5 条染色体,C 组染色体为 15 条,可判断为男性。

(5) 每人进行 3 个中期分裂象镜下核型分析。总结对染色体进行非显带照片核型分析和镜下核型分析的体会。

(彭惠民)

第五节 人类染色体 G 显带标本的制备与分析

一、人类染色体 G 显带标本的制备

G 显带是指染色体用一定方法预处理,经 Giemsa 染液染色后,每条染色体上显示出的深浅交替的横纹。G 显带的预处理方法很多,如可用热、碱、蛋白酶或尿素处理。最常用的是将已固定的染色体标本应用胰蛋白酶预处理,可得到带纹清晰的图像。由于此法简便、成本低廉、制备周期短、效果好,已成为研究分析染色体的主要手段之一。

关于 G 带形成的机制,有人认为,染色体上与 DNA 结合疏松的组蛋白易被胰蛋白酶分解,Giemsa 染液染色后这些区段成为浅带;而那些组蛋白和 DNA 结合牢固的区段可被染成深带。有人认为,染色体经蛋白酶消化后,染色体的核蛋白被破坏,这些区域裸露的 DNA 分子的磷酸基团能与 Giemsa 染液中的天青和甲基蓝等噻嗪分子结合而使染色体着色。也有人认为,染色体上 AT 和 GC 碱基的含量和分布不同,AT 含量多的节段为深带,GC 含量多的节段为浅带。

【实验目的】

(1) 掌握人类染色体 G 显带标本制备的基本方法。

(2) 初步了解人类染色体 G 显带标本观察方法。

【实验器材】

普通光学显微镜、37℃恒温水浴箱、37℃恒温培养箱、立式染缸、量筒、直头小吸管、镊子、温度计。0.85% 生理盐水、0.025% 胰蛋白酶溶液、1% Giemsa 染液、3.8% 碳酸氢钠溶液、0.02% 乙二胺四乙酸二钠(EDTA)溶液等。常规方法制作的染色体标本片(片龄 2~3 周)。

【实验步骤】

G 显带标本制备

(1) 方法Ⅰ:胰蛋白酶法。

1) 配制好的 0.025% 胰蛋白酶溶液装入立式染缸中,调 pH 至 7.0~7.2,放在 37℃恒温水浴箱中预温。

2) 取染色体玻片标本,置于已预温 0.025% 胰蛋白酶溶液中分别处理 15 秒、30 秒、45 秒、60 秒。

3) 立即取出玻片,放入 0.85% 生理盐水中漂洗 2 次。

4) 将标本浸入预温 37℃ Giemsa 染液中染色约 10 分钟。

5) 流水冲洗后,晾干。

6) 低倍镜下寻找分裂象,油镜下观察染色体,若染色体未出现带型,提示胰蛋白酶处理时间不足;若染色体发泡变粗,提示胰蛋白酶处理时间过长。找出在当天实验条件下,胰蛋白酶处理最佳时间,按上法制备 G 显带标本片 2 张。

(2) 方法Ⅱ:胰蛋白酶-EDTA 法。

1) 将 3 周片龄标本片置 37℃恒温培养箱中 3~4 小时。

2) 将烤片置于 4℃预冷的胰蛋白酶-EDTA 混合液(临用前,将 0.1% 胰蛋白酶液和 0.02%

EDTA液按1∶1混合，调pH 6.8~7.0备用）中处理4~10秒，同时轻轻摆动玻片。

3）迅速浸入0.85%生理盐水中漂洗2次。

4）将标本浸入预温37℃ Giemsa染液中染色约6~10分钟。

5）流水冲洗后，室温晾干。

6）低倍镜下寻找分裂象，油镜下观察染色体，若染色体未出现带型，提示胰蛋白酶-EDTA混合液处理时间不足；若染色体发泡变粗，提示胰蛋白酶-EDTA混合液处理时间过长。找出在当天实验条件下处理最佳时间，按上法制备G显带标本片2张。

【实验结果】

先在低倍镜下选择合适的、带纹清晰的G带中期分裂象，然后转至油镜下观察，鉴别染色体上的深带和浅带。注意识别染色体的末端带，显带后着丝粒的形态特征。初步观察各组染色体的带型特征。

由于胰蛋白酶活性的差异和染色体片龄对消化时间的要求不同，制备优良的染色体G显带标本需要在制片过程中摸索规律和提高技能，各组同学之间进行互相交流和讨论。

二、人类染色体G显带核型分析

【实验目的】

（1）观察G显带染色体的形态结构并初步掌握各号染色体的带型特征。

（2）掌握G显带核型分析方法。

【实验器材】

光学显微镜、剪刀、小镊子、圆规、三角板、胶水、擦镜纸、香柏油、核型分析纸。正常人染色体G显带标本片、正常人中期染色体G显带照片或图片。

【实验步骤】

1. 人类染色体G显带带型主要特征（表2.4.5-1）

表2.4.5-1　人类染色体G显带带型特征

组别	序号	着丝粒	短臂(p)	长臂(q)
A	1	中央	近侧段和中段共2条深带，远侧段浅染	着丝粒、次缢痕深染，一起形成三角浓染区；中远端共4条深带
	2	亚中央	4条深带，中段2条靠近，有的合并为1条	5~8条深带，均匀分布
	3	中央	中段有1条明显而宽阔的浅带，远侧近端部有1条较窄深带与长臂相区别	中段有1条明显而宽阔的浅带
B	4	亚中央	中段1~2条深带	4条深带均匀分布，近着丝粒的1条较恒定，可与5号相区别
	5	亚中央	1~2条深带，远侧段深带宽而浓染，但比4号中段深带窄	中段有1条宽阔的深带，它由3条深带合并而成
C	6	亚中央	中须有1条明显宽阔的浅带	5条深带
	7	亚中央	3条深带，远端1条明显	3条深带，近侧段2条深带明显
	8	亚中央	2条明显深带	2~3条深带，远侧段1条明显、恒定，为8号特点
	9	亚中央	中段有1较宽深带	2条明显深带，次溢痕区部着色。有些标本可见狭长“细颈”
	10	亚中央	2条深带，但分界不清	3条深带，近侧1条浓染且恒定，深带间距离相当
	11	亚中央	近中段可见1条深带	近中段有1条明显较宽的深带，与近侧深带间有条宽阔的浅带，与12号相区别
	12	亚中央	中段有1条深带	中段有1条很宽的深带，与近侧深带间有1条较窄的浅带，与11号相区别
	X	亚中央	中段有1条明显的深带，呈“竹节”状	4条深带，近侧1条最明显，与短臂的深带相对称，呈“竹节”状

续表

组别	序号	着丝粒	短臂(p)	长臂(q)
D	13	近端		4条深带,第2条和第3条较宽,着色较浓
	14	近端		4条深带,远侧段明显的深带区别于D组其他染色体
	15	近端		中段有1条明显的深带,近侧段深带着色较深,远侧段深带着色较浅
E	16	中央	1~2条较淡的深带	次缢痕浓染,长度变异大,其和浓染着丝一起形成三角形浓染区
	17	亚中央	1条深带	近、远侧段各1条深带,其间有较宽浅带
	18	亚中央	一般浅染	近、远侧段各1条深带,近侧段的深带宽而浓染
F	19	中央	核型中染色最浅	核型中染色最浅,着丝粒深染,其余均为浅带
	20	中央	有1条明显的深带,一般短臂染色较长臂深	1~2条淡染深带,有时不明显
G	21	近端		近侧段有1条明显浓染而宽的深带
	22	近端		2条深带,近侧1条着色浓而紧贴着丝粒,呈点状,中段1条着色淡
	Y	近端		远侧约1/2~2/3区段浓染,有时整个长臂深染或有2条深带

2. 各号染色体的快速识别　可根据各号染色体的主要特征,应用以下顺口溜快速识别各条染色体:“1秃”(指短臂远侧段浅染),“2蛇”(指一条大型染色体带型较均匀),“3蝶飘”(指长短臂带型基本对称),“4均匀”(与5号相比带型均匀),“5白腰”(与4号相比长臂近侧段浅染),“6号小白脸”(指短臂中段大部浅染),“7号似瓶盖”(指短臂远侧末端深染),“8号3长2短”(指8、9、10相比较,长臂3条带,短臂2条带),“9号细颈长2条”(指8、9、10相比较,长臂2条带),“10号3条带型好”(指8、9、10相比较,长臂上3条深带分布均匀好看),“11重心低”(指与12号相比,深带位置较低),“12重心高”(指与11号相比,深带位置较高),“X染色体一担挑”(指长臂上1条深带正好与短臂中段1条深带处于对称位置上);“13、14、15号染色体,4、2、1,低中高”(指13、14、15号相比较,深带数量或“重心”所处位置),“16深带连着点”(主要深带位于着丝粒位置),“17深带跑得远”(主要深带位于长臂末端),“18人小肚子大”(长臂近远侧段各1条深带,其间有很宽的浅带);“19点黑腰”(仅着丝粒深染),“20头重脚轻”(与19号相比,短臂上有明显深带);“21黑三角”(指长臂近着丝粒区段深染),“22戴小帽”(长臂近远侧段各1条深带,近侧深带形似小帽);“Y染色体长臂有点毛”(指与21、22号相比,长臂两单体较靠拢、发毛,中段深染)。

3. G显带核型剪贴和分析　取G显带中期分裂象照片1张,将染色体按其轮廓逐个剪下,根据前述染色体带型特征,以ISCN分组标准,按照短臂向上,长臂朝下的方式,将每条染色体安放在预先画好染色体分组线段的核型分析纸上,经认真比对,确认无误后,将染色体粘贴于纸上。

【实验结果】

完成剪贴工作后,观察配对染色体的带型特征,分析核型,写出结论。

（彭惠民）

第三篇

综合性实验

综合性实验项目的内容和知识点涉及学科间的交叉,使学生在对各学科相关实验知识和方法有初步的认识的基础上向多学科知识交叉融合、实验技术涉及面较广的综合性实验递进。本篇涉及形态学定量分析、动物实验、疾病分析与诊断等实验。

第1章 形态学定量分析

描述是形态学常用的方法,但对组织或细胞的形态、大小缺乏准确的量化阐述,形态学定量分析则很好地解决了这个问题。形态学定量分析的方法很多,如半定量的计数分析、显微分光光度分析、图像分析、体视学分析等。现在,通过计算机软件还能把组织、器官连续切片的图像,重建为三维的立体结构。本章主要介绍常用的图像分析以及体视学分析等方法。

第一节 正常与肿瘤组织细胞的显微图像分析

【实验原理】

显微图像分析(microscope image analysis)是借助显微镜、计算机、图像采集装置和图像处理与分析软件,对组织切片上的显微结构进行定量分析的方法。其基本原理和步骤是:①采集组织切片的显微图片;②计算机处理显微图片,把组织切片的不同颜色转换为灰度(至少256个灰度等级),重新编码还原为彩色图像;③根据需要,采用不同的分析软件对该彩色图像进行分析,得到测量数据。显微图像分析可以分析单个细胞的面积、核质比例、周长、直径等数据;也可测量组织细胞中某些化学物质的吸光度或发光强度,从而获得该化学物质的含量。例如分析上皮细胞中用棕黄色标记的角蛋白(吸光物质),计算机可以将图片上的棕黄色转换为吸光度,并获得测量参数。若为发光物质,则转换为发光强度。

获得的测量参数有不同的意义:

1. 几何参数 平面结构参数:如面积、周长、直径、长轴、短轴、形状因子、面积密度、长度密度和数量密度等。三维参数:如体积密度。

2. 光密度参数 如灰度、吸光度等。可以用来衡量组织或细胞中某种颜色或发光物质的含量,如组织化学、免疫组织化学及原位杂交反应产物的定量。

吸光组织细胞样品常用平均吸光度,又称平均光密度(average optical density, AOD),表示被测组织细胞内吸光物质的平均光密度,反映组织细胞被染色的深浅;积分吸光度,又称积分光密度(integrated optical density, IOD),表示被测组织细胞内吸光物质的总含量。积分光密度又可分为面积积分光密度(area integrated optical density, AIOD)和体积积分光密度(volume integrated optical density, VIOD)。AIOD表示单位面积内被染色物质的总含量,例如每50μm^{2}面积内被染色物质的总含量;VIOD则表示单位体积内被染色物质的总含量,例如一个细胞体积内被染色物质的总含量。发光组织细胞样品常用平均光强度(average light intensity)、积分光强度(integrated light intensity)、面积积分光强度(area integrated light intensity)和体积积分光强度(volume integrated light intensity)等参数,其含义同吸光组织细胞样品常用的几个参数。

3. 三维图形重建　图像仪把从连续切片图像上分割的二维图形依次叠加起来,构成三维立体图形。使用激光共聚焦显微图像分析可以直接对细胞的三维结构进行模拟重建。

显微图像分析应用广泛,例如DNA倍体分析可用于鉴别上皮异型增生与癌变、良性与恶性肿瘤、判断恶性肿瘤预后等。主要方法是测量肿瘤细胞DNA倍体和指数(Feulgen染色),但各种良性与恶性病变之间存在过渡性数值。

恶性肿瘤细胞比正常组织细胞具有明显的异型性,如细胞形态大小不一、细胞核异型、核体积增大、核质比例增高,DNA增多、出现非整倍体或多倍体DNA等。由于肿瘤细胞尤其是恶性肿瘤细胞增殖活跃,细胞增殖核抗原(proliferating cell nuclear antigen, PCNA)染色阳性率明显增加。用显微图像分析系统可以发现细胞间的这些差异,有利于细胞的鉴别诊断。

【实验目的】

(1) 了解显微图像分析的基本原理和方法。

(2) 应用显微图像分析系统分析比较正常组织细胞和肿瘤组织细胞的差异。

【实验器材】

(1) 正常结肠黏膜上皮、肠腺瘤与肠腺癌;或正常乳腺腺泡上皮、乳腺纤维腺瘤与乳腺癌HE切片。

(2) 正常肠黏膜上皮、肠腺瘤与肠腺癌;或正常乳腺腺泡上皮、纤维腺瘤与乳腺癌Feulgen染色切片。

(3) 正常肠黏膜上皮、肠腺瘤与肠腺癌;或正常乳腺腺泡上皮、纤维腺瘤与乳腺癌PCNA免疫组织化学染色切片。

(4) 显微镜、CCD摄像头、计算机及图像分析软件。

【实验方法】

利用图像分析软件:

(1) 观察HE染色切片,选取典型视野比较正常肠黏膜上皮细胞、肠腺瘤及肠腺癌或正常乳腺腺泡上皮、乳腺纤维腺瘤与乳腺癌细胞的直径、周长和面积,细胞核的直径、周长和面积,比较三种细胞的核质比。

(2) 观察Feulgen染色切片,以正常细胞DNA积分光密度值为标准二倍体,检测肠腺瘤、肠腺癌细胞的DNA积分光密度值。

(3) 观察免疫组织化学染色切片,比较单位面积内正常肠黏膜上皮细胞、肠腺瘤及肠腺癌或正常乳腺腺泡上皮、乳腺纤维腺瘤与乳腺癌细胞核PCNA阳性染色的面积积分光密度值。

请将检测结果填入表3.1.1-1。

表3.1.1-1　图像分析结果

	正常上皮细胞	腺瘤细胞	癌细胞
细胞直径			
细胞面积			
细胞核直径			
细胞核面积			
细胞核直径/细胞质直径			
二倍体DNA积分光密度值			
多倍体DNA积分光密度值			
非整倍体DNA积分光密度值			
PCNA阳性面积积分光密度值			

请用已学的病理学知识解释上述观察结果。

【注意事项】

(1) 进行两组显微图片分析时,采集显微图片应该在相同条件下进行,包括放大倍数和光亮度以及加入的滤色片。

(2) 在给计算机分析色彩的指令时,一定要准确。例如分析棕黄色免疫组化产物,必须给予包括由深到浅棕黄色的指令。若没有给深棕黄色的指令,当待测标本上出现深棕黄色时,计算机就不会测定和分析深棕黄色,从而影响分析结果。

(3) 要进行显微图像分析的标本,一定要掌握好对比染色。例如,免疫组化产物为蓝色,就不能用苏木精复染细胞核。否则显微图像分析时,无法区分是免疫组化产物还是细胞核。

(4) 参数平均光密度反映的是组织细胞某物质被染色的平均深浅度,不能反映该物质的总含量,而积分光密度才能反映出该物质的总含量。所以,要比较不同处理因素的两实验组间某物质含量的差异,最好用面积积分光密度作为测量参数进行统计分析,因为两张图片上的某物质的平均光密度可能相近,但该物质的总含量可能有差异。

(徐　曼)

第二节　脑发育和衰老的体视学分析

体视学方法是一系列用于获得准确组织结构的三维形态定量特征的方法,是基于二维切片的观察而获得显微结构的三维定量信息的精确手段。从统计概率的意义上讲,二维切片包含有三维结构的定量信息。但如果要使二维切片获得的信息能真实反映三维信息,在器官、切片、视野及空间方向上的抽样都必须满足一些基本原则。此节介绍体视学研究的基本原理和方法及其在脑衰老研究中的应用。

一、卡瓦列里原理获得体积

卡瓦列里原理是最早应用也是最为简单、广泛应用的体视学计算方法。在应用该原理进行体积测算时,研究者不需要对所测量的组织结构在形态和方向上做任何不真实的假设。

人体很多组织结构的形态都是非常不规则的,很难获得其组织结构的可靠计量资料。大脑皮质就是一个很好的例子,沟回众多,形态迂曲。随着体视学技术的发明及应用,这一问题已经解决。大脑皮质、白质、中央灰质团块以及脑室的体积测量均已进行,应用的数学原理就是卡瓦列里350多年前发明的。卡瓦列里原理公式为:

$$V = t \times \sum P \times a(\mathrm{p})$$

首先将组织块进行包埋,然后切取厚度(t)均等的连续等距组织切片。然后运用测点计数估计待测结构切面的面积:在待测结构的切面上,随机放置测点系统,计数落在组织断面上的测点数。测试系统中每一测点对应的面积为两相邻测点之间在 X 轴和 Y 轴距离的乘积。组织断面的总面积等于计数的测点总数($\sum P$)乘以所使用的测试系统中每一测试点所对应的面积 a(p),即 $\sum A = \sum P \times a(\mathrm{p})$。然后将得到的组织断面的总面积乘以切片厚度便得到所要测量的组织总体积,即 $V = \sum A \times t = t \times \sum P \times a(\mathrm{p})$。

任意形状物体的体积都可用卡瓦列里原理进行估计,其基本要求是:通过特征结构的一端的第一个切面的位置要随机决定。卡瓦列里原理应用广泛但多用于大器官以及不容易游离的结构(如神经核团)等的体积估计。同时根据卡瓦列里原理,也可利用活体器官的等距随机CT、MRI扫描图像,来估计活体器官或器官内空腔(如脑室)等的体积。

下面以大脑皮质或者白质体积的计算为例,介绍卡瓦列里原理的具体应用。

(1) 将经过固定的大脑标本包埋于7%琼脂中(图3.1.2-1),冷却后沿着大脑的冠状切面切取连续等距脑组织切片,切片的厚度为7mm,第一片脑组织切取的位置是随机确定的。

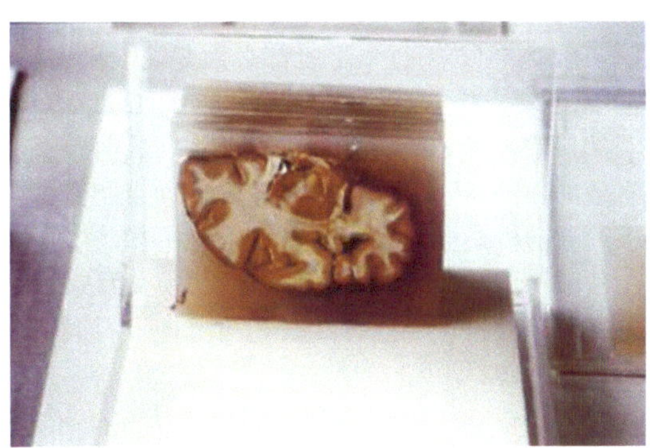

图3.1.2-1　人一侧大脑半球用琼脂包埋的等距离的连续切片

(2) 在得到的脑切片上随机叠放测试点系统,如果想要检测白质的体积就计数击中白质的总测点数 $\sum P_{\mathrm{WM}}$,如果想要检测皮质的体积则计数击中皮质的总测点数 $\sum P_{\mathrm{GM}}$(图3.1.2-2)。

(3) 将数据套入卡瓦列里原理公式,计算得到该脑切片白质或皮质的总体积。将所有测定的脑切片的白质或皮质总体积相加,即获得该脑白质或皮质的总体积。

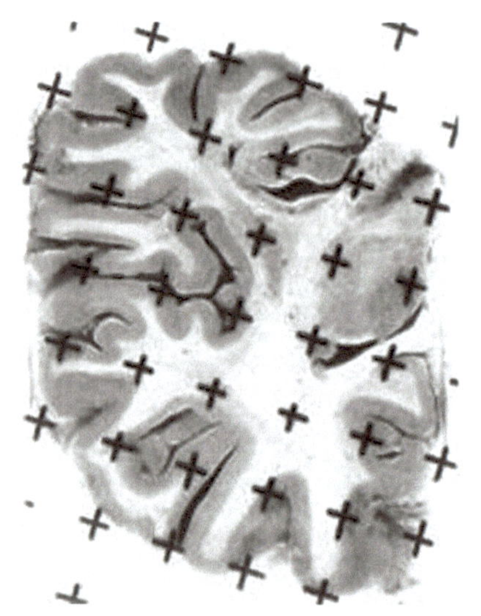

图 3. 1. 2-2　等距切片与随机叠放的测试系统可分别计数击中白质和灰质的测点(×)数

二、随 机 抽 样

体视学可以说是形态结构的统计学,体视学测试过程实际上是抽样过程。形态定量研究需要多阶段的抽样,每个阶段都必须是均匀随机地抽取组织,才能保证被检测区域内每个部分有同等的概率被抽取。在体视学研究中,最简单、最有效的随机抽样方法是等距随机抽样,即开始时按简单随机抽样方法抽选出第 1 个样本(例如组织块或测试视野),以后每间隔一定间距依次抽取第 2 个、第 3 个样本,直至无法再抽取,抽样间距事先确定。

下面以随机抽取一侧大脑研究为例讲解抽样的具体过程。将大脑半球包埋于 6% 的琼脂中,等距离切取脑组织切片(厚 7mm),一共切取了 20 张切片(图 3. 1. 2-1)。我们确定要从 20 张中抽取 5 片进行研究大脑白质,即每 4 张中抽取一张。我们从前 4 张中随机选择一个作为第一个脑片的抽取位置,假设选择 3,则抽取的脑片为 3,7,11,15,19 号脑片。由于脑片较大,我们还需要在所得到的脑片上再次抽取组织块。在所得到的脑片上随机叠放等距的有孔测点,在测点击中白质的部位取组织块。这样便可让大脑白质每个部位都有均等的机会被抽取到。

三、长度密度和总长度

线性结构(如纤维)在二维切面上表现为断面数(轮廓数)。运用无偏计数框测量在二维切面上特征结构的断面密度(轮廓密度)就能获得线性结构在三维空间内的长度。如果线性结构在三维空间内是各向同性分布,如肾小球毛细血管在空间内各个方向是均匀分布,可以通过组织作任何方向的切片,然后测量线性结构在三维空间内的长度。如果线性结构在三维空间内各个方向的分布不均匀,在切片上出现的轮廓数除与线性结构的长度有直接关系外,还与切片和线性结构的相对方向有关。

如果线性结构在三维空间内不是各向同性分布,需要在空间内的随机方向上抽样,要用定向法和球切法制作切片,以保证样本方向上的随机抽样。

以研究大脑白质中有髓神经纤维的长度为例讲解如何通过二维切片的观察获得神经纤维的长度密度和总长度。将按体视学抽样原则抽样得到的组织块包埋成小球状,从小球状组织块随机方向上切取一张切片,从随机切取的切片上随机抽取视野。在随机抽取的视野上随机放置无偏计数框,根据无偏计数框的计数原则计数待测线性结构的断面数。无偏计数框的计数原则是:只计数完全在测试框内以及与测试框的右边和上边(这两边线称计数线)有交叉的轮廓(神经纤维),而不计数与测试框的左边、下边、左边向上的延伸线和右边向下的延伸线(这些边线总称禁线)有任何交叉的轮廓(图 3. 1. 2-3)。实际上,这里进行的步骤与前面介绍的二维的轮廓密度的测量步骤完全相同。在各向同性切片上获得了轮廓密度,单位体积参照空间内特征物的长度密度(L_V)的计算公式为:

$$L_V = 2Q_A = 2\times \sum Q / \sum A$$

$\sum Q$ 代表用无偏计数框计数的特征物断面总数,$\sum A$ 代表在参照空间内使用的无偏计数框的总面积。

参照空间内特征物的总长度(L)的计算公式为:

$$L = L_V \times V(\text{ref})$$

$V(\mathrm{ref})$代表参照空间的体积，L_V代表单位体积参照空间内特征物的长度密度。

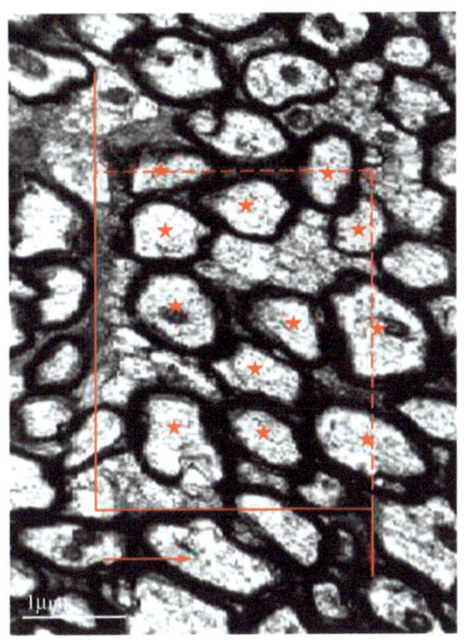

图3.1.2-3　大脑白质电镜图片与无偏计数框（红色）

图3.1.2-3中箭头所指的为有髓神经纤维纤维断面，黑色的一圈为有髓神经纤维的髓鞘结构，红星所示有髓神经纤维断面被计数，共12个。这里所利用的计数框的面积为$3.286\times10^3\mathrm{mm}^2$，放大率为22 000倍，按照长度密度公式计算大脑白质有髓神经纤维的长度密度$L_V=2Q_A=2\times12\times22\,000\times22\,000/3.286\times10^3=3.53\times10^6\mathrm{mm}^{-2}$。假设我们之前已经利用卡瓦列里原理得到了大脑白质的体积V_{wm}为$110\mathrm{mm}^3$，则大脑白质有髓神经纤维的总长度$L=L_V\times V(\mathrm{ref})=3.53\times10^6\times110=3.92\times10^8\mathrm{mm}$。当然，在实际应用时，不可能只计数一个视野的有髓神经纤维断面数，所以在计算长度密度时是利用得到的总断面数除以利用的无偏计数框的总面积。

四、面积分数、体积分数、总体积

最简单的研究特征结构在参照空间内含量多少的方法就是检测特征物在参照空间内所占比例。在二维切片中我们可以以特征物断面面积占参照平面面积比来反应，即面积分数A_A，计算面积分数的公式为：

$$A_A=\sum P(\mathrm{structure})/\sum P(\mathrm{ref})$$

式中，$\sum P(\mathrm{structure})$为测试点击中特征物断面的总个数；$\sum P(\mathrm{ref})$为测试点击中整个参照空间的总个数。

同理该特征物体与参照空间的体积比（体积分数V_V）等于通过该参照空间所作的切面上，特征物的面积与参照空间面积之间的比值，也等于通过特征物的测试线长度与通过该参照空间的测试线长度之间的比值，也等于落在该特征物断面上的测点数与落在参照空间的断面上的测点数的比值：$V_V=A_A=L_L=P_P$。

参照空间内特征物的总体积等于单位体积参照空间内特征物的体积密度乘以参照空间的体积。

以计算大脑白质中有髓神经纤维的总体积为例，介绍体积密度和总体积的计算。同样利用已经得到的视野，在其上随机叠放0维测试点（图3.1.2-4）。计数击中有髓神经纤维的总测点数为28，整张图片的测点总数为64，则大脑白质中有髓神经纤维的体积密度为$V_V(\mathrm{nf/WM})=28/64=0.44$。假设利用卡瓦列里原理已得到的大脑白质总体积为$110\mathrm{mm}^3$，则大脑白质中的有髓神经纤维的总体积$V(\mathrm{nf,WM})=0.44\times110=48.4\mathrm{mm}^3$。同理，计数时不可能只选择一个视野代表整个实验对象，所以，在计数很多组织块的多

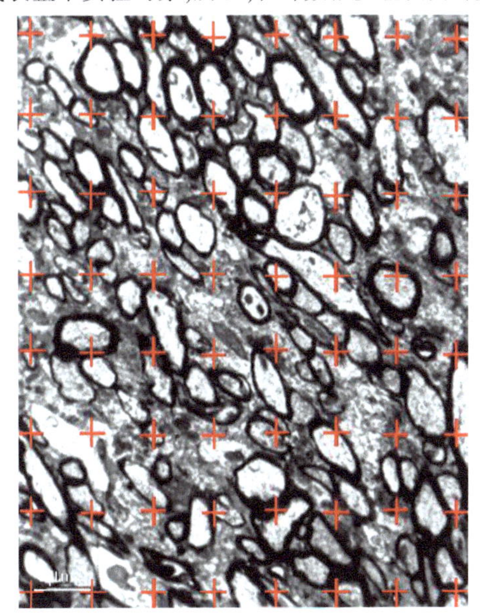

图3.1.2-4　大脑白质电镜图片与0维测试点

个视野后，有髓神经纤维的体积密度便是以击中白质中有髓神经纤维总测点数除以击中参照空间(大脑白质)的总测点数。

(李 琛 唐 勇)

第三节 肿瘤微血管构筑异质性与正常组织微血管形态观察

实体瘤尤其是胶质瘤具有丰富的微血管，大量研究表明，肿瘤的微血管与正常微血管不论在微血管形态方面还是细胞生物学方面都具有明显差异。其中微血管形态上的差异主要表现在微血管外形、密度、有无扭曲、分支多少、粗细均匀程度、有无盲端等。本实验目的旨在观察肿瘤微血管形态，并与相应正常组织微血管作比较，以增强对肿瘤的认识。

目前，肿瘤微血管形态观察的方法主要有：微血管铸型法，连续组织切片三维重建法及厚切片激光扫描共聚焦显微镜三维重建法。现简述如下。

一、微血管铸型法

这种方法应用较早，也较成熟。它是通过向血管内注入凝固较慢的液体，液体硬化后去除腐败组织制成铸型来观察器官内血管系统的立体构筑。常用的血管铸型剂主要是塑料类聚合物，利用其具有溶于挥发性有机溶剂的特点，配成灌注液注入血管内，待溶剂挥发后留下塑料填充于血管内。它可用于全身灌注或局部器官灌注。现以裸鼠移植瘤全身灌注为例，介绍微血管铸型操作方法。

【实验方法】

1. 肿瘤组织的获得 通过裸鼠移植瘤实验获得。

2. 成瘤裸鼠的血管灌注 裸鼠麻醉后，从左心室或主动脉灌注 0.1% 肝素生理盐水，在右心耳处剪一小孔放血，待血管内血液冲洗干净，用聚甲基丙烯酸甲酯或聚乙烯乳胶等进行灌注。

3. 肿瘤血管铸型标本的获得 待灌注完全后放入 40℃ 温水硬化，根据情况进行补注，直至标本完全硬化，室温下保存。约一周后剥去标本表皮，将标本完全浸入饱和次氯酸钠溶液或浓盐酸中进行腐蚀，每 6 小时换液一次，以保持最佳腐蚀状态。待所有标本腐蚀完全，将标本小心从饱和次氯酸钠溶液中取出，流水缓慢冲洗后自然晾干。

4. 观察铸型标本 将肿瘤处微血管取下作扫描电镜观察。

二、连续组织切片三维重建法

这种方法随着三维重建理论的发展和完善而得到越来越多的应用。其基本原理是对组织进行连续切片，然后通过标记好的血管切面运用三维重建软件重建其立体结构，全面观察其立体形态特点。具体方法为：

【实验方法】

(1) 选取肿瘤石蜡组织块，首先切一张切片行 HE 染色，显微镜下观察微血管特点，确定需重建的血管区域。

(2) 用细针在所选区域呈三角形打 3 个孔作为后期对位使用。

(3) 石蜡组织连续切片，切片厚 5μm，共切约 100 张，并依次编号。裱片水温 48℃，裱片时间尽量相同。

(4) 用内皮细胞标记物如 CD31、CD34 等抗体来显示肿瘤微血管。具体方法参考免疫组织化学技术。

(5) 显微镜下依次观察免疫组织化学切片，寻找对位孔，采集图像。采集图像时每张切片需采多张图片，至少要保证图片拼接后有两个对位孔，且相邻图片边缘也需局部重叠，便于后期图片拼接。

(6) 利用图像处理软件如 photoshop 对每张切片所采集的图片进行拼接。

(7) 由于捞片时切片的角度有所不同，因此，必须对拼接好的图片进行旋转、移位，使对位孔完全重合。

(8) 对位后的所有图片进行统一裁切。

(9) 打开三维重建软件如 3D doctor，然后依次把图片输入该软件，自动进行三维重建。这样，在电脑中就可在任意角度观察肿瘤微血管形态。

三、激光扫描共聚焦显微镜三维重建法

激光扫描共聚焦显微镜是现代生物医学图像仪器的重要成员之一，它是在荧光显微镜成像的基础上，利用共聚焦光路和激光扫描获得样品的显微图像，经过计算机进行图像处理，得到细胞或组织内部结构的荧光图像。激光扫描共聚焦显微镜具有高灵敏度和能观察空间结构的独特优点，从而对被检样品从停留在表面、单层、静态局面的观察进展到立体、断层扫描、动态全面的观察，并已在生命科学研究中得迅速的应用，为该领域新一代强有力的研究工具。它在肿瘤微血管三维结构的研究方面具有重要价值，与上述的连续切片三维重建相比，效率大大提高。

【实验方法】

（1）肿瘤样品制备：将取下的新鲜肿瘤标本迅速进行冷冻切片，切片厚10～250μm。然后置于冷丙酮中固定20分钟。PBS漂洗3次，每次5分钟。

（2）如果标本事先灌注了标记内皮细胞的荧光染料，则漂洗封片后就可在激光扫描共聚焦显微镜下观察微血管，分层扫描，随后进行三维重建。如果事先未对血管进行标记，则进行以下步骤。

（3）血清封闭10分钟，弃去多余血清。

（4）滴加标记血管内皮的一抗如CD31、CD34等抗体，4℃过夜。

（5）PBS漂洗3次，每次5分钟。

（6）滴加有荧光标记的二抗，室温孵育30分钟。

（7）PBS漂洗3次，每次5分钟。

（8）封片，激光扫描共聚焦显微镜下观察微血管，分层扫描，随后进行三维重建。

【实验结果】

上述三种观察肿瘤微血管的方法各具特点。用血管铸型的方法可以得到整个肿瘤微血管的立体空间结构，十分直观；连续切片的微血管三维重建可得到更为精细的微血管三维结构，如果再结合免疫组织化学双标或三标技术，则不仅可研究微血管的形态，而且还可利用这种方法研究微血管的形态形成的分子机制；激光扫描共聚焦显微镜三维重建法可对组织标本逐层扫描，然后对其微血管结构进行重建，是这三种方法中速度最快的。

所有正常对照组织微血管三维结构观察标本的制作及观察方法同肿瘤组织。

本实验观察要点：对比肿瘤微血管与正常对照组织微血管在形态、密度、有无扭曲、分支特点、粗细均匀度、盲端等方面的差异性。

【注意事项】

（1）制作微血管铸型时，血管内血液要冲洗干净，推注灌注液时用力要均匀，标本腐蚀要彻底。

（2）连续组织切片肿瘤微血管三维重建时，切片要连续，捞片时间尽量相同，后期对位要准确。

（3）激光扫描共聚焦显微镜三维重建时，肿瘤标本要新鲜。用免疫荧光方法时切片要薄一些，以利于抗体进入；而如果切片前在肿瘤血管中注入了与内皮细胞相结合的荧光物质则可切厚一些，以利于观察更多的细节。

（王清良　卞修武　郭乔楠）

第2章 动物实验

动物是人类的好朋友，我们在爱护动物的同时，也可以利用动物做一些不能直接在人体完成的实验研究。本章将学习运用综合实验方法，通过动物实验来观察器官、细胞的正常形态、功能以及病理状态下的改变。

第一节 血液循环与空气栓塞

血液循环是保持机体正常新陈代谢和功能的基本条件。当血液中出现了不溶于血液的异常物质，随着血流阻塞血管腔时，称为栓塞。栓塞是血液循环障碍的常见形式之一。常见的栓塞包括血栓栓塞、气体栓塞、羊水栓塞、脂肪栓塞等。不同的栓塞对机体的影响不尽相同，严重者可危及生命。

【实验目的】

实验性空气栓塞对机体的影响。

【实验方法】

(1) 取家兔一只，观察家兔的一般状况，如活动状态、呼吸频率、嘴唇颜色及瞳孔大小等。

(2) 固定家兔，用浸有酒精的棉球涂擦一侧耳廓，使局部血管扩张，便于穿刺注射。

(3) 用注射器经耳缘静脉注入空气 10～15ml，记录时间，观察家兔表现并记录。

(4) 待家兔死亡后剪开胸腔，观察心脏，并剪开左、右心室，观察有无泡沫状血液流出。

【实验结果】

请将实验结果登记在下面的实验结果记录表内(表 3.2.1-1，表 3.2.1-2)。

表 3.2.1-1 家兔经静脉注射空气后的表现

	注射空气前	注射空气后
活动状态		
呼吸频率		
嘴唇颜色		
瞳孔大小		
抽搐		
大小便失禁		

表 3.2.1-2 家兔死亡后心腔内改变

	左心	右心
心房内泡沫状血液		
心室内泡沫状血液		

【实验讨论】

空气栓塞引起机体急死的机制，在今后临床工作中应如何防止空气栓塞的发生。

(曹友德)

第二节 肾脏血管分布特点与肾缺血性梗死

由于缺血引起器官组织的坏死叫做梗死。梗死的形状常常与该器官的血管分布有关，多数器官的血管成锥形分支，如肾、肺和脾，其梗死也成锥体形。肠系膜血管呈扇形分布，肠道梗死呈节段形。

【实验目的】

观察家兔肾动脉分支分布与肾梗死形态的关系。

【实验方法】

(1) 取家兔一只，仰卧固定家兔，常规备皮及皮肤消毒。

(2) 采用戊巴比妥钠(30mg/kg)或硫喷妥钠(10～12mg/kg)耳缘静脉注射麻醉。

(3) 切开腹壁，注意止血。

(4) 暴露一侧肾脏，注意分离肾动脉。家兔肾动脉主干起自腹主动脉，无论左肾或右肾都为一条。绝大多数肾动脉在近肾门处或肾窦内发出一级分支,自肾门进入肾实质(图3.2.2-1),结扎该动脉一级分支。

(5) 缝合腹壁各层,青霉素抗感染。

(6) 术后3~5天,处死家兔,分离肾脏,观察肾脏病变特点并记录实验结果。

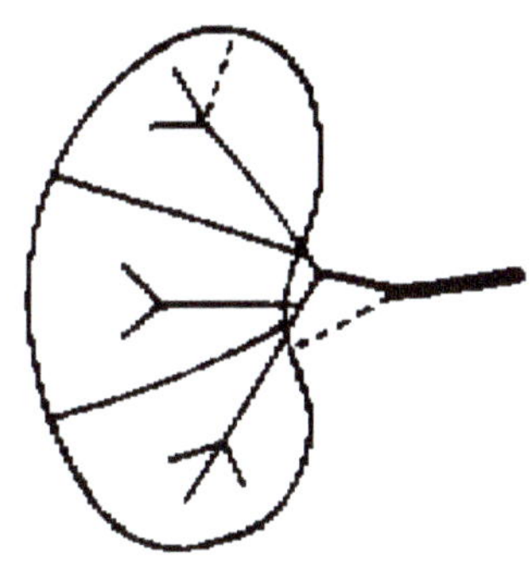

图3.2.2-1

【实验结果】

从下面几个方面进行观察:

(1) 肉眼检查:观察肾脏梗死灶位置、大小、形状、颜色、周围有无充血出血带。

(2) 显微镜检查:与正常肾脏组织结构比较,描述梗死区组织形态变化,梗死灶与正常组织交界处有何变化。

【实验讨论】

梗死灶形状解剖学基础及病理改变特点。

(曹友德)

第三节 大脑皮质的结构特点与动物脑缺血模型制作

大脑皮质是被覆在端脑表面的灰质,主要由神经元胞体构成。皮质的深部由神经纤维形成的大脑白质构成。大脑皮质在皮质下神经核及传入、传出系统的协同下,参与接受和分析信息,进行思考和判断等高级的脑功能活动。人类大脑皮质表面积约2200cm^2,厚约1.5~4.5mm,体积约500~600cm^3。其中含150亿~200亿个神经元。新皮质由表及里可分为六层,即分子层、外颗粒层、外锥体细胞层、内颗粒层、内锥体细胞层和多形细胞层。这六层中含大量神经元,按形态可分为三大类,即锥体细胞、颗粒细胞和梭形细胞。由于大脑神经细胞不能储存能量,也不能进行糖的无氧酵解,因此脑组织对缺血、缺氧十分敏感,长时间严重缺血可导致不可逆性脑细胞坏死,短暂性脑缺血可导致延迟性神经元死亡。目前认为神经元死亡的机制之一是脑缺血后兴奋性递质谷氨酸释放增加,使其对NMDA(*N*-methyl-D-aspartate)受体激活时间延长,引发钙离子内流并导致钠离子等进入细胞,使神经元去极化导致过度兴奋从而引起兴奋毒作用损伤神经元。细胞内高浓度的钙离子还可激活蛋白酶和磷脂酶等,从而启动级联反应并最终引起细胞凋亡。所以脑缺血性疾病具有高死亡率和高致残率的特点,严重影响人类生命和健康。故模拟临床疾病,制作较为可靠的脑缺血动物模型,对研究脑缺血性疾病的发病机制以及药物疗效和防治措施等具有重要的参考价值。

【实验目的】

(1) 了解大鼠局灶性脑缺血模型制作方法。

(2) 了解大鼠脑缺血模型制作影响因素。

【实验原理】

多数实验室首选大鼠作为脑缺血动物模型。这是因为:①大鼠品系多,易于饲养,价格低廉,来源充足。②大鼠脑血管解剖和生理功能接近于人类。③脑血管损伤部位恒定,实验重复性好。④动物存活时间长,利于脑缺血相关病理改变过程的研究。脑缺血模型分为全脑缺血模型和局灶性脑缺血模型,局灶性脑缺血模型中以大脑中动脉闭塞模型(middle cerebral artery occlusion,MCAO)最常用。因为大脑中动脉是人类脑卒中的多发部位,此模型在一定程度上模拟了人类一侧大脑半球缺血性梗死的情况,是目前获得梗死灶最可靠、缺血效果最好的模型,也是目前国际上应用最经典的模型之一。MCAO的局灶性脑缺血模型又分为永久性局灶脑缺血模型和再灌注局灶脑缺血模型。下面介绍国内外最常用的颈内动脉拴线法阻断大脑中动脉的再灌注模型制作方法。

【实验器材】

1. 实验动物 健康雄性SD或Wistar大鼠,体重250~300g。随机分为大脑中动脉闭塞2小时再灌注0.5小时组、24小时组和48小时组以及假手术组。

2. 手术器械和直径0.22mm尼龙线准备 将尼龙线头端烧成鼓槌状。

3. 麻醉剂准备 优先选用戊巴比妥钠

45mg/kg 腹腔注射,戊巴比妥钠对大鼠生理指标影响最小,不导致明显的低氧血症,麻醉时间可持续 1~2 小时。其次,水合氯醛和乌拉坦也可选用,但要控制好体温及维持通气。有条件的情况下也可使用肌松弛药及人工辅助通气状态下的氟烷吸入麻醉,术中需连续监测心电图、血压和血气。

【实验方法】

(1) 动物称重和麻醉。

(2) 右侧颈部切口,仔细分离出右侧颈总动脉、颈外动脉和颈内动脉。

(3) 沿着颈内动脉向下分离翼腭动脉(颈内动脉的颅外分支)并沿根部结扎。

(4) 将栓线从右侧颈总动脉切口处缓慢插入,经右侧颈总动脉分叉处进入右侧颈内动脉入颅,至颈内动脉颅内分叉时便可阻断大脑中动脉。通常插线深度以颈总动脉分叉处计算,约 19~20mm 感觉有阻力为止。

(5) 插线成功后,结扎颈内动脉以固定尼龙线,同时结扎颈总动脉、颈外动脉以止血,缝合切口。

(6) 缺血 2 小时后,拔出尼龙线进行再灌注。

(7) 整个实验过程中大鼠肛温维持在 37℃±0.5℃。

(8) 再灌注 0.5 小时、24 小时和 48 小时后取材。

【实验结果】

1. 实验模型评分标准

(1) 模型是否成功的标志为栓线鼠即刻出现右侧瞳孔缩小(右侧 Horner 综合征)。

(2) 再灌注是否成功以栓线拔出后大鼠神经行为检查指标发生改变为标准,参照 Bederson 评分方法评估。MCA 阻断后大鼠的神经损伤状况如下:

1) 0 分:向地面伸展两前肢,未见行为异常。

2) 1 分:脑损伤对侧前肢持续地屈曲。

3) 2 分:脑损伤对侧前肢屈曲,脑损伤对侧肩内收但无扭转,对侧推抵抗力弱。

4) 3 分:脑损伤对侧前肢屈曲,脑损伤对侧肩内收有扭转,对侧推无抵抗力。一般评分越高,动物死亡率越高。

(3) 国内通常简单的判断是:以大鼠手术麻醉清醒后出现左侧肢体瘫痪、站立不稳,提尾时向一侧转圈,证明模型制作成功。

2. 实验结果检测

(1) 各组动物存活率统计和神经行为学检测(见前实验模型评分标准)。

(2) HE 染色评价损伤的组织学特征:4% 多聚甲醛固定脑组织 6 小时,PBS 漂洗后入 20% 蔗糖 PBS 过夜,组织块下沉后于额极后 6mm、9mm 处做厚约 18μm 的冷冻切片,HE 染色,光镜观察。再灌流 0.5 小时,缺血区有少许神经元肿胀,体积增大,胞质染色变浅。再灌流 24 小时,胞核深染固缩,核仁消失,间质水肿。再灌流 48 小时,水肿明显,有软化灶等病理改变。

(3) 凋亡细胞检测:采用 TUNEL 法,阳性为细胞核呈棕褐色颗粒。计数高倍镜下 6 个视野阳性细胞数目,以平均值作为凋亡细胞数。

【注意事项】

1. 动物的体重　大鼠体重 250~300g 为宜。因为体重大于 300g 的大鼠颅内血管较粗,栓线不能完全阻断大脑中动脉血流。而体重小于 240g 的大鼠血管内径较小,栓线不易插入颅内血管。

2. 梗死时间的影响　通常采用缺血 2 小时模型。因为缺血 1 小时梗死灶不明显。缺血 2 小时基底节区出现梗死灶,缺血 4 小时梗死体积明显增大,至 12 小时梗死体积逐渐稳定,与 24 小时相比无显著性差异。但 24 小时组动物死亡率高。在脑缺血早期,梗死中心区以坏死为主要特征,而缺血半暗带形成后,该区神经元死亡以凋亡为主要形式。缺血再灌注 24~48 小时凋亡最重,因此半暗带细胞凋亡是缺血性细胞死亡主要形式之一。

(李泽桂　秦茂林)

第四节　病原微生物感染与炎症的发生

炎症是具有血管的组织对损伤因子发生的以防御反应为主的反应。引起炎症的原因包括物理性、化学性和生物性等因素,其中以病原微生物感染最常见。炎症发生时常有血管的一系列反应,并引起液体及炎细胞的渗出,血管反应是的中心环节,渗出特别是炎细胞的渗出是炎症重要特征,并具有重要的防御作用。

【实验目的】

通过腹腔注射大肠埃希菌复制腹膜炎症,掌

握炎症的病变特点。

【实验方法】

(1) 取家兔一只，仰卧固定，常规备皮及皮肤消毒。

(2) 采用戊巴比妥钠(30mg/kg)或硫喷妥钠(10~12mg/kg)耳缘静脉注射麻醉。

(3) 切开腹壁，暴露腹腔，注意止血。

(4) 腹膜注射0.5~1.0ml超广谱β-内酰胺酶大肠埃希菌(浓度为4×10^9cfu/ml)，关闭腹腔。

(5) 术后3天处死家兔，观察腹腔病变并记录结果。

【实验结果】

从下面几个方面进行观察：

(1) 观察腹腔内是否有液体渗出，并描述其性状。

(2) 观察腹膜血管扩张状态。

(3) 将病变处腹膜取材，制成石蜡切片、常规HE染色，镜下观察腹膜病理改变(包括小血管扩张和炎性渗出及炎细胞类型)。

【实验讨论】

根据实验结果，分析本例炎症形成的原因及形态特点。

(曹友德)

第五节　胃黏膜屏障结构与胃溃疡

胃酸的H^+浓度高，腐蚀力极强，胃蛋白酶能分解蛋白质，而胃黏膜却不受破坏，耐腐蚀。这与胃黏膜表面的单层柱状上皮细胞间有紧密连接封闭细胞间隙，以及胃黏膜表面存在的黏液-碳酸氢盐屏障密切相关。胃黏膜表面的黏液主要由单层柱状上皮细胞分泌，厚达0.25~0.5mm，主要由不可溶性黏液凝胶构成，并含有大量由胃底腺壁细胞分泌的HCO_3^-。黏液层将上皮与胃蛋白酶隔离，而高浓度HCO_3^-使局部pH为7，既抑制了酶的活性，又可中和渗入的H^+，形成H_2CO_3，后者被胃上皮细胞的碳酸酐酶迅速分解为H_2O和CO_2。此外，胃上皮细胞的快速更新也使胃能及时修复损伤。正常时，胃酸的分泌量和黏液-碳酸氢盐屏障保持平衡；一旦胃酸分泌过多或黏液产生减少，屏障受到破坏，都会导致胃组织的自我消化，形成胃溃疡。

胃溃疡是消化系统常见疾病，其典型表现为饥饿不适、饱胀嗳气、反酸或餐后定时的慢性中上腹疼痛，严重时可有黑便与呕血。比较明显的病因为幽门螺杆菌感染以及胃酸分泌过多；另外还可以由遗传因素和情绪波动、过度劳累、饮食失调、吸烟、酗酒等因素引起。胃溃疡从胃黏膜开始并侵及黏膜下层，常深达肌层，其直径多为5~20mm，深为5~10mm。溃疡口部周围呈炎性水肿。慢性溃疡如深达浆膜层时，称穿透性溃疡。溃疡周围具有坚实的纤维结缔组织增生者，称为胼胝性溃疡。溃疡愈合后，常有不同程度的瘢痕形成，严重者可使胃变形或狭窄，溃疡常单发，少数为多发。胃和十二指肠同时发生溃疡者为复合性溃疡。

【实验目的】

(1) 掌握胃溃疡的病理学变化。

(2) 了解大鼠胃溃疡模型的制作。

【实验器材】

实验动物：选用健康、成年、雄性大鼠，体重180~220g。

【实验方法】

(1) 大鼠术前禁食。3%戊巴比妥钠，以1ml/kg剂量腹腔注射麻醉。胸腹部剃毛，消毒，打开腹腔(手术切口长2cm左右)，暴露出胃。

(2) 在胃前壁近幽门处，将0.01ml冰醋酸(含量99%以上)注入肌层近胃黏膜下层处。注射后，胃壁表面立即形成一个圆形或椭圆形的隆起，然后隆起变平出现一个圆形或椭圆形的乳白色不透明区，直径为5mm。

(3) 用缝线将大网膜固定于注射区，以防穿孔。逐层缝合切口。涂上一层稀释的火棉胶，保护伤口。

(4) 在手术后2,4,6,10,14,21和28天取材观察。动物处死后，剖腹取胃，沿大弯剖开胃腔。肉眼观察溃疡外形，测量溃疡直径，计算溃疡面积。标本固定于Bouin液，常规石蜡切片，厚6μm，HE染色。光镜下观察溃疡结构和愈合情况。

【实验结果】

1. 肉眼观察　手术后2天，黏膜面出现典型的胃溃疡外观。手术后4天，溃疡面积增大。手术后10~21天溃疡面积变小。手术后28天，仍见胃黏膜有环形隆起。

2. 显微镜下观察　手术后 4 天，出现典型的溃疡组织结构，第一层以白细胞为主的炎性渗出物，第二层为坏死组织，第三层为较新鲜的肉芽组织，第四层为肉芽逐渐向瘢痕组织移行（图 3.2.5-1）。这与人胃溃疡的形态结构十分相似。手术后 6~21 天，溃疡创面变小，周围可见大量新生的腺上皮（图 3.2.5-2）。手术后 28 天，新生的腺上皮已经完全覆盖创面。

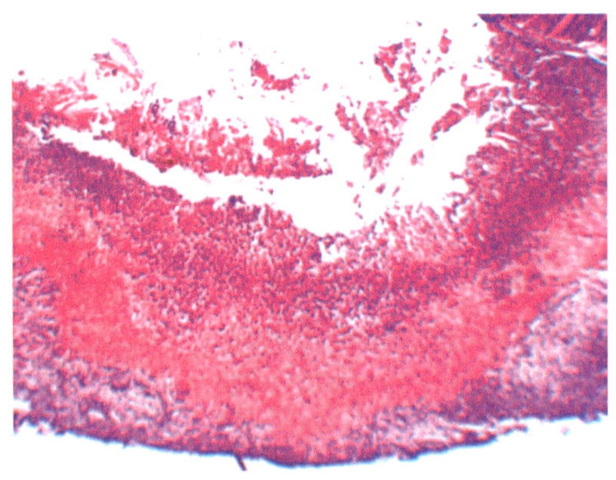

图 3.2.5-1　术后 4 天胃黏膜（HE，低倍）

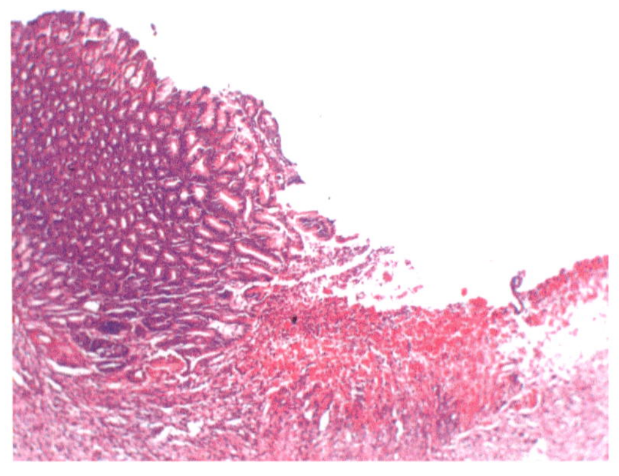

图 3.2.5-2　术后 6 天胃黏膜（HE，低倍）

本模型操作简便，重复性好，所制造的溃疡大小稳定。此溃疡的外形和组织结构都与人的胃溃疡十分接近。因此，本模型适用于各种药物治疗胃溃疡的研究，也适用于胃溃疡修复机制的探讨。

（梁文姝）

第六节　精子的超微结构和精子运动的观察

一、精液标本的采集与运送

精液标本的采集与运送是精液检查的一个重要步骤，采集与运送方法恰当与否将直接影响检查结果的准确程度。可用电流等物理方法刺激雄性动物的阴茎或其他性敏感区，使雄性动物被刺激发情，直至射精，用采精瓶采集射出的精液。也可用阴道栓采集精液：大、小鼠雌雄交配后，24 小时内可在雌性动物阴道口出现白色透明的阴道栓，这是雄鼠的精液和雌鼠阴道分泌液在阴道内凝固而成的，取阴道栓涂片染色可观察到凝固的精液。人的精液采集方法最好是通过手淫获得。标本运送过程中应当保存在适当的温度环境下（20~40℃），1 小时内送到实验室检验分析，温度过高或过低都将影响精子活力（率）。

二、精子活力与活率及畸形率的测定

精子活力是指活动精子的运动能力，是测定精子活动能力的定性方法。精子活率是指精子总数中活精子所占比例，是测定活精子和死精子的定量方法。

检测用的精液量及盖玻片大小应当标准化，以保证分析条件的一致性。盖玻片至玻片的高度应当使精子具有可充分旋转运动的空间。精子活力可受时间、温度、精液液化程度等的影响。因此，实验室的室温应当标准化。

【实验目的】

掌握检查精子活率和评级的方法以及精子畸形率的测定方法。

【实验器材】

动物（大鼠）或人精液，恒温水浴锅、烧杯、温度计、微量移液器、显微镜、载玻片、显微镜恒温板、盖玻片、擦镜纸、试管、95% 乙醇，滴管、生理盐水、亚甲蓝、洗瓶等。

【实验方法】

1. 精子活力与活率测定的操作步骤

（1）将显微镜保温板放在显微镜载物台上，

用样本夹固定好,打开电源,将开关打到设定位置,将温度调到37℃,然后将开关打到测温位置。将两片干净的载玻片放恒温加热板上预温。

(2) 将盛生理盐水的试管和一空试管放入30℃的烧杯中片刻后,用微量移液器取5μl精液加入空试管中,然后加入20μl生理盐水,吸吐5次混匀。部分动物精液不需要稀释,可直接检查。

(3) 将稀释后的10μl精液注在预温后的载玻片中间或专用于精液分析的计数板上,用干净的盖玻片的一侧放在精液滴的左侧,向右倾斜45°角,向右移动盖玻片靠近精液滴,当精液滴迅速进入载玻片与盖玻片间的夹角里时,轻轻放下盖玻片,以保证压片内没有气泡。

(4) 将载玻片放在恒温保温板上,在低倍显微镜下随机选择10个视野,观察精子活动状态,再转到高倍下,观察前进运动精子占视野中总精子数的比例。根据10个视野的观察情况,进行综合估计,来确定精子活力。

(5) 在检查活率时,为了取得比较客观的评估结果,应将前进运动的精子与呈现旋转、摆动等异常运动的精子严格区别开来。每个样品应观察几个视野,并调节焦距以观察每个视野内不同层次的精子运动状况,求取活力的平均值。

2. 精子畸形率测定的操作步骤

(1) 精液的稀释:为了方便观察,涂片后,精子在载玻片的分布密度要适当,建议新鲜精液要用生理盐水稀释后再涂片。

(2) 涂片:左手食指和拇指向上捏住载玻片两端,使载玻片处于水平状态,取5μl稀释后的精液滴至载玻片右侧。右手拿一载玻片或盖玻片,放在精液滴的左侧,使其与左手拿的载玻片呈向右的45°角,盖玻片向右拉至精液刚好进入角缝中,然后平稳地向左推至左边(不得再向回拉)。涂片后,使其自然风干。

(3) 固定:在涂片上滴95%乙醇约500μl,固定4分钟后,甩去多余的乙醇。

(4) 染色:将载玻片放在用玻璃棒制成的片架上,滴上0.5%的甲紫5~10滴,5分钟后,用洗瓶或自来水轻轻冲去染色剂,甩去水分晾干。

(5) 观察:载玻片放在400倍的显微镜下进行观察,共记录若干个视野200个左右的精子。

【实验结果】

1. 活力测定结果 活力评定一般采用十级评分法,即按呈前进运动的精子所占百分率分别评为1.0、0.9、0.8……0.1等10个等级,若无前进运动的精子,则以“0”表示之。例如“0.8”就表示呈前进运动的精子数占总精子数的80%。

WHO(1994)将精液的活力分为4个等级,国内分为5个等级。

精子的运动分级(WHO):

A级:快速直线向前运动。

B级:慢速或无定向运动。

C级:非向前运动。

D级:不运动。

精子的运动分级(国内):

0级:不活动,无向前运动。

Ⅰ级:活动不良,向前运动微弱,不呈直线运动,也不活泼。

Ⅱ级:活动一般,有中等的向前运动。

Ⅲ级:较好,有中速运动,但波形运动的较多。

Ⅳ级:良好,为快速直线运动,很快超越一个视野,运动活泼。

2. 畸形率测定结果 通过精子的形态检查,计算不正常的精子占总精子数的百分率,从而判断精液的质量。畸形精子比例不应超过15%~18%。

(1) 正常精子形态:正常形态精子似蝌蚪状,由头、体、尾三部分构成。

头部:略扁,呈卵圆形,顶体区清晰规则,占精子头部40%~70%,在精子头部前端呈透亮区。

体部:细长,不到头宽的1/3,轮廓直而规则,与头纵轴成一直线。

尾部:细长,外观规则而不卷曲,一般长50~60μm。

胞质小滴:精子的残存体,大小不超过精子头部1/3,与头部相连。

(2) 畸形精子形态:头部膨大、头部小于正常大小、双头、头部不完整;尾部折回、尾部卷曲、尾部套索、双尾、断尾;有近端原生质小滴。

【实验讨论】

测定的结果是否在正常值范围内,与其他实验小组结果比较,分析不在范围或与其他组相差较大的原因。

三、精子的电镜标本制备和超微结构观察

精子的发生和形成过程以及精子的微细结构很复杂。由于光镜的分辨率较低，对于精子微细结构的分析在很多方面难以深入，例如光镜下的精液检查对于与受精有密切关系的精子头部的顶体系统和尾部运动装置的缺损都不能详细查见。电镜的应用则显著地推进了这方面的进展。

【实验目的】

熟悉精子的正常超微结构形态和常见超微结构异常。

【实验方法】

透射电镜标本制备：精液盛于 2ml 的离心管内 1500 r/min 离心 30 分钟，弃上清，沉淀加 2.5% 戊二醛 0.5ml 前固定，1% 四氧化锇后固定，常规电镜样品包埋和超薄切片，醋酸双氧铀和枸酸铝染色，H-7500 透射电镜观察。

【实验结果】

1. 正常精子的超微结构　人的精子长约 65μm，包括头、颈、尾三部分，其中尾部长约 57μm，分为中段、主段、末段。头部由顶体及细胞核组成。颈、尾部的中轴称为轴丝，由规则排列的微管（9 对+2）组成。中段轴丝的外周又有 9 根致密纤维和线粒体鞘包围，主段无线粒体鞘而有纤维鞘，末段则只有轴丝，外覆以质膜。

2. 精子形成异常的主要超微结构表现

（1）顶体异常：顶体缺失、顶体膜崩解、顶体下间隙扩大等。

（2）核的异常：核外形呈圆球形头部或核形高度不规则、成熟延迟如核染色质呈粗大颗粒状等。

（3）尾部异常：中段线粒体鞘局部缺失、排列紊乱或全部缺失；胞质小滴过多内含细胞器和退变结构；主段纤维鞘增多、直径增粗、排列紊乱或纤维鞘缺失；轴丝复合体异常如轴丝周围微管增多、减少、排列紊乱或中央微管缺失；有的精子尾部畸形可表现为有两个轴丝或是轴丝反弯曲，而形成由同一质膜包被的短尾或双尾精子。

（廖晓岗）

第七节　肿瘤肺转移动物模型的建立及观察

肿瘤转移，即肿瘤细胞从原发肿瘤向远隔器官的扩散及其随后的生长，是恶性肿瘤的特征。90% 的肿瘤患者死于肿瘤转移，研究肿瘤侵袭转移的发生机制以及相关基因、功能蛋白等，将有助于加深理解恶性肿瘤转移的生物学本质，为从不同水平阻断肿瘤的转移提供理论依据和切实可行的方法。建立理想的肿瘤转移动物模型对深入进行肿瘤转移的研究具有重要的意义。

【实验目的】

（1）掌握肿瘤肺转移动物模型的建立方法。

（2）了解肿瘤细胞转移的生物学特性。

【实验原理】

新鲜肿瘤组织标本或肿瘤细胞系，制成单细胞悬液，静脉注入（1～10）×10^5 个细胞到小鼠体内形成自发实验性转移灶。

【实验器材】

1. 动物及细胞　纯系雄性 C57BL/6 小鼠，B16 黑色素瘤细胞。

2. 试剂　福尔马林、3% H_2O_2、0.125% 胰酶、苏木精和伊红染液等。

3. 其他　解剖镜、载玻片、恒温箱、显微镜、中性树胶、二甲苯等。

【实验方法】

（1）肿瘤细胞接种：将 0.1ml 含有 2×10^5 个 B16 黑色素瘤细胞单细胞悬液注射进纯系雄性 C57BL/6 小鼠（8～12 周龄，20g±3g）的眼眶静脉或尾静脉，每组 8 只。21 天后处死小鼠。

（2）取肺并称重，在解剖镜下计数转移结节数，福尔马林固定肺组织。

（3）福尔马林固定肺组织经病理切片 HE 染色（见第一篇第 2 章第二节）观察肺组织内转移性肿瘤细胞形态。

【实验结果】

比较实验组和对照组的肺重量，转移结节数；观察转移肿瘤细胞形态（图 3.2.7-1）。

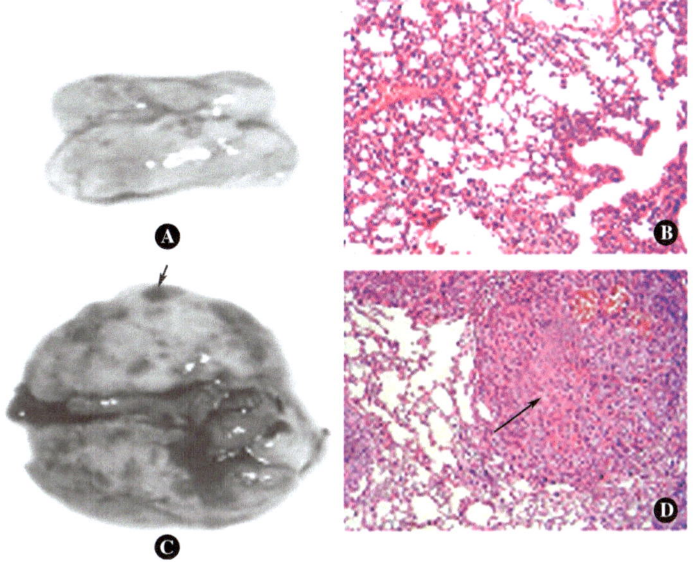

图 3.2.7-1 肺转移性肿瘤结节及其组织学改变(HE 染色,低倍)
→示肿瘤转移结节。A,B. 为对照组没有接种肿瘤细胞的肺及其组织学结构; C,D. 为实验组接种了肿瘤细胞的肺及其组织学结构

(陈俊霞)

第3章　疾病分析与诊断

临床疾病种类繁多，各种疾病常常出现相似的症状或者病理变化，必须掌握疾病间的鉴别诊断。本章将通过学习多个病理和遗传性疾病案例，以提高学生观察分析、科学辩证思维和鉴别诊断的能力。

第一节　非肿瘤性疾病

病例 1

病史摘要　患者，女性，20岁，农民。因误食毒蕈5天，呕吐腹泻，在当地医院治疗无效（未洗胃），并出现昏睡，以毒蕈中毒收入院。入院后出现狂躁，随后，经人工透析、护肝、脱水、抗昏迷、升压等治疗5天无效死亡。

临床诊断　毒蕈中毒，暴发性肝功能衰竭，脑水肿，肺水肿。

尸体解剖　女性尸体，身长160cm。全身皮肤黄疸。胸腔无积液。心脏重250g，左心室内膜下出血。镜下见心肌细胞轻度水变性，少数心肌纤维坏死。肺叶肿胀。镜下见肺血管充血，肺泡腔内可见红染水肿液。腹腔内血性腹水600ml。肝脏重830g，大小为22cm×13cm×6cm，呈灰黄色，质软。镜下见肝小叶中央区及小叶中间带肝细胞广泛溶解性坏死，肝小叶周边部肝细胞受损较轻，部分肝细胞胞质内可见大小不等圆形空泡，核被挤压至胞体一侧，部分肝细胞胞质疏松呈空网状。脾重185g，大小为12cm×9cm×4cm。镜下见脾淤血。右肾重150g，左肾重180g，切面见肾皮质增宽。镜下见肾小管近曲和远曲小管上皮细胞胞体变圆，胞质高度疏松空亮。胃肠充血水肿；十二指肠、空肠黏膜出血。脑重1270g，镜下见部分神经细胞肿胀，胞核消失。

请讨论

（1）各器官病变的病理诊断。

（2）列举出属于细胞和组织损伤的病变及其发生机制。

（李娜萍）

病例 2

病史摘要　患者，男性，32岁，左足踇趾跌伤化脓16天，畏寒发热2天，曾用小刀自行切开引流。入院当天被同事发现有高热，神志不清，急诊入院。体格检查：体温39.7℃，脉搏138次/分，呼吸41次/分，血压80/52mmHg，急性病容，神志模糊。心率快、心律齐。双肺有较多湿性啰音。腹软，肝脾未扪及。全身皮肤散在多数瘀斑，左小腿下部发红肿胀，有压痛。实验室检查：红细胞 2.2×10^{12}/L，白细胞 22.0×10^{9}/L，中性粒细胞占78%，单核细胞2%，淋巴细胞20%。入院后即使用大量抗生素、激素，输血1次，局部切开引流。入院后10小时血压下降，休克，病情持续恶化，于入院后第2日死亡。

尸体解剖　躯干上半部散在多数皮下瘀斑，双膝关节皮下大片瘀斑。左足自足底向上19cm的皮肤弥漫性红肿，左足踇趾外侧见一1.8cm的外伤创口，表面有脓性渗出物覆盖，皮下组织出血。双肺体积增大，重量增加，弥漫性充血，可见多数大小不等的出血区及多数灰黄色米粒大小的脓肿，肺切面见多数出血性梗死灶及小脓肿形成。支气管黏膜明显充血，管腔内充满粉红色泡沫状液体。全身内脏器官明显充血，心、肝、肾、脑实质细胞变性。心包脏层、消化道壁、肾上腺、脾脏有散在出血点。肺及大静脉血管内均查见革兰阳性链球菌及葡萄球菌。

请讨论

（1）病理诊断。

（2）疾病（病变）的发生、发展。

（李娜萍）

病例3

病史摘要　患者,男性,25岁,农民。因发烧、咳嗽2月余,头痛、头昏1月余,神志不清1周入院。2月前患者开始咳嗽,间或发热,下午较高,夜间盗汗,咳嗽有痰,痰呈白色黏稠状,但未咯血。用中药治疗后症状曾一度有所减轻。1月前因出现畏寒、高热、疲倦、食欲不佳、痰多、时而带血丝,且伴有头痛、头昏,即入某医院治疗,住院期间出现神志不清、嗜睡,但未呕吐,因医治无效转入本院。既往健康,无慢性咳嗽、咯血史。体格检查:体温39℃,脉搏110次/分,呼吸26次/分,血压110/70 mmHg。发育正常,营养欠佳,呈昏迷状态,皮肤、巩膜无黄染,全身表浅淋巴结不肿大。颈静脉不怒张。胸廓对称,心肺(-),肝脾(-),全身肌张力正常,瞳孔等大,对光反射较好,颈部强直,克匿格氏征阳性。腹壁反射消失,双膝反射亢进。实验室检查:红细胞3.48×10^{12}/L,血红蛋白90g/L,白细胞1.05×10^{10}/L,中性粒细胞75%,淋巴细胞24%。尿浑浊,尿蛋白阳性,红细胞(+),上皮细胞(+)。大便无特殊发现。脑脊液压力高,110滴/分钟,无色,微浑浊,细胞5×10^{5}/L,中性粒细胞40%,淋巴细胞60%,糖330 g/L,氯化物6g/L,蛋白2.414 g/L。抗酸染色找到抗酸杆菌。胸部X线透视未见明显异常。入院后给予链霉素、异烟肼等药物治疗,虽一度病情好转,神志清楚,体温下降,但仍保持在37.5℃左右。颈强直,克匿格氏征仍存在。入院后10天病情又出现不稳,体温升到38℃以上,精神不佳,神志时而恍惚,时而昏迷,饮食靠鼻饲。自入院后15日起先后于臀部、背部、踝部出现褥疮,身体日趋衰竭。入院后20天两肺下部出现弥漫性湿啰音,体温升到39℃左右。虽经多方救治无效死亡。

尸体解剖　体表检查:发育正常,营养差,皮肤有褥疮形成。腹腔无异常。

胸膜脏壁两层广泛粘连。两肺胸膜均增厚,最厚处达0.3~0.5cm。右肺中叶胸膜下0.5cm处,可见直径1cm的结节状病灶,周围见米粒至绿豆大结节围绕,病灶及结节切面均见黄色干酪样坏死。两肺其余各叶均见散在粟粒大、灰白色、结节状病灶。显微镜检查:肺病变呈结节状分布,部分融合。结节中央为干酪样坏死,周围由上皮样细胞及Langhans巨细胞围绕,外周绕以淋巴细胞及纤维组织。胸膜纤维组织增生,亦可见与上述病变相同的结节状病灶。两肺下叶尚见散在小叶性病灶,病灶区细支气管管腔内充满大量中性粒细胞,细支气管黏膜上皮脱落,周围肺泡内充满以中性粒细胞为主的炎性渗出物,部分肺泡壁破坏。

肺门淋巴结肿大,约绿豆至胡豆大,切面见干酪样坏死。显微镜检查:见结节状病灶形成,由酪样坏死、上皮样细胞、Langhans巨细胞构成。

胃肠黏膜未见异常。肠系膜淋巴结明显肿大,且相互融合。最大体积可达2cm×2cm×1.5cm。切面见干酪样坏死。显微镜检查:淋巴结病变同肺门淋巴结。

脾脏及肾脏均查见少数绿豆及粟粒大结节状病灶。显微镜检查:病变同肺门淋巴结。脑表面血管轻度充血,大脑外侧裂、小脑扁桃体、脑底部脑膜浑浊,并见散在粟粒大小灰白色结节,多沿血管分布。切面侧脑室轻度扩大。显微镜检查:蛛网膜下腔见由大量单核细胞、淋巴细胞及蛋白液构成的渗出物,脑膜血管扩张充血,周围有上皮样细胞和淋巴细胞构成的结节状病灶。脊髓改变与脑膜改变基本相同。

请讨论

(1) 本例的病理诊断和诊断依据。

(2) 病变的发生发展过程及主要病变间的相互关系。

(3) 临床表现与病变间的关系。

(4) 本例的死亡原因。

(孟　刚　郭乔楠)

病例4

病史摘要　患者,女性,35岁。8岁起常患咽峡炎伴游走性关节疼痛。在剧烈运动后感心累不适,呼吸急促。23岁时妊娠分娩出现心慌,气急,咳粉红色泡沫痰,不能平卧。经抢救治疗后,病情缓解。继后,在劳累后常感心累气急。1月前拔牙后出现发热,心累气急加重,并在四肢、躯干发现红色皮疹及左脚趾肿痛,来院就诊。入院检查:体温39℃,脉搏100次/分,呼吸22次/分,血压120/78mmHg,神志清楚,精神萎靡,胸腹部、前臂及下肢皮肤有散在的粟粒至绿豆大出血点。左脚肿胀、黑褐色,触之发冷,未扪及脚背动脉搏动。心脏听诊时,心尖区可闻及收缩期和舒张期杂音,主动脉瓣区可闻及响亮粗糙的收缩期和舒张期杂音。心界向左扩大，脾肿大，在肋下 4cm。实验室检查：外周血白细胞总数 $1.4 \times 10^9/L$，中性粒细胞 85%，淋巴细胞 2%，单核细胞 3%。入院后经积极抗感染治疗并切除左患脚，病情好转出院。

请讨论

（1）病理诊断。

（2）疾病的发生发展过程。

（3）描述心脏的肉眼病变特征。

（曹友德）

病例 5

病史摘要 患者，男性，76 岁。因心前区反复疼痛 6 天，心悸、气促 12 小时入院。6 天前患者始感冒、咳嗽，当夜于熟睡中突感心前区闷胀不适，疼痛难忍，并向两肩放射伴出汗，持续约 7 分钟，后逐渐缓解，此后每夜出现类似发作。入院当夜饮酒，于熟睡中前述症状再次发作，并突然出现频繁咳嗽，咳出少量粉红色泡沫痰，随即出现心慌、气促、不能平卧，急诊入院。近 10 多年来在劳累后和情绪激动时出现头胀、头晕、乏力、心悸，休息或情绪稳定后缓解。入院前一年查血压 180/100mmHg。体格检查：脉搏 120 次/分，呼吸 28 次/分，血压 100/80mmHg。神清合作，痛苦表情，面色苍白，四肢厥冷，呼吸急促。心界向左下扩大，心率 120 次/分。未闻及病理性杂音。双侧肺底部闻及湿性啰音。外周血白细胞总数 $7.0 \times 10^9/L$，中性粒细胞 70%，淋巴细胞 25%，单核细胞 5%。经强心、利尿、给氧、扩张冠状动脉、绝对卧床休息等措施治疗无效，入院第二天心跳骤停而死亡。

请讨论

（1）病理诊断。

（2）尸解时可能发现的主要病变。

（3）用病理学知识解释生前的临床表现。

（4）引起死亡的主要原因。

（曹友德）

病例 6

病史摘要 患者，男性，66 岁。因反复咳嗽、咳痰 20 年，气促 6 年，加重伴双下肢浮肿 2 周入院。患者于 20 年前开始咳嗽、咳痰，最初几年多在冬春季发作，最近几年发作较频繁，多为白色泡沫痰。6 年前始出现气促，2 周前病情加重，咳脓痰伴低热。体格检查：神志清楚，体温 37.8℃，心率 130 次/分。桶状胸，叩呈高清音，双肺满布干、湿啰音。肝肋下 3cm，质软，轻压痛，肝颈静脉回流征阳性，双下肢浮肿。辅助检查：胸片示双肺透光度增加，纹理增多，心脏体积增大，肺动脉段突出、增粗。

请讨论

（1）病理诊断及诊断依据。

（2）疾病发生发展的过程和规律。

（唐学清）

病例 7

病史摘要 患者，男性，65 岁。因上腹饱胀不适、纳差乏力 5 月，突发呕血 1 小时入院。患者 2 年前于体检时发现乙型肝炎，间断服药治疗。近 5 月感到上腹饱胀不适，食欲减退伴恶心，自服治疗胃炎药物多次后未见明显好转，乏力明显，体重较患病前明显减轻，并且牙龈时有出血。1 小时前患者进食晚餐后出现恶心，呕出鲜红色血液，量约 200ml，伴头晕、心悸。入院后又呕鲜血约 300ml，次日凌晨解柏油样便 1 次，约 200g。体格检查：体温 37.1℃，脉率 90 次/分，呼吸 21 次/分，血压 95/60mmHg，慢性病容，巩膜黄染，左颈见蜘蛛痣，有肝掌，腹部膨隆，肝肋下未扪及，脾肋下 4cm，腹部移动性浊音阳性。实验室检查：总蛋白 49.1g/L，白蛋白 26.6g/L，球蛋白 22.5g/L，总胆红素 29.9μmol/L，直接胆红素 9.5μmol/L，谷丙转氨酶 130U/L，尿素氮 8.25mmol/L，肌酐 118μmol/L，葡萄糖 7.45mmol/L；HBsAg 阳性、HBcAg 阳性、抗 HBc 阳性；腹水为漏出液，未见癌细胞。胃镜检查：食管中下段静脉明显曲张。住院后因再次大出血抢救无效死亡。

请讨论

（1）病理诊断及诊断依据。

（2）解释患者临床表现。

（3）分析死亡原因。

（杨雅莹）

病例 8

病史摘要 患者，女性，47 岁。因体弱、乏力 2 年，嗜睡伴恶心、呕吐 1 月入院。患者于 2

年前，不明原因出现乏力、身体虚弱，常有低热（体温38°C左右），近1月前出现终日嗜睡、感恶心、偶伴呕吐，且感皮肤瘙痒。3天前出现气促，呼出气中有氨味。既往史无特殊。体格检查：慢性病容，嗜睡，体温38.1°C。脉搏105次/分，呼吸25次/分，血压142/75 mmHg。体表见多处抓痕，浅表淋巴结无肿大。听诊可闻及双肺散在湿啰音及心包摩擦音。腹部无异常发现。神经系统检查无病理反射。实验室检查：血红蛋白50g/L，白细胞8.5×10^9/L。NPN67.5mmol/L，CO_2CP10. 5mmol/L。血培养：无细菌生长。尿液检查：蛋白(+)，比重1.005，查见白细胞、红细胞及管型。尿培养：大肠杆菌生长。X线胸片：双肺野呈不规则片状模糊阴影。入院后予以支持及对症治疗，但体温不退。输血多次，病情无好转。入院后三周出现神志不清，NPN达220mmol/L，抢救无效死亡。

尸体解剖　双肺下叶实变，挤压见少量液体溢出。镜下肺淤血、水肿，肺泡腔内大量纤维蛋白及少量单核细胞。

心包粗糙，心脏各瓣膜无异常。显微镜下观察：心肌纤维变性，心外膜大量纤维蛋白附着，其间见少量淋巴细胞浸润。

左右肾脏大小不一，表面见多个不规则凹陷性瘢痕，切面皮髓质分界不清，肾盂黏膜粗糙。显微镜下观察：见多数肾小球纤维化，玻变，肾小管消失，间质大量纤维组织增生，淋巴细胞和单核细胞浸润，部分肾小球代偿性肥大，肾小管扩张，内有胶样管型。肾盂、肾盏黏膜及黏膜下淋巴细胞浸润及纤维化。

脑沟变窄变浅，脑回增宽，小脑扁桃体疝形成。显微镜下观察：神经细胞变性、水肿。

请讨论

（1）病理诊断及死亡原因。

（2）疾病的发生、发展过程。

（3）用病理改变解释临床表现。

（文　彬）

病例9

病史摘要　患者，女性，34岁。于半年前发现颈部增粗，偶有失眠，全身乏力。此后逐渐出现心烦，多汗。3个月前出现多食、心悸、两手颤动、体重减轻，双眼外突。患者发病以来每日饮水约2500ml，尿量约2000ml。大便无异常。无发热，无颈部外伤史。体格检查：消瘦，神清，双眼球突出。体温36.8℃，脉搏126次/分，呼吸16次/分，血压132/75mmHg。闭眼伸舌及双手平举时出现细微震颤。颈软，甲状腺Ⅲ度肿大，双侧对称，表面光滑，质地较硬，未触及结节，能随吞咽动作上下移动。双叶均可听到血管杂音。双肺呼吸音清晰。心界正常，心率126次/分，心尖区可听到收缩期吹风样杂音。腹软，肝脾未扪及。双上肢肌张力正常，双下肢肌力Ⅱ级，肌张力减弱。辅助检查：$T_3$20pmol/L（正常值2.5～9.8pmol/L），$T_4$59pmol/L（正常值10～25pmol/L）。心电图示窦性心动过速。

病理学组织切片显示，甲状腺滤泡大小不一，滤泡腔内胶质稀薄，胶质边缘可见多量吸收空泡。滤泡上皮呈高柱状，部分上皮形成乳头突向滤泡腔。间质不同程度充血，伴淋巴细胞浸润。

请讨论

（1）病理诊断。

（2）主要病变脏器的病理变化。

（3）从病理学观点解释临床表现。

（徐　曼）

病例10

病史摘要　患者，男性，13岁，学生。因发热、头痛21天入院。患儿于21天前开始高热、头晕、头痛、鼻出血，进食后呕吐，吐出胃内容物，非喷射状，无咳嗽、盗汗、抽搐、昏迷。在当地医院经抗生素治疗体温降至正常。但于10天前又出现发热、头痛、呕吐，持续至今，转入我院治疗。4年前患者曾有“化脓性中耳炎”病史。家族中有一弟弟，4年前因高热、头痛、呕吐、抽搐诊断不明死亡。入院检查：体温38℃，脉搏114次/分，呼吸20次/分，血压96/60mmHg。颈抵抗(+)，膝反射减弱。两肺呼吸音粗。胸片(-)。X光检查乳突无骨质破坏。红细胞4.1×10^{12}/L，白细胞12.8×10^9/L，中性粒细胞86%，淋巴细胞14%。脑脊液乳白色，压力增高（230mmH_2O），浑浊，毛玻璃状。其中蛋白230mg/dl，糖25mg/dl，氯化物110mol/L。血及脑脊液细菌培养阴性。入院后予氨苄青霉素、氯霉素、青霉素等抗生素治疗，但仍反复不规则发热、呕吐、神差，病情进一步加重，曾出现三次呼吸不规则、昏睡，经用降压药后症状稍缓解。入院后 58 天又出现昏睡，呼吸浅表、减慢、停止，经抢救无效死亡。

尸体解剖 全身浅表淋巴结无肿大。头颅外观无畸形。双侧瞳孔等大。脑表面充血、水肿。脑沟变浅、脑回变宽，蛛网膜下腔血管充血。颅中窝、脑干、小脑蚓部见黄绿色渗出物覆盖。切面见侧脑室高度扩张，积液约 20ml，脑室内壁粗糙，有黄绿色渗出物附着。显微镜检查：脑膜血管显著扩张充血，蛛网膜下腔见以中性粒细胞、纤维素为主的大量渗出物积聚。浅层脑实质水肿，血管扩张充血，神经细胞轻度肿胀，胶质细胞弥漫增生。

肺脏左肺上、下叶呈暗红色，有多发性实变灶。显微镜检查：左肺组织呈灶性炎性改变，中性粒细胞以细支气管为中心浸润至周围肺泡组织。右肺未见异常。

肝脏剑突下 5cm，右肋下 2.5cm。显微镜检查：肝小叶结构紊乱，肝窦扩张充血，部分肝小叶内细胞脂肪变性。其余脏器未见异常。

请讨论

(1) 病理诊断。

(2) 以病理改变解释临床表现。

(3) 患者死亡原因。

(顾永耀 吕自力 马 韵)

病例 11

病史摘要 患者，女性，53 岁，农民。因咳嗽、咳痰、消瘦一年，症状加剧两个月，声嘶及下肢浮肿半个月入院。1 年前开始咳嗽咳痰，并不断加剧，反复出现畏寒、发热、胸痛，曾咯血数次，最多者达几百毫升，咯血后症状加重。以后精神萎靡不振，体质更弱，并有腹痛、腹泻或便秘交替出现。2 月前，上述表现加重，半月前出现声音嘶哑，咽喉疼痛、吞咽困难，下肢浮肿。过去身体较弱，易患感冒。家族中有一女儿，体质弱，患结核性脑膜炎死亡，生前一直由患者护理。入院检查：体温 38℃，慢性重病容，消瘦，贫血外貌，两肺满布小湿性啰音，腹部有压痛。实验室检查：红细胞 2.8×10^{12}/L，白细胞 8×10^{9}/L；X 光透视右肺上部大小不一的透亮区及斑片状阴影；痰抗酸杆菌检查阳性。

尸体解剖 全身消瘦，两下肢凹陷性水肿。两侧胸腔脏层与壁层广泛纤维性黏连，两侧胸腔积液、腹腔积液各 600 毫升，呈淡黄色稍混浊。

心脏外膜皱缩，脂肪组织减少，血管迂曲。心肌褐色，左心室壁心肌厚 0.7cm，心内膜及瓣膜无病变。显微镜检查：见心肌细胞质内脂褐素沉积。

喉及气管黏膜水肿粗糙，有粟粒大小结节数枚，灰白色，显微镜检查：见干酪样坏死及结核结节。

两肺膜粗糙，有纤维组织连于肺膜，肺膜厚薄不一；右上肺有一厚壁空洞，其下方各肺叶可见纤维化和散在分布的大小不一的黄白色实变病灶，部分实变病灶中可见较小的薄壁空洞。上述病变以肺上部较明显。显微镜检查：见厚壁空洞壁内层为干酪样坏死物，中层为结核性肉芽组织，外层为纤维组织，周围肺组织纤维化。散在的黄白色实变灶镜下为大片红染无结构的干酪坏死物，其周围肺组织有纤维素样物及炎细胞渗出。抗酸染色见红染的杆菌。

小肠中下段见十余个圆形或腰带状溃疡，其边缘不整呈鼠咬状，溃疡相应的浆膜面见粟粒大小灰白结节，显微镜检查：黏膜下层干酪样坏死脱落，底部见结核结节。

其余脏器重量减轻。

请讨论

(1) 病理诊断。

(2) 各器官主要病变及其相互之间的关系。

(3) 以病理改变解释临床表现。

(4) 患者死亡原因。

(顾永耀 马 韵)

第二节 肿瘤性疾病

病例 1

病史摘要 患者，女性，48 岁。因乳房包块 1 年，生长速度加快 1 月入院。患者于 1 年前无意中发现左乳腺外上方近乳头处有一黄豆大小肿块，无疼痛，无红肿，未引起注意，也未到医院就诊。此后，肿块逐渐增大，最近 1 个月生长速度较快，但仍无局部红、肿、热、痛。自觉肿块增大至拇指头大小，到医院就诊，门诊以“左乳腺肿块”收外科住院治疗。患者发病后无乳腺周期性疼痛,无明显体重减轻,睡眠及饮食良好,大小便正常。体格检查:神志清楚,巩膜无黄染,无贫血貌,颈部及锁骨上浅表淋巴结无肿大。双测乳头不对称,左侧略凹陷,左侧乳房外上象限近乳头处皮肤可见橘皮样外观;在乳房外上象限距乳头0.5cm处可触及一直径2cm肿块,质地较硬,边界欠清楚,表面不光滑,活动度欠佳。左侧腋窝可扪及2个3cm×1cm肿大的淋巴结,活动良好,右侧腋窝未扪及肿大淋巴结。胸廓无畸形,无压痛,双测呼吸运动对称,双肺叩诊呈清音,听诊未闻及干湿啰音。心脏检查未见异常。腹扁平、无压痛,肝、脾未扪及。辅助检查:胸部X线摄片未见肺部阴影,无肋骨破坏。

病理活检 肉眼观察,肿块呈灰白色直径2cm,无包膜,与周围组织分界不清。显微镜观察,见肿瘤细胞成巢排列(部分区域可见腺样结构),与间质分界清楚,细胞大小、形态不一,核大小不等,染色深浅不一,并见较多的核分裂象。腋窝淋巴结内病变同肿块。

请讨论

(1) 病理诊断及诊断依据。

(2) 用病理改变解释乳房局部表现。

(杨雅莹 王娅兰)

病例2

病史摘要 患者,男性,65岁,全身浅表淋巴结无痛性肿大4月,伴间歇性发热2月。患者于4月前发现双颈部、双腋窝、双腹股沟淋巴结肿大,最大者直径1cm左右,无痛。2月前出现间歇性发热,体温38~39℃,近1月来淋巴结增大明显。体格检查:体温、脉搏、呼吸、血压正常,贫血貌,消瘦,左颈部淋巴结肿大,7cm×6cm×4cm,向表面隆起,右颈部淋巴结肿大,3cm×2cm×2cm,左腋窝肿大淋巴结,3cm×3cm×2cm,右腋窝肿大淋巴结,4cm×3cm×3cm,左腹股沟淋巴结肿大,2cm×2cm×1cm,右腹股沟淋巴结肿大,1cm×1.5cm×2cm,均质硬,无压痛,皮肤无破溃。心肺无异常,腹部检查肝脾轻度肿大。左颈部淋巴结活检,肉眼检查:送检组织7cm×6cm×4cm,呈灰白色,包膜完整。显微镜检查:淋巴结被膜下窦和髓窦闭塞消失,淋巴结正常结构全部破坏,由大量增生的形态一致、弥漫成片的中心母细胞取代。瘤细胞核大(超过正常小淋巴细胞核的两倍以上),呈泡状,圆形或椭圆形,可见多个嗜酸性小核仁,靠近核膜,病理性核分裂象多见(>5个/10HPF)。主要免疫组化染色结果,肿瘤细胞:CD20(+),PAX5(+),Ki67 60%,Bcl-2(+),CD10(+),Bcl-6(+),MUM1(-),CyclinD1(-),TDT(-),CD3(-),CD30(-),CK(-),EMA(-)。

请讨论

(1) 病理诊断。

(2) 诊断依据。

(李 丹)

病例3

病史摘要 患者,男性,51岁。因间断性上腹疼痛8月,持续全腹胀痛5月,加重20余天入院。8月前,患者无明显诱因出现上腹部隐痛不适,常于进食后发生,每次持续约半小时,无发热、呕吐、腹泻等。此后感食欲下降、乏力,身体逐渐消瘦。5月前腹痛转至全腹,为持续性胀痛,食欲更差。20多天前患者自觉腹胀加剧伴返酸、嗳气,呕吐咖啡色样物数次,每次4~5ml。过去史及家族史无特殊。体格检查:一般情况差,慢性重病容,极度消瘦,左锁骨上扪及肿大淋巴结,直径约1cm,质硬,无压痛,活动。心肺(-)。腹部膨隆,轻压痛,明显腹水征,肝脾均未满意扪及。实验室检查:红细胞1.89×10^{12}/L、血红蛋白86g/L、白细胞31.3×10^{9}/L,中性粒细胞78%。腹水白细胞0.66×10^{6}/L、红细胞5.1×10^{6}/L、蛋白34.1g/L、Rivalta试验(+)、细菌培养(-)。入院后给予抗感染和支持疗法、抽取腹水等治疗,于入院后2周经抢救无效死亡。尸体解剖:死者消瘦,左锁骨上淋巴结肿大。腹腔内见黄色混浊液体约3000ml,大网膜与胃、横结肠粘连严重,其表面见大量灰白色质硬结节散在分布。胃小弯后壁见一直径约8cm的巨大溃疡,边缘隆起,底部凹凸不平伴坏死。肝表面及切面均有灰白色结节。

请讨论

(1) 病理诊断及诊断依据。

(2) 描述尸检时胃、肝及网膜病变的显微镜下特点。

(3) 死亡原因。

(杨雅莹)

病例 4

病史摘要　患者,女性,30 岁,农民。1 年前人工流产一次,近两个月来阴道不规则出血,时常有咳嗽、咯血、胸痛、头痛等症状,伴全身乏力,食欲减退。死亡当天早晨起床后突感头痛,随即昏迷,瞳孔散大,呼吸和心跳停止。

尸体解剖　患者消瘦贫血状,腹腔内有血性液体约 400ml,双侧胸腔中也有血性液体约 100ml。

心脏外膜光滑,未见增厚、粘连。

肝、脾表面有数个 1~2.5cm 直径的出血性结节。脑表面有多个出血性病灶,直径 1.5cm,脑组织水肿。子宫侧壁见直径 3cm 的出血性结节,质脆而软,镜下见瘤组织由分化不良的细胞滋养层细胞样癌细胞和合体滋养层细胞样癌细胞构成,并浸润子宫肌层达浆膜,但无绒毛和间质,肿瘤出血坏死明显。在子宫或盆腔也有不规则的出血性肿块。

请讨论

(1) 病理诊断。

(2) 解释患者的临床表现。

(王　燮　郭　萍　申丽娟)

病例 5

病史摘要　患者,男性,14 岁。左膝关节上外侧局部疼痛伴局部肿胀 3 月。X 线检查见左股骨下端约 5cm 肿物,密度增高,可见日光放射状阴影及 Codman 三角。

请讨论

(1) 可能的诊断。

(2) 确诊方法。

(文　彬)

第三节　DNA 损伤与遗传性疾病

一、家系调查和遗传病的系谱分析

对于人类遗传性疾病,往往要通过家系的调查和分析,才能了解它的遗传方式及其传递规律。在详细调查患者家族史的基础上,绘制成系谱(pedigree),再根据遗传学的基本原理对系谱进行分析以确定该病的遗传方式。系谱是指调查了某种遗传病患者的家族各成员发病情况后,按一定方式绘成的图解。掌握系谱分析方式,对遗传病的诊断和治疗有一定帮助。

【实验目的】

(1) 通过系谱分析,了解常见遗传病的遗传方式。

(2) 掌握系谱的绘制方法,并能推测系谱中各成员基因型和计算发病风险率。

(3) 熟悉遗传咨询的一般步骤。

【实验方法】

1. 系谱遗传方式分析　根据下列系谱(图 3.3.3-1~图 3.3.3-5)进行讨论分析,判断各系谱中疾病的遗传方式,并说明判断依据是什么?写出各成员的基因型。

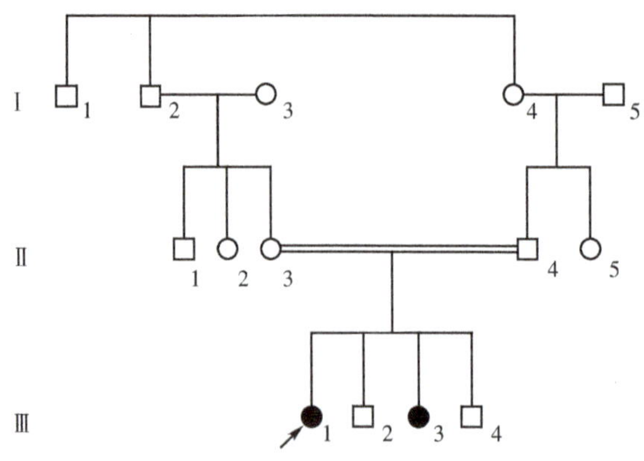

图 3.3.3-1　糖元累积病 I 型的系谱

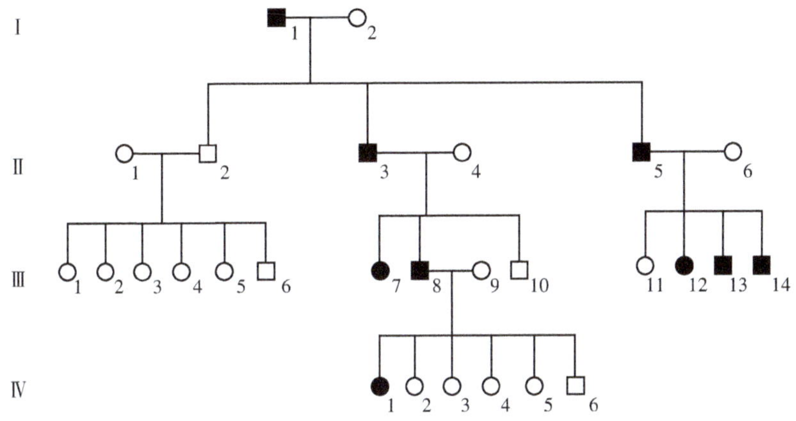

图 3.3.3-2　遗传性小脑性运动失调的系谱

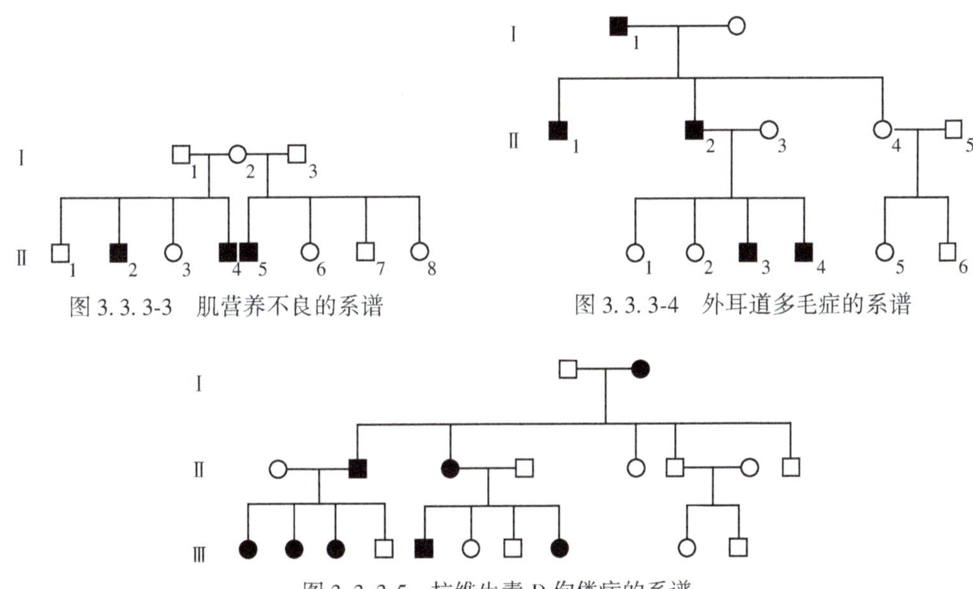

图 3.3.3-3　肌营养不良的系谱

图 3.3.3-4　外耳道多毛症的系谱

图 3.3.3-5　抗维生素 D 佝偻病的系谱

2. 遗传系谱绘制　根据病例绘出系谱，判断遗传方式并写出各成员的基因型。

（1）有一女患者因惊厥就诊，其母代述：这是第三个孩子，她的两个哥哥和一个妹妹都很正常，这孩子刚生下来也正常，但随着年龄增长，智力逐渐低下，毛发由黑逐渐变黄，肤色由深变浅。病孩父母双方三代人都未得过此病，但病孩的父母是姑表兄妹。医生诊断孩子的病是苯丙酮尿症。

（2）某妇女患遗传性肾炎，她的三个妹妹均有此病，一个弟弟正常，她父亲的同胞中，二人正常，二人患病，其中她父亲是患者。这个妇女有一个儿子，三个女儿，其中二人患病。

3. 计算发病风险率

（1）图 3.3.3-6 为某常染色体隐性遗传病的系谱，如果群体发病率为万分之一，根据图中Ⅱ-3（A）、Ⅲ-3（B）是否为患者以及假设的亲属婚配情况，计算子女发病风险率，填入表 3.3.3-1 中。

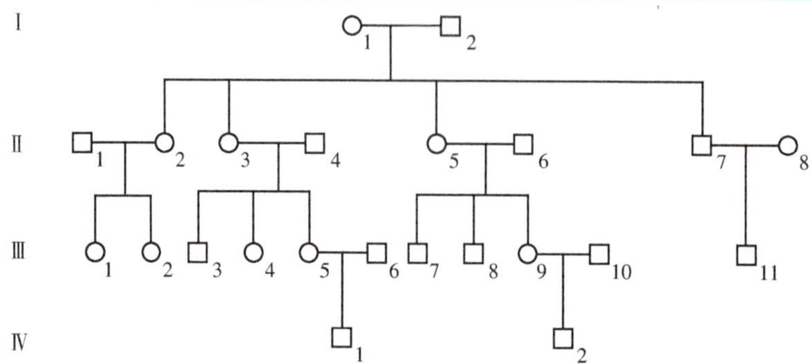

图 3.3.3-6　某常染色体隐性遗传病系谱

表 3.3.3-1　各种不同情况下的婚配后代发病风险

婚配类型	A、B 均为患者	A 正常、B 患病	A 患病、B 正常	A、B 均正常
Ⅲ1×Ⅲ8				
Ⅲ2×Ⅲ11				
Ⅲ5×Ⅲ6				
Ⅳ1×Ⅳ2				

(2) 一个表型正常的女青年,双亲及三个哥哥均正常,但她的舅舅和外婆的兄弟患假肥大型肌营养不良(XR),计算她婚后所生儿子患此病的风险率。

(3) 某种罕见的隐性遗传病的致病基因频率为 0.001,计算表兄妹结婚出生患儿的概率比随机婚配出生患儿的概率高多少倍。

(4) 一对正常夫妇,生了一个色盲儿子和一个先天性聋哑的女儿,他们以后出生的孩子有哪些患病可能性。

(5) 一对正常夫妇生了一个白化病(AR)兼多指的儿子,现已查明患儿的祖母、伯父是多指,问这对夫妇再次生育是正常的可能性有多大。

4. 遗传解答

(1) 一对表型正常的夫妇,曾反复早期流产四次,前来遗传咨询,你怎样解答?

(2) 一对表型正常的夫妇,生了一个肌营养不良(XR)的女儿,现年 5 岁,请预测她青春期后的主要病征变化。这对夫妇如能再生育,要儿子好,还是要女儿好?

(3) 一对正常夫妇生过一个诊断不明确的多发畸形儿,前来遗传咨询。根据你所学过的知识阐述多发畸形产生的可能原因,该患儿是否可能正常发育。

(4) 一对表型正常的夫妇,生了一个智力低下的孩子,前来咨询能否治疗,怎样治疗?再生孩子是否还是这样?你怎样回答。

(5) 高度近视是指近视在 -6.00 屈光度以上,眼底有广泛性眼底变性(豹纹眼底、弧形斑、黄斑变性等)的情况。在某城市调查高度近视的发病情况如下:

1) 一般群体中检查 25000 人,发病率为 0.01。

2) 对 61 个患者家系做检查,结果如下:

A. 男性 231 人,其中患者 65 人。

B. 女性 234 人,其中患者 52 人。

C. 患者一级亲属共 404 人,其中患者 53 人。包括双亲 118 人,患者 10 人;同胞 168 人,患者 29 人;子女 118 人,患者 14 人。

D. 患者双亲都是高度近视者 2 家,子女 5 人,5 人患病。

E. 患者双亲之一是高度近视者 6 家,子女 22 人,13 人患病。

F. 患者双亲都不是高度近视 51 家,子女 197 人,68 人患病。

G. 患者双亲情况不详者 2 家,子女 9 人,4 人患病。

H. 患者爱人无高度近视者 35 家,子女 111 人,10 人患病。

I. 患者爱人为高度近视者 2 家,子女 7 人,7 人患病。

试问此病的遗传方式是多基因遗传,还是单基因遗传?如为前者,请计算遗传度;如为后者,试说明判断的理由。

(彭惠民)

二、人类异常血红蛋白的筛选和突变基因频率计算

国际血红蛋白信息中心(IHIC) 1998 年的资料表明,全世界发现的异常血红蛋白已超过 750 种。目前发现的异常血红蛋白病绝大多数是由于 DNA 上的单个碱基发生替换(点突变),导致肽链上单个氨基酸改变而引起的。血红蛋白各组分的等电点不同,在一定的 pH 缓冲液环境中,其表面电荷各异,因在电场中的泳速不同而得以分离。通过定性观察及对各组分的定量分析,可以发现大部分分子结构异常和某组分百分含量异常的血红蛋白。以此作为筛查、诊断地中海贫血或异常血红蛋白病的重要依据。电泳支持介质有多种,其中有全自动电泳系统,如毛细管 W-Prince CG 电泳仪。本实验采用醋酸纤维膜电泳。将实验班的实验结果视为一个群体,根据实验结果,按照遗传学原理,计算野生型基因和突变型基因的频率。

【实验目的】

通过学习血红蛋白电泳技术,掌握地中海贫血的诊断方法。学习应用群体调查资料,根据遗传学原理,计算突变基因的频率。

【实验器材】

直流稳压电泳仪(0~600V,100mA)、电泳槽、点样器(0.2mm×5mm,0.2mm×25mm)、802 型离心机、醋酸纤维膜、浸泡醋酸纤维膜的浸膜缓冲液(pH8.5)、电泳槽用缓冲液(pH8.5)、丽春红 S 染液、脱色液、生理盐水、1%皂素、四氯化碳。

【实验方法】

1. 血红蛋白溶液的制备

(1) 四氯化碳法:抗凝血 2~3ml,离心后去血浆,加入相当于红细胞 10 倍体积的生理盐水洗去血浆及其他盐分。以 3000 r/min 离心 5 分钟,去上清液,反复洗 3 次,最后 1 次吸尽生理盐水。加入与红细胞等体积的蒸馏水和 0.5 体积的四氯化碳,剧烈振荡 3 分钟(或大功率旋涡振荡器 1 分钟),使其彻底溶血。以 4000 r/min 离心 10 分钟,取上清血红蛋白液备用。此液血红蛋白浓度约为 100~120g/L。

(2) 皂素溶血法:取末梢血 2~3 滴,加入 5~8ml 生理盐水中,混匀,离心 10 分钟(3000r/min),弃尽上清液,加入相当于红细胞 2 倍体积的蒸馏水及 1 滴汞电极,1%皂素,用力振摇,放置 10 分钟,必要时离心。取上清血红蛋白加样电泳。此样品只适合大样本筛查及定性分析,不能用于定量分析。

2. 血红蛋白醋酸纤维薄膜电泳

(1) 将 2.5cm×4cm 醋酸纤维薄膜无光面朝上漂放于浸膜缓冲液液面,使整膜均匀浸透缓冲液后,按入浸膜缓冲液中浸泡 20 分钟。用新华 1 号滤纸 4 层放入电泳槽作电桥,槽中注入等高液面的硼砂-硼酸电极液。

(2) 浸泡好的醋酸纤维薄膜用滤纸吸去多余缓冲液,无光面朝上,放入干净滤纸上。

(3) 点样器蘸取约 10μl 左右经蒸馏水等量稀释的血红蛋白液(或用毛细管吸取约 10μl 血红蛋白液,涂于加样器上),于膜上距阴极端 1.5cm 处加样,等样品完全渗入膜中,点样面朝下放于电泳槽上,样品置负极端。

(4) 电压 25~30V/cm,电流 0.2mA/cm 膜宽,电泳 30 分钟左右。电泳结束,将膜条放入染色液中数分钟,用 3%醋酸脱色至背景为白色,观察结果,阴干保存。此膜可干燥后用 25%醋酸进行处理后长期保存。

3. HbA2 及异常区带 HbX 定量　电泳毕,剪下膜上各血红蛋白区带,置生化试管中,HbA 管加 8ml 蒸馏水,HbA2 或 HbX 管加 4ml 蒸馏水洗脱膜上血红蛋白,放置 30 分钟,其间振摇 2~3 次。分光光度计 413nm 波长处,以蒸馏水调零,测各管吸光值。计算血红蛋白百分含量(表 3.3.3-2)。

表 3.3.3-2　血红蛋白百分含量计算

$$\text{HbA2\%}=\frac{\text{HbA2 吸光度}\times 100\%}{\text{HbA 吸光度}\times 2+\text{HbA2 吸光度}}$$

$$\text{HbX\%}=\frac{\text{HbX 吸光度}\times 100\%}{\text{HbA 吸光度}\times 2+\text{HbA2 吸光度}+\text{HbX 吸光度}}$$

4. 结果观察和判定　电泳染色结果显示,正常人为 4 条血红蛋白区带,从正极端起依次为 HbA1(有时为弥散状)、HbA、HbF 和 HbA2。其后还有 2 条碳酸酐酶(CA)区带。皂素溶血液电泳

结果显示上述区带外，在点样处有膜蛋白等沉淀，在 HbA 前方远端有 1 条白蛋白区带。电泳中出现的其他区带属异常血红蛋白区带。以 HbA 为分界，HbA 至阳极端出现的异常血红蛋白称快速血红蛋白，包括 HbH、HbBart's、HbJ、HbK；反之称为慢速血红蛋白，包括 HbF、HbG、HbD、HbE 等。

临床上常见的快速血红蛋白是 HbH 和 HbBart's，它们是由于 α 珠蛋白基因缺失或点突变造成 α 珠蛋白基因合成障碍，体内过剩的 β 珠蛋白肽链形成四聚体。需进一步做 α 珠蛋白基因分析以确诊 α-地中海贫血。

常见的慢速血红蛋白是 HbE，它是 β 珠蛋白基因 26 号密码子突变所至，单独出现 HbE 的个体表现为轻型地中海贫血特征。个体中合并出现 HbE 及其他种类的地中海贫血突变基因，即双重杂合子，则表现为严重的地中海贫血。

HbA2 定量正常参考值为 1.5%～3.5%，当 HbA2 定量值增加到 4%～8%，多数情况下为轻型 β 地中海贫血（β-地贫杂合子）。HbA2 定量值增加到 10% 以上，常为 HbE。某些血液病、肿瘤、肝病等，HbA2 可能轻度增高；HbA2 减少可见于新生儿、α-地中海贫血、β-地中海贫血、重度缺铁性贫血等。

【实验结果】

统计本年级全部实验标本的各种血红蛋白种类及频率，计算基因型频率和基因频率，并应用 Hardy-Weinberg 定律，检验是否处于遗传平衡状态。比较本实验中各种抗凝剂的效果。制备血红蛋白溶液时，比较用四氯化碳去脂和用甲苯或三氯甲烷等极性溶剂去脂的效果。思考制备的血红蛋白溶液存放时间对实验的影响。

（彭惠民）

三、人类异常核型的观察和分析

Klinefelter 综合征是性染色体数目异常引起的疾病，常见的有三体型和嵌合型两类。Turner 综合征是性染色体数目异常或结构异常引起的疾病，常见有 X 染色体单体型、嵌合型、等臂 X 染色体、X 染色体缺失等多种类型。Down 综合征（先天愚型）是常染色体数目或结构异常引起的疾病，常见的有三体型、嵌合型和易位型三类。在掌握正常核型特征的基础上，根据染色体病的病因，可以通过核型分析鉴别 Klinefelter 综合征、Turner 综合征、Down 综合征及携带者，以及 XYY 男性综合征、X 三体综合征、慢性粒细胞白血病、脆性 X 综合征患者的异常核型。

【实验目的】

（1）进一步熟悉染色体核型分析方法。

（2）加深对染色体病的认识。

【实验器材】

Klinefelter 综合征、Turner 综合征（X 长臂等臂、X 短臂等臂、X 单体型）、Down 综合征（21 三体型、易位型）及携带者、XYY 男性综合征、X 三体综合征、慢性粒细胞白血病、脆性 X 综合征、D/D易位携带者以及核内复制、核内有丝分裂等异常细胞染色体分裂象的玻片标本及照片、显微镜、擦镜纸、香柏油。

【实验方法】

1. 染色体玻片标本的观察

（1）Klinefelter 综合征患者染色体标本片的观察：取 Klinefelter 综合征患者染色体玻片标本，置于低倍镜下观察，选择其中染色体长度适宜，分散良好的分裂象，移至视野正中，转换油镜观察。每人计数 20 个分裂象的染色体数目，配对分析 3 个分裂象。在你观察的标本中，每个细胞的染色体数目是多少？是哪一组染色体有改变？初步推测其核型是什么？

（2）Turner 综合征患者染色体标本片的观察：X 染色体单体型 Turner 综合征患者染色体标本片的观察。

取 Turner 综合征患者染色体玻片标本，置油镜下观察，每人计数 20 个分裂象的染色体数目，配对分析 3 个分裂象。在你观察的标本中，每个细胞的染色体数目是多少？分析该患者属染色体数目异常还是结构改变，写出核型。

X 染色体等臂型 Turner 综合征染色体 G 显带标本片的观察：在视野中显示一个 46，Xi（Xq）或 46，Xi（Xp）的分裂象。若为前者，缺少一条 X 染色体，多一条 A 组大小的中部着丝粒染色体。仔细观察指针所指的一条类似 3 号的中部着丝粒染色体，两臂完全相等，近中段各有一条明显的深带，即 Xq21，试与 3 号染色体带型相比较。若为后者，缺少一条 X 染色体，多一条 E 组大小中部着丝粒染色体,类似16号。仔细观察指针所指的一条中部着丝粒染色体,两臂中段各有一明显的深带是Xp21,试与16号染色体带型相比较。

(3) Down综合征患者染色体G显带标本片的观察:取Down综合征患者染色体G显带玻片标本,置油镜下观察。先计数染色体数目。若为三体型,染色体数目是多少?G组有几条染色体?注意观察21号染色体有几个,它和22号染色体、Y染色体的带型有何不同?若为易位型,染色体数是多少?注意观察D、G组染色体数目是否有改变,以及两组染色体的带型特点,C组染色体数目和结构是否正常。将分析结果用核型表示。

(4) 慢性粒细胞白血病患者骨髓细胞染色体标本观察:取短期培养法制备的慢性粒细胞白血病患者骨髓细胞染色体标本,低倍镜下寻找可能适合的分裂象,转换油镜观察。分析G组染色体数目和形态特征(注意识别男性的Y染色体),初步判断Ph染色体。进一步作G显带确定。计数Ph染色体出现的频率。

(5) XYY男性综合征患者染色体标本片观察:在显微镜视野中,显示一个47,XYY的染色体分裂象。

注意G组有6条染色体,其中含两个Y染色体。注意Y染色体与其他G组染色体的区别。

(6) 脆性X综合征染色体G显带标本片的观察:在视野中,指针指向一条X染色体。注意观察此染色体长臂和短臂中段各有一条明显的深带,是Xq21和Xp21,在长臂末端有一个类似随体的结构,有一细丝相连,此缢痕处就是脆性部位Xq27。其阳性表达率在男性患者约15%,而在女性则较低。

(7) 核内复制染色体标本片的观察:核内复制就是在两次有丝分裂中间,染色体不是复制一次,而是复制两次,得到含四条染色单体的染色体。这时染色单体平行排列在一起。如果连续正常分裂,形成两个四倍体的细胞。在视野中观察核内复制的染色体,注意四条染色单体两两成对平行排列。

(8) 核内有丝分裂染色体标本片的观察:核内有丝分裂指染色体复制无误,但分裂中期时核膜未破,后期时姊妹染色单体也不向两极移动,结果导致染色体数倍增。注意观察视野中的分裂象,有92条染色体。

2. 异常核型照片的观察　每两位同学一组,分析下列异常染色体的照片。

(1) 14/21易位携带者染色体G显带照片的观察:观察14/21易位携带者染色体G显带照片。染色体数目为45条,少一条14号染色体和一条21号染色体,多一条由14号长臂和21号长臂在着丝粒处融合形成的亚中部着丝粒染色体。此染色体的短臂有一条明显而且较宽的深带为21q21,长臂近侧明显的深带为14q21,远侧明显的深带是14q31。试找出这条染色体,并与C组正常染色体的带型相比较。将分析结果用核型表示。

(2) D/D易位携带者染色体G显带照片的观察:最常见的D/D易位是13/14易位。携带者染色体数目为45条,缺少两条D组染色体,多一条类似3号中部着丝粒染色体。观察时先将两条3号染色体找出,再找出易位的染色体,此染色体略短的一条臂可见近侧和远侧各有一条深带,略长的臂可见4条深带。请用核型表示分析结果。

(3) X三体综合征患者染色体G显带照片的观察:X三体综合征患者的核型为47,XXX,表现为女性。X染色体属C组亚中部着丝粒染色体,其短臂中段和长臂近中段各有一条明显的深带。请在照片中找出三个X染色体。

(4) 慢性粒细胞白血病患者染色体照片的观察:注意观察G组染色体之一小于正常染色体,这条特别小的称为Ph染色体,它是慢性粒细胞白血病的标记染色体。

(彭惠民)

四、等位特异多重PCR诊断β-地中海贫血

中国南方所见的β-地中海贫血,是由于β珠蛋白基因核苷酸点突变或少量核苷酸缺失,导致β珠蛋白合成障碍所引起的一组遗传性溶血性疾病。针对这些已知突变,可设计一系列PCR引物,这些引物的3′端的核苷酸与突变基因的突变碱基特异性互补匹配,当基因序列中存在与引物3′端互补的突变碱基时,可扩增出1条特异产物。如果基因序列中不存在与引物3′端互补的突变碱基时,不能扩增出特异产物,以此达到诊断目的。

【实验目的】

通过等位基因特异引物聚合酶链反应(polymerase chain reaction,PCR)实验,了解 β-地中海贫血突变基因诊断技术。

【实验器材】

基因扩增仪、微量加量器、凝胶电泳仪、紫外透射仪或凝胶图像分析仪、台式高速离心机、普通离心机、电冰箱、量筒、吸管、酒精灯、消毒棉缸、大小镊子、试管架。

β-地中海贫血等位基因特异引物多重 PCR 诊断试剂盒,Taq DNA 聚合酶及 10×反应缓冲液,4×dNTPs,DNA 分子量标准品,琼脂糖、溴化乙锭(EB)荧光染液。

【实验方法】

(1) 常规方法提取 DNA,溶于 TE(用于悬浮和储存 DNA)备用。

(2) 查阅文献,了解 β-地中海贫血在本民族的常见突变。针对这些已知突变,设计一系列 PCR 引物。

(3) PCR 反应,总体积 25μl,含 1×PCR 反应缓冲液,1.5mmol/L $MgCl_2$,200μmol/L dNTPs,5 pmol各特异引物及内对照引物,求 0.5μg DNA,1U Taq DNA 聚合酶。94℃变性 4 分钟,循环参数为 94℃ 40 秒,65℃ 90 秒,共 30 个循环,最后 65℃保温 4 分钟。

(4) 取 10μl PCR 产物做 1.5% 琼脂糖凝胶电泳,电泳毕,凝胶置 EB 染液中染色 10 分钟,紫外透射仪或凝胶图像分析仪观察结果并记录,如表 3.3.3-3 所示。

表 3.3.3-3 各基因突变 PCR 扩增片段长度

突变位点	nt-28 (A→G)	CD17 (A→T)	CD41-42 (-TTCT)	CD71-72 (+A)	ntIVS-Ⅱ-654 (C→T)
PCR 产物(bp)	711	250	463	543	807

如果泳道中只有内对照扩增带,说明该样品没有上述 5 种常见的 β 珠蛋白基因突变。除内对照区带以外,出现上述 5 种特异片段中的任意一条,说明样品中存在该基因突变,为杂合子。检出 2 条特异性片段时为双重杂合子。

【实验结果】

总结实验过程并分析实验结果。

(彭惠民)

第四篇

创新性实验

现代教育思想的重点之一是培养学生创新能力，也正是传统的形态学验证性实验不易达到的培养目标。本篇介绍了一些实验方法或者研究思路，以培养学生创新思维能力和基本的医学科研能力。

第1章 生殖与胚胎发生

生殖与胚胎发生是人类最基本、最重要的生命活动，这些生命活动既受遗传基因的调控，也受人类生存生态环境以及社会的影响。随着社会发展，影响生命活动的因素越来越多。本章将提供有关研究的背景资料和研究方法，使学生能从中得到启发，鼓励学生思考和发现问题，自己设计实验，研究影响生殖与胚胎发生的因素。

第一节 精子活性影响因素的实验设计

在过去50年间，有关男性生殖健康最大的危机就是男性精液质量在全球范围的下降。1991年，丹麦科学家首次发现，在过去的50年中男性精子数量减少了大约一半。每毫升精子数从1940年的1亿以上，下降到今天的5000万以下，平均每年下降1%左右。同时，精液数量和精子活性质量也显著下降。在工业化程度越高的地区，精子质量下降速度越快。在食品污染、水污染、空气污染日益严重的今天，不孕不育症的发病率有逐年增加的趋势。世界卫生组织预测，在21世纪，不孕不育将成为仅次于肿瘤和心脑血管病的第三大疾病。调查显示，在已婚夫妇中不孕症的发生率平均为10%以上。2000年11月《健康报》报道，我国仅已知的男性不育症者就达3500万人。

精子细胞是人体中对外界环境变化最为敏感的细胞，环境稍被污染都会影响到精子，而且还不容易被人体察觉。实验证明，化肥、甲醛、二甲苯、有机磷农药、除草剂、棉酚、抗生素、防腐剂等化学物质以及射线、有毒重金属、微量元素缺乏、环境雌激素等，都可能破坏睾丸的保护屏障而侵害生精细胞，使精子数量减少，运动能力低下，产生畸形等。如果继续现在的生活方式，50年后男人可能大部分会丧失生育能力，人类面临绝种的危险。研究各种影响精子活性的因素以及防护措施显得格外重要。

结合以上背景资料，请你查阅相关文献，确定一个你想研究的影响因素，以大鼠为研究对象，制定一个研究可能影响精子活性的实验计划，与指导教师讨论后进行实验，并写出实验论文。

（徐　晨）

第二节 影响卵泡发育因素的实验设计

卵巢内的原始卵泡需要通过一系列复杂的发育阶段，才能达到成熟排卵。根据卵泡发育的不同阶段和结构，依次分为原始卵泡、初级卵泡、次级卵泡和成熟卵泡。卵泡发育过程受多种因素的严格调控。下丘脑-垂体-卵巢轴的决定性作用已得到人们的普遍承认。在卵泡发育过程中,垂体分泌的促性腺激素(FSH 和 LH)起着重要作用,它可以促进卵母细胞的生长、卵泡细胞的增殖和卵泡腔的形成以及诱导卵泡排卵、黄体生成。近年来实验证明,甾体激素(特别是雌激素)也参与调节卵泡的发育和黄体的生成过程。另外,卵巢局部多因子调节系统和网络以旁分泌、自分泌形式参与卵巢周期性优势卵巢选择、排卵、性激素合成等。如胰岛素样生长因子、转化生长因子、表皮因子以及肿瘤坏死因子,抑制素、儿茶酚胺等,均证实参与卵泡发育的调控。

请你综合以前学习的知识,在较深入了解卵泡发育过程的基础上,查阅有关影响卵泡发育因素的相关文献,提出要研究解决的问题,自已设计实验计划,在和指导教师讨论后进行实验,并写出研究论文。

(徐　晨)

第三节　新避孕节育方法的实验设计

计划生育作为我国长期的基本国策,如何选择最优化的避孕节育方法是广大医学科学工作者长期研究的课题。排卵、受精和着床(胚泡植入)是妊娠的三个环节,用药物或机械的方法干扰其中的任何一个环节,都可以干扰或阻止妊娠。

为探索科学的避孕方法,预防和减少非意愿妊娠,保护广大育龄妇女的身心健康,国内外的科研人员对此进行了卓有成效的研究,迄今,可供选择的避孕方法已有 10 多种,女性常用的有:宫内节育器(简称 IUD)、口服避孕药、子宫帽、输卵管结扎或堵塞等。男性常用的方法有:避孕套、输精管绝育、体外排精等,而这些方法各有优缺点。

请你结合所学知识,在查阅相关文献和书籍的基础上,构思一个新的避孕节育方法与指导教师讨论以后进行实验,并写出实验论文。

(徐　晨)

第四节　现代生活方式中影响胚胎发育因素的实验设计

胚胎发育受到孕妇体内、外环境多种因素的影响。随着社会的快速发展,人们的生活方式发生了很大的变化。现代生活较以前节奏快,竞争压力大;方便食品多;空气污染和环境污染;网络和通讯发达;现代女性追求"骨感美"和"夜生活";夫妻生活的和谐降低等都可能不利于人们,特别是孕妇的健康,可影响胚胎的发育,甚至导致胎儿畸形。

已经有很多通过流行病学调查或者动物实验研究的报道,例如:①长期使用含有酞酸脂的指甲油或其他化妆品,容易引起孕妇流产及生出畸形儿。②英国科学家最新调查研究显示,纤瘦的女性怀孕头三个月比正常女性流产率高出 72%。③WHO 最近指出,电脑极低频辐射对早期怀孕的妇女可能产生不良结局;视屏放射的低能 X 射线、低频电磁场对三个月以内的胎儿影响较大,造成流产的几率明显高于对照组。④有调查表明:孕妇自然流产中主要为农民,占 75.32%,其主要因素为夫妻严重争执,占 94.74%。这与生活压力大,家庭不和谐密切相关。

你认为现代人的生活方式,比如过度肥胖、长期接受汽车尾气,穿过于紧身的衣裤等,会不会影响胚胎发育?还有哪些方面的因素可能不利于胚胎的发育?

若你有质疑现代生活方式的某方面对胚胎发育有影响,可与同学或老师讨论,查看相关文献,了解研究现状。确定研究目标后,提出你或者你们的实验设计,与老师一起讨论,制定出具体的实验方法。申报并在实验室老师的帮助下完成实验。实验结束后,完成实验报告,也可写出论文发表。

(李　静　汪维伟)

第五节　致孕鼠流产和死胎环境因素的实验设计

自然的流产是指妊娠在 28 周之前中断。研究资料表明,流产的发生率约占全部妊娠的 15%~20%。自然流产连续发生 3 次以上者,称为习惯性流产。引起自然流产的病因除了遗传因素、感染因素、免疫学因素外,还涉及胎盘因素和母体所处的环境因素。这些因素不仅可以导致流产,也可致胎儿先天性畸形。

死胎是指发生在孕20周以后的胎儿子宫内死亡,接近半数的死胎由孕妇或胎儿各种感染引起。美国死胎发生率约为0.7%,黑人孕妇死胎发生率高于白人孕妇,发展中国家死胎发生率高于发达国家,最高达9%。在瑞典和泰国,分别约24%和10% 的死胎与感染有关。

国内文献报道,80%的习惯性流产与免疫学有关,如血清抗精子抗体、抗卵巢抗体、抗子宫内膜抗体及抗绒毛膜促性腺激素抗体,以及自然杀伤细胞活性增强等。高温是常见的一类物理致畸因子,可使多种动物出现无脑、脑膨出等先天畸形;超声波、低温、震动等物理因素对人或动物也有一定致畸作用,父亲常暴露于焊接时的紫外线,可能与胎儿脊柱裂的发生有关。叶酸和维生素A缺乏可导致神经管畸形。在先天性畸形胎儿血液及各组织中锌、硒、铜含量普遍偏低,铁偏高,这些变化在母血、脐血和胎盘及胎儿肝脏中差异比较显著;而铅、镉、汞含量普遍较高。长期接触有机溶剂特别是苯,可引起胎儿神经管和神经嵴的畸形,致流产或者死胎。

你对致流产和死胎的环境因素感兴趣吗?除了教科书上已经明确的环境因素外,你认为还有哪些可能的影响因素?可与同学或老师讨论,提出要研究解决的问题。首先查看相关文献,了解相关研究现状,确定研究目标。鼠是很好的胚胎研究实验动物,提出你或者你们的动物实验设计,与老师一起讨论,制定出具体的实验方法。申报并在实验室老师的帮助下完成实验。实验结束后,完成实验报告,也可写出论文发表。

(李　静　汪维伟)

第六节　小鼠胚胎干细胞体外神经分化及其应用设计

小鼠胚胎干细胞(embryonic stem cell, ES cell)来源于胚泡的内细胞团(inner cell mass, ICM)。于1981年首先由Evans和Kaufman成功分离建系。ES细胞具有稳定的二倍体核型,在体外可以分化为三个胚层的多种细胞。白血病抑制因子(leukemia inhibitory factor, LIF)在体外可使ES细胞维持未分化状态(图4.1.6-1A),如撤去LIF,ES细胞很快分化为多种细胞,这一特性使其成为研究发育生物学的首选细胞系。要将ES细胞在体外诱导分化为神经细胞,目前采用比较简单的“三步法”。第一步为胚胎干细胞扩增。第二步是进行拟胚体培养,将扩增的胚胎干细胞悬浮培养于平皿中8天,胚胎干细胞会自然形成拟胚体(Embryonic body EB)(图4.1.6-1B)。此期加入维A酸(retinoic acid, RA),会诱导EB中多数细胞向神经前体细胞即nestin阳性细胞分化。第三步是收获神经前体细胞。接下来可根据需要进行体内或者体外分化实验。体内实验是将收获的ES细胞分化为神经前体细胞后移植到病变动物体内,观察移植的细胞能否在宿主的体内环境中分化为需要的神经元或神经胶质细胞并行使一定功能;体外实验是将其接种于培养皿,观察在体外不同诱导条件下,ES细胞来源的神经前体细胞分化为成熟神经细胞或神经胶质细胞的过程及调控因素。

一、小鼠胚胎干细胞体外神经分化实验

【实验目的】

(1) 了解小鼠胚胎干细胞特性和体外分化程序。

(2) 了解小鼠胚胎干细胞培养方法和应用设计。

【实验器材】

1. 培养基制备

(1) 胚胎干细胞生长培养基(ESGM):购置DMEM培养基,加入L-谷氨酸4.0mmol/ L,葡萄糖4.5g/L,胎牛血清10%,新生牛血清10%,腺苷8μg/ml,鸟苷8.5μg/ml,胞嘧啶7.3μg/ml,尿嘧啶7.3μg/ml,胸腺嘧啶2.4μg/ml,0.22μm滤膜过滤,储存于4℃,时间不要超过2周。临用前加入LIF 1000U/ml和β-巯基乙醇0.1mmol/L。

(2) 拟胚体生长培养基(ESIM):上述ESGM培养基去掉LIF和β-巯基乙醇即可。

(3) 神经细胞分化培养基:在DMEM中加入转铁蛋白50mg/ml,胰岛素5mg/ml,亚硒酸钠

300μmol/L，黄体酮 20μmol/L，腐胺 100mmol/L，层粘连蛋白 100μg/ml，纤维连接蛋白 250μg/ml，bFGF 10ng/ml。0.2μm 滤膜过滤，分装在 15ml 离心管中，储存在-20℃备用。

2. 包被液制备及包被

（1）平皿包被液：用于神经细胞分化阶段的平皿。配制多聚-L-赖氨酸 15μg/ml，将 75ml 多聚-L-赖氨酸和 425ml 1×PBS 混合。配制纤维结合蛋白 1μg/ml，将 0.5ml 纤维结合蛋白和 500ml 1×PBS 混合。储存在 4℃备用。

（2）平皿包被过程

1）加入多聚-L-赖氨酸，覆盖平皿底部即可，37℃，2～3 小时或过夜。

2）吸出多聚-L-赖氨酸，加入纤维结合蛋白约 1～2 小时。

3）吸出纤维结合蛋白，在超净工作台内吹干，储存在 4℃备用。

（3）培养瓶包被液：用于维持 ES 细胞生长阶段。500ml 0.1% 明胶（Geltin）包被液制备，将 0.5g 明胶溶解在 500ml 无钙镁的 PBS 中，在50～65℃水浴 15～30 分钟，在溶液没有冷却前通过 0.22μm 滤膜过滤，4℃储存。

（4）培养瓶包被过程：加入足量的明胶溶液覆盖培养瓶底部，置室温备用。临用前吸出明胶溶液。

3. 细胞冻存液制备　90%马血清和 10% DMSO。

【实验方法】

1. ES 细胞的复苏和冻存

（1）复苏 ES 细胞：为防止结晶形成和减少二甲基亚砜的毒性，快速进行细胞复苏是很关键的步骤。

1）从液氮中取出一管细胞，立即将冻存管置于 37℃水浴中到管内溶液恰好完全溶解。

2）将 ES 细胞转移到 15ml 离心管中，加入 5ml ESIM 培养基稀释二甲基亚砜，轻微吹打几次。离心 5 分钟。

3）弃上清，用 5ml ESGN 培养基重悬细胞，轻微吹打后，转移到已去除明胶液的培养瓶中，在 37℃，5% CO_2，100% 湿度条件（后同）下孵育，几小时后细胞会贴壁生长并迅速增殖克隆。复苏中死亡的细胞会悬浮在培养基中。

（2）冻存 ES 细胞：在传代中可将多余的 ES 细胞冻存，步骤如下：

1）胰酶-EDTA 消化收集 ES 细胞，将 ES 细胞转入 15ml 离心管并离心 5 分钟。

2）弃上清，并将细胞重悬于预冷的冻存液中。分装于冻存管内，每管 1ml。

3）置-80℃过夜，第 2 天移入液氮保存。

2. ES 细胞传代　准备 14ml ESGM 培养基和 3 个明胶包被的培养瓶。取一瓶培养两天的 ES 细胞吸出培养基后，加入 1ml 胰酶-EDTA，37℃消化 3 分钟，加入 14ml ESGM 培养基终止消化，轻微吹打几次后按 1∶3 的比率转入 3 个干净的已去除明胶液的培养瓶中，每瓶 5ml。每两天传代一次。

3. 拟胚体和“4-/4+方案”　准备 19ml ESIM 培养基和两个干净平皿。取一瓶 ES 细胞，吸出培养基，用 1ml 不含 EDTA 的胰酶消化 3 分钟。从准备好的 19ml ESIM 培养基取 3～5ml 加入培养瓶终止胰酶消化。加入 19ml 中剩余的全部 ESIM，连同 1ml 不含 EDTA 的胰酶，总量为 20ml，将细胞吹打均匀后按每个平皿 10ml 的量转入两个平皿。培养 8 天，于第 4 天和第 6 天换液时加入维 A 酸 10μmol/L，用以诱导 ES 细胞分化为神经前体细胞。此期 ES 细胞不会贴壁，而是悬浮生长并增殖为拟胚体（图 4.1.6-1B）。因拟胚体的 8 天培养期中，只用维甲酸处理后 4 天，所以称为“4-/4+方案”。

4. ES 细胞收获及体外神经分化　拟胚体培养 8 天后，将其收集到 15ml 离心管中，静置沉淀。去除上清液，每管加入 2ml 胰酶-EDTA，37℃水浴消化 10 分钟。每管加入 10ml ESIM 终止胰酶消化，混匀后离心 5 分钟，去上清液。调整细胞浓度后，一是用于移植；二是按 100 万/ml 的细胞浓度用神经细胞分化培养基稀释，混匀后种植于 35mm 多聚-L-赖氨酸包被过的培养皿，培养 1～5 天。此期细胞贴壁生长，培养 3 天后多数细胞长出突起，出现明显的神经细胞形态（图4.1.6-1C），开始表达神经细胞特异的基因，如神经丝（NF）和微管相关蛋白（MAP2）（图 4.1.6-1D）。这些细胞对一系列神经递质和去极化电流起反应，证实它们是可以传递兴奋的神经元。这一方案还可分化出神经胶质细胞，多数为星形胶质细胞，表现为 GFAP 阳性。但也有少突胶质细胞。

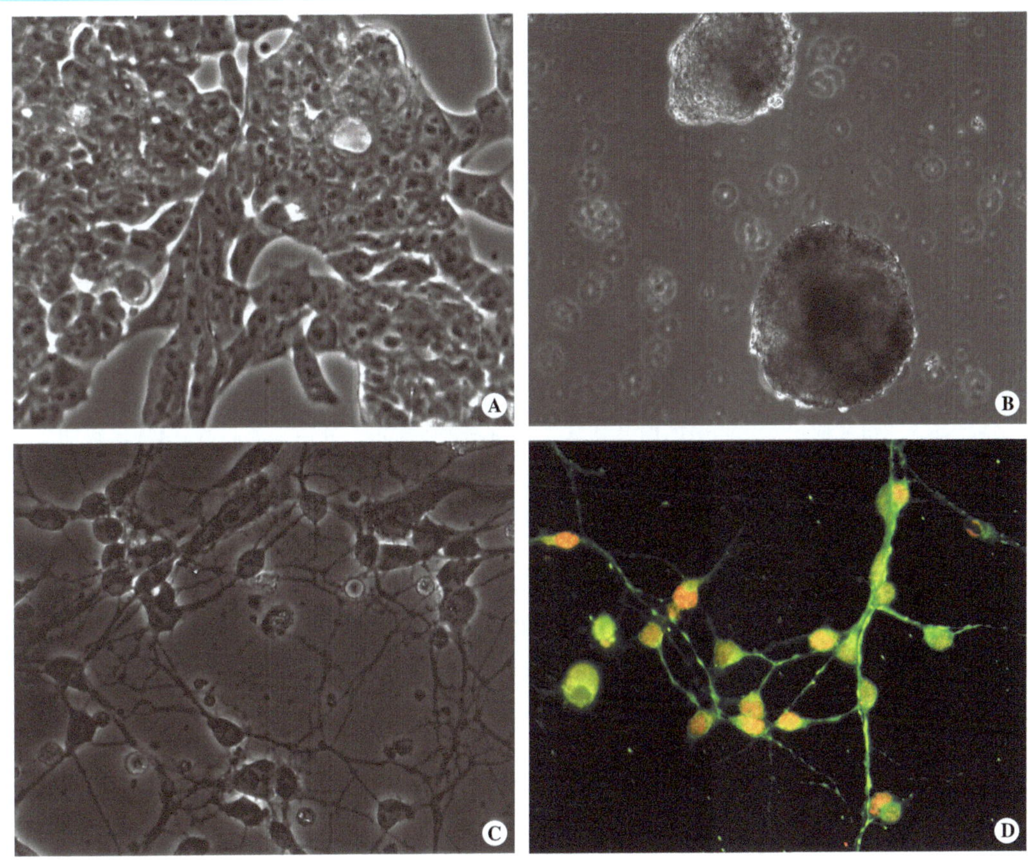

图 4.1.6-1　小鼠胚胎干细胞的体外神经分化

A. 贴壁培养的 ES 细胞；B. 悬浮培养的 EB；C. ES 细胞分化的神经元；D. ES 细胞分化的神经元表达 MAP2（绿色荧光显示）

二、小鼠胚胎干细胞神经分化应用设计

（一）神经前体细胞体内移植实验设计

根据实验需要，首先制备各种动物损伤模型，如脊髓损伤、脑缺血、帕金森病和老年性痴呆等疾病模型。将从 EB 阶段收获的神经前体细胞移植入病变部位，观察这些 ES 细胞来源的前体细胞在宿主病变部位的存活、增殖和分化过程，以及相关功能的变化。

（二）神经前体细胞的体外分化实验设计

将从 EB 阶段收获的神经前体细胞接种于 35mm 培养皿，在体外孵育 5～8 天。可观察到来自 ES 细胞的神经前体细胞贴壁，长出突起，表达神经元的标志性蛋白如神经丝、微管相关蛋白、Tau 蛋白和突触素等。用抑制剂阻断某些涉及神经元分化的信号通路的研究策略，可了解该信号通路在神经元分化或神经突起生长中的作用。

（李泽桂　李红丽）

第七节　小鼠全胚胎培养与致畸因素的实验设计

胚胎早期发育是生命科学的研究前沿，哺乳动物胚胎在子宫内生长的不可接近性，使胚胎发育处于“暗箱”状态。然而全胚胎培养技术的发展使得在体外维持小鼠或大鼠胚胎发育成为可能。通过全胚胎培养技术，鼠胚在体外可存活相当一段时间，在这段时间内可完成原肠胚形成

(gastrulation)和早期的器官发育,可直接连续地观察胚胎发生的详细过程,为发育生物学提供有力的研究手段。

正常小鼠的胚胎发育要经历19~20天(day,d)。在交配后(post coitus,PC)1~2 d为2~4个细胞期。在3.0~3.5d PC发育成桑葚胚或胚泡。在6.0~6.5d PC发育成圆柱状。中胚层于7.0~7.5d PC形成。在8.0d PC,外胚层增厚形成神经板,在8.0~8.5d PC,神经褶在颈部水平融合形成神经管。在8.0~8.5d PC神经嵴在中脑水平迁出,分布到全身各部位,演变为黑色素细胞、外周感觉和自主神经系统的组成成份等。心脏的原基在紧靠神经管前端的腹侧中胚层形成,并在8.5d PC末开始呈节律性收缩。9.0d PC卵黄囊血岛逐渐出现,在9.5d PC前,肢芽开始出现,眼、耳、嗅觉的原基形成,可见2~3对鳃弓,心脏已能搏动。在10.5d PC,胚胎进一步发育,肢芽增长,脑泡增大,颅侧和背根神经节形成,运动神经元开始分化。综上所述,在8.0~10.5d PC主要的器官原基已经形成。应用体外全胚胎培养技术,此阶段的胚胎在培养基中易于成功的培养,可用于研究影响胚胎发生的因素。

一、小鼠全胚胎培养技术

【实验目的】

(1) 了解小鼠胚胎的发育过程。

(2) 了解小鼠全胚胎培养的方法和应用。

【实验器材】

1. 孕鼠制备 昆明种小鼠。将动情期的雌鼠于下午6点与雄鼠合笼。次晨,用一钝头的刮铲检查雌鼠阴栓。将发现阴栓的当天中午计为0.5dPC,鼠胚取自8.5dPC的孕鼠。

2. 旋转培养箱 滚筒式恒温旋转培养箱,旋转速度为30~40r/min。实验所需的旋转培养箱在国内还没有厂家进行批量生产,在国外购买经费昂贵,因此我们根据实验需要自行设计和制作了用于本实验的WEC-2000型胚胎旋转培养箱,该培养箱带有37℃的恒温系统,每分钟20~40转的齿轮旋转系统,性能指标完全能满足胚胎培养的要求。

3. 操作缓冲液制备 PB1(Dulbecco's phosphate buffered saline D-PBS)袋装粉,$CaCl_2$ 0.6g,牛血清白蛋白4g,双蒸水800ml。室温溶解。pH调至7.4,加入双蒸水定容至1000ml。经0.22μm的微孔滤膜过滤消毒后储存于4℃备用。

4. 大鼠血清培养基制备 8.0dPC小鼠全胚胎培养应用的培养基是纯鼠血清。制备过程如下:将Wistar大鼠用乙醚麻醉,70%乙醇消毒腹部,在腹部作"V"形切口,将腹内小肠取出置于鼠的右侧,暴露背主动脉。用8号针头插入背主动脉,用一只手持注射器轻轻吸取,抽血过程中注意保持大鼠具有节律性的心跳和呼吸。抽血持续到大鼠呼吸停止为止。将血转入15ml的离心管,立即离心1250r/min 5分钟。离心后,用一消毒的Paster吸管挤压后获得血清,再离心3000r/min 4℃ 20分钟,应用Paster吸管将血清转入一新的离心管,置于56℃ 45分钟灭活补体,同时使乙醚挥发,然后把灭活的血清离心管加盖保存于-20℃备用。

5. 混合气准备 第5~15体节的鼠胚在体外生长期间所需的混合气组份为:20% O_2,5% CO_2,75% N_2;第20~30体节鼠胚在体外生长期间所需的混合气组分为:40% O_2,5% CO_2,55% N_2。

6. DMEM培养基 购自公司,按说明配制。

【实验方法】

1. 从孕鼠分离鼠胚 用引颈法致死8.5dPC孕鼠,70%乙醇消毒腹部。然后在腹部作一"V"形切口,打开腹腔。将小肠置于一侧以暴露子宫,切断子宫的阴道端,用一把小剪刀沿着子宫系膜方向剪开子宫管。打开子宫管后,将被剥离的含鼠胚的蜕膜置于盛有预温的PBl的培养皿内(图4.1.7-1)。

用两对纤细的镊子在解剖显微镜下将包在蜕膜中的胚胎从蜕膜组织分离。8.0dPC~8.5dPC的蜕膜呈三角形,底部较宽为胎盘极,顶部尖为胚极,用细镊子从胎盘极处分离蜕膜,一片片地剥除包围胚胎的蜕膜组织后,胚胎即被暴露出来,然后仔细剥离极薄且富有血管的Reichert膜,留下完整的脏层卵黄囊和外胎盘圆锥(图4.1.7-2),此时胚胎分离完成。

2. 全胚胎培养 于培养的前一天晚上从-20℃取出血清管在水浴孵育至37℃。在超净工作台内取5ml血清转入50ml消毒培养瓶内,将培养瓶置于CO_2孵箱内过夜以使乙醚完全挥发。第二天将已剥离好的胚胎放入大鼠血清瓶中,每5ml

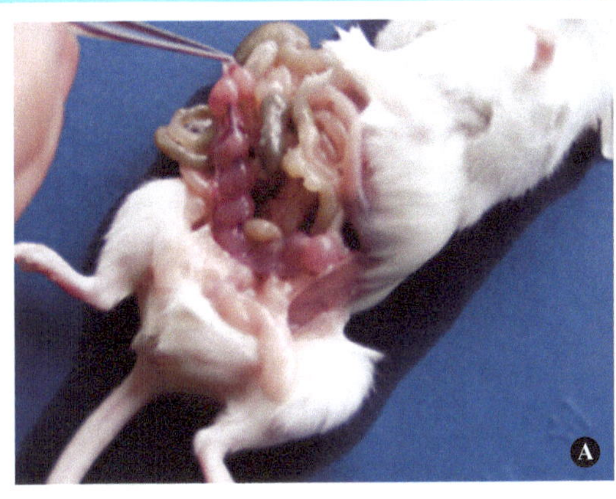

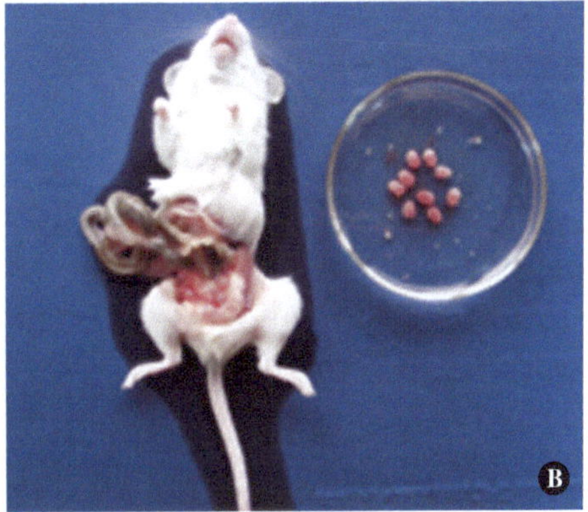

图 4.1.7-1　从 8.5dPC 孕鼠分离鼠胚

A. 示打开腹腔后，子宫管内的鼠胚；B. 示培养皿内被分离的鼠胚(包在蜕膜内)

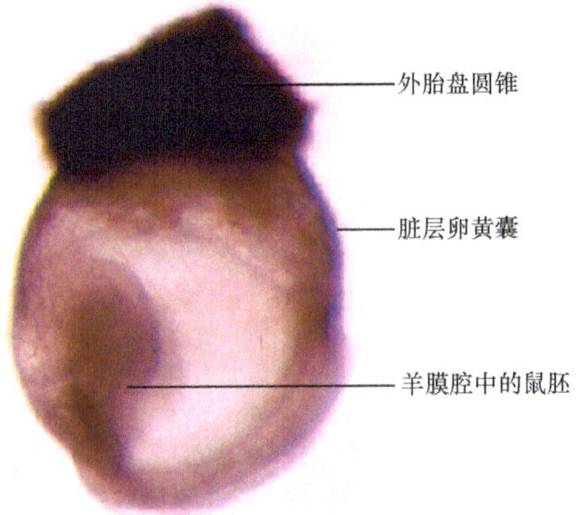

图 4.1.7-2　分离完成的 8.5d PC 鼠胚

大鼠血清可培养 5 个小鼠胚胎，约占 50ml 培养瓶的 1/10。向瓶内加入混合气，并拧紧瓶盖，每隔 8 ~12 小时加气一次。将胚胎置入 37℃ 的旋转培养箱内，旋转速度为 30~40r/min。

3. 培养胚胎的形态学检查　培养 24 小时至 48 小时，将胚胎从培养瓶移入到含有预温 PBl 的培养皿中，检查卵黄囊循环和心脏搏动并记录。然后从脏壁卵黄囊和羊膜囊中分离胚胎，在解剖显微镜下检查胚胎的形态学特征。所得结果与在母鼠子宫内同步发育的胚胎相比较。形态学检查的内容包括体节的数目、鳃弓、前肢芽、眼和耳的原基、神经管的关闭和胚胎的转体等(图 4.1.7-3)。

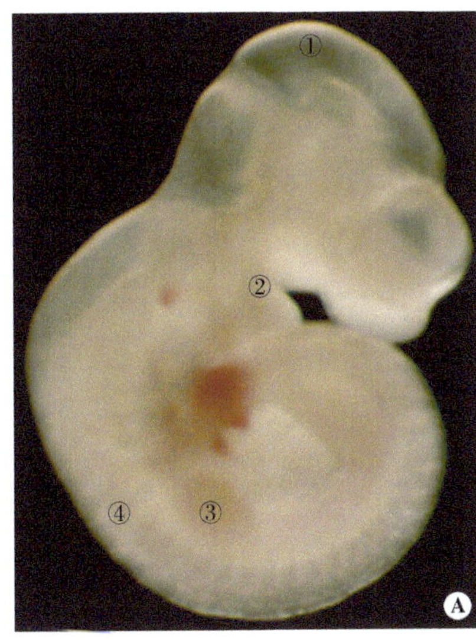

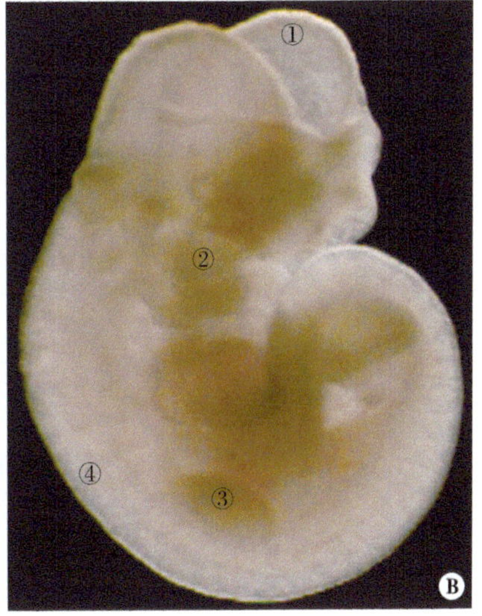

图 4.1.7-3　培养 48 小时后的小鼠胚胎

A. 正常小鼠胚胎；B. 全反式视黄酸致神经管畸形小鼠胚胎

① 脑泡；②腮弓；③上肢芽；④体节

二、小鼠全胚胎培养技术与致畸因素的实验设计

胚胎培养的方法能有效地控制胚胎发育的环境，提供给胚胎细胞在正常环境中实验研究的机会。目前全胚胎培养技术已被成功地应用于药物、自然产物、环境污染物以及重金属的致畸作用研究。小鼠全胚胎培养技术与致畸因素的实验设计举例如下。

（一）环境雌激素致畸的实验设计

多氯联苯（polychlorinated biphenyl，PCB）属环境雌激素，对胚胎发育有严重的致畸作用。多氯联苯有 209 种同系物，其中 PCB 153 在人体脂肪组织和人乳中含量较多，可通过胎盘屏障影响胎儿发育。PCB 153 是脂溶性物质，实验前将其溶于终浓度为 0.5% 二甲基亚砜（DMSO）中。制成浓度为 2ng/μl、0.2ng/μl、0.02ng/μl 的溶液，保存于 4℃ 备用。取 8.5d PC 孕鼠胚胎，分为实验组和对照组。在实验组培养基中加入的 PCB 153 浓度 10.0ng/ml，培养 24 小时后观察胚胎的形态学变化。

（二）重金属致畸的实验设计

重金属铅可导致小鼠胚胎发育迟缓和形态畸形，主要表现为神经管缺陷、脑水肿、心包积液等。取 8.5d 龄孕鼠，颈椎脱位处死，打开腹腔，剪开子宫，取出蜕膜组织包裹的胚胎，放入预温的无菌 PBS 液中冲洗血迹，再转移到另一装有 PBS 液的平皿中。解剖显微镜下用钟表镊依次剥离蜕膜组织，分离出胚胎，注意不要损伤脏层卵黄囊和羊膜。将分离好的鼠胚分别置入含大鼠血清的对照组和实验组培养瓶。用生理盐水将醋酸铅稀释成 90mg/L 浓度，加入实验组培养基中，培养 24 小时后观察胚胎的形态学变化。

（三）全反式视黄酸致神经管畸形的实验设计

全反式视黄酸（All-trans retinoic acid，RA）是维生素 A 的生物活性代谢物，对胚胎正常发育和多种细胞分化起着重要作用。全反式视黄酸缺乏或过量都能诱导脊椎动物胚胎出现多种畸形，包括神经管缺陷（图 4.1.2-3B）和腮弓发育畸形等。将 RA 溶于 DMSO，按终浓度为 0.4μmol/L 加入实验组培养基。取 8.5d PC 孕鼠胚胎，培养 48 小时后观察胚胎的形态学变化。

（李泽桂　李成仁）

第八节　鸡胚培养与致畸实验

鸡属于卵生动物，整个胚胎发育过程是在一个受精的鸡卵中完成，经过 21 天发育成熟后破壳而出。用鸡胚做实验材料有活体下容易观察，个体差异易控制、重复性好、经济等优点。适合医学生的胚胎发生学习以及进行致畸实验。

【实验目的】

（1）掌握鸡胚的早期发育和致畸实验方法。

（2）观察原条、中胚层、体节、脑泡、卵黄囊、羊膜腔、尿囊的发生，三大循环的建立、心脏发生以及心脏跳动和心脏射血入主动脉弓的过程。

（3）可根据鸡胚致畸实验的方法平台，设计自己的致畸实验。

【实验器材】

（1）选购信誉好、质量控制严格的种鸡场购买新鲜受精蛋。

（2）恒温培养箱，无齿尖镊，眼科剪，单面刀片，表面皿，烧杯等。

（一）鸡胚培养方法

【实验方法】

（1）将新鲜受精种蛋按预先在计划好的不同时期放入 38℃ 恒温培养箱中，（注意强调在每个种蛋上用铅笔标上开始孵化的时间），箱内置一杯水（2～3 日更换 1 次），以维持 60%～70% 的相对湿度，每日定时开箱通气 4 次以上，以保持箱内的氧含量。

（2）将不同时期的孵化受精鸡蛋大头向上，先用 75% 乙醇消毒蛋壳，用单面刀片沿鸡蛋中轴轻轻地将蛋壳锯出一小浅沟，用无齿尖镊以 40° 角插入蛋壳与蛋膜之间，向下轻压蛋膜使之与蛋壳分离后向上挑开蛋壳。再用无齿尖镊在鸡蛋大头侧钻一小孔，使鸡蛋大头气室中的气体逸出，由于液压作用卵黄下沉，与卵膜之间出现一定的空间，利于操作而不损伤鸡胚。挑开壳膜，扩大裂口至

2cm 左右,用眼科剪在鸡胚透明区外 3~5mm 处环行剪开卵黄膜,将鸡胚移出到表面皿中。

(3) 在数码体视显微镜下观察。

【实验结果】

(1) 显微镜下可以看到不同时间鸡胚的主要形态变化,见表 4.1.8-1。

表 4.1.8-1　不同时间鸡胚的主要形态变化

时间	观察结构
8h	原条出现
9h	内胚层形成
24h	24h 后胚体建立
30h	羊膜,绒毛膜形成
20~96h	20h 出现第一对体节,24h 形成 5 对体节,34h 形成 14 对体节,96h 形成 41 对体节
25~30h	25h 前神经孔闭合,30h 后神经孔闭合
48~72h	48h 前肠形成,60h 前、中、后肠形成;72h 尿囊形成
6~8 天后	毛细血管网形成,三大循环的建立和心脏发生以及心脏跳动及射血入主动脉

(2) 7 天以上的较大鸡胚,可用止血钳敲碎和去除鸡蛋大头侧蛋壳,用尖镊挑破壳膜,将鸡胚移出后在体视显微镜下观察脑泡、眼泡、卵黄囊、羊膜腔的包卷过程、三大循环的建立和心脏发生以及心脏跳动和心脏射血入主动脉弓真实的胚胎发育过程。

(3) 讨论:通过观察鸡胚卵黄囊内容物供应小鸡生长发育的全过程及尿囊司气体交换而人胚依靠母体经胎盘供给营养的不同点等现象,使学生对生物进化过程有进一步的认识。

(二) 致畸实验

以稀土元素 Ce 影响鸡胚平均体重(g)和出壳小鸡成活率的实验为例。

【实验器材】

(1) 选购信誉好、质量控制严格的种鸡场购买新鲜受精蛋。

(2) 恒温培养箱,无齿尖镊,眼科剪,单面刀片,表面皿,烧杯等。

(3) 致畸药物配制:根据实验要求配制,例如本实验用稀土元素 Ce(CeO_2)与 EDTA 固体配成物质的量为 1∶1 的 pH8.6~8.8(与种蛋蛋白的 pH 接近)的溶液。

【实验方法】

1. 新鲜受精蛋注射实验药物

(1) 每只新鲜受精蛋无菌注射 0μg,50μg,100μg,200μg,400μg,800μg Ce。注射时将种蛋的大头朝上,在蛋的中部进针,穿破卵膜后注射到蛋清中即可,然后点一滴溶化的石蜡封住注射针孔。每组新鲜受精蛋 5 只,每只种蛋最大注射量不超过 0.2ml。

(2) 恒温孵化试验蛋:同上。

2. 观察

(1) 计算出壳小鸡成活率。

(2) 计算鸡胚平均体重:第 21 天左右小鸡开始出壳。出壳小鸡在 24 小时内放血处死,取骨、血、心、肝、肺、消化系统、肾等 8 个组织(每组织重在 0.4~1.5g),用二次水洗净,滤纸吸干,放在 25ml 小烧杯中在分析天平上称重。

(3) 肉眼观察各器官有无畸形。也可取组织、器官制作切片,显微镜下观察有无结构畸形或者发育迟缓。

(三) 致畸实验设计

以上介绍了鸡胚发生的正常形态变化、研究方法和致畸模型的建立,为同学们提供了相关知识。同学们观察到的可能有致畸作用的因素,可以利用这个平台来进行致畸研究。

若你认为某种物质可能有致畸作用,想进行研究,首先要查看相关文献,了解研究现状。然后确定研究目标,提出你的实验设计,与老师一起讨论,制定出具体的实验方法。申报并在实验室老师的帮助下完成实验。实验结束后,完成实验报告,也可写出论文发表。

(沈新生)

第2章　组织损伤与修复

组织损伤与修复是机体对不断变化的内、外环境做出的及时反应，它们受到多种因素的调节。本章提供一些有关研究的思路和方法，以启发学生相关方面的科研思维。

第一节　环境污染对染色体致畸效应观察

环境污染是指人类直接或间接地向环境排放超过其自净能力的物质或能量，从而使环境的质量降低，对人类的生存与发展、生态系统和财产造成不利影响的现象。环境污染对人类健康造成损害，其中对染色体的损伤可能引起严重的后果。

染色体核型分析、细胞微核检测和姊妹染色单体互换实验都能够反应细胞中染色体受损伤的程度。应根据研究工作的需要，选择适当的方法，设计具体的实验。

一、细胞微核检测实验

【实验目的】

（1）学习根据研究工作需要，设计细胞微核检测的具体检测方法。

（2）学习实验过程的设计、实验安排、结果分析及质量监控方法。

【实验原理】

微核（micronuclei）是真核生物细胞中的一种异常结构，是细胞经辐射或化学药物的作用而产生的。在细胞间期，微核呈圆形或椭圆形，游离于主核之外，大小为主核1/3以下。微核的折光率及细胞化学反应性质和主核一样，也具合成DNA的能力。一般认为微核是由有丝分裂后期丧失着丝粒的断片产生的，整条染色体或几条染色体也能形成微核。微核率与污染物剂量或辐射累积效应呈正相关。

骨髓细胞中有核的细胞均可能见到微核，但是只有少量胞质的有核的细胞微核很难与正常核叶及核的突出物相鉴别。而在无核的嗜多染色细胞的胞质中，微核却易于辨认。因为嗜多染色细胞为骨髓细胞中一类主核刚被排出的年幼红细胞，在它完成最后一次有丝分裂后几小时将其主核排出，而由染色体断片形成的微核则保留在细胞中。因此一般观察计数嗜多染色红细胞中的微核。嗜多染红细胞经Giemsa染色呈灰蓝色，成熟红细胞呈橘红色。微核大多数呈圆形或椭圆形，边缘光滑整齐。嗜染性与核质一样，呈紫红色或蓝紫色。每只动物计数1000～2000个嗜多染红细胞，观察含有微核的嗜多染红细胞数，微核率以千分率表示。

【实验器材】

成年小鼠，雌雄均可；显微镜、刻度离心管、吸管、载玻片、离心机、注射器、烧杯、解剖器具。环磷酰胺（1mg/ml）溶液、生理盐水、小牛血清（或1%柠檬酸钠溶液）、甲醇、1/15mol/L磷酸缓冲液（pH 6.8）、Giemsa原液。

【实验方法】

根据研究工作的需要，选择本地区主要环境污染物作为研究对象。剂量自行查阅文献后确定。另选择实验动物中心的无污染小鼠作为阴性对照。

查阅文献资料，广开思路，在教师指导下，自行设计研究方法和技术路线。教师点评学生实验小组的设计方案，调动学生主观能动性，解决学生设计方案中存在的问题，提出师生共同认可的比较理想的实验方案。拟定详细的实验技术路线，购买或领取实验仪器和材料，在预实验的基础上，开展实验工作。

二、姊妹染色单体互换实验

【实验目的】

（1）学习根据研究工作需要，设计姊妹染色单体互换实验的具体检测方法。

（2）学习实验过程的设计、实验安排、结果分析及质量监控方法。

【实验原理】

5-溴脱氧尿嘧啶核苷（5-Bromodeoxy-urdine，

BrdU)在DNA的复制过程中,掺入新合成的链并占有胸腺嘧啶(thymidine,T)的位置。根据DNA的半保留复制规律,人类细胞在BrdU的培养液中经历了两个周期后,它的两条姊妹染色单体的DNA双链在化学组成上有了差别。当染色体的DNA链的两条多核苷酸链都被BrdU所替换,Giemsa染色显示浅色,如果染色体的DNA链中仅有一条多核苷酸链被BrdU所替换,Giemsa染色显示深色。应用姊妹染色单体区分染色法研究来自一个染色体的两条单体之间在同一个位点发生同源片段的交换,称为姊妹染色单体互换(SCE)。SCE也是检测环境污染物对哺乳动物和人体损伤的敏感指标。计数SCE。选择染色体分散较好,数目为46的中期分裂象观察计数,凡在染色单体端部出现的互换计为一次SCE,在染色单体中间出现的互换计为两次SCE。

【实验器材】

刻度离心管(10ml)、注射器(5ml)、培养瓶(25ml)、移液管(sml)、量筒、吸管、G6玻璃滤器、酒精灯、消毒棉缸、火柴、大小镊子、剪刀、试管架、试纸(pH 6.5~9.0)。超净工作台、普通离心机、恒温培养箱、恒温水浴锅、高压灭菌锅、天平、紫外线灯(20W);显微镜、载玻片、盖玻片、镜油、擦镜纸;RPMI 1640培养基、小牛血清、PHA、秋水仙碱(5μg/ml)、固定液(甲醇与冰醋酸按3∶1配制)、低渗液(0.075mol/L氯化钾)、1% Giemsa染液、BrdU溶液、1×SSC溶液。

【实验方法】

根据研究工作的需要,选择本地区主要环境污染物作为研究对象。剂量自行查阅文献后确定。另选择实验动物中心的无污染小鼠作为阴性对照。

查阅文献资料,广开思路,在教师指导下,自行设计研究方法和技术路线。教师点评学生实验小组的设计方案,调动学生主观能动性,解决学生设计方案中存在的问题,提出师生共同认可的比较理想的实验方案。拟定详细的实验技术路线,购买或领取实验仪器和材料,在预实验的基础上,开展实验工作。

【实验结果】

统计并比较实验中环境污染物导致的微核或SCE频率,分析实验数据,讨论实验结果。在教师指导下,分析实验过程的现象和实验数据,撰写研究论文。

(彭惠民)

第二节　药物致肿瘤细胞凋亡的实验设计

细胞凋亡(apoptosis),又称细胞程序性死亡(programmed cell death,PCD),是指细胞在一定的生理或病理条件下,自己结束其生命的过程,是一个主动的,高度有序的,基因控制的,一系列酶参与的过程。细胞凋亡与坏死是两种完全不同的细胞死亡形式,根据在形态学、生物化学和分子生物学上的差别,可以将二者区别开来。细胞凋亡的检测方法有很多,针对凋亡的不同阶段,下面介绍几种常用的测定方法。

【实验目的】

(1)掌握凋亡细胞在形态学、生物化学和分子生物学上的主要特征。

(2)学习几种常用的细胞凋亡的检测方法。

(一)细胞凋亡的形态学检测

细胞凋亡的形态学变化有四大特征:①细胞变圆;②胞质出现小泡;③核固缩,染色质浓缩、边缘化;④细胞的碎片被质膜包裹,形成凋亡小体,因此局部不会引发炎细胞浸润。形态学观察到凋亡小体是细胞凋亡的金标准,根据凋亡细胞固有的形态特征,人们已经设计了许多不同的细胞凋亡形态学检测。

【实验原理】

细胞凋亡的命名主要是根据某些单个细胞死亡时细胞碎裂如花瓣或树叶散落般的形态学特征。目前对细胞凋亡的认识正不断得到深化,检测凋亡细胞的方法也逐渐增多,但形态改变仍是确定细胞凋亡的最可靠的方法。细胞凋亡在形态学上有四大特征:①细胞变圆;②胞质起泡;③核固缩;④凋亡小体形成。形态学观察到凋亡小体是细胞凋亡的金标准。Hoechst是与DNA特异结合的活性染料,常用的DNA特异性染料Hoechst 33258与DNA非嵌入式的结合,主要结合在DNA的A-T碱基区。紫外光激发时发射明亮的荧光。根据凋亡细胞固有的形态特征,人们已经设计了许多不同的细胞凋亡形态学检测。

【实验器材】

1. 材料　对数生长期的肿瘤细胞。

2. 试剂　一定浓度的致肿瘤细胞凋亡药物、

PBS、80%的冷丙酮、苏木精染液、含0.5%盐酸的70%乙醇、1% $NaHCO_3$、伊红染液、梯度乙醇、二甲苯、中性树胶、0.25%戊二醛、用蒸馏水配成1mg/ml的浓度Hoechst 33258荧光染料储存液、甘油等。

3. 其他　光学显微镜和倒置显微镜、细胞培养板、载玻片、盖玻片、微量加样枪。

【实验方法与结果】

1. 培养细胞的观察　倒置相差显微镜下，与培养的其他正常细胞比较，凋亡细胞的体积变小、变形，细胞膜完整但胞质中出现小泡，细胞凋亡晚期可见凋亡小体。贴壁细胞出现皱缩、变圆、脱落。

2. HE染色细胞的显微镜下观察　凋亡细胞核的染色质浓缩、边缘化，核膜裂解，或者核碎裂成小块。细胞质嗜酸性增强；凋亡小体内可含强嗜酸性胞质碎片，或者强嗜碱性核碎片，或者两者均有。上皮组织中的凋亡小体周边常见白色的晕环(图4.2.2-1)。

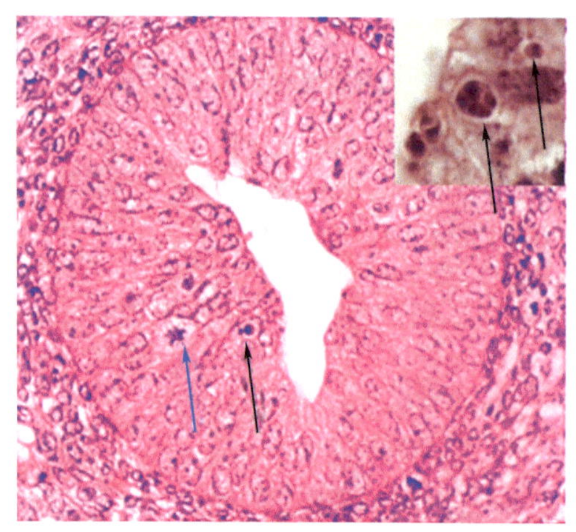

图4.2.2-1　11天胎鼠食管(HE，高倍，右上图为油镜)

→示凋亡小体；→示细胞核分裂象

3. 荧光显微镜和共聚焦激光扫描显微镜观察　将一定数量的细胞接种至放有盖玻片的6孔板中，待细胞爬片达一定密度后，实验组用一定浓度的药物，对照组加入不含药物的完全培养基，细胞培养24小时和48小时。取出盖玻片，PBS冲洗，0.25%戊二醛固定5min，用10μg/ml Hoechst 33258荧光染料避光染色5min，PBS洗涤，甘油封片。在荧光显微镜下观察凋亡细胞核的形态变化：细胞凋亡过程中细胞核染色质的形态学改变分为三期：Ⅰ期的细胞核呈波纹状或呈折缝样，部分染色质出现浓缩状态；Ⅱa期细胞核的染色质高度凝聚、边缘化；Ⅱb期的细胞核裂解为碎块，产生凋亡小体。

（二）细胞凋亡的生物化学和分子生物学测定

【实验原理】

磷酯酰丝氨酸(phosphatidylserine，PS)正常位于细胞膜的内侧，但在细胞凋亡的早期，PS可从细胞膜的内侧翻转到细胞膜的表面，暴露在细胞外环境中。Annexin-V能与PS高亲和力特异性结合。将Annexin-V进行荧光素或biotin标记，以标记了的Annexin-V作为荧光探针，利用流式细胞仪或荧光显微镜可检测细胞凋亡的发生。碘化丙啶(propidine iodide，PI)是一种核酸染料，它不能透过完整的细胞膜，但在凋亡中晚期的细胞和死细胞，PI能够透过细胞膜而使细胞核红染。因此将Annexin-V与PI匹配使用，就可以将凋亡早晚期的细胞以及死细胞区分开来。

【实验器材】

1. 材料　对数生长期的肿瘤细胞。

2. 试剂　一定浓度的致肿瘤细胞凋亡药物、PBS、FITC标记的Annexin-V(20μg/ml)、PI(50μg/ml)、PBS、Binding buffer。

3. 其他　流式细胞仪和荧光显微镜、细胞培养瓶、微量加样枪。

【实验方法与结果】

磷酯丝氨酸外翻分析(Annexin V)法

1. 悬浮细胞的染色　将正常培养和诱导凋亡的细胞[$(0.5\sim1)\times10^6$]用PBS洗2次，加入100μl Binding buffer和10μl FITC标记的Annexin-V(20μg/ml)，室温避光30分钟，再加入PI(50μg/ml)5μl，避光反应5分钟后，加入400μl Binding buffer，立即用FACScan进行流式细胞术定量检测(一般不超过1小时)，同时以不加AnnexinV-FITC及PI的一管作为阴性对照。

2. 流式细胞术定量检测　获得正常细胞(An^-PI^-)，早期凋亡细胞(An^+PI^-)，晚期凋亡细胞和坏死细胞(An^+PI^+)和损伤细胞(An^-PI^+)。

3. 荧光显微镜和共聚焦激光扫描显微镜观察　Annexin V-FITC为绿色荧光，PI为红色荧光。

（三）细胞凋亡的研究应用

细胞凋亡是在一定的生理或病理条件下发

生的，如某些抗肿瘤药物的作用就是通过使肿瘤细胞凋亡的方式实现的。若考虑研究某些药物的疗效，可以将以上方法应用于你的实验中。首先查看相关文献，了解相关研究现状，确定研究目标。提出你或者你们的实验设计，与老师一起讨论，制定出具体的实验方法。申报并在实验室老师的帮助下完成实验。

（陈俊霞）

第三节　对肝脂肪变性影响的实验设计

【研究背景】

脂肪变性是指非脂肪细胞胞质内甘油三酯（即中性脂肪）的蓄积。由于脂质代谢主要在肝脏进行，所以，肝脏是脂肪变性的最常见部位，而严重的肝脂肪变性，可引起肝细胞坏死，并导致肝硬化。肝脂肪变性与多种因素有关，脂质摄入过多、饮酒、缺氧、中毒和营养不良均可影响肝细胞内脂质的代谢过程，最终使中性脂肪在肝细胞内蓄积，从而导致肝细胞脂肪变性。

【实验方法】

1. 确定研究目的　本实验研究目的是探讨在影响因素作用下，肝脏脂肪代谢变化对肝细胞脂肪变性的影响。

2. 研究内容和方法　以药物胆宁片对肝脂肪代谢的影响为例(参照柳润辉和R Buether 的方法)。

取雄性成年SD大鼠20只，体重190～210g，随机分为实验组和对照组两组，每组10只。实验组将药物胆宁片融于蒸馏水，按胆宁片1.5g/kg，给药体积10ml/kg，灌胃，对照组则给予10ml/kg蒸馏水灌胃，连续4周。实验期间大鼠均饲以高脂饲料（丙基硫氧嘧啶0.2%、猪油20%、胆固醇2%、胆盐0.5%，基础饲料77.3%）。

最后一次给药后，大鼠禁食16小时，处死各组大鼠，摘取大鼠肝脏称重，肉眼观察肝脏体积、颜色和质地。分别取肝左叶，甲醛固定，常规石蜡包埋，切片5μm，HE染色，于显微镜下进行病理组织学检查，观察肝小叶结构是否完整，肝细胞脂肪变性程度。

对得到的实验数据进行统计学分析，检测处理组和实验组之间差别是否具有统计学意义。

【实验结果分析讨论】

将得到的实验数据进行分析，观察相互间有何种关系。如上述实验组、对照组相比，大鼠肝脏重量、大小、颜色、肝小叶结构、肝脂肪变性程度是否有差别；通过对以上结果分析，探讨处理因素胆宁片是否对肝脂肪代谢有影响，是否有治疗作用。比较自己的研究结果与他人的研究结果有何异同，临床上可以起到什么样的指导作用。

（李　娴　王娅兰）

第四节　影响白细胞渗出的实验设计

【研究背景】

白细胞渗出是指白细胞由血管内到达血管外的过程，主要见于各种炎症中。白细胞到达炎症局部可发挥吞噬等作用。白细胞渗出也是炎症反应最重要的组织学特征。

白细胞渗出可分为边集、附壁、游出、趋化到达局部发挥吞噬作用四个过程。白细胞渗出过程与局部血流动力学改变、血管通透性增加、各种细胞因子的参与密切相关。

【实验方法】

1. 确定研究目的　本实验研究目的是探讨在影响因素作用下，炎症过程中白细胞渗出的变化。

2. 研究内容和方法　以药物甘草酸二铵对溃疡性结肠炎时大肠局部组织白细胞渗出的影响为例（参照原皓和Yoshihiro Tahara的方法）。

取健康雌性Wistar大鼠20只，5～6周龄，体重240～260g。大鼠禁食不禁水24小时，2%戊巴比妥钠30mg/kg腹腔注射麻醉，将直径3mm聚乙烯导管从肛门插入结肠腔8cm，将10%冰乙酸（*V/V*）1ml注入肠腔保留25秒，然后用生理盐水5ml冲洗。随后，将大鼠随机分为2组，每组10只。实验组第1～10天腹腔注射甘草酸二铵40g/(kg·d)，对照组则腹腔注射等体积的生理盐水，第4天分别使用冰乙酸灌肠。

10天后，处死各组大鼠，并取肛门以上7～8cm处肠段，沿纵轴剪开，生理盐水冲洗干净，平铺于冰块上。肉眼观察肠壁有无充血水肿、糜烂或溃疡形成；取病变处组织，甲醛固定，常规石蜡包埋，切片5μm，HE染色，显微镜下观察炎细胞浸润情况，并在高倍视野下进行白细胞分类计数。

对得到的实验数据进行统计学分析，检测处理组和实验组之间差别是否具有统计学意义。

【实验结果分析讨论】

首先对实验所得数据进行分析，寻找各数据间的相互关系。

根据研究结果，比较其与他人的研究结果有何异同，能否进一步发展、补充、修正甚至否定前人的研究结果。利用这一结果，临床上可以起到什么样的指导作用。

进一步分析实验所观察到的现象发生的可能机制等。

（李 娴 王娅兰）

第五节 影响皮肤创伤愈合的实验设计

【研究背景】

皮肤创伤愈合是指在外力作用下，皮肤组织出现离断、缺损后的愈合过程，它包括组织的再生、肉芽组织增生和瘢痕形成。创伤愈合组织修复过程通过炎症细胞反应、修复细胞反应、细胞外基质反应和细胞因子作用等几个基本环节相互联动而实现。

影响创伤愈合的因素包括全身和局部两个方面。全身因素主要包括年龄、营养等方面。而局部因素主要包括感染与异物、局部血液循环、神经支配、电离辐射等方面。

目前皮肤创伤愈合的研究也涉及与再生有关的几种生长因子，如血小板源性生长因子、纤维母细胞生长因子、表皮生长因子、转化生长因子、血管内皮生长因子、细胞因子等。在损伤部位，这些多肽生长因子与细胞膜上相应受体结合，可启动 DNA 合成，引起细胞分裂。细胞外基质胶原蛋白、蛋白多糖、粘连糖蛋白等也与皮肤创伤愈合有关。

【实验方法】

1. 确定研究目的 本实验研究目的是探讨皮肤创伤愈合的影响因素。

2. 研究内容和方法 以碘影响大鼠皮肤创伤愈合为例（参照陈礼新和 Mohit Kapoor 的方法）。

取健康成年雄性 Wistar 大鼠 60 只，220～240g。大鼠以 1% 戊巴比妥钠（30 mg/kg）腹腔注射麻醉，电剪剃净背部正中毛发，常规消毒后采用圆形不锈钢打孔器切除背部直径约 1.8cm 全层皮肤，但注意不要伤及脊柱旁的脂肪和筋膜，测定创面面积。将大鼠分为实验组和对照组。实验组采用含 KI 300mg/L 的去离子水滴覆创面，对照组采用无菌生理盐水滴覆创面，均每日两次，每次剂量以不溢出创面为宜。1、3、5、7、10、14 天，分别在实验组与对照组各随机选择大鼠 5 只：

（1）创面愈合率测定：用消毒透明塑料薄膜贴附于创面，沿创缘划线，将创面大小描印在透明膜上，与原创面面积比较，计算创面愈合率。愈合率（%）=（原创面面积－各时相实测面积）/原创面面积×100%。

（2）常规病理组织切片检查：在各时相点沿创缘取创面及周围正常皮肤组织，甲醛固定，常规石蜡包埋，切片 5 μm，HE 染色，光镜观察各时项大鼠皮肤损伤愈合过程中单核细胞渗出、肉芽组织形成情况。

（3）免疫组化染色及观察：在各时相点沿创缘取创面及周围正常皮肤组织，4% 中性甲醛固定标本，石蜡包埋，切片 5 μm，采用免疫组化方法检测成纤维细胞、血管内皮细胞 VEGF 表达情况（方法见第 1 篇第 2 章第 4 节）。从每张免疫组化染色切片中随机选取 10 个视野，输入图像信号采集与分析系统（方法见第 3 篇第 1 章第 1 节），对结果进行定量分析 。

（4）对所有数据进行统计学分析，以 $P<0.05$ 为差异有显著性。

【实验结果分析讨论】

根据实验所得数据，分析比较实验组、对照组各检测指标间的差异。通过结果分析，探讨处理因素碘是否对成纤维细胞生长有影响，是否对创伤愈合有促进作用，比较自己的研究结果与他人的研究结果有何异同，并进一步分析它们的作用机制。利用这一结果，对临床可以起到什么样的指导作用。

（李 娴 王娅兰）

第3章　肿瘤细胞生物学行为与干预

浸润生长和转移是恶性肿瘤的重要生物学特征。抑制肿瘤生长和转移是肿瘤治疗的基本策略。本章提供一些有关研究的思路和方法，以启发学生相关方面的科研思维。

第一节　抑制肿瘤细胞生长的实验设计

【研究背景】

肿瘤是指在各种致瘤因素影响下，局部组织细胞在基因水平失去了正常调控，克隆性异常增生而形成的新生物。肿瘤细胞的增生受多种因素的影响。抑制肿瘤细胞的增生是肿瘤治疗的一个重要方面，也是目前肿瘤研究的主要问题之一。

目前多用噻唑蓝比色法（MTT 法）、集落形成实验和 H3-胸腺嘧啶核苷（H3-TdR）掺入法来检测细胞的增生能力。

【实验方法】

1. 确定研究目的　本实验研究目的是观察在影响因素处理肿瘤细胞后（如药物、基因沉默等），与未经过处理的肿瘤细胞比较，肿瘤细胞的生长是否受到了抑制。

2. 研究内容和方法　以 MTT 法检测顺铂对人大肠癌 HT-29 肿瘤细胞增殖的影响为例。

MTT 比色法观察细胞增殖：参照 Nakahara 等的方法，取对数生长期的细胞，以 1×10^4/ml 细胞悬液 200μl/孔接种于 48 孔培养板中，3 个复孔，常规培养 12h 后，实验组各孔加入不同浓度顺铂使其终浓度为 5μm、10μm、15μm、20μm，对照组加入不含顺铂的等体积生理盐水。培养 24～48h 后，每孔加入 20μlMTT（5mg/ml）溶液 37℃继续培养 4h，每孔加入 800μl 异丙醇，自动酶标读数仪在波长 560nm 时测定每孔吸光度（A）值。该实验重复 3 次。

生存率用此公式计算：生存率 = [A_{560nm}（顺铂处理组）/A_{560nm}（顺铂未处理组）]×100%。

对得到的实验数据进行方差分析（ANOVA），检测各组之间的 A 值差别是否具有统计学意义。

【实验结果分析讨论】

根据统计学结果对各组的细胞增殖能力进行比较，判断实验性的处理条件能否抑制肿瘤细胞的增殖。本例实验结果如图 4. 3. 1-1 所示，经方差分析（ANOVA），可以判断出不同剂量处理组，其细胞的增殖受到了抑制，且呈剂量依赖关系。

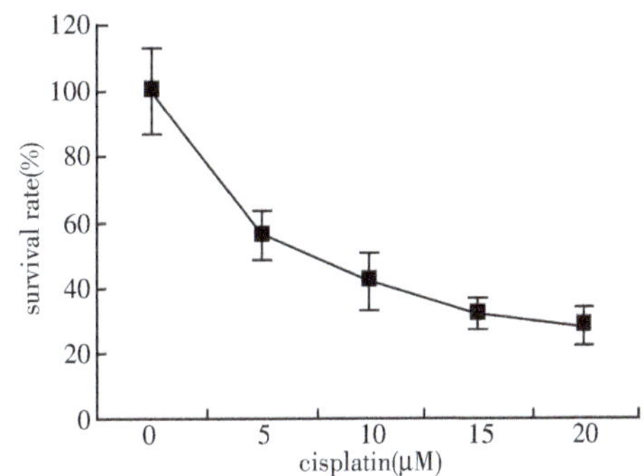

图 4. 3. 1-1　不同浓度顺铂对 HT-29 细胞生存率的影响

（折线图以 $\bar{x}\pm s$ 表示）

根据实验结果，再进一步分析实验所观察到的现象发生的可能的机制是什么，比较其与他人的研究结果有何异同，还需要做哪些进一步的研究来证明这个可能的机制，这一结果有什么重要的意义。

（黎　明　王娅兰）

第二节　影响肿瘤细胞黏附的实验设计

【研究背景】

肿瘤细胞与细胞外基质黏着增加，是肿瘤细胞在局部浸润生长和直接蔓延的重要且必要的步骤之一。而肿瘤的浸润性生长是恶性肿瘤的重要特征，也是肿瘤转移的基础。所以抑制肿瘤细胞与细胞外基质的黏附，也是抗肿瘤治疗的一个目标。

细胞外基质的主要成分包括层粘连蛋白、纤维连接蛋白、胶原蛋白等。细胞-基质黏附实验多采用以上一种或几种基质来检测肿瘤细胞与细胞外基质的黏附能力。

【实验方法】

1. 确定研究目的　本实验研究目的是观察在影响因素处理肿瘤细胞后（如药物、基因沉默等），与未经过处理的肿瘤细胞比较，是否抑制了肿瘤细胞与细胞外基质的黏附。

2. 研究内容和方法　以布洛芬（Emodin）对SW837（人直肠腺癌细胞系）与基质黏附的影响为例。

细胞-基质黏附实验：参照 Huang 等的方法，将纤维连接蛋白（Fibronectin，FN）5μg/ml，包被96孔板4℃过夜。包被1% BSA 的为阴性对照。继后用1% BSA 封闭1h。不同终浓度的布洛芬预处理细胞1h，未加布洛芬的为对照组。取细胞悬液 2×10^5/ml 接种于96孔板，200μl/孔，每组设5个复孔。37℃，5% CO_2 孵育20min，弃培养液，PBS洗去未黏附的细胞，用20%的甲醇固定细胞后再用0.1%的甲紫染细胞。用酶标仪测560nm$A$值。实验重复3次。

黏附率用此公式计算：黏附率 = [A_{560nm}（布洛芬处理组）/A_{560nm}（布洛芬未处理组）]×100%。

对得到的实验数据进行方差分析（ANOVA），检测各组之间A值差别是否具有统计学意义。

【实验结果分析讨论】

根据统计学结果对各组的数据进行比较，判断实验性的处理条件能否抑制肿瘤细胞-基质黏附能力。本例实验结果如图4.3.2-1所示，经方差分析（ANOVA），可以判断出不同剂量布洛芬处理组，其细胞-基质黏附能力受到了抑制，且呈剂量依赖性。

根据实验结果，再进一步分析实验所观察到的现象发生的可能机制是什么，比较其与他人的研究结果有何异同，还需要做哪些进一步的研究来证明这个可能的机制，这一结果有什么重要的意义。

（黎　明　王娅兰）

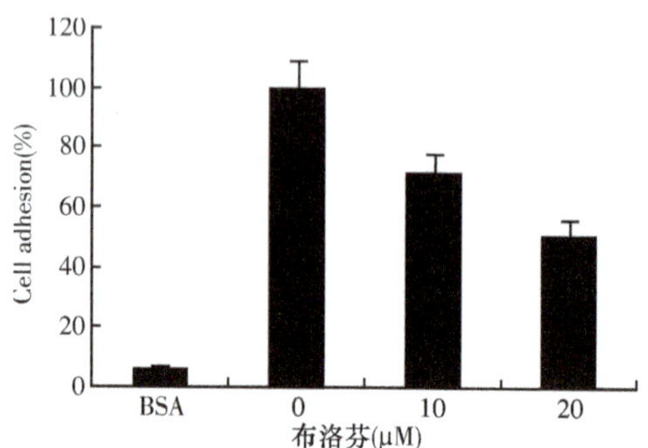

图4.3.2-1　不同浓度的布洛芬对SW837细胞与纤维连接蛋白黏附的影响
（条形图以 $\bar{x}\pm s$ 表示）

第三节　影响肿瘤细胞侵袭的实验设计

【研究背景】

肿瘤的侵袭性是恶性肿瘤的重要特征之一，肿瘤可以产生多种水解酶，溶解细胞外基质成分，而后以阿米巴样运动，在基质中移动。

Transwell 小室是现在广泛应用的肿瘤细胞侵袭细胞外基质的离体研究模型（图4.3.3-1）。Matrigel 是人造的细胞外基质，其主要成分是层粘连蛋白、Ⅳ型胶原蛋白。肿瘤细胞侵袭实验就是把 Matrigel 包被在小室的微孔膜上表面，肿瘤细胞通过降解 Matrigel 穿过膜的微孔到达膜下表面。

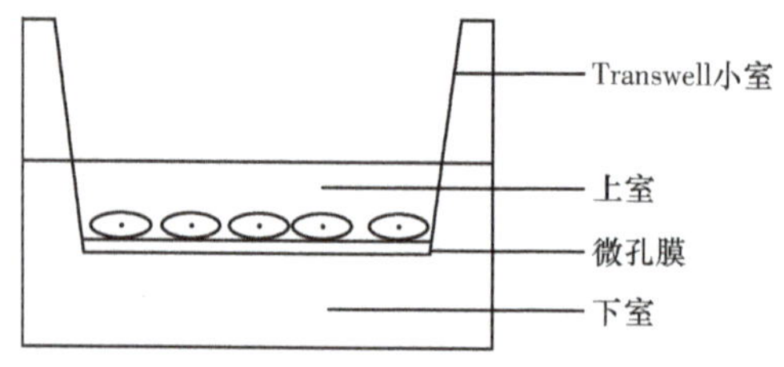

图4.3.3-1　Transwell 小室示意图

【实验方法】

1. 确定研究目的　本实验研究目的是观察在影响因素处理肿瘤细胞后（如药物、基因沉默等），与未经过处理的肿瘤细胞比较，肿瘤细胞侵袭细胞外基质的能力是否受到了抑制。

2. 研究内容和方法　以辐射对癌细胞 PG49（人肺腺癌细胞系）侵袭能力的影响为例。

Transwell小室侵袭实验：参照Qian等的方法，在微孔膜的上表面包被Matrigel（每孔40 μg），在下室中加入含10%小牛血清的培养基600 μl。让不同组的细胞分别在室温下接受5，10，15 Gy的^{137}C放射源照射（γ射线释放速度为1Gy/min），未经照射的为对照组。取不同照射剂量组和对照组的细胞悬液（10^6/ml），100 μl/室，加入上室。每组设3个复室。37 ℃，5% CO_2孵育，24 h后，切下微孔膜，70%乙醇固定，HE染色。然后在显微镜下观察侵袭到微孔膜下表面的细胞。随机计数5个视野的细胞数，取平均值。

对得到的实验数据进行方差分析（ANOVA），检测各组获取的细胞数之间的差别是否具有统计学意义。

【实验结果分析讨论】

根据统计学结果对各组的数据进行比较，判断实验性的处理条件能否抑制肿瘤细胞侵袭细胞外基质的能力。本例实验结果如图4.3.3-2所示，经方差分析（ANOVA），可以判断出不同剂量照射组，癌细胞侵袭细胞外基质的能力降低，且呈剂量依赖性。

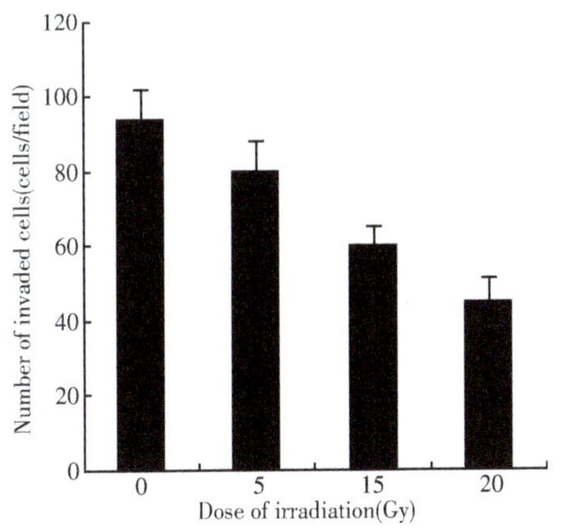

图4.3.3-2　不同剂量γ射线照射对PG49细胞侵袭能力的影响

根据实验结果，再进一步分析实验所观察到的现象发生的可能机制是什么，比较其与他人的研究结果有何异同，还需要做哪些进一步的研究来证明这个可能的机制，这一结果有什么重要的意义。

（黎　明　王娅兰）

第四节　干预肿瘤细胞转移的实验设计

【研究背景】

肿瘤转移是指肿瘤细胞离开原发部位，侵入血管、淋巴管或通过体腔，到他处继续生长，并形成与原发瘤性质相同的肿瘤的过程。它是恶性肿瘤的重要特征。抑制肿瘤转移是目前肿瘤研究的重要内容之一。

干预肿瘤细胞转移的实验，即将肿瘤细胞移植到动物体内，在给予干预后，观察转移瘤的生成情况。

【实验方法】

1. 确定研究目的　本实验研究目的是观察在干预因素处理后，动物体内移植瘤细胞形成的转移瘤与未干预情况比较，生长是否受到了抑制。

2. 研究内容和方法　以5-氟尿嘧啶（5-fluorouracil）对CT26细胞（小鼠结肠腺癌细胞系）肺转移的影响为例。

干预肿瘤细胞转移实验：参照Amarzguioui等的方法稍加修改。

制备尾静脉注射用细胞：常规培养CT26细胞，制备细胞悬液，2.5×10^6/ml，台盼蓝染色，保证细胞的活力大于95%。

将六周龄的雌性BALBc小鼠随机分成4组，每组8只。分别以尾静脉注射200μL 2.5×10^6/ml的细胞悬液，注射当日开始，实验组分别用剂量为10mg/（kg·2日）、20 mg/（kg·2日）、50 mg/（kg·2日）的5-氟尿嘧啶腹腔给药。14天后处死小鼠，取出小鼠肺叶，计数肺内转移结节。

对得到的实验数据进行方差分析（ANOVA），检测各处理组的小鼠肺转移结节数的差别是否具有统计学意义。

【实验结果分析讨论】

根据统计学结果对各组的数据进行比较，判断实验性的处理条件能否抑制肺转移瘤的形成。本例实验结果如图4.3.4-1所示，经方差分析（ANOVA），可以判断出不同剂量处理组肺转移瘤数目存在差别，随着剂量增大，转移瘤数目减少，但只有在剂量为50 mg时，肺转移瘤的数量与对照组的差别才具有统计学意义。

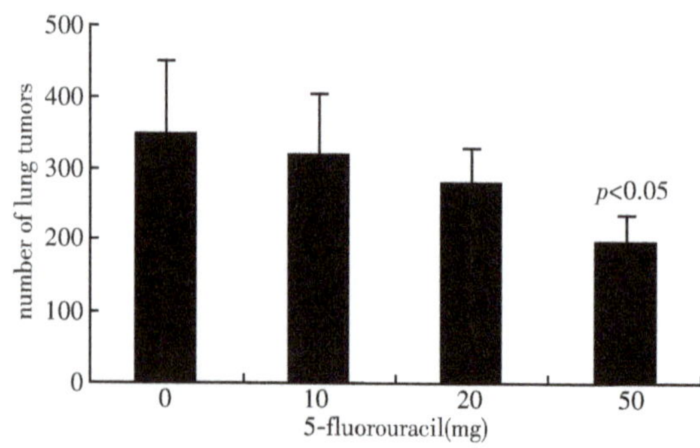

图 4. 3. 4-1　不同剂量 5-氟尿嘧啶对 CT26 细胞肺转移瘤形成数量的影响

根据实验结果,再进一步分析实验所观察到的现象发生的可能机制是什么,比较其与他人的研究结果有何异同,还需要做哪些进一步的研究来证明这个可能的机制,这一结果有什么重要的意义。

(黎　明　王娅兰)

第4章 基因与遗传

现代医学发现，很多疾病与遗传有关，为基因突变或染色体畸变所致。可分为单基因遗传病、多基因遗传病和染色体遗传病。本章将介绍遗传性疾病的咨询、分析、研究方法，为学生开展相关研究奠定基础。

第一节 疾病家系收集和遗传分析

【实验目的】

遗传病给家庭带来严重危害，给社会造成沉重负担。疾病基因的定位和克隆是诊断、预防和治疗遗传病的基础。收集遗传病家系，克隆其疾病基因，采取相应措施，阻断疾病基因向下代传递，是给家庭带来幸福，提高民族素质的根本措施，也是提高遗传病诊治水平的必经途径。根据遗传病家系收集的原则和方法，自行设计疾病家系收集方案并开展遗传病家系收集工作。根据自己收集的家系资料或教师提供的某疾病家系资料，进行多基因分析、阈值模式分析和分离分析。

【实验原理】

中国医学遗传学国家重点实验室建立了中国遗传病家系收集数据库，在全国范围内收集遗传病家系，组织全国力量克隆遗传病的疾病基因。

遗传性疾病家系收集基本要求是：

(1) 申请者按要求填写遗传疾病家系和样本收集登记表(表4.4.1-1)，并将该表寄往中国医学遗传学国家重点实验室。

(2) 中国遗传病家系收集数据库对您报送的家系资料将进行审查，如您报送的家系的疾病基因已被克隆，将书面通知您，不进行收集；如您报送的家系的疾病基因未被克隆，该家系将被收入数据库。若中国遗传病家系收集数据库收集了您所提供的家系的标本，您将享有以下权利：

1) 中国遗传病家系收集数据库将反馈给您相关标本收入本库的编号。

2) 任何研究单位和个人在任何研究工作中使用了您提供的家系，如所获研究结果是由您所提供的家系作为主要研究材料完成的，在研究成果发表和(或)申报成果奖时，您将作为主要合作者列名。

3) 您有权查询和利用别人在中国遗传病家系收集数据库申报登记的同一病种的家系做研究用。

4) 中国遗传病家系收集数据库负责指导各种遗传病家系收集工作，如果收集了您提供的某种遗传病的十个家系的标本，您可申请加入该种疾病的研究组。

5) 中国遗传病家系收集数据库对提供家系的患者及亲属，中国医学遗传学国家重点实验室将在诊断、治疗、优生等方面给予指导。

表4.4.1-1 遗传性疾病家系和样本收集登记表

患者姓名：	性别：	出生： 年 月 日
民　　族：	婚否：	职业：
家庭住址：		
家系图(尽可能列出父方和母方全部的血缘亲属)		
临床资料(尽可能详细)		
现病史：		
既往史：		
个人史：		

续表

家族史(文字描述):
体格检查(最好附患者的特征性照片)
实验室材料
诊断(中、英文疾病名)

【实验方法】

1. 遗传疾病家系收集方案的设计和实施 根据以上遗传疾病家系收集基本要求,每四名学生为一组,利用学过的知识,查阅文献资料,广开思路,自行设计某一常见遗传病(如原发性高血压、2型糖尿病)的家系收集方案。经过组内讨论和科学分析后,提交指导教师审核。教师点评同学们的设计方案,解决学生设计方案中存在的问题。对于理解实验原理和方案设计困难时,可适当引导。调动学生主观能动性、提出师生共同认可的比较理想的实验方案。利用业余时间(寒暑假或节假日)收集一种遗传病的家系资料,要求尽可能详尽。

2. 复杂性疾病家系的遗传分析 根据自己调查的资料或教师提供的某种疾病(2型糖尿病或甲状腺疾病)100个家系资料,进行遗传分析。

(1) 按Penrose多基因检验方法,进行多基因分析。

(2) 应用Falconer公式,进行阈值模式分析,计算遗传度(H)。

(3) 应用Morton分离分析的数学模型进行分离分析。

(4) 根据核心家系双亲婚配型:U×U(父母双亲表型正常)、U×A(父母中有一方是患者)、A×A(父母双方均为患者),计算分离比并进行显著性检验。

(5) 讨论家系的特点和疾病的遗传方式,撰写实验总结或论文。

(彭惠民)

第二节　遗传咨询和家庭复发风险计算

遗传咨询(genetic counseling)是通过咨询医生与咨询者共同商讨咨询者提出的各种遗传学问题,并在医生指导帮助下合理解决这些问题的全过程。在这一过程中,需要解答遗传病患者或其亲属提出的有关遗传病病因、遗传方式、诊断、预防、治疗、预后等问题,估计亲属或再生育时该病的再发风险率(recurrent risk)或患病风险,提出可以选择的各种处理方案,供咨询者做决策的参考。

【实验目的】

根据遗传咨询的原理和方法,通过文献收集遗传病家系资料,进行遗传咨询的训练,解答遗传病患者或其亲属提出的有关病因、遗传方式、诊断、预防、治疗、预后等问题。根据家系资料,计算家庭复发风险。

【实验方法】

1. 遗传咨询方案的设计 两个同学为一组,网上查阅并收集文献中遗传病家系资料。汇总讨论后认可的有代表性家系资料,或应用教师多年来收集的遗传病家系资料。每位同学分别从家系成员和临床医生的角度,提出遗传咨询方案。经过组内讨论和科学分析后,交指导教师审核。教师点评同学们的设计方案,解决学生设计方案中存在的问题。对于理解实验原理和方案设计困难时,可适当引导。调动学生主观能动性、提出师生共同认可的比较理想的实验方案。

2. 遗传咨询过程

(1) 遗传病家系资料要求尽可能详尽。患者亲属可能提出的问题主要有:

1) 所患疾病是否遗传病?再发风险是多少?

2) 这种病有无治疗方法,预后如何?

3) 遗传规律是什么?对后代有无影响?

(2) 每两位同学为一组,分别作为咨询者或被咨询者的身份,按以下程序,相互练习进行遗传咨询。

1) 认真填写病历,妥善保存。

2) 分析患者的症状、体征、实验室检查资料。

3) 由于部分遗传病是致残的、致愚的,甚至是致死的,故应对那些要求生育第二胎的咨询者做出再发风险的估计。

4）与咨询者商讨对策，包括劝阻结婚、避孕、绝育、人工流产、人工授精、产前诊断、积极治疗改善症状等措施。咨询医生只提出可供咨询者选择的若干方案，并陈述各种方案的优缺点，让咨询者本人做出抉择。

5）随访和扩大咨询，主动追溯家属中其他成员是否患有该病，特别是查明家属中携带者。

3. 再发风险率的计算 在分析题意的基础上，绘制系谱图，标明患者及相关成员的基因型，计算基因频率和发病风险率。

(1) 一个女性父母正常，但姨表兄死于血友病(XR)，她与一个正常男子结婚，所生儿子发病风险是多少？

(2) 一对正常夫妇，生了一个色盲(XR)儿子和一个先天性聋哑(AR)的女儿，他们以后出生的孩子有哪些患病可能性？

(3) 一对正常夫妇生了一个白化病(AR)兼多指(AD)的儿子，现已查明患儿的祖母和伯父患多指(AD)，问这对夫妇再次生育是正常的可能性有多大？

(4) 红绿色盲和血友病，均为隐性遗传，基因位于X染色体上，互相连锁，有10%重组率。现有一家，父亲是红绿色盲，母亲正常，婚后生了三个孩子，其中一儿一女是色盲，另一儿子患血友病，试问以后所生孩子发病可能性如何？

(5) 一对夫妻，流产多次，经查妻子核型为：45,XX,rob(13;13)，说明畸变是怎么产生的？能否正常生育？

(6) 假定Aa个体的生育率为1，AA的相对生育率为0.9，aa的生育率为0.8。一个群体有AA者24%，Aa者56%，aa者20%。问子一代、子二代的基因型比例如何？未来发展趋势如何？

(7) 对2000名意大利人做ABO血型调查，发现如下结果：A型血668人，B型血346人，AB型血68人，O型血918人。试计算等位基因I^A、I^B和i的频率。

(8) 某AD遗传病的外显率为80%，一外表正常的青年妇女的母亲和弟弟患有该病。现问：①该妇女第一个孩子的发病风险是多少？②如果第一个孩子正常，第二个孩子的发病风险又是多少？（Bayes法）

(9) 苯丙酮尿症为AR遗传病，一位曾患该病的男子与其姨表妹结婚，已经生育两个正常女儿，再生一个孩子发病风险有多大？（Bayes法）

（彭惠民）

第三节 微RNA基因转染与遗传性疾病的研究

微RNA(microRNAs，miRNAs)是最近发现的一类细胞内非编码RNA分子，广泛存在于哺乳动物，是基因组编码的、长度约为21~23nt的单链小RNA分子，通过核酸序列的互补性结合到特定的靶mRNA，于转录后水平抑制蛋白质翻译来调控基因表达。微RNA过度表达或表达不足可能对细胞代谢产生影响，从而对机体的多种代谢活动具有调控作用，目前认为微RNA对代谢性疾病的发病具有重要影响。

可通过实验手段观察微RNA对疾病的调控作用。例如，可通过核酸杂交技术(Northern blot)比较疾病模型动物与正常动物某种微RNA的表达量。如果疾病模型动物细胞中某种微RNA表达水平低于正常动物细胞表达量，则通过构建某种微RNA的真核表达载体和基因转染技术上调疾病模型动物细胞表达水平，或通过反义寡核苷酸技术（将人工合成的反义RNA导入靶细胞，与特定微RNA分子互补结合）降低正常动物细胞中微RNA的作用，观察微RNA对发病的影响。然后通过逆转录-聚合酶链反应(RT-PCR)及Western免疫印迹(Western blot)检测转染细胞与特定候选基因产物量之间的关联。可为疾病发病机制的阐明提供一个新思路，而且很可能将某一微RNA分子作为药靶，或是模拟这一分子进行新药研发，将具有潜在的社会效益和经济效益。

实验中拟解决的关键问题有：动物细胞培养、微RNA真核表达载体构建和基因转染、反义寡核苷酸技术降低微RNA的作用等。

【实验目的】

学生根据微RNA的作用原理和疾病的发病机制，在教师指导下，自行设计实验，初步研究某种微RNA对某种常见遗传病（如原发性高血压、2型糖尿病）的调控机制。

【实验方法】

1. 研究对象的确定 广泛查阅文献，选择已经建立实验动物模型且在本民族发病率较高的疾病作为研究对象。

2. 研究方案的设计　根据微 RNA 可能参与调控遗传性疾病发病的现象，查阅文献资料，广开思路，在教师指导下，自行设计研究方法和技术路线，研究某种微 RNA 对某种常见遗传病（如原发性高血压、2 型糖尿病）作用机制。教师点评学生实验小组的设计方案，调动学生主观能动性，解决学生设计方案中存在的问题，提出师生共同认可的比较理想的实验方案。

3. 研究方案的实施　拟定详细的实验技术路线，购买或领取实验仪器和材料，在预实验的基础上，开展实验工作。在教师指导下，分析实验过程的现象和实验数据，撰写研究论文。

（彭惠民）

第四节　恶性肿瘤细胞基因突变筛查

恶性肿瘤是一种多基因异常的疾病，随着肿瘤分子生物学的迅速发展，肿瘤基因突变的检测对于肿瘤的研究和诊治显示出越来越重要的意义。特定的 DNA 改变和抗癌药物疗效之间存在关联，未知突变的检测对于了解上述的关联并指导治疗至关重要。

当前，用于筛查疾病相关基因突变的方法有很多种。主要包括：单链构象多态性（single-strand conformation polymorphism，SSCP）分析、变性高效液相色谱（DHPLC）技术应用、基因芯片分析和直接 DNA 测序等。

单链 DNA 片段呈复杂的空间折叠构象，因此，通过非变性聚丙烯酰胺凝胶电泳（PAGE），可以非常敏锐地将构象上有差异的分子分离开。PCR-SSCP 进一步提高了检测突变方法的简便性和灵敏性。其基本过程是：①PCR 扩增靶 DNA；②将特异的 PCR 扩增产物变性，使之成为具有一定空间结构的单链 DNA 分子；③将适量的单链 DNA 进行非变性聚丙烯酰胺凝胶电泳；④通过放射性自显影、银染或溴化乙锭显色分析结果。若发现单链 DNA 带迁移率与正常对照的相比发生改变，就可以判定该链构象发生改变，进而推断该 DNA 片段中有碱基突变。实验证明小于 300bp 的 DNA 片段中的单碱基突变，90% 可被 SSCP 发现，现在知道的所有单碱基改变绝大多数可用该方法检测出来。

变性高效液相色谱（DHPLC）是一种能用于快速、自动和高通量检测基因的技术，通过区分同源和异源双链来进行突变检测。可以对单链和双链核酸进行快速、准确、自动化的分离、分析和定量；可用于单碱基替换（或单核苷酸多态性），小片段缺失或插入等多种已知和未知基因突变的检测；DHPLC 技术是利用液相色谱技术（HPLC），即在高压闭合液相流路中，将 DNA 样品自动注入并在缓冲液携带下流过专用的 DNA 分离柱，通过缓冲液的不同梯度变化，在不同分离柱温度条件下实现对 DNA 不同的分析；由紫外检测或荧光检测被分离的 DNA 样品，自动 DNA 片段收集器可根据需要自动收集被分离后的 DNA 样品，整个分析过程都是在计算机通过专用软件包 NAVIGATOR 完成的。DHPLC 突变检测技术与其他方法相比，具有更高的准确性和敏感性。

基因芯片的基本原理是应用已知的核苷酸序列作为探针与标记的靶核苷酸序列进行杂交，通过对信号的检测进行定性与定量分析。基因芯片可在一微小的芯片（硅片、玻片等）表面集成大量的分子识别探针，能够在同一时间内平行分析大量基因，进行大信息量的检测分析。利用基因芯片技术对人类未来疾病做出诊断，具有广阔的前景。例如，将与药物代谢有关的主要酶系统的 DNA 制成基因芯片，便可迅速确定病人肝代谢酶的遗传学差异。基因芯片的发展趋势是芯片制备、样品处理、杂交、检测以及数据分析的标准化，提高基因芯片的准确性和可靠性。近年来运用的多色荧光标记技术可更直观地比较不同来源样品的基因表达差异，可以大大提高芯片的准确性和检测范围，把不同来源的靶基因用不同激发波长的荧光素标记，并使它们同时与基因芯片杂交，通过比较芯片上不同波长荧光的分布图获得不同样品间差异表达基因的图谱。

70 年代后期，Gilbert 等发明了测定 DNA 序列的化学方法，同期 Sanger 也创立了测定 DNA 序列的双脱氧法，又称酶切法，得到广泛应用。随着科学技术的不断发展，DNA 测序越来越趋于自动化，精确度和可读片段长度也不断提高，这使得 DNA 测序走向产业化。

【实验目的】

了解疾病基因突变与疾病的相关性，学习并

分析基因突变研究的基本原理，选择合适的基因突变筛查方法，在教师指导下，自行设计实验方案和技术路线，完成某一恶性肿瘤细胞株的基因突变筛查。

【实验方法】

1. 研究对象的确定　广泛查阅文献，选择已经建立肿瘤细胞株且在本民族发病率较高的恶性肿瘤作为研究对象。

2. 研究方案的设计　查阅文献资料，广开思路，在教师指导下，自行设计研究方法和技术路线，研究某种恶性肿瘤细胞株的基因突变。教师点评学生实验小组的设计方案，调动学生主观能动性，解决学生设计方案中存在的问题，提出师生共同认可的比较理想的实验方案。

3. 研究方案的实施　拟定详细的实验技术路线，购买或领取实验仪器和材料，在预实验的基础上，开展实验工作。在教师指导下，分析实验过程的现象和实验数据，撰写研究论文。

（彭惠民）

第五节　遗传学标记与疾病的关联和连锁研究

遗传学标记是一类能够区分不同的个体和群体，同时又能稳定遗传的物质。它是遗传分析的基础，在致病基因的关联研究、连锁分析和基因定位研究中广泛应用。候选基因关联和连锁分析是疾病基因研究的主要方法。关联是指遗传性状（或疾病）与遗传学标记非随机性的同现，或者它们在某一群体中的分布频率比预期值高。可以选取适当的病例组和对照组，通过比较候选基因中某一遗传学标记在病例组和对照组中出现的频率，如果病例组中出现的频率大于对照组中出现的频率，则认为该候选基因与疾病关联。候选基因的确定方法有：依据对疾病的病理生理机制认识来挑选候选基因；或采用比较蛋白质组学分析的方法，选择候选基因；或利用 cDNA 微列阵技术，寻找异常表达的基因作为候选基因；或应用已有的连锁和关联研究成果，在已确定的疾病基因位点区域内挑选候选基因。连锁分析则是应用疾病的家系资源，研究遗传标记在两个以上患病亲属中同时出现的频率，从而判断疾病相关基因与遗传标记是否位于同一染色体上，以及确定二者在染色体上的遗传距离，从而将该基因定位在染色体某一位置。遗传标记主要有小卫星 DNA、微卫星 DNA 和单核苷酸多态性（SNP）。应选择较高的多态性（polymorphism）、较高的杂合度（heterozygosity）的遗传标记，从而更有利于基因关联分析。

【实验目的】

遗传学标记在疾病基因研究中具有重要的应用价值。学生掌握遗传学标记的基本特性后，查阅文献资料，进一步学习遗传学标记的应用原理和方法。在教师的引导下，通过科学分析，自行设计实验内容，提出一项遗传学标记应用的合理、可行的实验方案和技术路线，进行遗传学标记与疾病之间的关联研究和连锁分析。

【实验方法】

1. 研究对象的确定　广泛查阅文献，选择在本民族发病率较高且教师已完成家系收集的疾病作为研究对象。

2. 研究方案的设计　对文献资料进行调查研究，确定选择候选基因的方法及拟应用的遗传学标记。在教师指导下，广开思路，自行设计研究方法和技术路线，研究某种多基因遗传病与遗传学标记的关联，有条件的可应用家系资源，进行基因连锁分析。教师点评学生实验小组的设计方案，调动学生主观能动性，解决学生设计方案中存在的问题，提出师生共同认可的比较理想的实验方案。

3. 研究方案的实施　拟定详细的实验技术路线，购买或领取实验仪器和材料，在预实验的基础上，开展实验工作。在教师指导下，分析实验过程的现象和实验数据，撰写研究论文。

（彭惠民）

第六节　后基因组时代生物医学展望

2001 年 2 月，人类基因组全序列测定基本完成，意味着后基因组时代（post-genomic era）的开始。后基因组时代的主要研究目标是搞清楚基因组在特定条件下的表达谱及其功能表现，而这与疾病状态、健康状态密切相关，与医学关系密切。现在已经开始广泛研究基因组学与医学的关系,包括基因组学与肿瘤、基因组学与复杂性性疾病、基因组学与单基因疾病、基因组学与药物研制、基因组学与免疫、基因组学与细胞功能、基因组学与学习记忆、基因组学与行为和基因组学与人类进化等重要课题。基因组学与临床医学的研究领域已涉及疾病的预防、诊断和治疗。高通量技术的应用为基因组研究成果向临床应用转化增加了力度、速度和效率。

基因组医学需要解决的新问题是:在人类基因组序列和其他生物基因组序列已知的条件下,面对海量的生物信息数据,如何调整医学研究战略和研究方向,如何将基因组知识应用到医学研究领域。对于我国的临床医生来说,应该了解基因组医学的新知识、新进展,并将其与临床实践紧密结合,使我国的临床医学水平提高到新的层次。

【实验目的】

通过对后基因组时代的学习和展望,学生网上查询文字及图片资料,制备多媒体幻灯片,进行课堂演讲,引起讨论,增加学生的好奇心,培养学习兴趣。

【实验方法】

1. 演讲题目确定和资料收集 每四名学生为一组,选出一名组长。组长召集本组同学座谈,讨论自己对后基因组时代生物医学中感兴趣的方向,编写演讲提纲,与教师商谈后确定演讲题目。广泛查阅文献,收集符合演讲题目的文字和图片材料。

2. 多媒体幻灯片的制备 学生制备多媒体幻灯片初稿,提交教师点评,学生修改自己的方案,使多媒体幻灯片内容更加直观、生动。

3. 演讲 每位演讲多媒体幻灯片 8 分钟,同学提问回答和教师点评 2 分钟。教师引导学生对科学发展的展望,引起学生的共鸣,培养对科学研究的向往。

(彭惠民)